Julian Marcuse, Bernhardine Wörner

Traditionelle vegetarische Küche in Theorie und Praxis

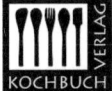

Julian Marcuse, Bernhardine Wörner

Traditionelle vegetarische Küche in Theorie und Praxis

ISBN/EAN: 9783944350295

Auflage: 1

Erscheinungsjahr: 2013

Erscheinungsort: Bremen, Deutschland

@ Kochbuch-Verlag in Access Verlag GmbH, Fahrenheitstr. 1, 28359 Bremen. Alle Rechte beim Verlag und bei den jeweiligen Lizenzgebern.

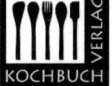

Inhaltsverzeichnis

	Seite
Einleitung	
Die Bedeutung der fleischlosen Kost in der Ernährung des Menschen	1
Die Praxis der fleischlosen Küche	8
Vergleichende Zusammenstellung des Nährwertes der hauptsächlichsten animalischen und vegetabilischen Nahrungsmittel	14
Praktische Winke	20
Suppen	
Gesalzene Suppen	24
Süße Suppen und Kaltschalen	44
Suppeneinlagen	49
Fleischersatzspeisen	
Eier	58
Pfannkuchen	67
Schnitten und Braten	74
Aufläufe	91
Puddings	109
Pasteten	117
Gefüllte Gemüse	122
Verschiedene Gemüsebeilagen	131
Knödel oder Klöße	137
Schmarren	146
Strudel	148
Kleine Beilagen	149

Inhaltsverzeichnis

Gemüse — Seite
  Zubereitung der Gemüse 151
  Gemüseragouts 186
  Kartoffeln 189
  Salate 205

Gesalzene Tunken 218

Kompotte 228

Warme süße Speisen
  Breie 250
  Süße Aufläufe 256
  Süße Puddings 282
  Warme süße Mehlspeisen 297
  Süße Knödel 313
  Süße Strudel und Schmarren 316
  Süße Pfannkuchen 324

Kalte süße Speisen
  Creme, Puddings &c. 333
  Gefrorene süße Speisen 356

Süße Tunken 370

Torten 376

Kaffeekuchen und Teegebäck 399

Getränke 429

Diätspeisen 437

Hundert Speisefolgen für den feinen Tisch . . . 438

Hundert Speisefolgen für den einfachen Tisch . 446

Speisefolgen für Festmahlzeiten 453

Register 459

Vegetarische Speisehäuser 482

Bezugsquellen 488

I. Die Bedeutung der fleischlosen Kost in der Ernährung des Menschen.

Von Dr. Julian Marcuse.

In allen Perioden der Menschheitsentwicklung hat die Frage der Ernährung eine ausschlaggebende Rolle gespielt, und bei allen Völkern und zu allen Zeiten hat man ihr die Bedeutung beigemessen, die sie als wesentlichster Faktor für die Erhaltung von Kraft und Gesundheit zu beanspruchen hat. Ursprünglich hervorgegangen aus den Produkten, die Klima und Boden des jeweiligen Landes ihr eigen nannten, haben sich im Laufe der Zeiten die Quellen der Ernährung völlig verschoben; die Entfaltung der Kultur hat nicht bloß die mannigfachsten und wechselndsten Veränderungen und Verfeinerungen der Ernährungsweise herbeigeführt, sie hat vor allem auch die Produkte der Erde in alle Weltteile und zu allen Völkern geführt und sich bemüht, dieselben auf fremden Boden heimisch werden zu lassen. Um nur wenige Beispiele aus der jüngsten Vergangenheit, die wir alle miterlebt haben, herauszugreifen, haben die kaukasischen Steppen uns den Kefir gebracht, Bulgarien das Yoghurt geliefert, aus Jamaika und den kanarischen Inseln ist die Banane gekommen, die den heimischen Obstsorten scharfe Konkurrenz zu machen beginnt, haben wir den Mais in Form der Polenta schätzen gelernt, kurzum, der Weltverkehr hat uns eine Reihe von bisher unbekannten Nahrungs- und Genußmitteln gebracht, die man früher nur vom Hörensagen her kannte oder neidischen Blickes als unerreichbare Delikatesse auf den Tafeln der Feinschmecker prangen sah.

Und mit der veränderten Lebensweise, mit der Verschiebung der menschlichen Arbeitsform: der Zunahme der geistigen Tätigkeit, dem Städtewachstum, der Erhöhung des allgemeinen Wohlstandes erstanden, wie es in der Natur der Sache liegt, erhöhte Anforderungen an Beschaffenheit und Geschmack der Nahrungsmittel, und der Weltmarkt suchte diesen Bedürfnissen Rechnung zu tragen. Aus diesem inneren, mit sozialer und persönlicher Hebung des einzelnen einhergehenden Drang ward die ursprüngliche Einfachheit der Ernährung durchbrochen, und die Lebenshaltung der einzelnen Volksklassen wurde je nach wirtschaftlicher Fähigkeit und den damit erstandenen Lebensansprüchen eine üppigere und kompliziertere. Die Wertschätzung der einzelnen Nahrungsstoffe und Nahrungsmittel aber richtete sich nicht nur nach dem instinktiv erfaßten Nährwert, den dieselben besitzen, sondern mit der Höhe ihres Marktpreises stieg auch die denselben beigemessene Bedeutung für den menschlichen Körper, eine Tatsache, die vor allem bestimmend auf die Bevorzugung der Fleischspeisen in der menschlichen Ernährung gewirkt hat und bis zu einem gewissen Grade noch fortdauernd wirkt. Noch eines Momentes ist bei diesen Erwägungen zu gedenken, das ist des durch die Erziehung beeinflußten Geschmacksempfindens für gewisse Speisen und Gerichte. Nahrungsmittel, die uns von früh an als nährwertig und bekömmlich geschildert worden sind, die wir auf dem heimischen Tische immer wiederkehren und immer von neuem als nutzbringend hervorgehoben sehen, werden uns trotz etwaiger an sich unangenehmer Nebeneigenschaften derselben zu geschätzten Gerichten: Ich erinnere nur an den Hautgout des Wildbrets, an den üblen Geruch gewisser Käsearten und anderes mehr. So stellt sich das, was wir Wohlgeschmack nennen, nicht etwa bloß als ein unmittelbares Ergebnis der Beschaffenheit einer Speise dar, sondern das Geschmacksempfinden des Menschen ist von einer großen Reihe von weiteren Faktoren abhängig, die in den Zeitverhältnissen wie in der Entwicklung des einzelnen gegeben sind.

Der herrschende Geschmack der hinter uns liegenden Zeitläufte hat sich im wesentlichen der Verwendung der **Fleischspeisen** in der täglichen Ernährung zugewandt, ihr Wert für die Erhaltung und Entwicklung körperlicher Kraft und Gesundheit stand bis vor kurzem unbestritten da. Und zwar waren es nicht bloß die oben erwähnten Momente, die diese Geschmacksrichtung beeinflußten und dem Fleische einen Vorrang vor allen anderen Nahrungsstoffen einräumten, auch die Wissenschaft von der Ernährung des Menschen, die ungefähr Mitte des vorigen Jahrhunderts mit exakten Stoffwechseluntersuchungen einsetzte, stützte durch ihre Ergebnisse die allgemeine Volksauffassung. War die generelle Unterscheidung zwischen Stoffen aus dem Tierreich (animalischen Nahrungsmitteln) und solchen aus dem Pflanzenreich (vegetabilischen Nahrungsmitteln) auch längst bekannt, wußte man auch, daß in beiden eine Anzahl von chemischen Verbindungen enthalten sei, die sich in gewisse Gruppen ordnen lassen, so herrschte doch noch völlige Unklarheit über das Verhältnis dieser einzelnen Gruppen untereinander in einer den Bestand der Körperkräfte gewährleistenden Zusammensetzung der Nahrung sowie über die Rolle, die die einzelnen Gruppen im Etat des Haushalts des menschlichen Körpers zu spielen berufen sind. Erst seit Voit kennen wir die ersten Zahlen dieses gegenseitigen Verhältnisses, und wenn sich dieselben auch in der Folgezeit nicht mehr als ganz richtig herausgestellt haben, mit dem erstmaligen Versuche dieses Forschers war die Basis gegeben, von der aus weitere Erfahrungen und Schlüsse gezogen werden konnten.

In allen von der Natur uns gegebenen Nahrungsprodukten finden sich fünf Gruppen von Bestandteilen, die je nach der Art des Nahrungsstoffes in ihrem gegenseitigen Verhältnis zueinander schwanken, immer aber wenigstens andeutungsweise enthalten sind, das ist das **Eiweiß**, die **Fette**, die **Kohlehydrate**, das **Wasser** und schließlich die **Salze**. Eiweiß, Fette und Kohlehydrate gehören zu den organischen, das heißt verbrennbaren Substanzen, Wasser und Salze zu den anorganischen, das heißt unverbrennbaren Substanzen; wie die Bezeichnung es schon sagt, verbrennen die ersteren bei den Stoffwechselvorgängen im menschlichen Organismus, während Wasser und Salze zwar für die Erhaltung des Lebens unentbehrlich sind, jedoch der Verbrennung im Inneren des Körpers nicht unterliegen. Zu den **Eiweißstoffen**, deren wesentlichstes Charakteristikum ein überwiegender Gehalt an **Stickstoff** ist, gehören in erster Reihe die Eier, die Milch, sämtliche Fleischarten; aber auch eine große Anzahl von Cerealien und Gemüsen ist stark eiweißhaltig. Die Fette werden repräsentiert durch die Butter und durch die einzelnen Fleischarten anhaftenden Fettbestandteile; die Kohlehydrate finden sich hauptsächlich in allen Zuckerarten, den Mehlen, sowie in sämtlichen pflanzlichen Nahrungsmitteln. Alle diese Stoffe verbrennen bei der Einführung in den menschlichen Körper, sie bilden also das Brennmaterial eines in jedem Augenblicke des Lebens unaufhaltsam tätigen Ofens, dessen innere Triebkraft von dem durch die Atmung aufgenommenen Sauerstoff erzeugt wird, den man sich als den Inhalt eines großen Blasebalgs vorstellen kann. Und überall, wo Verbrennungsprozesse sich abspielen, entsteht Wärme, sie ist die stete Begleiterscheinung jeglichen Lebens auf Erden. Diese Wärme nun, die die einzelnen Nahrungsstoffe bei ihrer Verbrennung erzeugen, hat man gemessen und damit Zahlen gefunden, die das Maß für chemische Spannkräfte oder für andere lebensnotwendige Kraftformen darstellen. Das einheitliche Maß für die erzeugte Wärme bildet die sogenannte Kalorie, das ist die Wärmemenge, welche notwendig ist, um 1 Liter Wasser um $1°$ zu erwärmen. Nach diesem Maßstab fand man, daß in

1 Gramm Eiweiß etwa 4,1 Kalorien
1 „ Kohlehydrat „ 4,1 „
1 „ Fett „ 9,3 „

enthalten sind.

Nun hat aber die Ernährung eines Menschen nicht bloß den laufenden Verbrauch, also die Bilanz zwischen eingeführten und durch Arbeit, Wärme und Schlackenbildung verausgabten Stoffen zu berücksichtigen, sondern auch die Erhaltung der Organe selbst, die bei diesen Verbrennungsprozessen die Hochöfen spielen und sich unvermeidbar abnützen müssen. Und dieser Funktion genügt allein das Eiweiß, während die Kohlehydrate und Fette nur an den Verbrennungsvorgängen teilnehmen, dagegen zur Neubildung von Geweben unfähig sind. Damit ist von vornherein die unbedingte Notwendigkeit der Einführung eines bestimmten Eiweißquantums in der täglichen Nahrungsaufnahme gegeben. Es fragt sich nur, wie hoch diese Menge sein muß, und damit gelangen wir zum Kernpunkt der vorliegenden Ausführungen.

Voit hatte 118 g Eiweiß, 56 g Fett und 500 g Kohlehydrate als Gesamttagesbedarf eines erwachsenen, gesunden Menschen auf Grund seiner Forschungen gefunden und fixiert, und man war bestrebt, diesen wissenschaftlichen Zahlen bei der Zusammensetzung der Nahrung eines Menschen möglichst nachzukommen, ja sogar sie wenn irgend angängig zu überschreiten. Und je vollwertiger ein Nahrungsmittel an Eiweißsubstanz war, desto höher wurde es in der allgemeinen Volksauffassung eingeschätzt, bis von wissenschaftlicher Seite her der Rückschlag erfolgte und man einsehen lernte, daß übermäßige Eiweißkost nicht bloß überflüssig sei und bis zu einem gewissen Grade eine unnütze Belastung der Organarbeit darstelle, sondern auch unter bestimmten Verhältnissen direkte gesundheitliche Schädigungen in sich berge. Man fand nämlich, daß, während überschüssig genommene Fette und Kohlehydrate sich einstweilen im Organismus in Form von Körperfetten etablierten, für das überschüssig genommene Eiweiß jede Möglichkeit einer Deponierung fehlt; erhöhte Eiweißzufuhr erhöht den Eiweißumsatz, es kommt zu stärkeren Verbrennungen im Organismus, zu unnötiger und meist zweckloser Wärmebildung und zu stärkerer Ausscheidung von Stickstoff durch Urin und Exkremente. Alles in allem also eine wenig nutzbringende Verarbeitung mit Anspannung, mit Heranziehung von Arbeitsmaterial, das, für andere Zwecke angewandt, sich wertvoller erweisen würde. Gleichzeitig mit diesen Ergebnissen exakter Forschung zeigte das Experiment am lebenden Menschen, daß eine wesentlich niedrigere Eiweißzufuhr, als man sie seit Voit für notwendig hielt, mit vollständiger Gesundheit und allen Äußerungen derselben vereinbar ist. Deutsche wie amerikanische Forscher stellten dies übereinstimmend und unwiderlegbar fest. Und weiter ergab die Erkenntnis von der chemischen Zusammensetzung insbesondere der a n i m a l i s c h e n Eiweißsubstanzen, wie sie durch die Fleischarten repräsentiert sind, daß sich in denselben Stoffe vorfinden, die für Gesundheit und Wohlbefinden durchaus nicht gleichgültig sind. Es sind nämlich vorwiegend im Fleisch die sogenannten N u c l e i n e enthalten, aus den Zellkernen stammende eigenartige Körper, aus denen allein die Harnsäure stammt. Diese Nucleine finden sich sowohl im Muskelfleisch wie auch vor allem in der Milz, der Leber, dem Bries und anderen Drüsen des tierischen Körpers mehr. In der Pflanzennahrung dagegen sind wesentlich weniger Harnsäurebildner vorhanden wie in der Fleischnahrung; aber auch in der Milch sind nur sehr wenig, in den Eiern sogar fast gar keine enthalten. So ergab sich aus allen diesen Beobachtungen und den wissenschaftlichen wie praktischen Untersuchungen eindeutig, daß **reichlicher Fleischgenuß und besonders reichlicher Genuß von Fleischbrühe, Fleischextrakten und Saucen,** Substanzen, die vor allem die Purinkörper enthalten, **gesundheitsschädigend** ist und die Gefahr des Entstehens mannigfacher Krankheiten mit sich bringt, die oft lange Zeit mit unbestimmten und wechselnden Erscheinungen sich vorbereiten. **Und ganz besonders gilt dies dann, wenn die Art der Lebensführung eine geringere Ausscheidungsmöglichkeit mit sich bringt,** wenn also die Stoffwechselvorgänge träger und langsamer ablaufen, wenn im Vordergrunde der menschlichen Tätigkeit nicht die körperliche, sondern die geistige Arbeit steht mit ihrem unausgesetzten Aufenthalt in geschlossenen Räumen, ihrem Fehlen frischer Luftzufuhr, ihrer mangelnden Bewegung und der dadurch hervorgerufenen Stockung aller Lebenssäfte. Und in einer Zeit, die Millionen von Menschen eingeschart hat in jene Reihen geistig Schaffender, und die mehr und mehr das ganze Getriebe der Arbeitsbetätigung im Sinne der Gehirnarbeit umgewandelt und zahllose Menschen gezwungen hat, den größten Teil ihres Lebens in geschlossenen Räumen ohne jede körperliche Bewegung zuzubringen, ist die Frage einer rationellen Ernährung zu einer brennenden geworden. Und das um so mehr, als mit der Veränderung der Lebensbedingungen auch eine Schwächung unserer Nervenkraft eingetreten und die Nervosität zum Krankheitstypus der Gegenwart geworden ist. Ihr gegenüber kann eine richtig gestaltete Ernährung im Verein mit anderen Abwehrmaßnahmen zum wirksamsten Bekämpfungs- und damit sogar zum Heilmittel werden.

So ergibt sich aus dem Vorstehenden zwanglos die Schlußfolgerung, daß das **animalische Eiweiß,** das sind also das Fleisch in jeder Art und die aus ihm bereiteten Speisen, in der Ernährung zurückzutreten hat gegenüber dem dem

Pflanzenreich entnommenen Stoffen, und daß, in das Praktische übersetzt, der Normalbedarf eines Menschen an Fleischeiweiß mit **einer** Fleischspeise am Tag, am besten zur Mittagsmahlzeit genommen, vollkommen gedeckt ist. Neben dieser sollen mittags reichlich Beispeisen, beziehungsweise auch Vor- und Nachspeisen, deren Zusammenstellung und Wahl aus der Reihe der Hülsenfrüchte, der Gemüse, Salate, Mehlspeisen usw. dem jeweiligen Geschmack unterliegt, gereicht werden, während der Abendtisch möglichst ohne jedes Fleischgericht hergestellt werden soll. Für diese Zwecke bringt das vorliegende Kochbuch eine Reihe von Zusammenstellungen, von Ersatzgerichten, die der Hausfrau nur als Fingerzeig dienen mögen, wie man ein Abend- oder auch Mittagessen ohne Fleisch servieren kann, die jedoch keinen Anspruch auf erschöpfende Vollständigkeit erheben.

II. Die Praxis der fleischlosen Küche.

Hat die wissenschaftliche Erkenntnis die Bahn für eine rationelle Zusammensetzung unserer Nahrung geebnet und mit athergebrachten Vorstellungen, die im Laufe der Zeiten ihre Beweiskraft verloren haben, gebrochen, so mußte als nächster Schritt die Ausbildung einer Küche folgen, die mit Vermeidung der als irrationell und gesundheitsschädlich erkannten Stoffe den Forderungen der Ernährungswissenschaften wie den Erfahrungen der Praxis gerecht zu werden suchte. Diese Bestrebungen schufen den Vegetarismus, dessen Emporkommen und dessen mehr und mehr sich ausdehnende Verbreitung wir alle erlebt haben.

Es ist hier nicht der Platz, seine Tragweite und seine Berechtigung in den Kreis der Darlegungen zu ziehen, und wenn wir das vorliegende Buch ein „Kochbuch der fleischlosen Küche", nicht aber ein „Vegetarisches Kochbuch" genannt haben, so geschah dies aus der Erwägung heraus, daß es vor allem darauf ankommt, weite Volkskreise, die sich noch ablehnend gegenüber den Ergebnissen der Forschung wie der praktischen Erfahrung verhalten, für eine Reform unserer bisherigen Ernährungsweise zu gewinnen. Diese Reform ist bereits gegeben durch die Zurückdrängung, nicht etwa bloß allein durch die völlige Ausschaltung des Fleischgenusses, und in diesem Sinne sind Text und Inhalt des Buches gestaltet worden. Dabei bleibt es aber den Anhängern einer rein vegetarischen Lebensweise unbenommen, ihrem Verlangen entsprechend die angegebenen Speisefolgen der Mahlzeiten ohne Zusatz eines Fleischgerichtes zu verwenden, denn diese Menus sind gerade unter Berücksichtigung eines ausschließlich vegetarischen Mahles zusammengestellt worden. — Die Vorzüge der fleischlosen Kost liegen nicht bloß in der Vermeidung der Zufuhr überschüssigen Eiweißes und der sich hieraus entwickelnden ungünstigen Folgezustände für Stoffwechsel und Organismus, ihre weitere Bedeutung und Zweckmäßigkeit liegt vor allem auch in der ihnen anhaftenden **Reizlosigkeit**. Die fleischlose Kost ist eine reizlose, weil bei ihrer Zubereitung **Gewürze** entweder überhaupt nicht oder doch nur in geringstem Maße verwendet werden. Und mit dem Fehlen der Gewürzzutaten scheidet nicht nur ein für Blut und Säfte durchaus nicht gleichgültiges Surrogat aus, sondern es wird vor allem das durch dieselben künstlich erzeugte und gesteigerte **Durstempfinden** hintangehalten und damit eine der schädlichsten Begleiterscheinungen der modernen Lebensweise aus dem Wege geräumt. Von der durchaus falschen Voraussetzung ausgehend, daß das Trinken bei den Mahlzeiten die Bekömmlichkeit der eingeführten Speisen befördere, hat sich ein derartiger Mißbrauch in der Zufuhr von Flüssigkeiten während des Essens im Laufe der Zeiten herausgebildet, daß es heute der überwiegenden Mehrzahl der Menschen unfaßlich erscheint, wenn man diese schlechte Gewohnheit als eine solche brandmarkt. Mit dem Trinken beim Essen belasten wir die Verdauungstätigkeit des Magens in einer durchaus unzweckmäßigen Art, indem wir die hierfür in Frage kommenden Säfte verdünnen und somit ihre für die Verdauung fester Speisen erforderliche Zusammensetzung ändern. Wir pumpen außerdem in unseren Organismus Mengen von Flüssigkeit hinein, die gleichsam als Ballast durch den Körper getrieben und schließlich wieder ausgeschieden werden, ohne einen Rückstand von irgendwie nutzbaren Stoffen in den Geweben zurückzulassen. Alles in allem ist also das gewohnheitsmäßige Einnehmen von Flüssigkeiten während der Mahlzeiten entschieden zu widerraten; wer durchaus davon nicht lassen kann, der begnüge sich wenigstens mit geringen Quantitäten von **Wasser** oder **Milch**. Bei der **fleischlosen** Kost ist es nun unendlich viel leichter, dies zu vermeiden, da sie reiz- und gewürzlos ist und daher künstlich keinen Durst erzeugen kann, wie es die mit allerlei Zutaten zubereiteten Fleischgerichte tun, und jeder, der die Probe auf dieses Exempel macht, wird in kurzem an seinem eigenen Körper die Wohltaten dieses veränderten Speiseregimes feststellen können.

Ein drittes Moment, das für die **fleischlose** Kost besonders in allerjüngster Zeit spricht, ist die durch die wirtschaftliche Gestaltung unserer Lebensverhältnisse bewirkte Fleischteuerung. Die enorme Steigerung der Fleischpreise, die in gar keinem Verhältnis steht zu den mit diesen Summen erkauften Nährwertsubstanzen, läßt sich am wirksamsten bekämpfen durch eine Änderung unseres Speisenregimes im Sinne einer Zurückdrängung des Fleischgenusses. Und daß wir damit nicht etwa, wie weite Kreise noch meinen, auf das wert- und kraftvollste Nahrungsmittel zu verzichten brauchen, das haben die Ausführungen eingangs über den Nährwert der vegetabilischen Speisen, insbesondere auch der vegetabilischen Eiweißsubstanzen, klar und deutlich gelehrt. Die ökonomische Seite der fleischlosen Kost, die natürlich nur dann in Frage kommt, wenn ihr Nährwert gegenüber der Fleischnahrung der gleiche ist, ist eine so beachtenswerte, daß sie als eine wesentliche Ersparnis im Haushaltungsbudget angesehen werden muß. Zur Veranschaulichung dieser Behauptung ein paar Zahlen, die einer auf streng wissenschaftlichen Grundsätzen aufgebauten Tabelle* entnommen sind und einen allgemeinen Überblick über die Preis- und Nutzwertunterschiede des animalischen und vegetabilischen Eiweißes geben. In der allerjüngsten Zeit hat sich dieses Verhältnis noch wesentlich ungünstiger gestaltet, da ja erst in das Jahr 1910 die enormen Preissteigerungen sämtlicher Fleischsorten innerhalb des Deutschen Reiches fallen.

100 g Nahrungseiweiß kosteten in Freiburg i. B. im Winter 1908/09 in Form von:

	Ursprünglich Preis unter Berücksichtigung des Abfalls zirka Mark	Ungefähre Ausnutzungsgröße des Eiweißes %	Definitiver Geldwert von 100 g ausnutzbarem Eiweiß Mark
Bohnen	—,16	82,0 in Mehlform	—,20
Erbsen	—,17	82,0 in Mehlform	—,21

* H. Determann. Die vegetarische Lebensweise bei Gesunden. Urban & Schwarzenberg, Berlin 1909.

	Ursprüngl. Preis unter Berücksichtigung des Abfalls zirka Mark	Ungefähre Ausnutzungsgröße des Eiweißes %	Definitiver Geldwert von 100 g ausnutzbarem Eiweiß Mark
Linsen	—,17	82,0 in Mehlform	—,21
Magerkäse	—,30	89,0	—,34
Milch	—,31	89,0 beim Rind mehr	—,35
Kartoffeln (Abfall)	—,29	70,0	—,41
Dunkles Brot	—,42	80,0	—,52
Haferflocken	—,60	90,0	—,66
Weißbrot	—,60	90,0	—,66
Eier (10% Abfall)	1,34	97,1	1,37
Nüsse (großer Abfall)	1,—	60,0	1,66
Bananen (großer Abfall)	1,26	75,0	1,68
Schellfisch (sehr groß. Abf.)	—,85	97,5	—,89
Ochsenfleisch	1,32	97,5	1,35
Wild (großer Abfall)	1,62	97,5	1,66
Filet	1,80	97,5	1,84
Huhn (großer Abfall)	2,—	97,5	2,49

Aus dieser Tabelle geht klar hervor, um wie vieles billiger im Durchschnitt die Eiweiße der Pflanzenkost sind, und dabei sind ihr die wesentlich niedrigeren Fleischpreise des Jahres 1908/09 zugrunde gelegt. Die erste Kolonne zeigt den ursprünglichen ungefähren Preis einer Menge der genannten Nahrungsmittel, die 100 Gramm Eiweiß enthält. Dabei ist der Abfall schon angerechnet, aber noch nicht die Ausnutzungsgröße. Über diese gibt die weitere Kolonne Aufschluß. Man ersieht aus ihr, daß die Ausnutzung der pflanzlichen Nahrung zwar nicht so groß ist wie die der Fleischnahrung, aber doch noch vollständig genügend, um bei vegetarischer Ernährung wesentlich billiger zu leben als bei Fleischernährung*. Und die-

---

* Daß auch die Pflanzenfette, wie das Palmin und andere, billiger sind als die animalischen Fette (Butter-, Schweine-, Gans-, Rindsfett), ohne gerade bei der Zubereitung von vegetarischen Gerichten ihnen im mindesten nachzustehen, nur nebenbei!

ses Moment ist von einer so weitgehenden sozialen Tragweite, daß die modernen Aufklärungsbestrebungen diese auf wissenschaftlichen Grundlagen beruhenden Ergebnisse zu würdigen gezwungen sind, und man in voller Überzeugung sagen kann: fast alle Menschen könnten den Fleischgenuß auf die Hälfte, ja sogar bis zu einem Drittel des gewöhnlich von ihnen genommenen Quantums einschränken, ohne jedweden Schaden an Gesundheit und Leistungsfähigkeit zu erleiden, im Gegenteil würde hieraus ein wesentlicher und fühlbarer Nutzen für das augenblickliche wie zukünftige Befinden resultieren.

Die praktische Durchführung der fleischlosen Kost muß aber Hand in Hand gehen mit einer mehr und mehr zunehmenden Kenntnis ihrer Zubereitung wie ihrer Zusammenstellung zu einer Speisenfolge. Richtige, das heißt schmackhafte und appetitanregende Zubereitung sowie reiche Abwechslungsmöglichkeit, damit steht und fällt die fleischlose Küche. Mannigfache Bemühungen, sie im Haushalt einzuführen, sind an der Nichterfüllung dieser unbedingt notwendigen Voraussetzungen gescheitert, deshalb kann nie oft genug auf die Beachtung dieser Kardinalpunkte aufmerksam gemacht werden. Die fleischlose Ernährung wird nur dann monoton und langweilig, wenn man mit den einzelnen Speisen und mit ihrer Zubereitung nicht zu wechseln versteht, und dies können leider die allerwenigsten Hausfrauen. Hat man aber das notwendige Verständnis und Empfinden hierfür erlangt, dann bietet die vegetarische Küche ungleich mehr Möglichkeiten einer Variation in Zubereitung und Zusammenstellung wie die Fleischküche. Im vorliegenden Buch ist gerade dieser Frage ein weiter Raum gewidmet, und in der detaillierten Aufführung von mehreren hunderten Speisefolgen der Hausfrau eine ungefähre Übersicht über die Abwechslungsmöglichkeiten gegeben. Eigener Geschmack und eigene Praxis werden in diesen Menüs noch manche Änderung und Verbesserung vornehmen können; so wie sie abgefaßt sind, sollten sie nur ein Schema für die Zusammenstellung im allgemeinen abgeben!

Und ein zweites Moment wird bei der richtigen Auswahl

fortfallen, das so häufig von Nichtkennern oder von solchen, die sich nur schwer dazu entschließen können, die Fleischtöpfe Ägyptens fahren zu lassen, der fleischlosen Küche entgegengehalten wird, nämlich das der ungenügenden Sättigung beim Fehlen eines Fleischganges im täglichen Menu. Ausdrücke wie: „Wir werden dabei nicht satt", „Es hält nicht an, man bekommt wieder Hunger" und ähnliches hört man in Mengen, und wie unberechtigt sind dieselben, wie beruhen sie in den meisten Fällen auf voreingenommenen Anschauungen oder aber auf ungesunden Eßansprüchen, die nicht zur Sättigung, als vielmehr zur Übersättigung des Magens führen. Wenn die fleischlose Küche diesem Unmaß in der Nahrungsaufnahme ein Ziel zu setzen imstande wäre, müßte sie schon allein dieses Momentes halber allen anderen Ernährungsformen weit vorgezogen werden! Allein in den meisten Fällen handelt es sich um die teilweise sogar unbewußte Vorstellung, daß in den vegetabilischen Nahrungsstoffen weniger Nährwert enthalten sei wie in den animalischen, und diese Empfindung erzeugt von vornherein das Gefühl der Nichtsättigung. Aber auch dieser Einwand ist durchaus unberechtigt und jederzeit in der Praxis in seiner Haltlosigkeit nachzuweisen, natürlich immer vorausgesetzt, daß man die **fleischlose Küche** in ihrem Wesen wie in ihrer Einzelgruppierung zu deuten und anzuwenden versteht.

III. Vergleichende Zusammenstellung des Nährwertes der hauptsächlichsten animalischen und vegetabilischen Nahrungsmittel.

Tabelle I.
Nährwert animalischer Nahrungsmittel und Speisen.
Gekochtes Fleisch (mager)*.

In 100 g	Eiweiß	Fett	Kohlehydrate	Wärmeeinheiten
Rindfleisch	36,6	2,8	—	176
Kalbfleisch	26,4	1,1	—	118
Hammelfleisch	30,9	4,5	—	168
Schweinefleisch	28,5	6,8	—	180
Huhn	30,7	4,5	—	168
Hecht	22,1	0,6	—	96
Hering	17,6	1,8	—	89
Karpfen	17,2	0,8	—	78
Schellfisch	22,0	0,3	—	93
Schleie	17,7	0,7	—	79

Zu diesen Zahlen ist zu bemerken, daß die angegebenen Werte natürlich nur Durchschnittswerte darstellen können, also Mittel-

---

* Wir entnehmen diese und die folgenden Angaben den bekannten Tabellen von König sowie den Analysen von Alfred Schwenkenbecher aus der medizinischen Universitätspoliklinik zu Marburg.

Vergleich. Zusammenstellung des Nährwertes der Nahrungsmittel

zahlen sind. Fernerhin ist als sehr wesentlich in Betracht zu ziehen der Umstand, daß alle Fleischarten beim Kochen wie beim Braten einen Gewichtsverlust eingehen, der sich in folgenden Verhältniszahlen ausdrückt:

100 g rohes mageres Fleisch geben etwa:

58 g gekochtes Rindfleisch
72 g   „   Kalbfleisch
65 g   „   Hammelfleisch
70 g   „   Schweinefleisch
63 g   „   Hühnerfleisch.

62 g durchgebratenes Rindfleisch
61 g   „   Kalbfleisch
70 g   „   Hammelfleisch
57 g   „   Schweinefleisch
76 g   „   Hühnerfleisch

Gebratenes Fleisch (mager) und Fleischkonserven.

In 100 g	Eiweiß	Fett	Kohlehydrate	Wärmeeinheiten
Roastbeef	26,4	2,0		127
Beefsteak	25,8	2,0		124
Rinderbraten	33,7	2,5		151
Gebratenes Kalbsschnitzel	22,3	1,0		101
Kalbsbraten	30,4	6,6		186
Hammelbraten	27,0	4,0		148
Schweinebraten	35,0	8,2		220
Rehbraten	26,4	5,5		159
Hühnerbraten	32,1	4,4	2,1	181
Geräucherter Schinken, roh und gekocht	25,1	8,1		178
Mettwurst	19,0	40,8		457
Zervelatwurst	23,9	45,9		525
Leberwurst	9,1	14,8	19,3	254

Tabelle II.
Nährwert der bei der fleischlosen Küche in Betracht kommenden animalischen Nahrungsmittel.

In 100 g	Eiweiß	Fett	Kohle-hydrate	Wärme-einheiten
1 Ei = 45 g	5,65	5,45	0,25	75
Rührei	9,8	16,7	0,5	195
Eierkuchen	7,3	15,8	26,4	285
Kuhmilch	3,0	3,55	4,51	65
Rahm	3,76	22,66	4,23	243
Butter	0,74	84,39	0,5	790
Emmentaler Käse	29,49	29,75	1,46	404
Camembert	22,20	26,75	—	340
Gervais	7,74	49,18	—	489
Mainzer Handkäse	37,33	5,55	—	205
Quark, Topfen	23,72	32,54	5,02	420
Sauermilch	3,41	3,65	3,50	62
Buttermilch	3,8	1,2	3,38	41
Kefir	3,7	3,2	3,6	66

In der an dieser Stelle folgenden Übersicht über den Nährwert der Suppen, der Breie und ähnlichen aus Mehlen zubereiteten Speisen sind die angegebenen Zahlen nur als eine allgemeine Orientierung anzusehen, nicht als beweiskräftige Zahlen für den wirklichen Nähr- und Kalorienwert; denn diese beiden Bestimmungen hängen derart von den den Rohstoffen beigegebenen Surrogaten, von der Zubereitungsweise und anderem mehr ab, daß sich die weitestgehenden Differenzen je nach Kochart und Verwendung von Zutaten ergeben müssen.

Tabelle III.
Vegetabilische Nahrungsmittel und Speisen.

In 100 g	Eiweiß	Fett	Kohle-hydrate	Wärme-einheiten
Brotsuppe	1,0	0,8	5,3	33
Grießsuppe	0,7	1,1	2,9	25
Rollgerstensuppe	1,6	0,5	3,7	26

In 100 g	Eiweiß	Fett	Kohle-hydrate	Wärme-einheiten
Nudelsuppe	0,8	0,1	2,9	16
Reissuppe	0,5	0,6	4,6	27
Haferschleimsuppe	2,2	1,5	10,4	66
Kartoffelsuppe	0,9	3,2	9,5	72
Erbsensuppe	4,0	0,3	9,0	56
Linsensuppe	3,8	0,4	8,6	55
Kräutersuppe	1,6	3,0	8,6	70
Rahmsuppe	2,9	5,9	5,7	90
Mehlbrei	4,9	3,2	3,5	70
Spätzle	7,2	6,0	32,0	216
Semmelschmarren	6,2	15,7	25,9	278
Kaiserschmarren	6,8	9,7	37,8	274
Flammeri	3,3	3,6	19,3	126
Einfacher Auflauf	4,2	4,2	22,6	149
Karthäuserklöße	2,7	4,5	15,2	115
Nudeln	4,7	11,2	26,8	234
Makkaroni mit Butter	2,4	25,4	14,1	304
Grießbrei	3,9	3,4	12,4	98
Grießpudding	5,2	5,1	22,6	161
Milchreis	1,2	1,0	16,6	82
Apfelreis	1,4	2,9	15,8	97
Tapiokabrei	4,8	3,2	4,4	67
Erbsenbrei	12,4	0,9	27,4	172
Linsengemüse	5,1	4,7	11,6	112
Bohnengemüse	4,9	3,8	13,6	111
Kartoffelbrei	2,2	6,1	16,4	133
Brot (Schwarzbrot, Simonsbrot, Grahambrot u. dgl.)	7,5—9,0	0,4—1,0	45—50	230—250
Zwieback	8,55	0,98	75,10	352

Ebenso erleiden die grünen Gemüse bei ihrer Zubereitung mannigfaltige Veränderungen. Da man bei der Herrichtung der meisten Gemüse, um sie wohlschmeckender zu machen, das erste Kochwasser, mit dem sie „abgewellt" worden sind, fortschüttet, so entfernt man damit einen ganz wesentlichen Teil von nährenden Substanzen. Das Eiweiß, das zu Verlust geht, bildet auf dem Kochwasser den bekannten weißen Schaum. Lahmann war wohl der erste, der hierauf die Aufmerksamkeit lenkte und mit Hilfe eigener Kochtöpfe diesem Verlust entgegenzuwirken suchte. In neuerer Zeit ist eine ganze Reihe von eigens für diese Zwecke konstruierten Töpfen in den Handel gebracht worden (ich nenne unter anderen nur den Eugen Wolff-Kocher* als einen in der Praxis reich erprobten), die auf dem Prinzip des Garwerdens der Gemüse, Obstarten usw. im eigenen Saft beruhen.

Der Fettgehalt tischfertiger Gemüse richtet sich einzig und allein nach der Menge des bei der Herstellung verwandten Fettes, das man in der Form von Butter oder anderen tierischen Fetten oder von Palmin, als Ersatz dieser letzteren, zusetzt. Aus diesem Grunde ist der Gehalt der Gemüse an Fett außerordentlich veränderlich und schwankt zwischen 4 und 15%.

In 100 g	Eiweiß	Fett	Kohlehydrate	Wärmeeinheiten
Kartoffeln, gekocht	1,95	0,15	21	96
Kartoffeln, geröstet mit reichlich Butter	2,6	9,3	26,2	205
Kartoffelsalat	1,6	9,2	17,6	164
Mohrrüben, zubereitet**	1,1	3,2	8,4	70
Weiße Rüben, " "	0,6	2,6	4,9	47
Teltower Rübchen "	3,5	0,9	11,0	60
Kohlrabigemüse, mittlere Werte bei mäßigem Mehl- und Butterzusatz	1,6	5,3	8	87
Spargel, gekocht	2,0	0,3	1,3	18
Spargelgemüse mit Sauce	1,5	5,7	4,4	77
Blumenkohl m. gelber "	2,1	3,9	4,5	63
Wirsingkohl	1,4	4,8	7,3	81
Grünkohl	1,6	6,3	5,5	88
Rotkraut	0,2	5,8	3,3	68
Weißkraut	0,9	5,3	3,8	68
Sauerkraut	0,9	3,7	7,6	69
Rosenkohl	4,8	0,4	6,2	46

* Hergestellt wird derselbe von der Annweiler Emailwarenfabrik
** Die folgenden Wertangaben sind zum Teil den schon oben erwähnten Tabellen von Schwenkenbecher, zum Teil Analysen neuesten Datums von Prof. A. Albu in Berlin entnommen.

In 100 g	Eiweiß	Fett	Kohlehydrate	Wärmeeinheiten
Spinatgemüse, je nach Mehl- und Butterzusatz	4,8	5,4	6,9	98
Grüne Bohnen	2,37	4,17	3,84	63
Pfifferlinge	23,5	4,2	7,6	108
Schwarzwurzeln	0,1	—	15,0	65
Kopfsalat	1,4	0,3	2,1	16
Rote Rüben	1,1	0,2	8,0	39
Rettich	1,9	0,1	8,4	43
Radieschen	1,2	0,15	3,8	22
Sellerie	1,5	0,4	11,8	58
Tomaten	0,5	0,2	3,7	19
Gurken	1,2	0,1	2,3	15
Apfel, roh	0,36	—	12,1	51
Apfelkompott	0,3	—	13,0	54
Birnen, roh	0,36	—	11,8	50
Birnenkompott mit vielem Zucker	0,33	—	14,4	72
Stachelbeerkompott	0,3	—	13,0	54
Preiselbeerkompott	0,5	—	3,0	20
Pflaumenkompott mit viel. Zucker	0,36	—	13,1	53
Kirschenkompott mit vielem Zucker	0,61	—	21,2	89
Pfirsiche	0,65	—	11,7	50
Aprikosen	0,49	—	11,0	47
Apfelsinen	0,73	—	5,5	26
Erdbeeren	0,6	—	9,0	39
Himbeeren	0,4	—	4,5	20
Johannisbeeren	0,5	—	7,3	32
Weintrauben	0,6	—	16,3	69
Mandeln, süße	23,5	53,0	7,84	622
Kastanien, geschält	10,76	2,9	73,04	370
Walnüsse	15,77	57,43	13,03	652
Haselnüsse	17,41	62,60	7,22	683

Beim Kochen der Früchte tritt ein ziemlich bedeutender Verlust an Nährbestandteilen ein. Auch hier bildet das in ihnen vorhandene Eiweiß den beim Kochen entstehenden weißen Schaum; ein großer Teil der Kohlehydrate (des Zuckers) tritt in die Brühe, so daß diese zuckerreicher als die Früchte wird.

Praktische Winke.

(Vor Benützung des Kochbuchs zu lesen.)

Der Übergang von der alten Kochweise zur hygienischen Speisebereitung wird keiner guten Fleischköchin schwer fallen; denn die Kochregeln bleiben im Grunde dieselben. Sie muß vor allem statt Essig Zitronensäure verwenden, scharfe Gewürze wie Pfeffer, Senf, Karbamome, zu viel Muskat usw. vermeiden, das Salz sehr einschränken und möglichst nur mit Kräutern würzen, wie Petersilie, Kerbel, Thymian, Salbei, Majoran, Estragon, Dill, Basilikum, Lorbeerblatt usw. Zwiebel ist ebenfalls nur in kleinen Mengen anzuwenden. Man gebraucht außerdem zu Suppen, Schnitten, Puddings und Aufläufen aus Kräutern hergestellte Würzen, von denen hier die von der **Maggigesellschaft** hergestellte **Suppen-** und **Speisenwürze** und **Soja**, ein aus der Sojabohne und Pilzen gewonnener Extrakt, genannt sein sollen. Der Kürze wegen schreibe ich in den Rezepten immer „Suppenwürze". Gemüse sind am besten ohne Beigeschmack, ebenso Kompotte und Marmeladen, wovon man sich je mehr überzeugt, je tiefer man in die hygienische Art des Kochens einbringt.

Ich habe in den Rezepten der Einfachheit halber meist nur Butter angegeben; es kann dafür fast überall **Palmin, Nussa, Palmeska** usw. oder halb Butter, halb Pflanzenfett benützt werden. Auch reines Butterschmalz, kurzweg als „Schmalz" angeführt, ist in der fleischlosen Küche, namentlich zum Ausbacken der österreichischen Mehlspeisen unentbehrlich.

Für die aus Knochen bereitete Gelatine ist der Seetang **Agar-Agar** der beste Ersatz.

Um Wiederholungen zu vermeiden, mußte ich die Kochausdrücke etwas vereinfachen. Unter „gebutterter" und „gestreuter" Form ist die zuerst mit Butter ausgestrichene, dann mit Bröseln gestreute Auflauf- oder Puddingform verstanden. Die „geschälten" Mandeln sind von der äußeren braunen Haut zu befreien; zu diesem Zwecke legt man sie kurze Zeit in kochendes Wasser. Auf dieselbe Weise wird bei Pflaumen, Pfirsichen, Aprikosen das Schälen erleichtert. „Geschnittene Mandeln" werden auf einem Brettchen mit dem Messer in der gewünschten Dicke geschnitten, „geriebene Mandeln" durch die Reibmaschine gegeben.

Das zeitraubende Wiegen und Schneiden der grünen Gemüse wird durch die verschiedenen, im Handel befindlichen Reib- und Schneidemaschinen mit auswechselbaren Messern besorgt. Will man Gemüse, wie z. B. Spinat, sehr fein haben, treibt man sie zweimal durch. „Geriebene" Kartoffeln werden wie Gemüse durch die Gemüsehackmaschine gegeben oder durch die Presse, oder wie Mandeln, Nüsse, Brot usw. durch die Reibmaschine gedrückt; mit dem Stampfer sind sie nicht so locker. Auch die Teigrühr- und Mayonnaisenschüsseln, sowie Bohnenschneidemaschinen, Schrotmaschinen für Linsen und Bohnen, Scheibenschneidemaschinen, Fruchtpressen, Eismaschinen, wie sie vor allem das Alexanderwerk (A. von der Nahmer, Remscheid) u. a. liefern, erleichtern die Arbeit in der Küche sehr.

Für „blanchieren" wählte ich den deutschen Ausdruck „brühen". Es ist auch ebensogut, Reis usw. nur gut zu waschen und dann mit kochendem Wasser zu brühen, statt, wie nach der alten Vorschrift, ihn kurz in Wasser kochen zu lassen und dieses abzugießen.

Bei „Wasserbad" (Bain marie) stellt man das Gefäß, in dem die Speise bereitet wird, in einen zweiten, verschlossenen, zur Hälfte oder zum Drittel mit kochendem Wasser gefüllten Topf. Es ist auch die beste Art, fast alle vorkommenden Gerichte, wie Puddings, Aufläufe, Tunken, Knödel, Gemüse usw. aufzuwärmen. Reis und Hülsenfrüchte kocht man nach diesem Verfahren im sogenannten, überall erhältlichen Reis- oder Poppelkocher, der sich ebenso zum Wärmen der Speisen eignet, weitaus am besten; dann können sie nicht anbrennen.

Als Auflaufform sind die feuerfesten Formen von Steingut oder französischem Porzellan besonders zu empfehlen. Für die Speisen „au gratin" eignen sich die flachen, runden, für Omelettes die länglich-runden, flachen Omeletteformen. Zum Pudding benützt man die übliche Puddingform.

Um Butter schaumig zu rühren, wird sie etwas erwärmt, dann immer nach einer Seite hin gerührt, bis sie eine weiße Farbe bekommt und Blasen wirft. Je mehr die Butter und die übrige Masse für den Teig abgerührt sind, desto besser wird die Speise gelingen und man kann mit einem verhältnismäßig geringen Quantum Butter gut auskommen, ohne daß der Pudding, Auflauf usw. an seiner Schmackhaftigkeit verliert. Eier und Mehl werden der fertig gerührten Butter nach und nach beigefügt und dürfen nie ganz kalt sein.

Zitronenzucker ist auf Zuckerstückchen abgeriebene Zitronenschale, die man in die Masse bröckelt oder reibt.

Um auch im Winter einen Vorrat guter Eier, die sich zu Schnee schlagen lassen, zu besitzen, lege man im Frühjahr die Eier mit dem Konservierungsmittel **Garantol** ein; Gebrauchsanweisung liegt den Paketchen bei. Garantol ist dem Wasserglasverfahren (auf 10 Liter Wasser 1 Liter Wasserglas für 100 Eier) vorzuziehen und nicht teurer.

Die G r u b e ö f e n mit Koch- und Wärmeröhre, die namentlich in Norddeutschland viel gebraucht werden, sind für die fleischlose Küche sehr zu empfehlen und werden von A. Zemsch in Wiesbaden geliefert.

In der jetzigen Küche verwendet man vielfach Reformkocher, Kochkisten und Dampfkocher in den verschiedensten Arten und Ausführungen, die vor allem in kleinen Haushaltungen, in denen die Hausfrau selbst kocht, unentbehrlich geworden sind. Eine vorzügliche Verbindung des Feuerungsherdes und der Kochkiste ist der Lilienthalkocher. Da zu allen diesen Kochern genaue Anweisungen und gute Kochbücher, wie z. B. das Kochbuch zum Heinzelmännchen-Apparat von K. Mücheler, außerdem auch fleischlose Kochbücher erschienen sind, weise ich nur im allgemeinen darauf hin.

Alle mit Wein zubereiteten Gerichte sind am bekömmlichsten mit **alkoholfreiem Wein und Weinmost.**

Für die Frischhaltung der Früchte und Gemüse ist das sogenannte Wecksche Verfahren das beste. Ich bringe nur eine kurze Anleitung bei den Rezepten und verweise auf die von der Firma J. Weck, G. m. b. H., Öflingen (Baden), herausgegebenen Rezeptenbücher und Zeitschrift „Die Frischhaltung".

Ebenso sind die **Knorrschen Dörrgemüse** ein guter Ersatz für frische Gemüse.

Die fertigen Suppen ohne Fleischzusatz der **Maggi-Gesellschaft** und der **Firma Knorr** sind sehr schmackhaft und besonders empfehlenswert, wenn die Zubereitung der Speisen nicht viel Zeit in Anspruch nehmen darf.

Die Kochrezepte im vorliegenden Buche sind im allgemeinen für 4 Personen vorgesehen. Ich habe mich bemüht, die Anweisungen so klar als möglich zu bringen, doch wird jede nur etwas erfahrene Köchin die ganz genauen Maße von Salz, Zucker usw., auch den Mehl- und Flüssigkeitszusatz von Einbrenne, Tunken und Suppen nach Geschmack und Gewohnheit bestimmen.

Daß in allen Vorschriften verhältnismäßig sehr wenig Eier und Fettzusätze angeführt sind, entspricht den Grundsätzen der hygienischen Küche.

Meine Rezepte sind zum wesentlichen Teile der österreichischen und der süddeutschen Küche entnommen, die uns an warmen Mehlspeisen eine so große Auswahl bietet. Die kalten Puddings und Speisen entstammen durchweg der norddeutschen Küche. Außerdem wurde das Kochbuch durch die Güte von Frau Karl Belz, vegetarisches Restaurant Ceres, München, durch ausgezeichnete Rezepte aus ihrer Küche und durch Frau E. Karmin, Genf, um eine Anzahl vorzüglicher französischer Gerichte bereichert.

Bernardine Woerner.

Suppen.

1. Brühen zu Suppen und Tunken.

Petersilienwasser: Man putzt 2—3 dicke Petersilienwurzeln, die vorher in Stücke geschnitten werden, vermischt sie mit einigen rohen, geschälten, ebenfalls in Stücke zerschnittenen Kartoffeln, kocht das Ganze in 1½ Liter Salzwasser, bis die Wurzeln weich sind, und gibt es durch das Sieb.

Wurzelbrühe: Zwiebel, gelbe Rüben, Petersilienwurzel, Sellerieknollen, Lauch, Kohlrabi werden gereinigt, in Scheiben geschnitten, in halb Butter, halb Pflanzenfett, oder nur Pflanzenfett gedünstet. Wenn die Wurzeln bräunlich werden, füllt man mit Salzwasser auf, läßt sie ganz weich kochen und gibt sie durch das Sieb. Grüne Petersilie und Sellerieblätter (zusammengebunden) dürfen nur kurze Zeit mitkochen. Eine der angegebenen Suppenwürzen wird diese Suppen, die man als Grundbrühen statt Fleischsuppen verwendet, noch sehr verbessern und sie Fleischbrühen ähnlich machen.

2. Gemüsekraftbrühe.

½ kleine Knolle Sellerie, 1 große Petersilienwurzel, 1 bis 2 Kohlrabiknollen, 1 Stück Porree, einige Schwarzwurzeln oder Stiel und Blattrippen von Blumenkohl, oder Spargelstückchen, 2—3 gelbe Rüben, ½ Wirsing werden klein geschnitten, in Pflanzenfett und Butter geröstet. Dann füllt man mit Salzwasser auf und läßt die Wurzeln ganz weich kochen, gibt noch einige auf heißer Stelle braun gebratene Zwiebelstücke und ein Büschelchen Petersilien- und Selleriegrünes hinein. Doch sollen die Kräuter nur kurz mitkochen. Die fertige Suppe wird geseiht, mit Maggis Würze gewürzt und mit beliebigen Einlagen wie Fleischbrühe verwendet. Hat man gutes Gemüsewasser, z. B. Blumenkohl- oder Spargelwasser vorrätig, verwendet man es statt Wasser. Sterilisiert können diese Brühen lange Zeit aufbewahrt werden.

3. Einlaufsuppe.

Man rührt einen Eßlöffel Mehl mit wenig Wasser an, salzt, quirlt 2 Eier dazu und läßt es unter beständigem Rühren in die kochende Wurzelbrühe langsam einlaufen. Sobald die Flocken in der Suppe fest werden, ist sie fertig und wird vom Feuer genommen. Die Masse muß so dünn wie Pfannkuchenteig sein.

4. Kaiser-Friedrichsuppe.

Man läßt ³/₄ Liter Gemüsewasser oder Wurzelbrühe ins Kochen kommen, rührt 1 verquirltes Ei tropfenweise hinein und kocht die Suppe damit auf. Sie wird noch mit Würze gewürzt und erhält als Einlage vorher weich gekochte Spargelstückchen oder Blumenkohlröschen, zu Kugeln geformte Protose oder Zwieback-Butterklößchen usw. Man gibt auf die Suppe Tomatenscheibchen von rohen, geschälten Tomaten und legt auf jeden Teller 2 dieser Scheibchen.

5. Wurzelsuppe.

Wurzelwerk wird wie für Nr. 1,² vorbereitet, in wenig Salzwasser weich gekocht und durch das Sieb gestrichen. Man bereitet eine helle Mehlschwitze, füllt sie mit dem Wasser, in dem die Wurzeln gekocht wurden, auf, gibt den erhaltenen Wurzelbrei dazu, rührt noch ⅛ Liter dicken Rahm und durch das Haarsieb getriebene Protose daran, würzt die Suppe mit Würze und gewiegter Petersilie und richtet sie mit gerösteten Brotwürfeln an.

6. Hafer- oder Reisflockensuppe.

Zutaten: 40 Gramm Flocken, 1 Liter Wasser, Suppenwürze, Butter.

Diese Flocken geben allein und in Verbindung mit Gemüsen vorzügliche Suppen. Man läßt sie in das kochende Wasser laufen, 1/4 Stunde kochen, salzt und gibt sie nur mit einem Stück Butter oder mit irgendeiner Gemüseeinlage, die man vorher kochen ließ, zu Tisch. **Haferflocken, Reisflocken** mit **Weißkraut, Wirsing, Tomaten, Erbsen** usw.

7. Grünkernsuppe.

4 Eßlöffel Knorrs Grünkernflocken werden in 1 Liter kochendes Salzwasser gerührt und müssen ungefähr 40 Minuten kochen. Man mischt unter die Suppe nach Belieben etwas Suppenwürze sowie 1/8 Liter Rahm und zieht sie vor dem Anrichten mit einem Eigelb ab.

8. Tomaten-Flockensuppe.

Recht reife, schöne Tomaten (Quantum nach Geschmack, jedoch nicht zu viel) werden in Salzwasser gekocht und durch ein Sieb getrieben. In die so erhaltene Brühe rührt man Hafer-, Reis- oder Grünkernflocken und läßt sie mäßig kochen. Zuletzt fügt man etwas frische Butter bei und bestreut die Suppe beim Anrichten mit Parmesankäse.

9. Schleimsuppe mit Rahm.

Zutaten: 125 Gramm Rollgerste oder Hafermehl, Salz, Wasser, 1/8 Liter Schlagrahm.

Die Rollgerste wird über Nacht geweicht und am nächsten Tag ganz langsam im Grützenkocher oder in der Kochkiste gekocht. Kurz vor dem Anrichten gibt man sie durch das Sieb, rührt 2 Eidotter daran, vermengt sie mit 1/8 Liter Schlagrahm (ungeschlagen) und etwas Zitronensaft. In Ermanglung von Schlagrahm läßt sich auch süßer oder saurer Rahm verwenden.

10. Gerstensuppe.

1. **Mit Milch.** Zutaten: 80 Gramm Gerste, Zwiebel, Lorbeerblatt, 1 Liter Wasser, Mehl, 1/4 Liter Milch, Butter, Salz.

Man schwitzt feingewiegte Zwiebel und Lorbeerblatt in Butter, gibt etwas Mehl dazu, füllt mit der Milch auf, kocht die Tunke kurze Zeit und vermischt sie dann mit der Gerste, die inzwischen in 1 Liter Wasser mit einem Stückchen Butter und etwas Salz im Grützenkocher, in der Kochkiste oder in einem irdenen Topf ganz langsam weich gekocht wurde. (Gerste darf nie in Emaillegeschirr gegeben werden.)

2. **Mit Brühe.** Man kann Gerstensuppe auch ohne Milch bereiten. Dann nimmt man Wurzelbrühe dazu, oder gibt nach Belieben gewiegte Kräuter wie Petersilie, Kerbel, auch Sauerampfer usw. oder grüne Erbsen daran.

11. Hafergrützsuppe.

Zutaten: 70 Gramm Grütze, 1 Liter Wasser oder halb Milch, halb Wasser, Butter, Zwiebel, Salz.

Man weicht die Grütze über Nacht in $1/2$ Liter Wasser ein, gibt dann $1/2$ Liter Wasser oder Milch sowie ein Stückchen Butter und Salz daran und kocht sie am besten im Grützenkocher ganz langsam mehrere Stunden. Die Suppe kann nach Belieben durch das Sieb gegeben, auch vor dem Anrichten mit einem in 3 Eßlöffel dickem Rahm verquirlten Ei verrührt werden.

2. **Geröstete Hafergrützsuppe.** Man läßt Butter oder halb Pflanzenfett, halb Butter heiß werden, gibt gewiegte Zwiebel daran, röstet die Grütze darin, bis sie die Butter aufgesogen hat, füllt mit Salzwasser oder Wurzelbrühe nach und bindet die fertige Suppe mit Eigelb.

3. **Grünkohl-Hafergrützsuppe.** Ein Grünkohlkopf, Zwiebel, Lauch, Sellerie und Petersilie, Suppengrün, 50 Gramm Hafergrütze, Butter. Das Gemüse wird gewaschen, grob gewiegt, nebst Zwiebel usw. in den Topf gegeben, mit ungefähr 1 Liter kochendem Salzwasser übergossen. Dann streut man unter beständigem Rühren 50 Gramm Hafergrütze in die Suppe, gibt ein Stück Butter daran und läßt sie mindestens 2 Stunden ganz langsam kochen.

4. **Kerbel-Hafergrützsuppe.** Man bereitet die Suppe wie oben, doch nur mit gesalzenem Wasser, und mischt kurz vor

dem Anrichten 2 Eßlöffel feingewiegten Kerbel mit Sauerampfer, sowie nach Belieben noch ⅛ Liter saueren Rahm daran.

12. Hafermehl-Grünkernmehlsuppe.

Zutaten: 60 Gramm Hafer- oder Grünkernmehl, Soja, Butter, Zwiebel, 1 Liter Wasser.

Man röstet die feingewiegte Zwiebel in der Butter, darin das Mehl, füllt mit Wasser oder Wurzelbrühe auf, salzt, kocht die Suppe gut durch und richtet sie über Semmelwürfeln oder Klößchen an.

13. Grünkerngrützsuppe.

Sie wird wie Hafergrützsuppe zubereitet, doch röstet man das Grünkern erst in Butter und gießt dann das Salzwasser auf. Wird am besten im Grützenkocher.

14. Gerstenschleimsuppe.

100 Gramm Gerste werden in 1 Liter Salzwasser ganz weich gekocht. Ist sie zu dick, gießt man nach. Die weiche Gerste wird durchgeseiht und ein Eigelb und nach Belieben auch etwas Zitronensaft darangerührt.

15. Buttermilchsuppe mit Hafergrütze.

Zutaten: 60 Gramm Hafergrütze, 1 Liter Buttermilch, Salz, Zucker, etwas Butter.

Man kocht die Grütze in wenig Wasser und etwas Butter weich, gießt dann 1 Liter mit einem Löffel Mehl verrührte Buttermilch hinzu, und läßt die Suppe noch einmal damit aufkochen. Sie wird gesalzen und nach Belieben gezuckert.

16. Suppen von rohen Kartoffeln.

Zutaten: 1 Liter Wasser, 2 mittelgroße Kartoffeln, 1 Ei, Muskat, Salz, Soja oder auch Thymian oder Majoran.

Die Kartoffeln werden roh gerieben und mit dem Ei tüchtig abgerührt. Man läßt das Wasser oder nach Belieben gute Gemüsebrühe zum Kochen kommen, gibt unter beständigem Rühren die Kartoffeln in die kochende Flüssigkeit, läßt sie 5 Minuten kochen und bringt sie dann sofort zu Tisch. Die Suppe wird durch einige Kapern oder nach Belieben durch etwas geriebenen Thymian und Majoran schmackhaft gemacht. Auch Salbeiblätter sind gut zu verwenden.

17. Kartoffelsuppe.

1. Man gibt frischgekochte oder kalte Kartoffeln durch das Sieb oder die Maschine, röstet inzwischen kleingewiegtes Wurzelwerk jeder Art in Butter, füllt mit Wurzelbrühe oder Wasser auf, gibt das Kartoffelmark hinein und kocht die Suppe noch einige Zeit. Sie wird gesalzen und über gewiegter Petersilie und gerösteten Brotwürfeln angerichtet.

2. **Mit Milch.** 1 Teller Kartoffelreste, 50 Gramm geriebener Käse, 1—2 Eßlöffel zerlassene Butter, $1/4$ Liter Milch. Käse, Butter und Milch werden zusammengerührt, die geriebenen Kartoffeln dazugegeben. Man füllt mit kochendem Salzwasser auf, läßt die Suppe eine Zeitlang unter öfterem Umrühren kochen und richtet sie über gehackter Petersilie und gerösteten Semmelwürfeln an.

3. **Mit Äpfeln.** 1 Pfund Kartoffeln, $1/2$ Pfund Äpfel, fein geschnittene, gelb geröstete Zwiebelringe, Salz. Kartoffeln und Äpfel werden weich gekocht, durchgegeben und mit den Zwiebeln angerichtet. Die Suppe ist ebenso aus Resten von Kartoffeln herzustellen. Es lassen sich überhaupt aus allen Resten von Kartoffeln, von Gemüsen usw. gute Suppen mit Hilfe von Wurzelbrühen, Gemüsewassern, Milch und sauerem Rahm herstellen.

4. **Mit gelben Rüben.** $1/2$ Pfund Rüben, 2 Pfund Kartoffeln, Butter, Eigelb, gewiegte Petersilie. Man kocht die geschälten Kartoffeln und ebenso die Rüben ganz weich, gibt beides durch die Maschine, setzt sie mit halb Rübenwasser und halb frischem, gesalzenem Wasser auf das Feuer, gibt ein Stück Butter dazu und schlägt die Suppe, bis sie dick und schaumig ist. Sie wird über einem mit Milch verrührten Ei angerichtet und geriebener Käse dazu gereicht. Man kann

auch die Suppe ohne Rüben bereiten und einige Kapern beigeben. In diesem Falle quirlt man ¼ Liter Milch mit der Suppe.

18. Geröstete Grießsuppe.

1. Man gibt 1 Stück Butter in den Topf, röstet darin 100 Gramm Grieß hellbraun, füllt mit warmem Salzwasser auf und läßt die Suppe ¼ Stunde kochen. Vor dem Anrichten wird sie nach Belieben mit 1 Ei gebunden.

2. **Grießsuppe mit Wein.** ¼ Liter Weißwein, 1 Ei, 100 Gramm Grieß, ¾ Liter Wasser, etwas Salz. Wein und Wasser läßt man zusammen aufkochen, rührt den Grieß hinein, gibt 1 Stückchen Butter und ein wenig Salz an die Suppe und bindet sie vor dem Anrichten mit 1 Eigelb. Kochzeit: ½ Stunde auf ganz langsamem Feuer.

19. Sagosuppe.

Man läßt 20 Gramm Sago in ½ Liter Wasser aufquellen, gießt dann Wurzelbrühe dazu und läßt den Sago darin weich kochen. Vor dem Anrichten gibt man feingewiegte Petersilie an die Suppe und rührt sie nach Belieben mit 1 Ei ab.

2. **Mit Kräutern.** Man dünstet 1 Teller feingewiegten Sauerampfer und Kerbel mit feingewiegten Zwiebeln in Butter, gießt ¼ Liter Wasser nach, läßt die Kräuter ½ Stunde kochen und gibt dann 20 Gramm in 1 Liter Wasser gequollenen Sago dazu. Die Suppe muß noch 1½ Stunden kochen, wird vor dem Anrichten mit Maggi gewürzt und mit einem Ei verquirlt.

20. Tapioka-Grießsuppe mit gelben Rüben.

Zutaten: Gelbe Rüben, 30 Gramm Tapioka oder Grieß, Butter, Salz.

Man kocht die geputzten Rüben in Wasser weich, gibt sie durch das Sieb, läßt das Rübenwasser abermals zum Kochen kommen, salzt, läßt Grieß oder Tapioka einlaufen und fertig kochen. Zuletzt wird das Rübenmark darunter gemischt und ein Stück Butter daran gegeben.

21. Reissuppe.

100 Gramm Reis werden mit 1 Stückchen Butter in Salzwasser weich gekocht, inzwischen kleingeschnittene Suppenwurzeln für sich gedämpft und mit dem fertigen Reis vermischt. Dann verrührt man 1 Eßlöffel Mehl mit $1/4$ Liter Milch, rührt es in die fertige Suppe, läßt diese noch einmal aufkochen, zieht sie zuletzt mit einem Eigelb ab und richtet sie mit feingewiegter Petersilie an. Das Wurzelwerk kann nach Belieben weggelassen werden.

22. Reissuppe mit Makkaroni.

1. 50 Gramm Reis, 100 Gramm Makkaroni, 1 Ei, Petersilie. Man kocht 50 Gramm Reis körnig weich, ebenso werden 100 Gramm dünne Makkaroni weich gekocht und abgetropft. Dann bereitet man eine helle Einbrenne mit gewiegten Zwiebeln, gießt sie mit dem Makkaroniwasser auf, salzt, rührt Reis und Makkaroni sowie gewiegte Petersilie dazu und bestreut die Suppe vor dem Anrichten dick mit Käse.

2. **Mit Wirsing.** 100 Gramm Reis, 1 kleiner Wirsingkopf, 30 Gramm Butter, Suppenwürze. Man brüht den kleingeschnittenen Wirsing, gibt den Reis mit Butter in einen Topf, legt den Wirsing darauf, füllt mit wenig gesalzenem Wasser auf und kocht die Suppe unter öfterem Nachgießen fertig. Sie wird vor dem Anrichten mit Suppenwürze gewürzt und mit geriebenem Käse bestreut.

3. **Risi-Pisisuppe.** 100 Gramm Reis, 100 Gramm Erbsen, 1 Stück Butter, Salz, 1 Ei. Man läßt den Reis mit einem Stück Butter körnig weich kochen, ebenso frische oder getrocknete grüne Erbsen oder Büchsenerbsen. Dann gibt man beide Gerichte zusammen, salzt, füllt nach Bedarf mit Wasser auf, läßt die Suppe unter Umrühren nochmals aufkochen, würzt mit Suppenwürze, richtet sie über einem verquirlten Eigelb an und bestreut sie mit Käse. Oder man bereitet eine helle Einbrenne, rührt sie mit dem Erbsenwasser glatt, gibt Reis und Erbsen dazu und kocht die Suppe wie oben angegeben fertig.

23. Minestra.

Zutaten: Einige weiße Rüben, einige Karotten, einige Lauchstengel, einige Courgerons — wenn sie zu bekommen sind —, alles zu gleichen Teilen, 4 Kartoffeln oder Topinamburs, 50 Gramm grüne Bohnen, 50 Gramm weiße, getrocknete Bohnen, einige Tomaten, das Innere eines Weißkrautkopfs, 50 Gramm grüne Erbsen, 1 Zwiebel, 180 Gramm Reis, geriebener Käse.

Zwiebel und Lauch, fein geschnitten, werden in Butter gedünstet, die übrigen Gemüse ebenfalls in möglichst gleichmäßige Stückchen geschnitten und dazu gegeben. Dann mischt man den gewaschenen Karolinenreis darunter und ungefähr 3 Liter Brühe oder Salzwasser und Maggi, läßt die Suppe ganz langsam auf dem Herd oder in der Kochkiste dämpfen, gibt zuletzt nach Geschmack noch ein wenig Knoblauch und Basiliumkraut daran. Die Italiener essen die Suppe als dicken Brei, den sie mit dem geriebenen Käse bestreuen. Für kleinen Haushalt genügt die Hälfte der angegebenen Maße.

24. Reis-Juliennesuppe.

4 Eßlöffel Knorrs Reis-Julienne werden mit 1 Liter kaltem Wasser zugesetzt und gerührt, bis die Suppe kocht. Dann stellt man sie auf mäßige Hitze und läßt sie 30 Minuten kochen. Die Suppe wird mit Suppenwürze gewürzt, gesalzen, und wenn sie sehr schmackhaft sein soll, vor dem Anrichten mit einem in etwas Milch verquirlten Eigelb abgezogen.

25. Suppe von frischen oder getrockneten Erbsen.

1. 1 Liter Wasser, 100—150 Gramm grüne oder vorher geweichte gelbe Erbsen, Salz. Man läßt ein Stück Butter zergehen, gibt frische oder getrocknete Erbsen hinein und dünstet sie kurze Zeit. Dann fügt man 2 Löffel Mehl bei, schüttelt die Erbsen durch, füllt mit 1 Liter kochendem Wasser auf, salzt und läßt die Suppe langsam weich kochen. Sie wird durchgegeben und über gerösteten Semmelwürfeln oder mit Suppenklößchen angerichtet. In die grüne Suppe, die auch

ungeseiht gereicht werden kann, gibt man feingewiegte Petersilie und zieht sie mit Eigelb ab.

2. **Erbsenmus oder Erbsensuppe.** ½ Pfund grüne oder gelbe getrocknete Erbsen werden über Nacht in Wasser geweicht, dann weichgekocht, durch das Sieb gegeben, gesalzen. Man röstet feingeschnittene Zwiebelringe in Schmalz oder Butter und gibt sie über den Brei. Will man Suppe bereiten, verdünnt man das Mus.

3. Die grünen Erbsen, auch Büchsenerbsen, werden wie 1. bereitet und nachdem sie durchgegeben sind, mit einem in Rahm verquirlten Ei und gewiegter Petersilie vermischt und noch einmal erwärmt. Als Suppe verdünnt man den Brei mit heißem Wasser und zieht sie dann mit einem in Rahm verquirlten Ei ab.

26. Parisersuppe.

Zutaten: 1 Liter Wasser, 60 Gramm gelbe, vorher geweichte Erbsen, 100 Gramm Makkaroni, eine Handvoll Reis, 1 Ei, Salz.

Man kocht die Erbsen in 1 Liter Wasser weich, gibt in diese Suppe die gekochten Makkaroni und den gekochten Reis und rührt sie vor dem Anrichten nach Belieben mit einem Eigelb ab.

Mit Nudeln. Statt Reis und Makkaroni läßt man 100 Gramm Suppennudeln einlaufen und ¼ Stunde mitkochen.

27. Schwarzbrotsuppe.

Zutaten: 1 Teller Brot, Wurzelbrühe, Butter, Ei, feingewiegte Petersilie und nach Belieben Salatblätter.

Man schneidet das Brot, kocht es in Salzwasser oder Wurzelbrühe weich, gibt es durchs Sieb, Petersilie, Salatblätter und etwas Butter dazu, läßt es noch einmal aufkochen und bindet die Suppe mit einem Ei, oder schlägt verlorne Eier hinein; oder man verquirlt ein Eigelb mit 3 Eßlöffel Rahm und rührt die Suppe damit durch. Man kann die Wurzelbrühe auch mit den Zutaten verwenden; dann wird das Brot hineingeschnitten, mitgekocht und die Suppe nicht geseiht.

28. Panadelsuppe.

Zutaten: 30 Gramm Butter oder Schmalz, etwas Kümmel, ein Teller altes Schwarzbrot und Weißbrot, 1 Ei, Rahm.

Das Brot wird in Wasser geweicht, ausgedrückt. Dann mit Wasser gekocht, durch den Seiher gegeben und mit Kümmel und Butter noch einmal aufgekocht. Nach Bedarf noch Salz. Man verquirlt ein Ei mit etwas dickem Rahm in der Suppenschüssel und rührt die Suppe dazu.

29. Brennsuppe.

Zutaten: 2 Löffel Mehl, 40 Gramm Butter oder Schmalz, Zwiebel, Salz.

2 Löffel Mehl werden in 40 Gramm Butter, oder besser in Schmalz, unter beständigem Rühren braun geröstet; dann kommt die feingeschnittene Zwiebel dazu und muß noch ein wenig mitrösten, bis sie weich ist. Nun füllt man mit kaltem Wasser auf, rührt die Einbrenne ganz glatt, salzt und läßt die Suppe noch einmal gut aufkochen. Sie kann durch das Sieb gegeben oder mit den Zwiebeln angerichtet werden. Geröstete Semmelwürfel dazu.

30. Linsensuppe.

250 Gramm Linsen werden gewaschen, über Nacht geweicht und in demselben Wasser, dem man kleingeschnittenes Wurzelwerk, Zwiebel, Salz und Suppenwürze beifügt, weichgekocht. Man gibt sie durch das Sieb, bereitet inzwischen eine leichte Einbrenne, rührt das Linsenmark daran, verdünnt mit Wasser oder Wurzelbrühe und richtet die Suppe mit Butterklößchen, Grießspatzen usw. an. Auch etwas Tomatenmark, mit der Suppe verrührt, schmeckt sehr gut. In manchen Gegenden wird sie mit den weichgekochten Linsen zu Tisch gegeben. Die Zubereitung bleibt dieselbe.

31. Linsensuppe mit Weinmost.

Man bereitet aus verschiedenem Wurzelwerk, welches klein geschnitten und mit etwas Salzwasser weich gekocht wird, eine

Brühe. 250 Gramm Linsen werden gleichfalls weich gekocht, durch ein Sieb gerührt und mit der Wurzelbrühe und etwas Salz vermischt. Mit ¼ Liter Weinmost „Burgunder" verrührt man etwas Einbrenne, gibt es zu der Suppe und läßt nochmals aufkochen.

32. Linsensuppe mit Suppennudeln.

Zutaten: 1 Pfund Linsen, Butter oder halb Butter, halb Pflanzenfett, 50 Gramm Suppennudeln, Salz.

Man wäscht die Linsen, weicht sie über Nacht ein, kocht sie am andern Tag in diesem Wasser weich und streicht sie durch das Haarsieb. Dann bereitet man Wurzelbrühe, die man durchseiht, oder mit den Wurzeln verwendet, gibt das Linsenmark und Butter dazu, läßt Suppennudeln in die Suppe laufen, salzt und kocht sie damit ¼ Stunde. Auch dünne Makkaroni oder Bandnudeln lassen sich verwenden.

33. Suppe von Bohnenkernen.

Wird genau wie Linsensuppe zubereitet.

34. Tomatensuppe.

Zutaten: ½ Pfund Tomaten, Butter, Mehl, gewiegte Kräuter, etwas Zwiebel, Salz, Weiß- oder Rotwein.

Man bereitet eine Einbrenne, rührt die wie unter 2. vorbereiteten Tomaten oder fertiges Tomatenmark, das nötige Wasser, nach Belieben etwas Wein dazu, salzt und läßt die Suppe noch kurze Zeit kochen.

2. **Mit Reis.** ½ Pfund Tomaten, 125 Gramm Reis. Die Tomaten werden in Stücke geschnitten, weichgekocht, durch das Sieb gestrichen. (Ebenso kann Tomatenmark verwendet werden.) Man bereitet eine helle Mehlschwitze, gibt die Tomaten dazu, füllt mit kochendem, gesalzenem Wasser auf und mischt zuletzt den inzwischen körnig weich gekochten Wasserreis dazu. Oder: man kocht den Reis mit Butter in Salzwasser weich, gibt Tomatenmark oder Tomatenstückchen dazu, kocht alles zusammen fertig und beendigt wie Nr. 21.

3. **Mit Grieß oder Tapioka.** Die Suppe wird wie Grieß- und Tapiokasuppe zubereitet und wie oben beendet.

4. Mit Rollgerste. Die Gerste wird einige Stunden in Wasser geweicht, 1½ Stunden mit den Tomaten gekocht, und wie 2. beendigt.

35. Tomatensuppe mit Wurzeln.

2 große Zwiebeln, 2 weiße Rüben, 2 gelbe Rüben, 1 Stückchen Sellerie- und Petersilienwurzel werden klein geschnitten und ½ Stunde in Butter oder halb Butter, halb Pflanzenfett gedämpft. Dann fügt man 1—1½ Pfund zerschnittene Tomaten dazu und läßt die Zutaten noch eine Zeitlang zusammen ganz langsam kochen, füllt mit Salzwasser auf, gibt die fertige Suppe durch das Sieb und richtet sie über gerösteten Semmelwürfeln oder Suppenklößchen an, oder vermischt sie mit vorher weichgekochtem Wasserreis.

36. Juliennesuppe.

Zutaten: 3—4 gelbe Rüben, 1 Kohlrabi, 1 Selleriekopf, 1 Porreezwiebel, Wirsing, 2 weiße Rüben, gelbe Rüben, Weißkraut usw.

Sämtliche Gemüse werden ganz fein nudlig geschnitten, in Butter zuerst ½ Stunde gedünstet (doch muß man sehr vorsichtig sein, daß die Gemüse nicht anbrennen), dann mit gesalzenem Wasser aufgefüllt und 1—2 Stunden ganz langsam gekocht. Nimmt man getrocknete Julienne, wie sie überall zu kaufen ist, so läßt man sie am besten die Nacht über in Wasser weichen. Geröstete Semmelscheiben oder -würfel werden zur Suppe gereicht.

37. Weiße Zwiebelsuppe.

Kleine, weiße Zwiebeln werden geschält, in Scheibchen geschnitten und in Butter geschwitzt, doch dürfen sie nicht gelb werden. Dann gibt man die abgetropften Zwiebeln in kochende, gesalzene Milch, läßt sie eine Zeitlang mit dieser kochen, seiht sie durch, zieht sie mit 1—2 Eigelb ab und richtet sie über gerösteten Semmelwürfeln oder Klößchen an. Oder: man stäubt die gerösteten Zwiebeln mit etwas Mehl, füllt mit 1½ Liter Milch auf und läßt die Suppe ½ Stunde kochen.

2. Braune Zwiebelsuppe. Die Zwiebeln werden in der Butter bräunlich geröstet und mit halb Milch, halb Wasser fertig gekocht.

38. Bohnensuppe mit Kartoffeln.

Zutaten: 1 Pfund grüne Bohnen, Milch, Wasser, Butter, Salz.

Man kocht die vorbereiteten Bohnen mit wenig Salzwasser weich, bereitet eine leichte Einbrenne, gießt die Bohnen mit dem Wasser, in dem sie gekocht wurden, dazu und läßt sie aufkochen. Zuletzt werden einige frisch gekochte zerschnittene Kartoffeln, etwas Milch und Salz an die Suppe gerührt und diese über 1—2 verquirlten Eiern angerichtet.

39. Brunnenkreßsuppe.

Zutaten: 1 Pfund frische Brunnenkresse, 1 Pfund kleingeschnittene Kartoffeln, 1½ Liter Milch, Butter, Salz.

Die frische Brunnenkresse wird mit den kleingeschnittenen Kartoffeln in Butter gedünstet. Wenn sie weich sind, werden sie durch das Sieb gestrichen und mit 1½ Liter Milch aufgekocht. Zuletzt kommt ein Stückchen Butter hinzu; 5 Minuten vor dem Anrichten legt man gewaschene ganze Brunnenkreßblättchen in die Suppe.

40. Russische Roterübensuppe. (Bortschtsch.)

Man schneidet die geschälten Rüben in kleine, längliche Stücke und dünstet sie mit etwas Butter und Zitronensaft und wenig Wurzelbrühe weich. Nach Belieben kann kleingeschnittenes Weißkraut mitgekocht werden. Zu den fertigen Rüben gibt man ebenso viele, in Würfel geschnittene rohe Kartoffeln, füllt die nötige Wurzelbrühe nach, kocht sie weich und verdickt die Suppe zuletzt mit einem Mehlschleimchen. Man reibt eine rohe, rote Rübe, vermischt sie mit 2 Eßlöffeln sauren Rahm, gibt sie in die Suppenschüssel und die fertige Suppe darüber.

41. Artischockensuppe.

Zutaten: Artischocken, Butter, etwas Mehl, Zitronensaft, 1 Ei, Salz.

Die Artischocken werden in gesalzenem Wasser ganz weich gekocht, durchgeschnitten, das Haarige herausgenommen und durch das Sieb gegeben. Man bereitet eine leichte Mehlschwitze mit etwas Zitronensaft, gibt die durchgetriebenen Artischocken dazu, gießt mit dem Artischockenwasser auf und gibt vor dem Anrichten ein Eigelb an die Suppe.

42. Sauerampfer- und Kerbelsuppe mit sauerem Rahm.

Zutaten: Eine Handvoll Kerbel, ebenso viel Sauerampfer, Petersilie, Schnittlauch, Butter, Mehl, 1/8 Liter saurer Rahm, Salz.

Man bereitet eine helle, fette Einbrenne, gibt die feingewiegten Kräuter dazu, läßt sie gut durchdünsten, füllt mit Wasser nach und nach auf, salzt und kocht die Suppe 1/4 Stunde bis 20 Minuten. Vor dem Anrichten wird sie mit sauerem Rahm vermischt oder durch ein Ei gebunden. Man kann nach Belieben noch verlorene Eier einschlagen.

43. Blumenkohlsuppe.

Zutaten: Blumenkohl, etwas Mehl, Butter, 1 Ei, Salz.

Ein Blumenkohl wird gewaschen, geputzt, mit Salzwasser gebrüht und in mit Wasser verdünnter Milch ganz weich gekocht. Man behält die Röschen zurück, um sie vor dem Anrichten ganz in die Suppe zu legen, rührt das übrige durch den Seiher, bereitet eine leichte Mehlschwitze, füllt sie mit der Suppe auf, läßt sie noch kurze Zeit kochen, bindet sie beim Anrichten mit einem Eigelb und gibt nach Geschmack ein Stückchen frische Butter hinein.

44. Spargelsuppe.

Zutaten: 1 Pfund Spargel, etwas Mehl, Butter, 1 Ei, Salz.

1 Pfund dünne Suppenspargeln werden geschält und in gesalzenem Wasser mit etwas Butter gekocht. Sobald die Spitzen weich sind, schneidet man sie ab, um sie ganz in die fertige Suppe zu geben, läßt das übrige so weich kochen, daß es

sich durch das Sieb streichen läßt, bereitet eine helle Einbrenne, füllt sie mit der Suppe auf, läßt diese noch ¼ Stunde kochen und bindet sie vor dem Anrichten mit einem mit Milch oder Rahm verquirlten Eigelb.

45. Schwarzwurzelsuppe.

Diese Suppe wird wie Nr. 44 bereitet. Man gibt die Hälfte des Gemüses durch das Sieb und legt das übrige, in kleine Stücke geschnitten, ganz in die Suppe. Schwarzwurzel-, Blumenkohl-, Spargelsuppe lassen sich sehr gut aus Resten der betreffenden Gemüse bereiten.

46. Gelberübensuppe.

Ungefähr ½ Pfund gelbe Rüben, etwas Petersilien- und Selleriewurzel werden gewaschen, geschabt, in Stückchen geschnitten, mit Zwiebelstückchen, sowie einigen Lauchköpfen in Butter gedämpft. Dann gießt man Wasser daran und gibt zwei abgeriebene Semmeln und Salz dazu. Wenn die verschiedenen Zutaten weich sind, werden sie durch den Seiher gegeben, mit 1 Liter Brühe oder Wasser mit Suppenwürze nochmals auf das Feuer gesetzt und einige Zeit gekocht. Zum Schluß rührt man nach Belieben ⅛ Liter Doppelrahm an die Suppe und richtet sie über gerösteten Brotwürfeln an. Oder man läßt den Rahm weg und verrührt die Suppe sorgfältig mit einem vorher in der Schüssel gequirlten Eigelb.

47. Salatsuppe.

Mehrere Köpfe von Endivien- oder Kopfsalat werden gebrüht, durch die Hackmaschine gegeben oder gewiegt, in Butter mit etwas feingewiegter Zwiebel weich gedünstet. Dann bereitet man eine weiße Mehlschwitze, gibt das Gemüse dazu, füllt mit Salzwasser oder Brühe auf und kocht die Suppe ½—¾ Stunden. Die Suppe wird zuletzt mit etwas sauerem Rahm vermischt oder mit einem Eigelb gebunden. Feingeschnittene Kräuter mit Estragon, Petersilie, Boretsch, Schnittlauch werden vor dem Anrichten dazu gegeben.

2. **Mit Reis.** Die wie oben zubereiteten Salatblätter werden mit etwas Kerbel und Petersilie in Butter gedünstet, mit weichgekochtem Reis vermischt. Man füllt mit Brühe oder Salzwasser auf und zieht die Suppe zuletzt mit 1 Eigelb ab.

48. Pilzsuppe.

Zutaten: ½ Pfund Steinpilze, 50 Gramm Butter, 1 geriebene Zwiebel, 1 Eßlöffel gewiegte Petersilie, 1 Eigelb, 1 Eßlöffel Mehl, 20 Gramm Butter, Wein oder Rahm, 1 Liter Wasser, Salz.

Die Pilze werden grob gewiegt, in Butter und Zwiebel gedünstet und nach und nach mit Wasser, oder halb Wasser, halb Wein aufgefüllt. Dann macht man eine helle Mehlschwitze, gibt die vorbereiteten Pilze dazu, läßt sie noch einmal aufkochen, rührt inzwischen in der Suppenschüssel ein Eigelb mit etwas Weißwein oder Rahm ab und gießt die Suppe darüber. Sind es Steinpilze, nimmt man Wein, bei anderen Pilzen Rahm. Getrocknete Pilze läßt man eine Nacht weichen und benützt das Pilzwasser zur Suppe.

49. Sauerkrautsuppe.

Zutaten: Ein Teller Sauerkraut, 20 Gramm Pflanzenfett, 20 Gramm Butter, ⅛ Liter saurer Rahm, Zwiebel, Salz.

Man dünstet das Kraut mit den Zwiebeln in Fett oder Butter, füllt mit Salzwasser auf und läßt es ganz weich kochen. Zuletzt rührt man sauren Rahm dazu und richtet die Suppe über gerösteten Semmelwürfeln an.

50. Gemüsesuppen.

Zutaten: **Sellerie** oder **Gurken** oder gelbe oder weiße **Rüben** oder **Wirsing** oder **Kohlrabi, Spinat, Rosenkohl** usw. 40 Gramm Butter, 80 Gramm altes Weißbrot, 1½ Liter Wasser, Salz, 2 Eßlöffel feingewiegte Petersilie, 1 Eigelb.

Das zu verwendende Gemüse wird sehr klein geschnitten und mit dem in Scheiben oder Würfeln geschnittenen Weißbrot in der Butter mit Zwiebeln geröstet, mit Wasser aufgefüllt, gesalzen, und fertig gekocht. Die Suppe wird entweder durch das Sieb gegeben oder mit den Gemüsen über geröstete Semmelwürfel angerichtet; auch kann ein Ei und $1/8$ Liter sauerer Rahm dazu gequirlt werden.

Wird die Suppe durchgegeben, kann man sie mit gekochtem Reis vermischen oder man läßt Grieß, Tapioka usw. einlaufen und darin fertig kochen. Bei Gurkensuppe würzt man mit Dill und etwas Zitronensaft.

51. Maisuppe.

Zutaten: 3 Karotten, 2 weiße Rüben, etwas grüne Erbsen, Spargelstückchen, Blumenkohlröschen usw.

Karotten und weiße Rüben werden fein nudlig geschnitten und mit dem übrigen Gemüse zusammen in Salzwasser weich gekocht. Dann bereitet man eine helle Mehlschwitze, rührt sie mit dem Gemüsewasser glatt, gibt das Gemüse hinein und läßt die Suppe noch einmal aufkochen. Alle Arten von Suppenklößchen, vor allem Käseklößchen, können eingelegt werden.

52. Suppe von Frühlingskräutern.

Man nimmt die Blättchen von den allerersten Frühlingskräutern, wie Kerbel, Brennesselspitzen, Erdbeerblätter, Löwenzahn usw., auch Wegerich, Schafgarbe und Petersilie, läßt sie in kochendem Wasser aufwellen, abtropfen und wiegt sie. Dann bereitet man eine helle Einbrenne, gibt die Kräuter dazu, füllt mit Wasser auf, salzt und kocht sie ganz weich. Die Suppe wird über einem mit etwas Milch verrührten Eigelb angerichtet oder $1/8$ Liter sauerer Rahm darangerührt.

53. Wintergemüsesuppen.

Zutaten: 1 Petersilienwurzel, 2 Kohlrabiknollen, einige grüne Erbsen, 1 kleiner Blumenkohl, 2—3 weiße Rüben, eine Handvoll Rosenkohl, Salz, oder: 2 Kohlrabiknollen, Blumenkohlstiele, 1 kleiner Wirsingkopf, Schwarzwurzeln oder Spargel, 2 große gelbe Rüben, 1 Zwiebel, $1/2$ Selleriekopf, 1 Petersilienwurzel.

Man schneidet die Wurzelknollen ziemlich fein, gibt die Blumenkohlröschen und den Rosenkohl später dazu, kocht sie in Salzwasser weich, seiht die Gemüsebrühe durch, damit die Fasern wegbleiben, macht eine lichte Einbrenne, gibt die Brühe und zuletzt die Gemüsestückchen dazu, läßt die Suppe noch einmal kurz kochen und reicht sie nach Belieben mit Klößchen oder Semmelwürfeln.

54. Lauchsuppe mit Grieß.

Zutaten: 20 Gramm Butter, Lauch, 40 Gramm Grieß, 1 Liter Brühe oder Wasser, Salz.

Der Lauch (ungefähr 4 Stangen) wird geputzt, gewaschen, in kleine Stücke geschnitten, in die heiße Butter gegeben und mit Brühe oder Wasser weichgekocht. Dann streicht man ihn durch das Sieb, läßt die Suppe nochmals zum Kochen kommen, salzt und streut den Grieß ein, der in 10—15 Minuten weich ist. Die Suppe wird nach Belieben über gerösteten Semmelwürfeln angerichtet. Wird sie ohne Grieß gemacht, quirlt man 1 Ei mit etwas Milch und verrührt sie damit.

55. Lauchsuppe mit Kartoffeln.

Zutaten: 1 Pfund Lauch, 1 kleine Zwiebel, Butter einige Kartoffeln, Salz.

Man dämpft in der heißen Butter die feingeschnittene Zwiebel, gibt den nach Nr. 54 vorbereiteten Lauch dazu, füllt mit Wasser auf und kocht die Suppe mit den Kartoffeln ungefähr 3—4 Stunden. Die Kartoffeln werden zuerst geschält und in Stücke geschnitten und müssen ebenso wie der Lauch ganz verkocht sein. Vor dem Anrichten wird die Suppe mit einem in etwas Milch gequirlten Ei gebunden oder mit einigen Löffeln sauerem Rahm vermischt.

56. Suppe von Gemüseallerlei.

1. Wirsing, Weißkraut, Blaukraut werden fein nudlig geschnitten und gekocht; von Salat, Endivien usw., kocht man die Blätter und wiegt sie etwas; bei Rosenkohl werden die

Rößchen ganz verwendet. Man bereitet dann eine helle Einbrenne, gibt das vorbereitete Gemüse dazu, füllt mit Gemüsewasser oder Salzwasser auf, kocht die Suppe noch einige Zeit und richtet sie über Suppenklößchen oder Brotwürfeln an.

2. **Von Gemüseresten.** Man bereitet die Einbrenne, gibt das kalte Gemüse dazu und beendet wie oben. Die Suppe kann auch mit einem Ei abgezogen werden.

57. Käsesuppe.

Man gibt in einen tiefen Topf eine Lage Weißbrotscheiben, darauf geriebenen Käse, dann wieder Brot, Käse und Brot. Darüber wird Salzwasser mit Suppenwürze oder Wurzelbrühe gegossen und die Suppe mehrere Stunden geschlossen gekocht. Ist sie zu dick, verdünnt man sie vor dem Anrichten mit Brühe. Sie schmeckt noch besser, wenn man einen Teil der Brotscheiben vorher in Butter taucht.

58. Pfannkuchensuppe.

Pfannkuchenreste werden aufgerollt, fein nudlig geschnitten und in Gemüse- oder Wurzelbrühe aufgekocht.

59. Saueremilchsuppe.

Zutaten: $1/4$ Liter Milch, 1 Liter Sauermilch, 2 Eier, 1 Löffel Stärkemehl, geröstete Brotwürfel, Salz.

Man verrührt $1/4$ Liter der sauren Milch, die vorher abgerahmt wird, mit dem Stärkemehl, läßt es unter Umrühren aufkochen, gießt die übrige saure und süße Milch dazu, salzt sie und schlägt die Suppe auf dem Feuer ganz schaumig. Der Rahm wird mit dem Eigelb verrührt, die Suppe dazu gequirlt und über gerösteten Brotwürfeln angerichtet.

Ißt man die Suppe süß, werden die Eiweiß mit Zucker und etwas Vanille zu Schnee geschlagen, in Häufchen darauf gesetzt und das Ganze noch einige Minuten zugedeckt heiß gestellt.

Süße Suppen und Kaltschalen.

60. Obstsuppen.

Zutaten: 500 Gramm gute Kochbirnen oder Äpfel, Wasser, 1/4 Liter Weißwein, Zucker, Zitronensaft und -schale.

Man schält und entfernt die Früchte, schneidet sie in Stücke, kocht sie ganz weich und streicht sie durch das Sieb. Dann verdünnt man den Fruchtbrei mit Wasser, gibt den Wein oder Zitronensaft und -Zucker nach Bedarf dazu, rührt, sobald er kocht, 100 Gramm Grieß oder Sago hinein, und läßt die Suppe auf ganz schwachem Feuer oder in der Kochkiste aufquellen.

In demselben Verhältnis und auf dieselbe Weise lassen sich Obstsuppen aus allen Stein- und Beerenfrüchten herstellen. Statt Grieß und Sago kann man auch Reis- oder Haferflocken verwenden oder die Suppe nur mit einem Mehlschleimchen binden. Diese Suppen reicht man am besten kalt mit gerösteten Semmelwürfeln oder süßen Klößchen. Jedenfalls müssen alle Früchte vorher weich gekocht und durchgegeben werden.

61. Weinmostsuppe.

3 Eier werden mit 3 Teelöffeln Mehl und etwas Zucker verquirlt; dann schlägt man tropfenweise 3/8 Liter reines Wasser dazu, läßt die Masse aufkochen, gibt unter beständigem Rühren einen knappen halben Liter Wein in die Suppe und läßt sie wiederum aufkochen. Sie wird warm oder kalt gegessen.

62. Weinsuppe.

Zutaten: 100 Gramm Zucker, etwas ganzer Zimt und Zitronenschale, 1/2 Liter Wein, 1/2 Liter Wasser, 1 Eßlöffel Mehl, 2—3 Eigelb.

Man läßt Wein und Wasser aufkochen, rührt das Mehl mit etwas Wasser ab, gibt es unter fortwährendem Rühren in die kochende Flüssigkeit und läßt sie noch 5 Minuten kochen. Die Eigelb werden in der Suppenschüssel verschlagen, die kochende Suppe unter fortwährendem Rühren dazu gegeben und mit Mandelklößchen, Semmelcroutons usw. angerichtet.

63. Weinkaltschale.

Zutaten: 1/2 Pfund Makronen, 1/2 Liter Wein, 1/2 Liter Wasser oder 1/4 Liter Wein, 3/4 Liter Wasser, Zitronenscheiben.

Man gießt über Makronen oder Zwiebackscheiben halb Wasser, halb Wein, gibt einige Zitronenscheiben und Zucker nach Geschmack dazu und richtet die Speise kalt an. Die Zitronenscheiben müssen vor dem Anrichten herausgenommen werden.

64. Brotkaltschale.

350 Gramm Graham- oder auch anderes Braunbrot werden klein geschnitten und mit so viel kaltem Wasser übergossen, daß es aufweichen kann. Bei gelindem Feuer bringt man's langsam zum Kochen und rührt dann öfters um, bis es einen steifen Brei gibt. Man nimmt ihn vom Feuer und verdünnt ihn mit so viel Wormser Weinmost, bis eine flüssige Suppe entsteht, in die man einige Korinthen und etwas Zucker gibt. Gewöhnlicher Rotweinmost eignet sich sehr gut. Anstatt Brot kann man auch Zwieback oder Granola nehmen.

65. Aprikosenkaltschale.

Zutaten: 12—15 Stück sehr reife Aprikosen, Zucker, abgeriebene Zitronenschale, 1 Liter Wasser, 1/4 Liter alkoholfreien Wein.

Man halbiert die Früchte, gibt sie nebst dem Zucker, Zitronensaft und -schale in 1 Liter Wasser und läßt sie weich kochen. Dann streicht man sie durch das Haarsieb, stellt die Flüssigkeit kalt und mengt vor dem Anrichten nach Belieben noch Wein darunter. Man reicht Biskuits dazu oder legt sie in die Kaltschale.

66. Heidelbeersuppe.

Zutaten: 1 Liter Beeren, 3/4 Liter Wasser, 100 Gramm Zucker, 2 Eigelb, Zwieback.

Man kocht die Beeren mit einem Weißbrötchen im Wasser weich, gibt Zucker und Zitronenzucker daran, rührt die Suppe durch das Sieb und bindet sie mit 2 Eigelb. Will man sie noch verbessern, gibt man etwas Rotwein dazu. Sie wird mit Zwieback oder gerösteten Weißbrotschnitten angerichtet. Bereitet man sie im Winter von getrockneten Beeren, wie sie überall zu kaufen sind, muß man die Beeren vorher weichen und die Suppe sehr lange kochen lassen. Sie wird ebenso wie Suppe von frischen Beeren fertig gemacht.

67. Erdbeersuppe.

Zutaten: 1 Pfund Walderdbeeren, ½ Liter Weißwein, ¼ Liter Wasser, Saft und Schale von ½ Zitrone, Zucker, 1 Teelöffel Stärkemehl.

Man dünstet die Beeren mit ganz wenig Wein und etwas Zucker, preßt den Saft in einem Tuch aus, gießt den übrigen Wein, Wasser, Zucker usw. dazu, läßt die Suppe ins Kochen kommen, verdickt sie mit dem Mehl und reicht sie kalt oder warm mit gerösteten Brotwürfeln oder Klößchen Nr. 105.

68. Zitronensuppe.

Man rechnet auf die Person 1 Zitrone, reibt die Schale ab, preßt den Saft in den Kochtopf, gibt Zucker und so viel heißes Wasser dazu, als man Suppe braucht, und läßt sie aufkochen. Dann nimmt man auf jede Zitrone einen Teelöffel Stärkemehl, quirlt es gut durch, zieht die Suppe damit ab und richtet sie mit Schaumklößchen Nr. 106 an. Oder kleine süße Kuchen, Makronen oder Biskuits werden dazugegeben.

69. Holundersuppe.

Zutaten: ⅔ Liter Wasser, ⅓ Liter Holundersaft, 50 Gramm Zucker, etwas Zimt, 50 Gramm Sago oder Reisflocken.

Man kocht den Holunder ganz weich, streicht ihn durch das Sieb, vermischt ihn mit Wasser und Zucker, läßt beides zusammen aufkochen, gibt den Sago oder die Flocken hinein und kocht die Suppe ganz langsam weiter, bis der Sago klar ist. Sie wird warm mit Klößchen Nr. 82 oder Nr. 89 oder kalt mit gerösteten Semmelwürfeln gegessen. Man kann die Suppe auch mit einer leichten Mehlschwitze statt der Einlagen verdicken, kocht diese mit ¼ Liter Wein auf, und rührt zuletzt den Fruchtsaft daran.

Süße Suppen und Kaltschalen

70. Brombeer-, Johannisbeer-, Himbeersuppe.

Zutaten: 1 Liter Beeren, ³/₄ Liter Wasser, ¹/₄ Liter Wein, Zucker.

Man preßt die rohen Früchte aus, läßt das Mark kurze Zeit mit ¹/₂ Liter Wasser kochen und gibt es durch das Sieb. In dem übrigen Wasser löst man den Zucker auf, gießt den Wein und den Fruchtsaft dazu und richtet die Suppe über Zwieback, Vanilleplätzchen, Biskuits oder Semmelwürfeln an.

71. Hagebuttensuppe.

Zutaten: 1 Liter Früchte, 1 Liter Wasser, Zitronensaft, Zucker, Zwieback, Wein.

1. Man bereitet diese Suppe aus frischen oder getrockneten Hagebutten, doch müssen letztere weichen und dann sehr lange kochen. Die durchgegebene Masse wird mit Zwiebackkrumen statt Mehl verdickt und nach Belieben mit Zitronensaft oder Wein verbessert.

2. Das Mark wird mit Wein, Wasser und dem nötigen Zucker und Zimt verkocht, mit gerösteten Semmelwürfeln angerichtet, oben mit Eischnee belegt, mit Zucker bestreut und einige Minuten in die heiße Bratröhre gestellt.

72. Quittensuppe.

Zutaten: 1 Pfund Quitten, ¹/₄ Liter Weißwein, ³/₄ Liter Wasser.

Man schält die Quitten, schneidet sie in feine Stücke und kocht sie in Weißwein, Wasser, Zucker und etwas Zimt ganz weich. Sie werden dann durch das Sieb gestrichen und über Makrönchen, Blätterteigstückchen oder gerösteten Weißbrotwürfeln warm zu Tisch gegeben.

73. Buttermilch mit Schwarzbrot.

Zutaten: 1 Liter Buttermilch, ¹/₄ Liter dicker, süßer Rahm, 50 Gramm geriebenes Schwarzbrot.

Man quirlt die Buttermilch mit dem süßen Rahm ganz schaumig, gießt den sich bildenden Schaum mehrmals ab (in eine große Suppenschüssel), und erst, wenn sich kein Schaum mehr bildet, die übrige Buttermilch dazu. Vorher wird das geriebene Brot trocken geröstet, doch nicht zu dunkel, mit Streuzucker vermischt und ganz ausgekühlt. Man gibt über die vorbereitete Milch Zucker und darauf das Brot.

2. **Saueremilchsuppe mit Zucker.** Sie wird wie Nr. 59 bereitet und mit Zucker und Vanille gewürzt.

74. Hafergrützsuppe mit Äpfeln oder Prünellen oder Zwetschgen.

Zutaten: 40 Gramm Hafergrütze, 60 Gramm getrocknete oder 250 Gramm frische Früchte, 1½ Liter Wasser, etwas Zitronensaft und -schale nach Geschmack.

Man weicht die getrockneten Früchte ebenso wie die Hafergrütze eine Nacht (die frischen gibt man erst unmittelbar vor dem Kochen dazu) und läßt dann Grütze und Früchte zusammen im Grützenkocher oder in der Kochkiste oder auf ganz langsamem Feuer ganz weich kochen. Auf die Suppe wird vor dem Anrichten braune Butter gegeben oder man quirlt 1 Eigelb in ⅛ Liter Wein und rührt es in die Suppe.

75. Brotsuppe mit Schlagrahm.

Zutaten: ½ Pfund Sanitasbrot, 2 Liter Wasser, Zitrone, Johannisbeergelee oder Johannisbeerkompott, ¼ Liter Schlagrahm, Zucker, Vanille.

Man kocht das Brot ganz weich, gibt es durch das Sieb, kocht es noch einmal mit Zucker und Zitronenschale auf, rührt etwas Fruchtgelee, am besten Johannisbeergelee oder Johannisbeerkompott dazu, gibt es in die Schüssel und setzt von dem geschlagenen Rahm Häufchen darauf. Hat man kein passendes Kompott, mischt man unter den Rahm geriebene Schokolade.

76. Brotsuppe mit Zwetschgen.

Man schneidet altbackenes Schwarzbrot in Stücke, gibt es mit der entsprechenden Menge kalten Wassers in einen Topf und läßt es mit etwas Zimt und einer Scheibe Zitrone ganz weich kochen. Dann wird das Brot durch das Sieb gegeben und mit Zucker und getrockneten Pflaumen nochmals gekocht, bis diese weich sind. Die Pflaumen müssen eine Nacht vorher in Wasser weichen und werden mit diesem verwendet.

Suppeneinlagen.

(Die mit * versehenen Rezepte sind ebenso als Fleischersatz zu Gemüsen und Tunken zu verwenden.)

77. Gebackene Erbsen.

Zutaten: 6 Löffel Mehl, 3 Eigelb, etwas Milch, Schmalz, Salz.

Das Mehl wird mit dem Eigelb und der Milch glatt verrührt, der Schnee der Eier darunter gemischt; die Masse läßt man durch einen Seiher ins heiße Schmalz laufen und bäckt sie goldgelb.

78. Croutons (für Suppen und als Gemüsebeilage).

1. Man schneidet aus altbackenem Weißbrot kleine Figuren, wie Sternchen, Dreiecke usw., taucht sie in zerlassene Butter und bäckt sie in heißem Fett.
2. Oder man weicht sie in etwas Milch, wendet sie in Ei und Semmelbröseln und bäckt sie fertig.
3. 2 Semmeln, 2 Löffel Mehl mit etwas Milch, 2 Eiern und Salz verquirlt. Die gleichmäßig geschnittenen Semmelwürfel werden in diesem Teig kurze Zeit geweicht, dann gebacken.

79. Fleurons*.

Man bereitet Blätterteig nach Nr. 1111, treibt ihn ungefähr ½ Zentimeter dick aus, sticht mit dem Weinglas Plätzchen aus, bestreicht sie mit Ei, schlägt jedes Plätzchen noch einmal zusammen, so daß ein Halbmond entsteht, bestreicht sie auf der Oberseite mit Eigelb und bäckt sie auf dem gestrichenen Blech hellgelb. Man kann auch andere kleine Figuren oder mit dem Likörglas Plätzchen ausstechen. Sie werden vor dem Backen mit Ei bestrichen.

80. Gebackene Eierwürfel*.

Zutaten: 2 Hörnchen, 1 Ei, Salz, Wasser oder Milch, geriebener Käse, Schnittlauch.

Man schneidet die abgeriebenen Hörnchen in Scheiben, legt sie auf einen Teller, übergießt sie mit dem in etwas Wasser oder Milch und Salz verquirlten Ei. Nach ¼ Stunde legt man das Brot in die gebutterte Form, streut Käse und Semmelbröseln, sowie feingewiegten Schnittlauch und Butterflöckchen darüber und läßt es goldgelb backen. Die Hörnchen werden wieder auseinander geschnitten und in die Suppe gegeben. Auch zur Verzierung von Gemüseplatten sind sie zu gebrauchen.

81. Butterklößchen.

Zutaten: 50 Gramm Butter, 2 Eier, 50 Gramm Semmelbrösel, 60 Gramm Mehl, Petersilie, Muskat, Salz.

Man rührt die Butter schaumig, gibt die übrigen Zutaten dazu, und mischt, wenn der Probekloß nicht hält, noch etwas Mehl unter den Teig. Die Klößchen werden gleich in die Suppe eingelegt und darin gekocht.

82. Sagoklößchen.

Zutaten: 40 Gramm Sago, Zucker, Zitronenzucker oder Salz und gewiegte Kräuter, ½ Liter Milch oder Brühe, Soja oder Maggi.

Gut gewaschener und gebrühter Sago wird in Milch oder Gemüsebrühe langsam ausgequollen, bis er ganz dick und klar ist, und in eine Schüssel zum Erkalten gegeben. Dann sticht man kleine Klöße ab und läßt sie in irgendeiner Suppe warm werden. Mit Zucker bereitet können sie auch in Kaltschalen kalt verwendet werden.

83. Käseklößchen*.

Zutaten: 20 Gramm Butter, 1—2 hartgekochte Eigelb durch ein Sieb gestrichen, 5 Eßlöffel geriebener Käse, Salz, feingewiegter Schnittlauch.

Die Butter wird schaumig gerührt und mit den übrigen Zutaten vermischt. Man formt kleine Kugeln und gibt sie in Tunke oder Suppe zu Tisch.

84. Kräuterklößchen*.

Petersilie, Schnittlauch, etwas Kerbel und Sauerampfer oder Spinat werden nach Belieben zusammen verwendet; zuerst gewaschen und durch die Hackmaschine gegeben oder gewiegt, dann mit einer halben feingewiegten Zwiebel in Butter gedünstet, mit 50—70 Gramm Semmelbröseln oder zwei in Milch geweichten und ausgedrückten Semmeln, 2 Eiern, Muskat, Salz vermischt und mit Hilfe von etwas Mehl zu Klößchen geformt, die man in der kochenden Suppe oder Salzwasser aufkochen läßt. Hält der Probekloß nicht, rührt man noch etwas mehr Mehl an den Teig.

85. Reisklößchen für die Suppe.

Zutaten: 70 Gramm Reis, 1/4 Liter Milch, 2 Eier, 20 Gramm Butter, gewiegte Petersilie, Salz.

Man kocht den Reis in der Milch oder auch in Wasser weich, gibt die Eier, Butter, Salz, Muskat und, wenn der Teig abgekühlt nicht fest genug ist, Semmelbrösel oder Mehl dazu, läßt die Klößchen 10 Minuten in Suppe von grünen getrockneten Erbsen oder irgendeiner Suppe kochen und richtet sie mit dieser an. Sie können auch in Salzwasser gekocht werden; dieses verquirlt man kurz vor dem Anrichten mit 1/4 Liter sauerem Rahm und einem Eigelb und gibt die Klößchen darin zu Tisch.

86. Weißkrautklößchen*.

Zutaten: 1/2 Weißkrautkopf, 1—2 Eier, Semmelbrösel, Salz, Suppenwürze, 1 Stückchen Butter.

Man schneidet aus dem Weißkraut die Rippen, läßt die Blätter in siedendem Salzwasser überkochen und abtropfen, wiegt sie fein oder gibt sie durch die Maschine.

Die Butter wird schaumig gerührt, das vorbereitete Kraut, 1—2 Eier je nach der Masse dazu gegeben und diese mit so viel Semmelbröseln vermischt, daß der Teig sich formen läßt. Die Klößchen kann man kochen oder in heißem Fett backen.

87. Gelbrübenklößchen*.

Zutaten: 1/2 Pfund gelbe Rüben, 50 Gramm Butter, 3 ganze Eier, Brösel, Salz, feingewiegte Petersilie.

Man kocht ½ Pfund gelbe Rüben halb weich, gibt sie durch die Hackmaschine, rührt die Butter schaumig, mischt 3 Eier, Salz, etwas Muskatnuß, Petersilie, so viel Brösel, daß es einen guten Teig gibt, und die Rüben dazu, formt kleine Klöße und kocht sie in Salzwasser weich. Sie sind in Kartoffelsuppe, als Gemüsebeilage, auch als Salat zu empfehlen.

88. Gemüsespatzen*.

Zutaten: 30 Gramm Butter, 2 Eier, Salz, 3 abgeriebene, in Milch oder Wasser geweichte Semmeln, Semmelbrösel, Gemüsereste.

Man rührt die Butter schaumig, die Eier dazu, dann die ausgedrückten Semmeln, 1—2 Eßlöffel von weich gekochtem und ganz fein gewiegtem Gemüse, wie Spinat, Bohnen, Erbsen, und so viele Semmelbrösel, daß der Teig sich formen läßt. Die Spatzen werden mit dem Löffel abgestochen und in Suppe oder Salzwasser gekocht oder in heißem Fett gebacken. In diesem Falle wendet man sie nur in Semmelbrösel und rührt keine in die Masse.

89. Grießspatzen*.

1. Zutaten: 125 Gramm Grieß, ½ Liter Milch, 1—2 Eier, Salz.

Man rührt den Grieß in die kochende Milch, läßt ihn, wenn er fertig ist, etwas abkühlen, gibt die Eier dazu, rührt sehr gut durch, läßt ihn ganz erkalten und sticht dann kleine Spatzen ab, die in Suppe oder Salzwasser gekocht werden.

2. Man röstet den Grieß in reichlich Butter, auch halb Butter, halb Pflanzenfett, gießt mit ½ Liter Salzwasser auf und läßt ihn langsam ausquellen. Dann werden 1—2 Eier und gewiegte Petersilie hinzugefügt und aus dem erkalteten Brei mit dem Löffel Spatzen abgestochen, die man in Suppe oder Salzwasser fertig kocht. Grießspatzen sind auch zu Tunken jeder Art und zu Gemüse sehr gut.

3. **Von ungekochtem Grieß.** 40 Gramm Butter, 2 Eier, 60 Gramm feiner Grieß, Salz, Muskat. Man rührt die Butter schaumig, gibt Eier und Grieß dazu, läßt den Teig

über Nacht oder wenigstens einige Stunden ruhen, sticht mit dem Löffel Spätzchen ab und kocht sie in Salzwasser. Sie werden in der Suppe, oder zu Tunken und Gemüsen gereicht. In diesem Falle kann man sie auch mit gerösteten Semmelbröseln übergießen.

90. Grießspatzen mit Rahm*.

Zutaten: 60 Gramm Butter, 125 Gramm Grieß, 2 Eier, 1 Löffel saurer Rahm, Salz.

Man kocht den Grieß in $^1/_4$ Liter Milch mit etwas Salz, rührt die Butter schaumig, gibt den erkalteten Brei, die Eier, Rahm und etwas Muskat dazu, sticht mit dem Löffel Spatzen ab und kocht sie in Suppe oder Salzwasser.

91. Pilzauflauf zu Suppe oder Tunke*.

Zutaten: 4 Champignons oder andere Pilze, 2 Eier, $^1/_4$ Liter Milch, 2 Semmeln, Salz.

4 Champignons werden gereinigt, ganz fein geschnitten, mit Zitronensaft beträufelt und in Butter mit etwas Wasser und Salz weich gedünstet. Dann schneidet man die Semmeln in $^1/_4$ Liter kalte Milch und läßt sie mit der Milch aufkochen. Ist dieser Milchbrei ausgekühlt, rührt man 2 Eigelb, die Champignons und den Schnee der 2 Eier dazu und bäckt die Masse in der kleinen Auflaufform $^1/_2$ Stunde im Ofen. Man schneidet den Auflauf in Stückchen und reicht diese in Suppe oder Tunke.

92. Englische Schnitten*.

Zutaten: Für 1—2 Liter Suppe: 125 Gramm fein gesiebtes Mehl, 60 Gramm Zucker, 2 Eier, $^1/_8$ Liter Milch, 1 Prise Salz.

Man rührt Eier und Milch zum Mehl; sollen die Schnitten für gesalzene Suppe sein, statt Zucker entsprechend Salz und etwas Muskatnuß dazu, und kocht den Teig in der gebutterten Form $^3/_4$ Stunden im Wasserbad. Wenn die Masse steif ist, wird sie gestürzt, in 3 Zentimeter lange,

1 Zentimeter breite Streifen geschnitten; diese bäckt man im schwimmenden Fett zu schöner Farbe und bestreut sie für süße Suppen noch warm mit Zucker. Man braucht nicht die Puddingform, sondern gibt den Teig in irgendein passendes irdenes Schüsselein oder Töpfchen und läßt ihn darin zugedeckt im Wasserbad steif werden.

93. Gerührte Nocken*.

Zutaten: 50 Gramm Butter, 1 Ei, 60 Gramm Mehl, Salz oder Zucker.

Die Butter wird schaumig gerührt, Ei und Mehl, sowie etwas Salz dazu gegeben und so lange abgeschlagen, bis der Teig ganz locker ist. Dann sticht man mit dem Teelöffel kleine Nocken ab und legt sie vorsichtig in kochendes Salzwasser oder Milch. Der Löffel muß ganz naß sein, sonst lösen sich die Nocken nicht ab. Sie sind nicht nur in Milch als Abendgericht zu verwenden, sondern auch in Suppe und Tunken sehr gut. Reicht man sie zu letzteren, läßt man sie in Salzwasser kochen, nimmt sie mit dem Seiher heraus und gibt sie in die heiße Tunke.

94. Rahmnocken*.

Zutaten: ½ Liter saurer Rahm, 4 Eier, 60 Gramm Mehl, gewiegte Petersilie, Salz.

Man verrührt alles, läßt den Teig ½ Stunde ruhen, gibt ihn dann in die gebutterte kleine Auflaufform und bäckt ihn auf dem Dreifuß bei ganz mäßigem Feuer, bis er gelb ist. Es werden Nocken ausgestochen und in Tunke oder Suppe gereicht. Mit Zucker statt Petersilie vermischt, können die Nocken in süßer Milch als Abendgericht oder Nachspeise verwendet werden.

F.95. Gemüsenocken*.

Man rührt 60 Gramm Butter schaumig, rührt 2 Eier und fein gewiegte Reste von Wirsing oder Rosenkohl oder Spinat (ohne Einbrenne zubereitet) oder Blumenkohl usw.

barunter, bindet den Teig mit Semmelbröseln, gibt Salz, Suppenwürze daran, sticht mit dem nassen Löffel Nocken ab und läßt sie in Salzwasser kochen.

96. Butternocken.

Zutaten: 60 Gramm Butter, 4 Eier, 4 Löffel Semmelbrösel, etwas Salz, etwas Mehl.

Die Butter wird schaumig gerührt, die Eier, eines nach dem andern, dazugegeben, zu jedem Ei ein Löffel Semmelbrösel, auch ein bißchen Mehl, damit der Teig nicht zu dünn wird; dann länglich formen und in Salzwasser oder Suppe kochen.

97. Brotklößchen.

Man gibt 6 abgeriebene Milchbrötchen mit einem Stück Butter und $1/8$ Liter Milch in den Topf, rührt die Masse auf dem Feuer, bis sie sich vom Topfe löst. Wenn sie abgekühlt, mischt man 2 verquirlte Eier, Salz, Muskatnuß und gewiegte Petersilie dazu, sticht mit dem nassen Löffel Klößchen ab und kocht sie in der Suppe.

98. Spinatklößchen*.

Man wäscht und putzt ungefähr $1/4$—$1/2$ Pfund Spinat, mischt eine Handvoll Petersilie, etwas Kerbel und Sauerampfer und nach Belieben Schnittlauch dazu, gibt alles zweimal durch die Maschine und dünstet es dann kurze Zeit in Butter mit feingewiegten Zwiebeln. Man gibt 2 Eier daran, Salz, Maggi's Würze nach Belieben und so viel Brösel, daß die Masse sich lose formen läßt. Es werden Klößchen abgestochen und in Suppe oder Salzwasser gekocht, doch ist es ratsam, erst einen Probekloß zu kochen.

99. Gemüseklößchen*.

Verschiedene Gemüse, wie Spinat, grüne Bohnen, Blumenkohl, etwas gelbe Rüben usw. werden einzeln in wenig Salzwasser gekocht. Man treibt sie durch die Hackmaschine, rührt ein Stückcher Butter schaumig, gibt die Gemüsemasse, 2 Eigelb, gewiegte Petersilie und Zwiebel sowie ein wenig Mehl oder Semmelbrösel zum Binden dazu, formt Kugeln und läßt sie ½ Stunde in heißem Salzwasser ziehen.

100. Suppenklößchen von Rollgerste*.

120 Gramm Rollgerste werden in kaltem Salzwasser zugesetzt und mehrere Stunden mit einem Stück Butter gekocht. Suppenware und Zwiebel können dem Wasser beigefügt werden. Unter den ausgekühlten dicken Brei mischt man 1 Ei und 1 Eigelb, einen Löffel zerlassene Butter, Salz, Suppenwürze nach Geschmack sowie so viel Semmelbrösel, daß der Teig hält, und kocht die Klöße in Suppe oder Salzwasser. Doch muß erst ein Probekloß eingelegt werden. Man kann sie in Suppe essen oder nach dem Kochen herausnehmen, mit in Butter gerösteten Semmelbröseln übergießen und zu Gemüse reichen.

101. Hostoklößchen.

Der Teig wird wie zu Nr. 180 vorbereitet, mit 1 Ei vermischt, zu Klößchen geformt, und diese 5 Minuten in Salzwasser oder im Dampftopf gekocht.

102. Semmelklößchen mit Käse*.

Zutaten: 3 abgeriebene Semmeln, 2 Eier, 60 Gramm geriebener Käse, Salz, Petersilie, Zwiebel.

Die Semmeln werden in Scheibchen geschnitten, mit Milch übergossen. Dann läßt man in der Pfanne Butter heiß werden, gibt die ausgedrückten Semmeln, die gewiegte Petersilie und Zwiebel sowie etwas Muskat hinein und dämpft die Masse unter beständigem Rühren, bis sie sich vom Topfe löst. Nachdem sie abgekühlt, wird sie gesalzen, mit 2 Eigelb, dem geriebenen Käse und dem Schnee der 2 Eier vermischt und zu Klößchen geformt. Man kocht diese in Suppe oder Wasser.

103. Nudelklößchen.

1. Man bereitet einen Nudelteig nach Nr. 826, doch reicht die Hälfte des angegebenen Maßes, rollt ihn dünn aus,

bestreicht jeden Flaben mit zerlassener Butter, schlägt ihn zusammen, rollt ihn nochmals aus und bestreicht ihn mit Butter. Dieses Verfahren wiederholt man 3 oder 4 Mal, schneidet dann viereckige Stückchen ab, kocht sie in der Suppe oder in Salzwasser und reicht sie mit brauner Butter übergossen zu Gemüse.

104. Einfache Semmelklößchen*.

Man rührt 50 Gramm Butter schaumig, mischt 2 Eigelb, Salz, gewiegte Petersilie, so viel Brösel, daß es einen zusammenhaltenden Teig gibt, und zuletzt den Schnee der Eier dazu, formt Klößchen und kocht sie in Suppe oder Salzwasser.

105. Mandelklößchen.

Man weicht 4 Semmeln in Milch, drückt sie aus, verrührt sie mit 100 Gramm geriebenen, geschälten Mandeln, Zucker, etwas geriebener Zitronenschale, 4 Eiern, etwas Zitronat, formt Klößchen aus dem Teig, bäckt sie in heißem Schmalz und gibt sie in einer süßen Suppe oder mit Weintunke zu Tisch.

106. Vanille-Eiweiß.

150 Gramm Zucker läßt man kochen, bis er Fäden zieht, rührt ihn heiß unter beständigem Schlagen unter die mit etwas Zucker und reichlich Vanillezucker geschlagenen Eiweiß von 3 Eiern. Diese Masse wird in Häufchen auf Kaltschalen gegeben oder auf andere kalte süße Speisen.

2. **Schaumklößchen.** Man schlägt 2—3 Eiweiß mit Zucker und Vanillezucker zu steifem Schaum, sticht Klößchen ab, gibt sie auf die kochende süße Suppe und stellt diese einen Augenblick in den Backofen, bis die Klößchen fest sind.

Fleischersatzspeisen.

Eier.

107. Weiche Eier und harte Eier.

Die Eier werden in kaltes Wasser gelegt, auf das Feuer gestellt und sind fertig, wenn das Wasser anfängt zu kochen. Sie sind **wachsweich**, wenn sie noch 2 Minuten, sie sind **hart**, wenn sie noch 4 Minuten weiter kochen. Zu Mayonnaise müssen sie noch 5—6 Minuten kochen.

108. Spiegeleier oder Setzeier.

Man schlägt die Eier sehr vorsichtig in heiße Butter in die Pfanne, salzt und läßt sie darin auf dem Feuer fest werden. Benützt man eine Spiegeleierpfanne mit Vertiefungen, gibt man in jede Vertiefung etwas Wasser oder Butter, läßt es heiß werden und schlägt das Ei hinein.

109. Spiegeleier mit Tomaten.

1. Man bereitet je nach der Anzahl der Personen 3 und mehr Spiegeleier, legt sie auf eine erwärmte Platte, gibt in Butter gedämpfte Tomaten dazwischen, legt außen einen Kranz von Bohnen nach Nr. 451,₁ herum und gießt über das Gericht ein wenig Tomatentunke.

2. **Spiegeleier auf Käse.** Man streicht eine feuerfeste, flache Form mit Butter aus, legt auf den Boden ganz fein geschnittenen Käse, schlägt die Eier auf den Käse, würzt sie mit Salz und etwas fein geschnittenem Schnittlauch, gibt ein paar

Löffel Rahm darüber und läßt die Eier im Ofen fest werden.

3. **Mit sauerer Tunke.** Man bereitet eine Tunke aus einer leichten Mehlschwitze, 1 Löffel Senf, ¼ Liter Weißwein, Salz und Zitronensaft und gießt sie über die Spiegeleier.

4. **Mit Spinat.** Man bestreicht eine kleine, feuerfeste Platte mit Butter, legt darauf nach Nr. 392, 393 oder 394 bereiteten Spinat, schlägt eine beliebige Anzahl Spiegeleier darüber und läßt sie im Bratofen, nicht auf dem Herd, fest werden.

110. Poschierte oder verlorene Eier.

Man gibt in kochendes Wasser etwas Essig und Salz, bricht die ganz frischen Eier am Rande des Topfes auf und läßt sie vorsichtig in das siedende Wasser gleiten. Sobald das Eiweiß eine Haut über das Eigelb gebildet hat, nimmt man die Eier mit dem Schaumlöffel heraus und gibt sie auf einer Platte zu Tisch oder verwendet sie mit anderen Gerichten zusammen auf die verschiedenste Weise. Als Abendgericht sind sie mit einer Tomaten-, Senf-, Estragon- oder irgendeiner anderen Tunke übergossen sehr zu empfehlen; auch als Beilage zu einem grünen Gemüse, besonders zu Spinat, und jedenfalls den in Fett gebratenen Spiegeleiern bei schwachem Magen vorzuziehen.

111. Poschierte Eier in Wein.

Zutaten: ½ Liter Weißwein oder halb Wasser, halb Wein, Eier, Butter, Mehl, Salz.

Die Eier werden nicht in Wasser, sondern in Wein geschlagen und wenn sie fertig sind, herausgenommen. Den Wein verdickt man mit einer hellen Mehlschwitze, salzt, gießt die Tunke über die Eier und reicht sie mit Klößchen oder Croutons.

Ebenso läßt sich Rotwein verwenden. In diesem Falle bereitet man die Mehlschwitze mit etwas fein gewiegten Zwiebeln, gießt sie mit dem Wein auf, salzt, gibt ein Kräuterbüschelchen hinein, läßt die Tunke kurze Zeit damit kochen, seiht sie und gibt sie dann über die Eier.

112. Poschierte Eier mit Trüffeln.

1. Man gibt auf eine Platte fein gewiegte, in Butter gedämpfte Trüffeln, legt darauf die in Wein poschierten Eier, bestreicht die Eier mit gewiegten Trüffeln, beträufelt sie mit dem Wein und läßt das Gericht einige Minuten im Ofen backen.

2. **Poschierte Eier in Tunke.** Man bereitet eine braune Bechameltunke oder Weintunke, auch Pilztunke. Während sie ganz langsam weiter kocht, werden die Eier sorgfältig hineingeschlagen und die Tunke vom Feuer genommen, sobald das Weiße geronnen ist. Sehr gut zu Knödeln.

113. Gebackene Eier mit Tunke.

In die feuerfeste Omelettepfanne oder die kleine Auflaufform kommt etwas Butter, darauf $1/4$ Liter Tomatenmark, auf das man die fertigen poschierten Eier nebeneinander setzt. Die Speise wird im Bratofen bei mäßiger Hitze $1/4$ Stunde gebacken. Ist das Tomatenmark zu dünn, muß man es vorher mit etwas Stärkemehl verdicken. Auf dieselbe Weise wird das Gericht mit Gemüse und jeder anderen Tunke zubereitet.

114. Oeufs à la trippe.

1. Man rechnet 2 Eier auf die Person. Sie werden hart gekocht, fein geschnitten oder halbiert und auf die Schüssel gelegt, auf der man sie zu Tisch gibt. Dann bereitet man eine helle Einbrenne mit etwas fein gewiegten Zwiebeln, füllt sie mit Milch auf, gibt Salz und feingewiegte Kräuter nach Belieben dazu und gießt die Tunke direkt vor dem Anrichten über die vorbereiteten Eier.

2. Man gibt an die oben angegebene Tunke etwas zerriebenen Salbei und Thymian, rührt vorsichtig den Schnee von 1—2 Eiern dazu und gießt sie heiß über die wie oben vorbereiteten halbierten Eier.

3. Oeufs à la trippo können ebenso mit **Tomatentunke**, mit **Zwiebeltunke**, mit **Pilztunke** usw., oder mit Unterlage von **Gemüsemus** oder **Pilzfarce** bereitet werden.

115. Oeufs frits.

Man rechnet auf die Person 1 Ei, läßt in einer Pfanne Öl siedend heiß werden, schlägt ganz vorsichtig ein Ei nach dem andern hinein und läßt es von allen Seiten backen. Es darf sich nicht allzu breit ausdehnen und muß darum mit dem Löffel immer wieder zusammengedrückt werden.

116. Tomateneier.

Man höhlt Tomaten aus, brät sie in Öl oder Fett und gibt in jede Tomate ein Oeuf frit. Die Tomateneier werden z. B. des Abends als Gericht für sich allein gegessen oder kranzartig um grüne Erbsen, Spinat, Reis usw. angerichtet. Es können nach Belieben auch verlorene Eier (Nr. 110) verwendet werden.

117. Eier mit Gemüsen.

Auf die Omeletteporzellanpfanne oder irgendein anderes passendes Gefäß wird Butter gegeben und geschmolzen. Dann verrührt man 2 Eier mit ein wenig Milch, Salz und dem Inhalt einer Pfund-Spargelbüchse oder frischgekochten Spargelstückchen und gibt diese Masse auf die Pfanne. Sie wird nach Belieben auch mit geriebenem Käse bestreut und im Backofen schön gelb gebacken.

Ebenso mit: **Schwarzwurzeln, Blumenkohlröschen, Hopfensprossen, Selleriescheiben, Salzgurkenscheiben, Scheiben von roten Rüben, grünen Erbsen** oder einem anderen frisch gekochten Gemüse oder Gemüserest.

118. Setzeier auf Brotschnitten.

Zutaten: Wasserwecken, Milch, Eier, Semmelbrösel, Schmalz oder Fett, Salz.

Man reibt von den Wecken die Rinde ab, schneidet sie in $1^{1}/_{2}$ Zentimeter dicke Scheiben, weicht diese in Milch, wendet sie in Ei und Semmelbrösel und bäckt sie in heißem Pflanzenfett oder Schmalz. Auf jede dieser Scheiben wird vor dem Anrichten ein inzwischen bereitetes Setzei gelegt.

Noch besser als Semmeln eignet sich wegen der Form ganz weißes Brot.

119. Rühreier.

1. So viele Eier, so viele Eßlöffel Wasser oder Milch, Salz. Man schlägt die Eier in einen Topf, quirlt sie mit Wasser oder Milch ganz schaumig und läßt sie in zerlassener Butter in der kleinen Pfanne unter langsamem Rühren auf schwachem Feuer nicht zu fest werden. Eine Nickelpfanne, in der die Speise aufgetragen werden kann, eignet sich am besten.

2. Man mischt unter die geschlagenen Eier in kleine Stückchen geschnittene gekochte Gemüse, wie Bohnen, Spargel, gelbe Rüben, mit oder ohne grüne Erbsen, Tomaten, Blumenkohlröschen, Selleriescheibchen, rote Rübenscheibchen. Oder: ganz fein gewiegte rohe Kräuter, auch rohen Spinat, Kerbel, Sauerampfer usw. Oder: geriebenen Käse.

3. **Rührei mit Zwiebeln.** Man bereitet die Rühreimasse, läßt in der Pfanne Zwiebelscheibchen in heißem Fett gelb oder bräunlich werden, gibt nochmals etwas Butter hinein, gießt die Eier darauf und vollendet die Speise. Auch Brotcroutons, Tomaten, Pilze werden so vorbereitet und verwendet.

120. Gebackenes Rührei mit Gemüsen.

Zutaten: 6—8 Eier, Spargelköpfe oder Pilzfarce oder Kapern oder grüne Erbsen oder Blumenkohlröschen usw., Salz, geriebener Käse.

Man quirlt die Eier, gibt das vorher gekochte oder gedämpfte Gemüse dazu, füllt die Masse in die gebutterte Form, bestreut sie mit geriebenem Käse und läßt sie schnell im Ofen aufziehen. Fein gewiegte Kräuter können darunter gemischt werden.

121. Eierstich.

Zutaten: 3 Eier, knapp $^3/_8$ Liter Milch, etwas Salz und Schnittlauch.

Die Zutaten werden verquirlt, in die gut gebutterten Förmchen oder Tassenköpfe oder in eine Form gegeben (doch nur zur Hälfte voll). Diese Masse läßt man im Wasserbad zugedeckt ganz langsam kochen, bis sie anfängt dicklich zu werden. Man muß sie dann sofort herausnehmen, sonst bekommt sie Löcher und fällt zusammen. Nachdem sie etwas abgekühlt, wird sie gestürzt und als Beilage zu Gemüsen und Tunken, auch in Stückchen geschnitten in die Suppe gegeben.

122. Eierstich mit Kräutern.

1. Zutaten: 3 Eier, 1 Teelöffel Stärkemehl, $3/_8$—$1/4$ Liter Milch, 2 Eßlöffel gekochter, durch das Sieb gestrichener Spinat, 1 Eßlöffel fein gewiegte Petersilie und Kerbel, Salz.

Man quirlt die Zutaten zusammen und läßt sie wie Eierstich in kleinen Förmchen nach Nr. 121 fest werden. Dann reicht man sie in Suppe oder zu Tomaten-, Pilztunke usw. oder zu Gemüse.

2. **Mit Käse.** Statt des Spinats wird geriebener Käse unter die Eiermasse gerührt.

3. **Mit Gemüsen.** Gekochte gelbe Rüben, Blumenkohl oder Kastanien oder irgendein Gemüse wird durch das Haarsieb gestrichen und mit der Masse, wie oben angegeben, vermischt.

123. Einfachste Eierkuchen.

Man rechnet für die Person 1 Ei, schlägt die Eier mit etwas Salz schaumig, gießt sie über rohe, feingewiegte Kräuter, gekochte Spargelstückchen, Kugelerbsen, Rosenkohl usw. und bäckt diese Masse wie Pfannkuchen.

Oder: Man brät in Butter Zwiebel-, Pilz- oder Tomatenscheiben usw., gibt noch ein wenig Butter in die Pfanne, gießt die geschlagenen Eier darüber und bäckt die Kuchen fertig.

Oder: Mit den Eiern verquirlt man etwas Kartoffelmus oder Tomatenmark und schlägt es gut ab. Die vorbereitete Masse wird in der Pfanne wie Pfannkuchen fertig gebacken.

124. Gefüllte Eier.

Zutaten: Sauerampfer und Kerbel oder Spinat, Eier, Butter, Salz, Zwiebel.

Man kocht die Eier (auf die Person 1—2 Eier) hart, teilt sie in zwei Hälften und nimmt den Dotter heraus. Sauerampfer und Kerbel, oder nach Belieben Sauerampfer allein, auch Spinat, werden gewaschen, gekocht, gewiegt, durch die Maschine oder noch besser durch das Haarsieb gegeben, mit etwas Butter, etwas fein geriebener Zwiebel und den Dottern verrührt, gesalzen und in die leeren Eiweißhälften gefüllt. Diese setzt man mit der gefüllten Seite nach unten nebeneinander auf eine runde Schüssel, verdünnt etwas von der übrig gebliebenen Fülle mit saurem Rahm, gießt es darüber und stellt dann die zugedeckte Schüssel auf kochendes Wasser, bis das Gericht gut heiß und ganz durchzogen ist.

125. Russische Eier.

1. Man nimmt die Eigelb aus den hartgekochten Eiern, rührt tropfenweise das Öl dazu, dann etwas Zitronensaft, feingewiegte Kräuter und Salz, so daß eine ganz dicke Mayonnaise entsteht, die wieder in die Eierhälften gefüllt wird, doch so, daß der hohle Raum ganz ausgefüllt ist und die Fülle nach außen eine kleine Wölbung bildet. Auf eine Glasplatte gibt man zarte Salatblättchen oder Brunnenkresse, fein geschnittene Radieschen usw. und setzt die Eier darauf. Sie können auch oben auf den Salat als Kranz gelegt werden.

2. Unter die fertige Mayonnaise mischt man ganz klein geschnittene gekochte gelbe Rüben-, Blumenkohl-, Spargelstückchen usw., doch dürfen sie kaum $1/2$ Zentimeter groß sein.

126. Eier mit Semmelfülle.

1. 6 hartgekochte Eier werden geteilt; das Gelbe nimmt man heraus, zerdrückt es, vermischt es mit ein wenig Semmelbröseln, gewiegter Petersilie und geriebenen Zwiebeln (nach Geschmack) brät diese Masse in der Pfanne mit Fett leicht ab und füllt sie in das Innere der Eiweißhälften. Diese werden in der gebutterten, gestreuten Form oder einer feuerfesten flachen Pfanne bei mäßiger Hitze noch einmal überbacken. Die Füllung wird so eingefüllt, daß sie eine kleine Wölbung bildet.

2. **Gefüllte Eier mit Pilzen oder Tomaten.** Man kocht die Eier hart, nimmt das Gelbe heraus, verrührt es, mischt Champignonfarce von ganz fein gehackten, in Butter gedünsteten Champignons nach Nr. 507 darunter, füllt damit die Eier, setzt sie in die gebutterte Porzellanform, füllt mit dicker Tunke nach Nr. 629, 630 oder 646 auf, überstreut das Gericht mit geriebenem Käse und läßt es einige Minuten im warmen Bratofen stehen, ehe es zu Tisch gegeben wird. Man kann die Eier auch mit Tomatenmark, das mit dem Eigelb verrührt wird, füllen, mit Tomatentunke und geriebenem Käse übergießen und wie das vorhergehende Rezept vollenden.

127. In Rahm gesetzte Eier.

Zutaten: auf die Person 1—2 Eier, 1 Löffel Rahm.

Man bereitet in der Auflaufform eine Mehlschwitze, rührt sie mit sauerem Rahm glatt, salzt sie, läßt sie aufkochen, schlägt die frischen Eier sehr vorsichtig hinein, damit sie ganz bleiben, und läßt die Speise so lange im Bratofen stehen, bis das Weiße fest geworden ist.

128. Eier in Senftunke.

Man kocht die Eier wachsweich, schneidet sie in Viertel, legt sie in Sternform auf eine Platte und übergießt sie mit kalter Senftunke nach Nr. 607.

129. Eier auf Tomatentunke.

Wird wie Nr. 128 zubereitet. Man kann die Eier auch auf Pilz- oder Zwiebeltunke oder irgendeine beliebige Tunke setzen, die jedoch nicht zu dünn sein darf.

130. Tomaten mit Ei.

1. 5—6 Tomaten werden gewaschen, nachdem ein breiter Deckel abgeschnitten, etwas, doch nicht ganz, ausgehöhlt, mit Butter ausgestrichen, in die gebutterte Form gelegt und in jede Frucht sehr vorsichtig ein Ei geschlagen. Man stellt sie dann behutsam

in den Ofen und läßt sie darin backen, bis das Eiweiß fest geworden. Die Eier werden mit etwas Salz bestreut. Die fertigen Tomaten sind als Rand für eine Spinatschüssel besonders zu empfehlen oder sie werden in der Form zu Tisch gegeben.

2. Die wie oben vorbereiteten Tomaten werden in der Form, in der man sie gebacken hat, gelassen und mit folgender Tomatentunke übergossen angerichtet: Man schwitzt fein gewiegte Zwiebel in Butter, gibt 1 Löffel Mehl daran, füllt mit 2—3 Löffeln dickem Tomatenmus auf, salzt und verdünnt mit Gemüsebrühe oder halb Wasser, halb Wein. Die Tunke, die $1/4$ Stunde kochen muß, darf nicht zu dünn sein.

131. Eier und Pilze.

Kleine runde Semmeln werden in zwei Hälften geschnitten, ausgehöhlt, im Ofen geröstet oder weich verwendet. Man füllt sie mit Pilzfarce Nr. 507 und legt auf jede Semmel ein poschiertes Ei.

132. Gebackene Eier.

Die Eier werden wie gefüllte Eier Nr. 126 vorbereitet. Man läßt sie, nachdem sie gefüllt sind, ganz erkalten, bereitet den folgenden Backteig, wendet die Eier von allen Seiten darin um und bäckt sie dann in schwimmendem Schmalz. Sie werden z. B. kranzförmig um einen Spinatpudding angerichtet und Tomatentunke dazu gereicht oder zu einem anderen Gemüse, auch zu Salat, als eigene Platte, hübsch mit Grün verziert, gegeben.

Backteig: Man quirlt $1/4$ Liter Wein mit $1/4$ Liter Mehl, 1 Ei und 1 Löffel Öl nebst etwas Salz gut ab.

133. Kartoffeleierkuchen.

Man schält und schneidet einige frisch gekochte Kartoffeln in Scheiben, gibt sie in heißes Fett in die flache Pfanne und folgenden Guß darüber: 2—3 Eier werden mit (1 Löffel Mehl und $1/8$ Liter Milch nach Belieben) 1—2 Löffel geriebenem Käse, Salz und gewiegter Petersilie verquirlt und über die Kartoffeln gegossen, hellbraun, streut nochmals sie zu Tisch.

2. Art: Die Kartoffeln braun geröstet, ehe man wie oben fertig bäckt.

Man bäckt sie auf beiden Seiten Parmesankäse darüber und gibt werden erst in der Pfanne hellbraun, die Eiertunke darüber gibt, und

---

Pfannkuchen.

134. Einfacher Pfannkuchen.

Zutaten: Auf 1 Ei 30 Gramm Mehl, 3 Eßlöffel Milch, etwas Salz.

Das Mehl wird mit der Milch glatt verrührt, dann das Ei dazu gequirlt und, wenn nötig, noch Milch nachgegeben. Der richtige Pfannkuchenteig muß so dünn sein, daß er bei Hochheben des Kochlöffels zuerst zusammenhängend läuft und zuletzt in Tropfen. Man macht in der flachen Eisen- oder Nickelpfanne ein ziemlich großes Stück Butter oder Schmalz heiß, läßt 1 Löffel Teig dünn einlaufen und unter beständigem Schütteln, damit er nicht an der Pfanne klebt, backen, schiebt ihn vorsichtig auf einen Deckel, den man in der linken Hand hält, gibt mit der rechten etwas frische Butter in die Pfanne, den Pfannkuchen hinein und bäckt ihn auf der anderen Seite ebenfalls goldbraun.

Sie werden zusammengerollt sogleich serviert und zu Gemüse gereicht, oder in jeden Kuchen ein Löffel Gemüse oder Farce eingerollt und diese Pfannkuchen zu Tunke angerichtet.

135. Pfannkuchen mit Schnee.

1. Zutaten: 4 Eigelb, 2 Eßlöffel Mehl, 3 Eßlöffel lauwarme Milch, 4 Eischnee, Salz.

Man verquirlt die Zutaten, gibt den steifen Schnee darunter, die Masse in heißes Schmalz in die Pfanne und läßt sie auf ganz schwachem Feuer fest werden. Die Pfannkuchen werden von der Pfanne gelöst, herausgenommen und zusammengeschlagen.

2. 4 Eier, 1 Eßlöffel Pudermehl, $^1/_8$ Liter Milch, Salz. Man verquirlt Eigelb, Milch und Mehl, doch soll alles etwas angewärmt sein, gibt den festen Schnee darunter und läßt die Masse in wenig Butter in der zugedeckten Pfanne unter öfterem Schütteln auf ganz schwachem Feuer fest werden. Den Pfannendeckel erwärmt man vorher. Diese Pfannkuchen werden als Gemüsebeilage gereicht.

136. Pfannkuchen mit Gemüsefüllung.

Ein großer fertiger Pfannkuchen wird mit zerlassener Butter bestrichen, mit irgendwelchem Gemüse, wie Sauerkraut, Rosenkohl, Blaukraut, Wirsing usw. belegt, aufgerollt, in die Omeletteform gelegt. Man verrührt $^1/_8$ Liter sauren Rahm mit etwas Milch, gibt ihn darüber, bestreut das Gericht dick mit geriebenem Käse und bäckt es ganz kurz im Ofen.

137. Eierküchlein.

Zutaten: 3 Eier, Kräuter, Mehl, Salz.

Man quirlt 3 Eier, gibt ganz wenig Mehl und feingewiegte Kräuter, wie Petersilie, Estragon, Kerbel usw. nebst Salz dazu. Dann läßt man in einer kleinen Pfanne das Fett sehr heiß werden und gießt 1 Eßlöffel des Teiges hinein, der schnell ganz dünn verlaufen muß und nur 1 Minute backen darf. Die Kuchen werden nur auf einer Seite gebacken, zusammengerollt und als Gemüsebeilage angerichtet.

138. Gefüllte Eierküchlein.

Die Eierküchlein nach Nr. 137 werden mit Pilzfarce, Tomatenmark usw. bestrichen, doch muß man den Teig dann ohne Kräuter bereiten. Man legt mehrere aufeinander, sticht mit dem Krapfenstecher Plätzchen oder auch Halbmonde aus, indem man diesen nur halb aufbrüht, wendet sie in Ei und Bröseln und bäckt sie in heißem Schmalz.

139. Tomatenpfannkuchen.

Zutaten: ¼ Liter Milch, 2 Eier, Mehl, Salz.

Man rührt einige ganz reife Tomaten durch das Sieb, bereitet aus ¼ Liter Milch, entsprechend Mehl und 2 Eiern einen Pfannkuchenteig, mischt das Tomatenmark darunter, salzt und bäckt die Kuchen in heißem Schmalz. Man kann auch in Dunst gekochtes Mark verwenden, doch darf es nicht zu dünn sein.

140. Gerstenmehlkuchen.

Zutaten: 250 Gramm Gerstenmehl, 30 Gramm Stärke- oder Maismehl, 1 Liter Milch, eine Prise Salz.

Man verrührt die Zutaten, denen nach Belieben 1 Ei beigemischt werden kann, bäckt den Teig zu möglichst dünnen, hellgelben Küchlein und gibt sie zu Gemüse.

141. Pfannkuchen von Brandteig.

Zutaten: 70 Gramm Mehl, ⅛ Liter Milch, ⅛ Liter Wasser, 3 Eier, 20 Gramm Butter, Salz.

Man rührt Mehl, Wasser, Milch so lange auf dem Feuer, bis sich die Masse vom Topfe löst, läßt sie erkalten, gibt dann die Eigelb und zuletzt den steifen Schnee darunter und bäckt von dem Teig dünne Pfannkuchen, die man als Beilage zu Gemüse reicht.

142. Haferplinsen.

Sie werden wie Nr. 959 zubereitet, doch ohne Zucker.

143. Buchweizenplinsen.

Sie werden ohne Zucker nach Nr. 963 oder 964 gebacken und als Gemüsebeilage gereicht.

144. Kartoffelpfannkuchen.

500 Gramm kalte, gekochte, geriebene Kartoffeln werden mit 2 ganzen Eiern, Salz, etwas Muskat, 3 Löffeln Mehl und so viel Milch, daß der Teig die richtige Dicke bekommt, verrührt, und aus der Masse kleine Pfannkuchen gebacken.

145. Kartoffelpuffer.

1. Ein gehäufter Suppenteller voll geriebener roher Kartoffeln, 2—3 kalte gekochte Kartoffeln, 1 Ei, Salz.
2. Oder: 500 Gramm Kartoffeln, 5 Eier, 3 Eßlöffel sauerer Rahm, etwas Hafermehl, Salz. Gute mehlige Kartoffeln werden geschält, gewaschen, gerieben, auf den Durchschlag zum Abtropfen gelegt, mit den Zutaten vermischt und sogleich gebacken. Man legt kleine Häufchen in die Pfanne, drückt sie mit dem Löffel dünn auseinander und bäckt die handgroßen Kuchen dunkelgelb und ganz knusperig (am besten in Schmalz).

146. Brotpfannkuchen.

1. Zutaten: 6 Semmeln, 2—3 Eier, 1 Löffel Mehl, eine Prise Salz.

Man bedeckt die Brötchen, die abgerieben und in Würfel geschnitten werden, mit heißer Milch, rührt die Masse dann zu einem glatten Brei und gibt die verquirlten Eier, Salz usw. hinzu. Man mischt sie nach Belieben mit feingewiegten Kräutern und bäckt die Masse wie einfache Pfannkuchen.

2. Die in Würfel geschnittenen Brötchen werden ½ Stunde in ½ Liter mit 2—3 Eiern verquirlter Milch geweicht, dann wie oben fertig gebacken.

147. Nudelplatz.

Zutaten: ¼ Pfund mittelfeine Bandnudeln, geriebener Käse, gewiegte Petersilie, Semmelbrösel, Salz.

Die Nudeln werden in Salzwasser gekocht, abgegossen und nach Belieben mit Käse und Petersilie vermischt. In einer flachen Bratpfanne läßt man ein Stück Butter, besser Butterschmalz, heiß werden, streut die Pfanne dick mit Bröseln aus, gibt die Nudeln 3—4 Zentimeter dick hinein und bäckt sie auf einer Seite bei mäßiger Hitze; dann stürzt man den Kuchen auf einen Teller, gibt, wenn nötig, noch etwas Schmalz in die Pfanne, außerdem nur nochmals Semmelbrösel, läßt den Nudelplatz hineingleiten und bäckt ihn auf der anderen Seite fertig. Er wird nicht im Rohr, sondern wie Pfannkuchen oben auf der Herdplatte gebacken.

148. Omelette soufflé.

1. Man bereitet entweder den Teig wie Nr. 134 oder 135, gibt ihn in die heiße Butter in die flache Form, bedeckt diese mit gewärmtem Deckel und läßt die Omelette im Ofen aufziehen, oder Teig nach Nr. 968 oder Nr. 969 ohne Zucker mit etwas Salz und bäckt die Speise im Ofen in der gebutterten Form ohne Deckel.

2. **Knorrs Omelette.** 4 gehäufte Teelöffel Knorrs Maismehl werden mit 6 Eiern verquirlt, $1/8$ Liter Milch nebst Salz und nach Belieben fein gewiegte Kräuter dazugegeben. Man bäckt eine große Omelette im Ofen und schlägt sie zusammen oder mehrere kleine in der Pfanne auf beiden Seiten goldbraun.

149. Soufflé mit Gemüsen.

1. Zutaten: 3 Eier, 1—2 Eßlöffel feines Mehl, $1/2$ Liter Milch, Salz.

Man gibt auf den Boden der Omeletteform in Butter gedünstete Pilze oder mit Butter beträufelte, vorher in Salzwasser gekochte Spargelstückchen oder in Öl oder Butter gebratene Tomaten. Auch irgendein anderes Gemüse, auf diese Art zubereitet, läßt sich verwenden. Es kommt heiß in die Form und wird sogleich mit dem Omelettenteig bedeckt und im Ofen gebacken. Zur Omelette werden alle Zutaten verquirlt, die Eiweiß zu steifem Schnee geschlagen und darunter gegeben.

2. Man schlägt 3—4 Eigelb, mischt darunter feingewiegte Kräuter oder Tomaten, Erbsen, gelbe Rübenscheibchen, Pilzfarce usw.; dann werden die Eiweiß zu festem Schnee ge-

schlagen, dazugegeben, die Masse gesalzen, in die gebutterte flache Porzellanform gefüllt und im Ofen ¼ Stunde bei guter Oberhitze gebacken.

150. Italienische Omelette mit Gemüsen.

Man bäckt 2 Pfannkuchen auf einer Seite, gibt den einen mit der ungebackenen Seite nach unten in die gebutterte Auflaufform, belegt ihn mit vorher zubereitetem Gemüse, wie Rosenkohl, gelbe Rüben, Blaukraut usw., legt den anderen Pfannkuchen mit der ungebackenen Seite nach oben darauf, gibt etwas Rahm, sowie Semmelbrösel und geriebenen Käse darüber und bäckt die Speise ½ Stunde im Ofen.

151. Spinatomelette.

Zutaten: 3—4 Eier, ⅛ Liter Milch, Salz, ½—¾ Pfund Spinat, 1 Teelöffel Stärke- oder Pudermehl.

Der Spinat wird geputzt, gewaschen, weich gekocht und ganz fein gewiegt oder durch das Haarsieb gegeben. Dann verrührt man ihn mit den übrigen Zutaten, gibt die Masse in die Pfanne in heißes Schmalz und bäckt sie wie Pfannkuchen. In Frankreich schüttelt man den Teig in der Pfanne immer nach der Mitte, daß ein ovaler fischförmiger Kuchen entsteht. Oder: man bedeckt die Pfanne mit einem vorher erwärmten Deckel und bäckt die Omelette bei sehr schwachem Feuer auf der Herdplatte oder im Bratofen.

152. Omelette aux fines herbes.

Wird wie Nr. 151 zubereitet und statt des Spinats mit feingewiegter Petersilie, Kerbel, Sauerampfer oder anderen Kräutern untermischt.

153. Käseomelette.

Zutaten: 4 Eier, 200 Gramm geriebener Käse, 20 Gramm ½ Zentimeter große Brotwürfel, Salz.

Man verquirlt Eier und Milch, gibt den Käse und, wenn er angezogen hat, das Brot dazu und bäckt aus der Masse einen Pfannkuchen.

154. **Backteig mit Hefe**.

1. 15 Gramm **Hefe** werden in $^1/_8$ Liter Wein oder Milch gelöst, 1—2 Eigelb, 100 Gramm Mehl, ein Stückchen zerlassene Butter, der Schnee von 2 Eiern und Salz beigefügt.

2. **Backteig mit Wein**. 125 Gramm Mehl, Schnee von 2 Eiweiß, Salz, 2 Löffel heißes Schmalz und so viel Wein oder Wasser, daß es einen dicken Teig gibt.

3. **Mit Öl**. Man quirlt $^1/_4$ Liter Wein mit $^1/_4$ Liter Mehl, 1 Ei und 1 Löffel Öl nebst etwas Salz ab.

155. **Gebackene Gemüse**.

Weichgekochte **Blumenkohlröschen** oder **Spargel** von 10 Zentimeter Länge, **Hopfensprossen**, **Karotten** usw., überhaupt jedes feste Gemüse wird verwendet. Man taucht die einzelnen Röschen oder Stangen in einen der angegebenen Backteige Nr. 154, und bäckt sie in heißem Schmalz.

156. **Salbeiblätter im Teig**.

1. Die grünen Blätter des Salbei werden gewaschen, in Backteig nach Nr. 154 gewendet und gebacken.

2. **Sellerie im Teig**. Man schneidet den rohen Sellerie in feine Scheiben, bereitet dicken Pfannenkuchenteig, taucht die einzelnen Scheiben hinein und bäckt sie in siedendem Schmalz goldbraun. Der Sellerie darf nicht gesalzen sein, nur der Teig.

3. **Schwarzwurzeln** werden gekocht, in ungefähr 10 Zentimeter lange Stangen geschnitten und wie Sellerie weiter behandelt. Es lassen sich nur die dicken Stangen verwenden.

4. **Rote Rüben**. Die gekochten Rüben schneidet man in gleichmäßige Scheiben, legt diese 1 Stunde in Öl und Zitronensaft. Dann gibt man zwischen 2 rote Rübenscheiben einen Zwiebelring, drückt sie zusammen, wendet sie in Backteig oder dünnem Pfannenkuchenteig und bäckt sie.

5. Gekochte **Teltowerrübchen, Karotten, bayer. Rüben** können ebenfalls auf diese Art gebacken werden.

157. Stachys im Teig.

Reste von Stachyssalat lassen sich vorzüglich verwenden. Man nimmt die Knollen aus der Salattunke, läßt sie abtropfen, schneidet sie in Stückchen, wendet diese in Backteig nach Nr. 154, gießt die Masse in die Pfanne und bäckt daraus einen nicht zu dünnen Pfannkuchen. Ebenso kann jedes einzelne Knöllchen im Teig gewendet und in der Pfanne gebacken werden.

158. Gebackener Käse.

Man schneidet feuchten Emmentalerkäse in Scheiben, taucht diese in Pfannkuchen- oder Backteig nach Nr. 154 und bäckt sie.

Schnitten und Braten.

159. Ceres-Beefsteaks.

Zutaten: 150 Gramm Grünkern- oder Linsenschrot, ³/₈ Liter Milch, 1—2 Eier, 1—2 Semmeln, Salz.

150 Gramm Grünkern oder Linsenschrot oder beide gemischt werden am besten am Tag vorher in ³/₈ Liter Milch zu steifem Brei gekocht. Man dünstet feingewiegte Petersilie in Butter, gibt sie nebst 1—2 in Wasser geweichten und fest ausgedrückten Semmeln, einigen feingeschnittenen Salzgurken, etwas Muskatblüte und Muskatnuß, etwas Majoran, 1—2 Eiern, Salz und, wenn nötig, Semmelbröseln zu dem Brei, formt runde, flache Kuchen und brät sie in heißem Fett. Wer Knoblauchgeschmack liebt, gebe noch daran. Jedenfalls müssen die einzelnen Gewürze gut abgeschmeckt und ganz nach Belieben mehr oder weniger davon genommen oder weggelassen werden. Die Beefsteaks werden zu Gemüse und Salat gereicht und sind noch besser, wenn man sie mit einer kurzen Pilztunke oder Zwiebeltunke übergießt.

160. Schnitzel à la Holstein.

Zutaten: 125 Gramm Linsenschrot, in Milch oder Gemüsebrühe steif gekocht, 50 Gramm geriebene Nüsse, Salz, 1 Ei, feingewiegte Petersilie und Zwiebeln in Butter gedünstet und nach Bedarf Brösel.

Man rührt die Zutaten zusammen, formt flache, nicht zu kleine Kuchen, brät sie knusperig, gibt sie auf eine Platte und belegt diese mit fein geschnittenen Essiggurken, Kapern, Häufchen von gedünsteten gelben Rüben, glasierten Zwiebeln usw. Man gibt darüber eine kurze Zwiebeltunke. Ebenso kann man auf jedes Schnitzel ein Spiegelei legen, doch darf man in diesem Falle die Schnitzel kaum größer als das Ei machen. Vorzüglich ist auch eine Garnitur von roten Rüben, Blumenkohlsalat, fein geschnittenen Essiggurken, Kapern und etwas Endiviensalat.

161. Vegetarische Würstchen.

Zutaten: 150 Gramm Linsenschrot, 1—2 Eier, 1 Semmel, Zwiebel, Gewürz.

Man kocht in 1 Liter Wasser oder Gemüsebrühe 150 Gramm Linsenschrot weich. Nachdem es etwas ausgekühlt, werden 1—2 Eier, eine geweichte und fest ausgedrückte Semmel, Salz, geriebene Zwiebel, etwas Majoran und Salbei (zerrieben) und so viele Semmelbrösel dazu gemischt, daß man Würstchen von ungefähr 8 Zentimeter Länge und 3 Zentimeter Dicke formen kann. Diese wendet man in Mehl oder Semmelbröseln und bäckt sie braun.

162. Erbsenkotelettes.

Zutaten: 200 Gramm Erbsen, 1 Ei, Zwiebel, Petersilie, Salz.

200 Gramm grüne oder gelbe getrocknete Erbsen werden geweicht, weich gekocht, durch das Sieb gegeben, mit in Butter gerösteten feingewiegten Zwiebeln und Petersilie, Salz, 1 Ei und so viel Semmelbröseln oder Granola als nötig vermischt. Man formt Kotelettes, wendet sie in Ei und Bröseln und bäckt sie in heißem Fett.

163. Bohnenschnitten.

Zutaten: 200 Gramm Bohnenkerne (möglichst von frischen Bohnen), 1 Ei, Zwiebel, Petersilie, Maggi's Würze, Semmelbrösel, Butter, Salz.

Man läßt die gewaschenen Bohnen eine Nacht weichen, kocht sie in diesem Wasser, gibt sie zweimal durch die Maschine, das Ei und so viel vorher mit Zwiebeln geröstete Semmelbrösel dazu, daß es ein guter Teig wird. Diesem fügt man ein wenig zerriebenen Majoran und Salbei bei, formt kleine Kuchen und bäckt sie, nachdem sie in Ei und Semmelbröseln umgewendet sind, in heißem Schmalz.

164. Nuß-Bohnenschnittchen.

Ein dickes Bohnenmus von 250 Gramm Bohnenkernen wird durch das Sieb gerührt, mit Zitronensaft von $1/2$ Zitrone, Salz, 50 Gramm geriebenen oder klein geschnittenen Nüssen, gewiegter Petersilie und, wenn nötig, Semmelbröseln vermischt. Man formt nach dem Erkalten Schnittchen, die in heißem Fett gebacken werden.

165. Klops.

Zutaten: 125 Gramm Grünkernschrot oder 100 Gramm Linsenschrot oder 100 Gramm gemahlene Bohnen, 1 Ei, geröstete Semmelwürfelchen von 1 Semmel, Salz, Gewürz.

Grünkernschrot wird in $1/4$ Liter Salzwasser am besten im Grützenkocher zu ganz steifem Brei gekocht. Man gibt fein geschnittene Zwiebeln, etwas Zitrone, Thymian und Majoran an den Teig oder in Butter gedünstete Zwiebel und Petersilie. Dann kommen die Semmelwürfelchen, 1 Ei und nach Bedarf Semmelbrösel oder Mehl daran, sowie etwas Suppenwürze. Die Masse wird in längliche Küchlein geformt. Man brät sie so, oder wendet sie in Ei und Semmelbröseln. Gemüse, Salat wird dazu gereicht und eine pikante Tunke.

Das **Linsenschrot** wird in $3/8$ Liter Salzwasser weich gekocht und die Krapfen ganz wie oben zubereitet.

Bohnenschrot wie Linsenkrapfen. Linsen und Bohnen müssen auf der Schrotmühle oder im einschlägigen Geschäft gemahlen werden.

166. Grünkernkotelettes.

Zutaten: 125 Gramm Grünkernschrot, 2 Eigelb, $1/2$ Eßlöffel Nüsse, Zwiebel, Petersilie, Salz.

125 Gramm Grünkern kocht man (besser Tags zuvor) mit halb Milch, halb Wasser unter Zugabe von Salz zu einem steifen Brei. Gehackte Zwiebeln und Petersilie werden in Butter gedünstet, mit 1—2 Eigelb, etwas Muskatnuß und $1/2$ Eßlöffel geriebenen Nüssen der Masse beigegeben und gut vermengt. Man formt schöne runde Schnitten, bestreicht sie mit Eiweiß, kehrt sie in Semmelbröseln um und bäckt sie auf beiden Seiten braun. Sie werden zu Salat, Gemüse oder mit Tomatentunke gegessen.

167. Grünkernschnitten mit Gemüse.

Zutaten: 125 Gramm Grünkern, $1/2$ Pfund Gemüse (roh zusammengewogen), 1—2 Eier, Salz.

Man kocht die verschiedensten Gemüse, wie gelbe Rüben, grüne Erbsen, Bohnen, etwas Blumenkohl, weiße Rüben usw. zusammen weich, gibt sie durch die Hackmaschine, vermischt sie nebst den Eiern und so viel in Butter gerösteten Semmelbröseln, daß die Kuchen halten, mit dem in $1/2$ Liter Wasser oder Gemüsewasser weich und steif gekochten Grünkern; fügt nach Geschmack fein gewiegte Kräuter und Zwiebeln dazu und formt Schnittchen. Sie werden in heißem Schmalz oder Pflanzenfett oder halb Butter, halb Fett gebacken. Bereitet man die Schnitten ohne Gemüse, mengt man 50 Gramm geröstete Semmelbrösel unter den Teig. Die übrige Zubereitung wie oben.

168. Frikandellen (siehe Bezugsquellen).

1. Der Inhalt eines $1/2$ Pfund-Paketes „Gesunde Kraft" wird in knapp $1/4$ Liter Wasser unter öfterem Rühren zu einem steifen Brei gekocht. Man dünstet feingewiegte Zwiebel und Petersilie in Butter, gibt kein Salz, nach Belieben Suppen-

würze, 1 Ei, 1—2 Eßlöffel Semmelbrösel dazu, formt runde Plätzchen, wendet sie in Bröseln und bäckt sie.

2. **Frikandellen mit Ei.** Man kocht wachsweiche Eier, formt aus der Frikandellenmasse oder der Masse von Nr. 161, 162, 163, 166, 172 ungefähr $^1/_2$ Zentimeter dicke größere Fladen, legt das Ei darauf, schlägt die Farce so herum, daß das Ei ganz eingewickelt ist, wendet die Frikandellen in Semmelbröseln und bäckt sie wie oben. Sie werden halbiert und mit der Schnittfläche nach oben angerichtet. Man verziert die Platte mit Sträußelpetersilie, Zitronenscheiben usw.

169. Kölner Schnitzel.

Zutaten: 1 kleiner Kopf Weißkraut, 2 in Wasser geweichte und ausgedrückte Semmeln, gewiegte Petersilie und Zwiebeln, in Butter geröstete Semmelwürfel, 2 Eier, Salz.

Das Kraut wird geputzt, von den Rippen befreit, weich gekocht und nebst den vorbereiteten Semmeln durch die Maschine gegeben. Man dämpft Petersilie und Zwiebel in Butter, gibt sie nebst Eiern und Semmelwürfeln zu der Masse, würzt diese mit Salz und Suppenwürze, formt runde, flache Kuchen, brät sie sogleich in heißem Fett braun oder wendet sie vor dem Braten in Ei und Semmelbröseln.

170. Gemüsekrapfen.

Zutaten: 1 Pfund Spinat, 1 Ei, 2 Semmeln, eine Handvoll Petersilie und Kerbel, etwas Zwiebel, Salz.

Man kocht und wiegt den Spinat oder verwendet irgendein anderes Gemüse, schneidet die Semmeln in Würfel, röstet sie in Butter, ebenso die feingewiegten Kräuter und Zwiebeln, vermischt alle Zutaten und bindet sie nach Bedarf mit Semmelbröseln. Es werden Krapfen oder Kugeln geformt, in Ei und Bröseln oder Mehl gewendet und in heißem Fett gebacken.

171. Pilzküchlein.

Zutaten: 200 Gramm Pilze (Steinpilze oder Rehlinge usw. nach Belieben), 3 Eier, Muskat, Maggi, Semmelbrösel, Zwiebel und Petersilie, Salz.

Man dünstet die feingewiegte Zwiebel nebst Petersilie in Butter, gibt die geputzten, gewiegten Pilze dazu, ebenso die übrigen Zutaten, und so viele Brösel, daß sich Küchlein formen lassen, wendet sie in Ei und Bröseln und bäckt sie in heißem Fett. Verwendet man getrocknete Pilze, müssen sie vorher weichen.

172. Sellerieküchlein.

Zutaten: 2 Sellerieknollen, 1 Petersilienwurzel, Petersiliengrün, 1 Zwiebel, 1 Semmel, 1—2 geriebene Kartoffeln, Salz, Butter.

Man läßt die in Stücke geschnittenen Sellerie- und Petersilienwurzeln mit einem Stückchen Butter, Salz und wenig Wasser oder Milch weich kochen, gibt sie mit 1—2 gekochten Kartoffeln durch die Maschine oder die Kartoffelpresse, schneidet die Semmeln in feine Würfel und röstet sie; ebenso die feingeschnittene Petersilie und Zwiebel. Man mischt alles zusammen, gibt nach Bedarf Mehl oder Semmelbrösel daran, formt kleine Kugeln und bäckt sie in heißem Fett.

173. Krautwickel oder Krautkugeln.

Zutaten: 1 kleines Weißkraut, geröstete Brösel von 1—2 Semmeln, 1 Ei, 1 Eßlöffel Mehl, 30 Gramm Butter, Salz.

Man rührt die Butter schaumig, mischt sie mit Mehl, Ei, dem halbweich gekochten, fein gewiegten Kraut und Semmelbröseln. Die schönen, großen, äußeren Blätter des Weißkrautes werden vorher weggenommen, in Salzwasser einmal aufgewellt, mit der vorbereiteten Masse gefüllt, zusammengeschlagen und, wenn nötig, gebunden und im Ofen in der Auflaufform mit etwas Krautwasser gedünstet. Oder: man bereitet aus der Fülle allein kleine, runde Krapfen, wendet sie in Ei und Semmelbröseln und bäckt sie in heißem Schmalz. Auch die Wickel lassen sich in der Pfanne backen, nur muß dann die Fülle ganz fest eingedreht sein.

Tunke zu den Krautkugeln. Zutaten: 40 Gramm Butter, 20 Gramm Mehl, $1/4$ Liter von dem Krautwasser, 1—2 Eßlöffel Wein, 1 Eigelb.

Man bereitet eine helle Mehlschwitze, rührt sie mit Krautwasser glatt, gibt Wein daran und zieht die Tunke mit dem Eigelb ab.

174. Gemüsevögerl.

Dazu benützt man die auf englische Art oder in Dampf gekochten Gemüsereste, mischt sie mit so viel kalten oder frisch gekochten, geriebenen Kartoffeln oder Wasserreis, daß ein fester Teig entsteht, gibt nach Geschmack gewiegte Kräuter und Zwiebel dazu, formt aus dieser Masse Küchlein, wendet sie in Ei und Semmelbröseln und bäckt sie in heißem Fett.

Oder: man macht die Masse unter Umrühren heiß, füllt sie in die gebutterte Form und bäckt sie eine gute Viertelstunde im Ofen, mit Butterflöckchen und Käse oder Bröseln bestreut.

Man kann auch verschiedene Gemüse zusammen verwenden, ganz nach Vorrat und Belieben. Eine Petersilientunke, d. h. Bechameltunke mit gewiegter Petersilie wird dazu gereicht oder man gibt die gebackenen Küchlein, die nur talergroß sein dürfen, in der Tunke.

175. Buchweizenschnitten.

Erkaltete Buchweizengrütze nach Nr. 738 wird in gleichmäßige Stückchen geschnitten. Man wendet diese in Ei und Bröseln und bäckt sie in heißem Schmalz.

2. Man kocht Buchweizengrütze wie Nr. 738, gibt Salz, 1—2 Eier, etwas zerlassene Butter und, wenn nötig, Semmelbrösel darunter, formt Küchlein und bäckt sie in heißem Schmalz.

176. Protoseschnitten (siehe Bezugsquellen).

Die Protose wird in Scheiben geschnitten, die man in Ei und Semmelbröseln wendet und in heißem Schmalz bäckt.

2. **Protosecroquettes.** Die Protose wird in Würfel geschnitten, mit etwas kochendem Wasser bedeckt und 2 Stunden im Wasserbad oder Grützenkocher gekocht. Man mischt ebensoviel gekochten Reis, 1—2 verquirlte Eier, Salz, etwas gewiegte Petersilie und Zwiebel darunter, formt Croquettes,

wendet sie in Bröseln und bäckt sie im Backofen auf einem gestrichenen Blech oder in der Pfanne in heißem Fett.

177. Protose-Kartoffelkotelettes.

Zutaten: 180 Gramm Protose, 125 Gramm kalte, geriebene Kartoffeln, 120 Gramm Granose, 1 Ei, Salz, gewiegte Zwiebel.

Man knetet alle Zutaten zusammen, formt Kotelettes, gibt sie in eine mit Butter ausgestrichene Form oder Pfanne und läßt sie im Ofen ½ Stunde backen.

178. Sagoschnitten.

Zutaten: 100 Gramm Sago oder Tapioka, ½ Liter Wasser, 2 Eier, Semmelbrösel, Petersilie oder Kräuter nach Belieben, Salz.

Man kocht den Sago ganz langsam mit einem Stückchen Butter und Salz weich, rührt, nachdem er abgekühlt, 2 Eier, feingewiegte Petersilie oder andere Kräuter, wie Thymian und Lorbeer oder Salbei hinzu und mischt so viel Semmelbrösel unter den Teig, daß sich aus der Masse Küchlein formen lassen. Sie werden mit dem nassen Löffel abgestochen und in heißem Fett braun gebraten. Man richtet sie in Tomaten-, Pilz-, Zwiebeltunke usw. an oder reicht die Tunke dazu.

179. Weibertreukotelettes.

Zutaten: 100 Gramm Knorrsche Flocken, ¼ Liter Milch, 2—3 Eier, Salz.

100 Gramm Knorrsche Weibertreuflocken werden mit der Milch auf dem Feuer zu festem Brei gerührt, mit zerlassener Butter, Salz und geriebener Muskatnuß vermischt. Wenn halb erkaltet, rührt man 2—3 ganze Eier darunter, formt dann Kotelettes daraus, wendet sie in Eigelb und Paniermehl und brät sie in reichlich Fett mit Zwiebelringen gelbbraun.

180. Hoftoröschen.

Zutaten: 125 Gramm Gofio, ¼ Liter Wasser mit Maggi, oder Brühe, etwas Butter, Salz, 6—8 kalte, geriebene Kartoffeln.

Man rührt das Gofio in die kochende Flüssigkeit, gibt Butter und Salz dazu und rührt die Masse so lange auf dem Feuer, bis sie sich vom Topfe löst. Man mischt die geriebenen Kartoffeln darunter, formt Röllchen und brät sie von allen Seiten in heißem Schmalz braun.

181. Gerstenkrapfen.

Zutaten: 100 Gramm Erbsen, 100 Gramm Rollgerste, 1 Ei, Zwiebel, Salz.

100 Gramm grüne, getrocknete Erbsen werden geweicht, zu Mus gekocht und durch das Sieb gegeben, ebenso einige gelbe Rüben gekocht und gewiegt. Man vermischt die Gemüsemasse mit der in Salzwasser zu dickem Brei gekochten Rollgerste, 1 Ei, in Butter gedämpfter feingewiegter Zwiebel und Petersilie, formt Würstchen oder Krapfen, wendet sie in Semmelbröseln und bäckt sie in heißem Fett. Statt der angegebenen Rüben kann man in Salzwasser gekochten und gewiegten Kerbel und Sauerampfer oder ebenso bereitete Bohnen, Spinat, Rosenkohl, Sauerkraut, kurz jedes Gemüse oder auch Reste von Gemüsen verwenden.

182. Kotelettes von Haferflocken.

Zutaten: $3/8$ Liter Milch, 60 Gramm Knorrs Haferflocken, 3 Eigelb, Salz usw.

Die Milch, 60 Gramm Knorrs Haferflocken, 30 Gramm Butter werden auf dem Feuer zusammen gerührt, bis sie sich vom Topfe lösen. Dann gibt man an die abgekühlte Masse etwas Zwiebelsaft oder abgeriebene Zitronenschale, Salz, Suppenwürze, 3 Eigelb und zuletzt den Schnee von 1—2 Eiweiß, formt Kotelettes und brät sie in heißem Schmalz mit Zwiebelringen. Sie werden herausgenommen, die Zwiebelringe mit ein wenig Wasser abgerührt, gesalzen und über die Kotelettes gegossen.

183. Kotelettes von Reisflocken.

$1/4$ Liter Milch und 80 Gramm Reisflocken werden zu einem steifen Brei gekocht, abgekühlt, mit gewiegter Petersilie, Salz und 2—3 Eiern vermengt. Man formt Kotelettes, wendet sie in Semmelbröseln und bäckt sie in heißem Schmalz.

184. Makkaronikräpflein.

Zutaten: 125 Gramm dünne Makkaroni, 1 Ei, geriebener Käse, gewiegte Petersilie.

Man kocht die Makkaroni in Salzwasser weich, läßt sie ganz abtropfen, schneidet sie fein, vermengt sie mit Petersilie und Käse, einem ganzen Ei und so viel Semmelbröseln, daß sie sich formen lassen. Dann sticht man mit dem nassen Löffel Kräpflein ab und bäckt sie rasch in heißem Fett. Sollten die Kräpflein beim Ausstechen mit dem Löffel nicht gut zusammenhalten, nimmt man die nasse Hand zu Hilfe.

185. Makkaronischnittchen.

Man bereitet die ganz klein gebrochenen Makkaroni, die nach dem Kochen nicht mit kaltem Wasser abgeschreckt werden dürfen, wie Nr. 330 und rührt sie so lange mit einer kurzen, dicken Bechameltunke, die man noch mit 1—2 Eigelb abgezogen hat, bis sich die Masse vom Topfe löst. Man schüttet sie dann auf eine gut gespülte Porzellanplatte, streicht sie ungefähr 3 Zentimeter hoch auf, bestreut sie mit geriebenem Käse und läßt sie erkalten. Die Masse wird in gleichmäßige Streifen geschnitten, in Ei und Semmelbröseln gewendet und gebacken. Dasselbe Gericht kann von Fadennudeln gemacht werden.

186. Gebackene Stänglein.

Zutaten: 4 abgeriebene Milchbrote, 1 Ei, Käse.

Man reibt von 4 Milchbroten die Rinde ab, schneidet sie in möglichst gleich lange und gleich dicke, ungefähr 1 Zentimeter dicke Stangen, die ganz kurz in Milch geweicht werden. Dann wendet man sie in Semmelbröseln, darauf in verquirltem Ei und nochmals in Bröseln, die mit geriebenem Käse vermischt sind. Sie werden sehr vorsichtig in heißem Pflanzenfett oder Schmalz gebacken. Als Verzierung von Braten und Gemüseplatten sehr geeignet.

187. Weckschnitten.

Man bereitet sie wie Nr. 972 ohne Zucker und reicht sie zu Gemüse oder Salat.

188. Rahmschnitten von sauerem Rahm.

Zutaten: ⅛ Liter Rahm, 2—3 Eier, zwei Löffel Mehl.

Man verrührt das Mehl mit sauerem Rahm, den Eiern, etwas zerlassener Butter und ein wenig Salz. Dann werden dünne Semmelschnitten in die Masse getaucht und in heißem Schmalz gebacken. Zur Garnierung von Spargel und andern Gemüsen geeignet.

189. Gebackener Grieß mit Käse.

Zutaten: 125 Gramm Grieß, ½ Liter Milch, 50 Gramm Butter, 2 ganze Eier, 3 Eßlöffel geriebener Käse, Salz.

Man läßt den Grieß in der Milch weich kochen und auskühlen; dann werden 50 Gramm Butter schaumig gerührt, Eier und Käse dazu gegeben. Der abgekühlte, aber nicht ganz erkaltete Grieß muß zuletzt tüchtig mit der übrigen Masse verrührt werden, damit keine Knöllchen im Teig bleiben. Dieser wird entweder in der gebutterten Form ¼ Stunde im Ofen bei ganz mäßiger Hitze gebacken oder zu Bällchen geformt und in heißem Schmalz gebacken. Wird der Grieß als Auflauf verwendet, kann man noch Tomatenmark darunter geben.

190. Einfache Grießschnitten.

Man bereitet einen dicken Grießbrei aus 125 Gramm mittelfeinem Grieß und ½ Liter Milch, salzt, läßt ihn, 2 Zentimeter dick auf eine Porzellanplatte gestrichen, erkalten, schneidet gleichmäßige, ungefähr 6 Zentimeter lange Stückchen ab, wendet sie in Ei und Semmelbröseln und bäckt sie in heißem Fett. Der Teig wird gesalzen und nach Belieben mit gewiegten Kräutern wie Petersilie oder Estragon usw. gemischt.

191. Reisschnitten.

Zutaten: 100 Gramm Reis, 1—2 Eier, 1 Zwiebel, einige Tomaten oder Tomatenmark, Salz, Petersilie, Suppenwürze.

Man läßt den vorbereiteten Reis körnig weich kochen, wiegt Zwiebel, Tomaten usw. ziemlich grob, dämpft sie in Butter, mischt sie mit dem Ei unter den Reis, formt Küchlein und läßt sie auskühlen. Diese bäckt man, nachdem sie in Mehl oder noch besser in Ei und Semmelbröseln umgewendet sind, in heißem Fett.

2. **Reisschnitten mit Käse.** Statt der Tomaten läßt sich auch Käse verwenden. Auf obige Masse Reis 100 Gramm geriebener Käse.

192. Käsekugeln.

Zutaten: 200 Gramm geriebener Käse, 1—2 Löffel Mehl, 2 Eier, Salz.

Man schlägt das Weiße der 2 Eier zu Schnee, mischt Eigelb und Käse dazu, formt kleine Kugeln, wendet sie in Mehl, dann in Ei und Semmelbröseln und bäckt sie in heißem Fett.

193. Käsekeulchen.

Zutaten: 1/2 Pfund Topfen, 1/2 Pfund geriebene, gekochte Kartoffeln, 2 Eigelb, Kümmel und ungefähr 120 Gramm Mehl.

Der Topfen wird durch das Sieb gerührt, mit Kartoffeln, Eiern, etwas Kümmel, Salz und so viel Mehl vermischt, daß sich Klößchen formen lassen, die in heißem Schmalz hellbraun gebacken werden.

194. Butterteigküchlein.

Zutaten: 1/2 Pfund feines Mehl, 2—3 Löffel Milch, 50 Gramm Butter, Salz.

Man bereitet davon einen feinen Teig, läßt ihn am besten einen Tag am kühlen Ort ruhen, walkt dann ganz dünne, runde Fladen von 10 Zentimeter Durchmesser aus, läßt etwas Teig zurück und macht davon einen Rand, bäckt die Küchlein 15 Minuten im Rohr, nimmt sie heraus, gibt darauf geriebenen Käse mit Butterstückchen und bäckt sie nochmals 1/4 Stunde. Oder: man bestreicht die Kuchen mit der Käsemasse Nr. 388 oder mit in Butter gerösteten Zwiebelringen und vollendet sie dann in der oben angegebenen Weise.

195. Gefüllte Krapfen mit Tunke.

Zutaten: 20 Gramm Hefe, etwas Mehl und warme Milch, 30 Gramm Butter, 3 Eigelb, 1/8 Liter Milch oder Rahm, etwas Zitronensaft, 250 Gramm Mehl, Salz.

Man löst die Hefe in etwas Milch, läßt sie an warmem Ort aufgehen, rührt inzwischen die Butter schaumig, gibt die übrigen Zutaten dazu, schlägt den Teig ab, bis er Blasen wirft, läßt ihn gehen, gibt ihn auf das Nudelbrett, rollt ihn 1 Zentimeter hoch aus, sticht Krapfen ab, füllt zwischen je zwei Champignonbrei Nr. 506 oder 507, drückt die Ränder zusammen und bäckt sie in heißem Schmalz. Sie werden mit Parmesankäse bestreut angerichtet und mit Pilztunke gereicht.

196. Schneebällen.

Zutaten: 1/4 Liter Milch, 5 Eier, 130 Gramm Mehl, 60 Gramm Butter, Salz.

Milch, Butter läßt man kochen, salzt, rührt das Mehl hinein und diese Masse so lange, bis sie ganz glatt ist und sich vom Topfe löst. Nachdem sie etwas ausgekühlt ist, werden die Eier hinzugefügt. Man sticht nußgroße Häufchen ab, legt sie auf ein bemehltes Backblech und bäckt sie langsam im Ofen fertig. Von den erkalteten Ballen schneidet man ein Deckelchen ab, füllt Käsecreme Nr. 388 oder leicht gesalzenen, mit geriebenem Käse vermischten Schlagrahm hinein und reicht sie zu Gemüsen und Tunken.

Dieselben können in heißem Schmalz (doch nur wenige auf einmal, da sie sehr aufgehen) gebacken und ungefüllt in Suppen oder zu Tunken und Gemüsen gegeben werden.

197. Gebackene Eiermilch.

Zutaten: 4 Eier, 3/8 Liter Milch, etwas Salz und Muskat Semmelbrösel.

4 Eier werden mit 3/8 Liter Milch, etwas Salz und Muskat gut verrührt. Bei mäßiger Hitze läßt man sie im Bratofen oder Wasserbad nach Nr. 121 fest werden, schneidet sie in Schnitten, kehrt diese in Ei und Semmelbröseln um und

bäckt sie in Schmalz. Man gibt die Schnitten zu Spargel, Blumenkohl usw. usw.

198. Wunderschnitten.

3 Eier werden mit etwas Salz und so viel Mehl, daß ein fester Nudelteig entsteht, auf dem bestäubten Brett verarbeitet. Den fertigen Teig teilt man in 3 Teile, rollt jeden papierdünn aus und teilt ihn mit dem Kuchenrädchen in kleine viereckige, ungefähr 10 Zentimeter große Stücke. Diese werden in einem kleinen tiefen Topf in kochendem Schmalz (auch halb Fett, halb Schmalz) rasch nacheinander herausgebacken und als Gemüsebeilage gegeben.

199. Mehlschnitten—Polentaschnitten.

Zutaten: 4 Eier, 200 Gramm Mehl oder Polentagrieß, 1/4 Liter Milch, Salz.

Man schlägt alle Zutaten gut ab, taucht ein Tuch in heißes Wasser, bindet den Teig ganz locker hinein und läßt ihn in Salzwasser 1 Stunde kochen. Er wird dann mit dem Faden in Stücke geschnitten, mit Parmesankäse bestreut und mit heißer Butter übergossen angerichtet.

200. Topfennudeln.

1. Der Teig wird wie für Nr. 906 vorbereitet, statt Zucker mit Salz und Kümmel gewürzt und wie dort fertig gebacken.
2. **Russische Topfennudeln.** Die Nudeln werden wie Nr. 907 mit Salz und Kümmel statt Zucker zubereitet und in heißem Schmalz gebacken oder in Salzwasser, auch Gemüsebrühe gekocht und in Tomaten-, Pilz-, Bechameltunke usw. angerichtet.

201. Parmesankrapfen.

Zutaten: 1/4 Liter Milch oder Wasser, 30 Gramm Butter, 160 Gramm Mehl, 3 Eier, Salz.

Man bereitet aus den Zutaten einen Brandteig wie in Nr. 196, gibt, nachdem er erkaltet ist, die Eier dazu, setzt auf ein bestrichenes Backblech nußgroße Stückchen mit dem

Löffel, macht in die Mitte eines jeden Kräpfchens eine Vertiefung, gibt zuerst etwas zerlassene Butter, dann geriebenen Käse hinein und beträufelt nochmals mit Butter. Die Krapfen werden im Ofen 20 Minuten bei mäßiger Hitze gebacken.

202. Vegetarische Wurst.

Zutaten: ½ Pfund Haselnüsse, 2—3 in Milch eingeweichte, abgeriebene Semmeln, ½ geriebene Zwiebel, die Hälfte davon in Butter geröstet, 1—2 Löffel geröstete, gewiegte Champignons, 12 Stück Pistazienkerne, grob geschnitten, etwas Salz, etwas Butter, 1 Ei, eine Prise Zucker.

Die Haselnüsse werden geschält und in Butter geröstet, grob geschnitten, mit den übrigen Zutaten vermengt. Dann formt man eine Wurst daraus, bindet sie ganz fest in ein Tuch und kocht sie 20 Minuten in Wasser. Man schneidet sie hierauf in Scheiben, reicht sie so oder brät diese nochmals im Ofen.

203. Vegetarischer Gänsebraten.

Zutaten: 1 Pfund gelbe Erbsen, ein Stückchen Butter, ⅛ Liter dicker Rahm, einige Karotten und etwas Zwiebel, Salz, Maggi.

Die Erbsen werden 12 Stunden in 1 Liter Wasser geweicht, in demselben Wasser halb weich gekocht. Dann gießt man das Wasser ab, füllt 1 Liter kochendes Salzwasser darauf, gibt die in Scheiben geschnittenen gelben Rüben und Zwiebel dazu und kocht das Ganze ganz langsam mit Butter weich. Man streicht die Masse durch das Sieb, mischt Semmelbrösel und so viel Mehl dazu, daß sie sich formen läßt, macht daraus einen schmalen, länglichen Laib in der Form der Gänsebrust, gibt ihn in die Pfanne in heißes Fett, legt Apfelscheiben hinein und brät das Gericht unter öfterem Begießen mit Butter und Wasser oder sauerem Rahm fertig. Diese Bratenbrühe wird mit etwas Kartoffelmehl verdickt, mit einigen Löffeln sauerem Rahm abgerührt, und mit den Äpfeln zum Braten gereicht. Man gibt als Gemüse Sauerkraut und gebratene Kartoffeln dazu. Es ist darauf zu achten, daß sich oben keine Kruste bildet. Man streicht öfter glatt und bepinselt mit sauerem Rahm.

204. Vegetarischer Hackbraten.

Zutaten: 125 Gramm Hafergrütze, 125 Gramm Grünkernschrot, 60 Gramm Bohnen, 1 Semmel, 1 Ei, Majoran, Salz, Petersilie, Zwiebel.

Man läßt Hafergrütze und Grünkern zusammen in 1 Liter Wasser oder Milch weich kochen, am besten im Grützenkocher oder in der Kochkiste, dünstet die fein gewiegte Petersilie und Zwiebel in Schmalz oder Butter, kocht die weißen Bohnen, die nach Belieben auch weggelassen werden können, nachdem man sie die Nacht vorher geweicht hat, ebenfalls weich, schneidet die Semmel in kleine Würfel und röstet sie in Schmalz. Dann werden alle Zutaten gut vermischt und, ist der Teig zu weich, Semmelbrösel nach Bedarf darunter gegeben. Man formt entweder einen Braten und brät ihn wie Fleischhackbraten mit Butter, Fett und etwas sauerem Rahm im Ofen, oder kleine Koteletten, die in der Pfanne gebraten werden. Pilztunke schmeckt sehr gut dazu.

205. Linsen-Timbale.

Zutaten: 500 Gramm Linsen, 200 Gramm Nüsse, Zwiebel, Salz, Dörrpflaumen.

Die Linsen werden über Nacht geweicht, dann weich gekocht und durch das Sieb gegeben. Man mischt 200 Gramm geriebene Nüsse, etwas geriebene Zwiebel darunter, macht die Masse mit Granola oder Semmelbröseln steif, salzt und würzt und streicht damit eine gebutterte Kuppelform oder eine feuerfeste Schüssel gut aus. Die Mitte füllt man mit Dörrpflaumenkompott und gibt einen Deckel von der Linsenmasse darauf. Die Speise wird im Ofen gebacken. Man gibt sie gestürzt oder in der Form zu Tisch.

206. Grünkernbraten.

Zutaten: 120 Gramm Grünkernschrot, 1 Eßlöffel Nüsse, 2—3 Eier, Zwiebel, Petersilie, Salz.

Das Grünkernschrot kocht man in halb Wasser, halb Milch am besten einen Tag vorher zu einem steifen Brei. Man gibt feingewiegte, in Butter gedünstete Zwiebel und Petersilie, etwas Majoran, etwas abgeriebene Zitronenschale, 1 Eßlöffel geriebene Nüsse, 2—3 Eier und so viel Brösel an den Teig, daß sich ein Wecken formen läßt, den man unter häufigem Bestreichen mit sauerem Rahm im Ofen in der Bratpfanne mit Butter und Fett brät. Wenn die Masse gar gebraten ist, nimmt man den Braten heraus, rührt die Tunke mit Wasser glatt, verdickt sie mit einem Teelöffel aufgelöstem Stärkemehl und mischt nach Belieben vorher weich gedämpfte Pilze oder Tomatenmark darunter. Man kann die Tunke eigens servieren, den Braten auf eine größere Platte legen und mit Häufchen von Gemüsen wie Bohnen Nr. 451, Rosenkohl Nr. 472 oder anderen abwechselnd mit Spaghetti, Kastanien Nr. 498, Schalotten, ausgestochenen Kartoffeln usw. verzieren.

207. Linsensoufflé.

125 Gramm Linsen, 125 Gramm „Gesunde Kraft"-Ersatzmasse werden, jedes für sich, weich gekocht, durchgetrieben, mit 4 Eigelb, 1 Löffel Rahm und dem Schnee der Eier vermischt und in der gestrichenen gestreuten Form gebacken.

208. Falscher Hase nach der „Ceres".

Zutaten: 125 Gramm Grünkernschrot, ⅛ Liter Milch, 2 bis 3 Eier, gewiegte Petersilie, Zwiebel, Salz.

Man kocht Grünkernschrot in der Milch zu einem steifen Brei, dünstet Petersilie und Zwiebel in Butter, weicht 60 Gramm abgeriebene Semmeln in Wasser und drückt sie fest aus. Dann werden alle Zutaten zusammengemischt, gesalzen, mit Suppenwürze gewürzt und zu einem länglichen Laib wie ein Hackbraten geformt. Ist er nicht fest genug, gibt man noch Semmelbrösel an die Masse, bestreicht sie mit sauerem Rahm und brät sie im Backofen in der Bratreine mit Butter unter öfterem Begießen fertig. In die Tunke gibt man gedämpfte Zwiebelringe oder vorher gedämpfte Pilze und verdickt sie mit Kartoffelmehl.

209. „Gesunde Kraft"-Braten*.

Zutaten: 100 Gramm „Gesunde Kraft", 1 Ei, eine Zwiebel, Pilze, Gewürz, Salz.

100 Gramm der Fleischersatzmasse „Gesunde Kraft" werden mit ¼ Liter Wasser kurze Zeit zu dickem Mus gekocht. Eine kleine feingewiegte Zwiebel, nach Geschmack mehr, dünstet man in Butter, gibt 1 Ei, Zitronensaft und einige vorher geweichte, in feine Scheibchen geschnittene Steinpilze dazu, zuletzt die erkaltete Masse, Suppengewürz, nach Belieben etwas Majoran und ganz wenig Salbei und Salz. Man formt einen länglichen Wecken, gibt ihn mit ziemlich viel Butter, einigen Zwiebel- und gelben Rübenscheiben in den Bratofen, läßt ihn auf beiden Seiten anbraten und brät ihn dann unter Begießen mit sauerem Rahm. Der fertige Braten wird auf eine größere Platte gelegt, mit Häufchen von gedünsteten Pilzen, Karotten, Fleurons oder gebratenen Kastanien, auch Blumenkohl usw. umgeben; die Bratentunke mit etwas Stärkemehl angerührt, nach Belieben mit Tomatenmark vermischt und eigens angerichtet.

Aufläufe.

210. Käseauflauf.

Zutaten: 4 Eßlöffel Mehl, Salz, 50 Gramm Butter, ½ Liter Milch, 3 Eier, 125 Gramm geriebener Schweizerkäse.

Mehl und Butter werden mit der heißen Milch glatt angerührt, der geriebene Käse und etwas Salz dazu getan, die Masse auf dem Feuer abgerührt, bis sie fast kocht und sich von dem Topf ablöst. 3 Eigelb (das Weiße zu Schnee geschlagen) werden dazu gegeben, die Masse in die gestrichene Form gefüllt und 15 Minuten im heißen Rohr gebacken. Der Auflauf muß sofort serviert werden.

---

* Aus Kiels „Gesunde Kraft" Fleischersatzmasse.

211. Semmelauflauf mit Käse

Alte Brötchen werden abgerieben, in Milch eingeweicht, lagenweise in eine mit Butter bestrichene Form gelegt, zwischen jede Lage geriebener Schweizerkäse, Butterstückchen und saurer Rahm gegeben, oben darauf geriebenes Brot und Butter. Der Auflauf muß 1 Stunde backen.

212. Maisauflauf.

Zutaten: Maiskolben, Butter, Milch oder Rahm, Eier, Salz.

Man läßt frischen Mais 8 Minuten in Salzwasser kochen, löst ihn von den Stangen und streicht ihn durchs Sieb oder die Hackmaschine. Dann wird er mit einem Stückchen Butter aufgekocht und mit Milch oder Rahm vermischt, so daß ein weicher Teig entsteht. Nachdem er ausgekühlt ist, kommen 3 Eigelb und 4 Eiweiß (diese zu Schnee geschlagen) hinzu. Der Auflauf wird in der gebutterten, gestreuten Form $1/4$ Stunde gebacken. Man kann auch feingehackte Zwiebel darunter mischen.

213. Makkaroniauflauf.

Zutaten: 250 Gramm Makkaroni, $1/4$ Liter Milch, 1 bis 2 Eier, Käse, Butter, Pilze oder Bohnen, Salz.

Die Makkaroni werden in Salzwasser weich gekocht (auch in der Kochkiste), abgetropft, mit kaltem Wasser abgespült. In die gebutterte, gestreute Form kommt eine Lage der abgetropften Makkaroni, darauf geriebener Käse und nach Belieben kleingeschnittene, gekochte Bohnen und Butterstückchen, oder mit etwas Butter und Salz gedämpfte, kleingeschnittene Pilze; dann wieder Makkaroni und so fort, bis die Form 3/4 voll ist. Obenauf gießt man 1—2 mit $1/4$ Liter Milch oder Rahm verquirlte Eier und bäckt den Auflauf 1 Stunde bei guter Oberhitze.

2. Mit Tomaten: Man legt die geschälten, in Stückchen geschnittenen Tomaten in die gebutterte Form, gibt in Salzwasser gekochte und in Butter aufgeschmelzte Makkaroni darauf, dann eine Lage gerösteter Zwiebelringe und etwas Rahm. Es folgen Makkaroni, Tomaten, Makkaroni, Zwiebeln, Rahm. Den Schluß bilden Tomatenstückchen und Butterflöckchen.

214. Makkaroniauflauf mit sauerem Rahm.

Zutaten: 150 Gramm Makkaroni, 2—3 Eigelb, gewiegte Kräuter, wie Petersilie, Kerbel, Estragon, ⅛ Liter dicker, saurer Rahm, 50 Gramm geriebener Käse, Salz.

Die weich gekochten, abgetropften Makkaroni werden mit dem Käse und nach Belieben Pilzfarce vermischt, in die gebutterte Form gegeben. Man verquirlt die Eigelb mit Rahm und Kräutern, gießt sie darüber und bäckt den Auflauf 1 Stunde bei guter Hitze. Gemüse-, Zwiebel- oder Pilztunke wird dazu gereicht.

2. **Mit Sauerkraut.** Fertiges Sauerkraut wird zwischen die Makkaroni in Lagen eingelegt und die Pastete wie oben beendigt. Man kann Sauerkrautreste verwenden.

215. Kartoffelauflauf mit Steinpilzen.

Zutaten: 2 Pfund Kartoffeln, 1 Pfund Steinpilze, Butter, Petersilie, 2—3 Eigelb, ¼ Liter Rahm oder Milch, Zwiebel, Salz.

Man dünstet die gereinigten, in feine Scheiben geschnittenen Steinpilze mit fein gewiegter Zwiebel und Petersilie in Butter weich. Dann füllt man die gekochten, ebenfalls in Scheiben geschnittenen Kartoffeln zur Hälfte in die gebutterte Form, legt die Steinpilze und dann die zweite Hälfte der Kartoffeln darauf, verquirlt Eier und Milch, gibt es darüber mit geriebenem Käse und Butterstückchen und bäckt den Auflauf kurze Zeit im Ofen.

216. Kartoffelauflauf mit und ohne Käse.

Zutaten: 1 Pfund Kartoffeln, 30 Gramm Butter, 2 Eigelb, Käse, Rahm, Salz.

1 Pfund ganz trockene, in Salzwasser gekochte Kartoffeln werden gerieben und mit 30 Gramm Butter vermischt; dann 2 Eigelb, ⅛ Liter Rahm, nach Belieben 30 Gramm Käse und zuletzt Schnee der Eier darunter gemengt und die Masse in der gebutterten, gestreuten Form gebacken.

217. Kartoffelauflauf mit Gemüsen.

Zutaten: 6 mittelgroße Kartoffeln, 40 Gramm Butter, 2 bis 3 Eier, 2 Eßlöffel Mehl, Gemüse, Salz.

Die am Tag vorher gekochten Kartoffeln werden geschält und durch die Presse gegeben. Dann rührt man die Butter schaumig, mischt Eigelb, Kartoffeln, Mehl, Salz und zuletzt den Schnee der 2 Eier dazu und gießt die Hälfte der Masse in die gebutterte Auflaufform. Darauf kommt eine Lage gedämpftes Sauerkraut oder Blaukraut oder Champignongemüse oder Steinpilze usw., darüber die andere Hälfte des Teiges und obenauf Butterstückchen und geriebener Käse. Backzeit ¼ Stunde im Ofen bei mäßiger Hitze. Man kann auch Gemüsereste verwenden. Der Auflauf wird mit weißer Buttertunke, Tomatentunke, Zwiebeltunke usw. angerichtet.

218. Sauerkrautauflauf mit Rahm.

Zutaten: 1 Pfund Sauerkraut, ¼ Liter saurer Rahm, 2 Eier, 70 Gramm Mehl, Salz.

Das fertig zubereitete Kraut wird in eine Form oder Schüssel gegeben. Man verrührt den Rahm mit Eigelb und Mehl, Salz und etwas Zucker nach Geschmack, sowie dem Schnee der beiden Eier, gießt diesen Brei über das Kraut und läßt es nur bei Oberhitze im Rohr backen. Da die Speise nicht von unten weiter backen darf, muß sie auf den Dreifuß gestellt werden. Ist der Guß trocken und gelb, wird sie angerichtet.

219. Sauerkrautauflauf mit Kartoffelmus.

Zutaten: 1 Pfund Sauerkraut, Kartoffelmus, 1—2 Eigelb, ¼ Liter saurer Rahm oder Milch, Käse und Salz.

Das mit einem Glas Wein zubereitete Kraut wird abwechselnd mit ebensoviel fertigem Kartoffelmus in die gebutterte Auflaufform gelegt. Dann quirlt man Rahm und Eigelb, mischt sie mit geriebenem Käse, gießt diese Tunke über das Kraut und läßt die Speise bei Oberhitze im Ofen backen. Nimmt man Milch statt Rahm (⅛ Liter), kommen Butterflöckchen obenauf. Statt des Sauerkrautes läßt sich auch jedes andere Gemüse verwenden. Ebenso ein Gemüse-Allerlei, aus verschiedenen Gemüsen bestehend, die zusammen gekocht und durch die Maschine gegeben werden.

220. Nudelauflauf.

Zutaten: 120 Gramm Band- oder Fadennudeln, 50 bis 70 Gramm Butter, 70 Gramm geriebener Käse, 1/8 Liter Rahm, 3 Eier.

Die selbstgemachten oder gekauften Nudeln werden in Salzwasser weich gekocht. Dann rührt man die Butter schaumig, gibt 3 Eigelb, geriebenen Käse, 1/8 Liter Rahm, Maggi's Würze und den steifen Schnee der 3 Eiweiß dazu, mischt die Nudeln darunter und läßt die Masse 3/4 Stunden im Backofen backen.

221. Topfenspeise.

Zutaten: 1/2 Pfund Topfen, 1/2 Liter Milch oder Rahm, 2 Eier, Butter, Semmeln, Salz.

Man legt in eine gebutterte Porzellanform Semmelscheiben, darüber den mit ein wenig Mehl, Muskatnuß und Semmelbröseln vermischten Topfen, gibt Semmelscheiben und eine Lage Topfen darauf, und fährt so fort, bis die Form 3/4 gefüllt ist. Dann verquirlt man 1/2—3/4 Liter dicken Rahm mit 1 Ei, oder nimmt dafür Milch und 2 Eier, gießt es über die Speise, die, mit Butterstückchen belegt, 3/4 Stunden im Ofen backen muß.

222. Weißkrautschüssel.

Zutaten: 1 Weißkraut, 2—3 Semmeln, Zwiebel, Petersilie, 1/8 Liter Wein, Butter, Pilze nach Belieben, 1 Ei, Salz.

Man läßt die schönen, großen Blätter weg und brüht sie, nachdem sie von den Rippen befreit sind. Das übrige wird weich gekocht und mit den in Wasser geweichten Semmeln, mit der grob geschnittenen Zwiebel und Petersilie und einigen vorher geweichten Pilzen durch die Maschine gegeben; dann in heißem Fett mit Wein und Gemüsewasser zu einer dicklichen Farce gekocht und mit 1 Ei abgezogen. Die vorbereitete Form wird mit den zurückbehaltenen Blättern ausgelegt, darauf eine Lage Fülle, eine Lage Blätter und so fort. Zuletzt Blätter, doch müssen diese nur dünn liegen; sind sie groß genug, genügt eines. Die Speise wird im Ofen unter öfterem Nachgießen von Brühe fertig gebacken.

223. Weißkrautauflauf mit Wein.

Zutaten: 1 Weißkraut, ⅛ Liter Wein, fein geschnittene Zwiebel, 1 Ei, Kartoffeln, ¼ Liter saurer Rahm, Salz.

Man schneidet das Kraut ganz fein, läßt es kurze Zeit in wenig Salzwasser kochen, gießt das Wasser ab und gibt den Wein an das Kraut, nebst der in Butter gerösteten Zwiebel und einem Stückchen Butter. Dann wird es in Lagen in die gebutterte, gestreute Form, abwechselnd mit frisch gekochten, in Scheiben geschnittenen Kartoffeln oder mit vorher gekochtem Wasserreis gelegt. Man verrührt ¼ Liter sauren Rahm mit einem Ei, gießt ihn über die Speise und läßt sie im Ofen bräunlich werden.

224. Krauttorte.

Zutaten: ein kleiner Kopf Weißkraut, 5 Milchbrötchen, etwas Zwiebel und Petersilie, 4—5 Eier, Salz, Maggi.

Das von allen Rippen befreite Weißkraut wird in Salzwasser weich gekocht, durch die Maschine gegeben und mit fein gewiegten Zwiebeln und Petersilie kurze Zeit in heißem Schmalz gedünstet. 5 Milchbrötchen rechnet man auf einen kleinen Krautkopf. Man reibt sie ab, weicht sie in Wasser, drückt sie fest aus, gibt sie ebenfalls durch die Maschine. Nun wird ein Stückchen Butter schaumig gerührt, 4—5 Eigelb, dann das Kraut und die Semmelmasse und zuletzt der Schnee der Eier nach und nach dazu gegeben, die Masse mit Suppenwürze und Salz nach Bedarf gewürzt und in der gebutterten, gestreuten Springform gebacken. Ist der Teig sehr weich, mischt man etwas Semmelbrösel darunter. Der fertige Kuchen wird gestürzt und mit Pilz-, Wein-, Tomatentunke usw. gereicht. Man kann in die Masse klein geschnittene, weich gedämpfte Pilze geben.

225. Krautkuchen.

Zutaten: 1 nicht zu großer Weißkrautkopf, 40 Gramm Butter, 30 Gramm Pflanzenfett oder 50—60 Gramm Butter, 3 Eier, 4 Löffel Semmelbrösel.

Das Kraut wird in Stücke geschnitten, in Salzwasser gekocht und gewiegt, oder durch die Hackmaschine gegeben. Dann rührt man Butter und Fett ab, gibt feingewiegte Zwiebel, etwas Salz, die Eier, das Kraut und Semmelbrösel dazu (auch Suppenwürze nach Belieben) und streicht die Masse gleichmäßig hoch in die gebutterte, gestreute, sogenannte Bischofsbrotform, d. h. die länglich viereckige Kuchenform aus Blech, streut obenauf Semmelbrösel und bäckt die Speise im Ofen. Sie wird gestürzt und als ganzer Kuchen angerichtet oder in gleichmäßige Stücke geschnitten und so zu Krauttunke Nr. 173 und Kartoffeln gereicht. Überreste werden in der Pfanne auf beiden Seiten gebraten oder als kalter Aufschnitt verwendet.

226. Einfacher Reisauflauf.

Zutaten: 125 Gramm Reis, 1 Ei, Butter, Salz, gewiegte Petersilie, Muskatnuß.

Man kocht den gebrühten Reis in Salzwasser körnig weich, vermischt ihn mit dem verquirlten Ei, Petersilie und einem Stückchen Butter, füllt ihn in die gebutterte, gestreute Form und bäckt ihn im Ofen ½—¾ Stunde.

227. Reisauflauf mit Gemüsen.

Man bereitet die Reismasse wie für Nr. 226, gibt sie abwechselnd mit Lagen von irgendwelchen fertig bereiteten Gemüsen, wie Sauerkraut, Kugelerbsen in Butter, grünen Bohnen auf englische Art, oder mit Gemüsemus, wie Sellerie-, gelbe Rübenmus in die gebutterte Form. Eine Lage Reis beschließt den Auflauf. Man verquirlt 1—2 Eier mit ⅛ Liter Rahm oder Milch und gießt sie über die vorbereitete Speise, die ½ bis ¾ Stunde im Ofen gebacken wird.

2. **Mit Pilzen.** Steinpilze oder Champignons oder Rehlinge usw. werden geputzt, fein geschnitten, im eigenen Saft mit gewiegter Zwiebel, Petersilie und Salz gedünstet und lagenweise zwischen den Reis gelegt.

228. Reisauflauf mit Rosenkohl.

Man dünstet ½ Pfund Rosenkohl mit einem Stückchen Butter und etwas Salzwasser, röstet Semmelwürfel in Schmalz, mischt sie darunter, gibt den Kohl lagenweise zwischen den nach Nr. 226 vorbereiteten Reisauflauf und beendigt ihn wie dort angegeben.

2. **Wirsing oder Weißkraut** wird feinnudlig geschnitten, nur kurz in Salzwasser gekocht und mit etwas Butter und Suppenwürze gemischt zwischen den Reis gegeben.

229. Tomatenreis.

Die Tomaten werden geschält, in Stückchen geschnitten, in Butter mit Salz weich gedämpft und unter die Reismasse nach Nr. 226 gemischt; der Auflauf wie dieser beendigt. Ebenso läßt sich Tomatenmark verwenden.

230. Tomatenreisauflauf mit Pilzen.

Zutaten: 250 Gramm Tomaten, 125 Gramm Reis, 250 Gramm Pilze, ein Stückchen Butter, 1—2 Eier, $1/8$ Liter saurer Rahm, Salz.

Man läßt die Tomaten in $1/2$ Liter Salzwasser ganz weich kochen und gibt sie durch das Sieb oder verwendet Tomatenmark, das in $1/2$ Liter Wasser aufgelöst wird. Der Reis wird in diesem Tomatenwasser mit etwas Butter körnig weich gekocht; die geschnittenen Pilze läßt man mit Butter im eigenen Saft weich dünsten. Man gibt Reis und Pilze lagenweise in die gebutterte, gestreute Form und schließt mit Reis ab. Rahm und Ei werden verquirlt, darüber gegossen und die Speise 1 Stunde im Ofen gebacken. Mit den Pilzen kann man noch fein gewiegte Zwiebel und Petersilie dünsten.

231. Käsereis.

Zutaten: $1/4$ Pfund Reis, Tomaten, 100 Gramm geriebener Käse, 2—3 Eier, $1/4$ Liter Milch oder Rahm, Salz.

Der nach Nr. 226 zubereitete Reis wird mit kleingeschnittenen Tomaten oder Tomatenmark vermischt (doch können die Tomaten auch wegbleiben) und abwechselnd mit Käse in die vorbereitete Form gegeben. Man quirlt Milch und Eier, gießt sie über die Speise, legt Butterstückchen obenauf und bäckt sie 10 Minuten im Ofen.

232. Gestürzter Gemüsereis.

Zutaten: 150—200 Gramm Reis, je nach Größe der Form, Wasser, Salz, geriebener Käse oder Tomatenmark, 20 Gramm Butter.

Der gebrühte Reis wird zu einem dicken Brei gekocht, Butter, Salz und nach Belieben Käse oder Tomatenmark dazugegeben. Man läßt ihn etwas auskühlen und bestreicht dann gleichmäßig fingerdick Boden und Wände einer glatten, sehr gut geschmierten Form, am besten Kuppelform, damit. Das Innere der Form wird mit vorher bereitetem Wirsing oder Sauerkraut, auch Spinat gefüllt, doch dürfen die Gemüse keine Brühe haben. Desgleichen können Bohnen, Erbsen, Rosenkohl auf englische Art sehr gut verwendet werden. Man legt einen Deckel von Reis darüber, drückt ihn fest auf die Seitenränder, damit nirgends Gemüse herauskommen kann, und stellt die Form in kochendes Wasser. Schon nach einer halben Stunde läßt sich das Gericht stürzen.

233. Salatauflauf.

Zutaten: 3—4 Salatköpfchen, je nach Größe, 4 Semmeln, Butter, gewiegte Petersilie, Boretsch, Schnittlauch, Zwiebel, Salz.

Man dünstet die von allen schlechten Blättern befreiten, gewaschenen Salatköpfe in Butter und wenig Wasser und Salz weich, gibt Petersilie dazu, wiegt sie und verdickt das Gemüse, wenn nötig, mit Semmelbröseln. Dann legt man eine Lage Salat in die gebutterte Form, darauf die vorher in Scheiben geschnittenen und in Butter oder Schmalz gebratenen Semmelscheiben, dann wieder Salat usw. Die Speise wird mit etwas Salatwasser übergossen, mit Käse und Butterflöckchen bestreut und kurze Zeit im Ofen gebacken. Auf dieselbe Art kann man alle Blattgemüse bereiten und auch Reste verwenden.

234. Gelberrübenauflauf.

Zutaten: 500 Gramm Rüben oder Karotten, 3 Eier, Rahm, Salz.

Man kocht die Rüben ganz weich, gibt sie durch die Maschine, mischt die Eier, etwas Rahm oder Milch, nach Bedarf

Brösel, gewiegte Zwiebel, Salz und Gewürz, wie Majoran und Salbei, oder Thymian oder Petersilie darunter und bäckt die Masse in der gebutterten Form im Ofen auf dem Dreifuß. Obenauf gibt man Butterflöckchen.

235. Aufgezogenes von Karotten oder gelben Rüben.

Zutaten: 250 Gramm Karotten, Petersilie, Salz, Zucker, 3 Eier.

Man kocht die Rüben in wenig Wasser ganz weich mit einem Büschelchen Petersilie und Kerbel, gibt sie zweimal durch die Maschine, oder drückt sie durchs Haarsieb. Dann werden sie mit dem Rübenwasser zu einem dicken Brei verkocht, gesalzen und mit etwas Mehl bestäubt. Man mischt sie mit Eigelb und Schnee und läßt die Speise im Ofen bei guter Oberhitze aufziehen. Backzeit ¼ Stunde bis 20 Minuten.

236. Lauch au gratin.

Zutaten: 10—12 Lauchstangen, 2 Löffel Mehl, ¼ Liter Milch, 120 Gramm geriebener Käse, Salz.

Der Lauch wird gereinigt, wobei zu beachten ist, daß man alles Grüne wegschneiden muß und die Stangen nur so weit benützen darf, als sie fest und gelb sind. Dicker Lauch ist immer den dünnen Stangen vorzuziehen. Dann kocht man ihn in Salzwasser weich, läßt ihn ganz abtropfen und legt das Gemüse in eine gebutterte Omeletteform oder in die kleine Auflaufform. Ein Stückchen Butter oder halb Butter, halb Pflanzenfett wird mit 2 Eßlöffeln Mehl und ¼ Liter Milch zu einer dicklichen Tunke verrührt, mit dem geriebenen Käse vermischt und über die vorbereiteten Lauchzwiebeln gegossen, worauf das Gericht noch ¼ Stunde bei mäßiger Hitze im Ofen backen muß.

Mangoldstangen, Blumenkohl, Spargel, Gurken, Sellerie, Karotten, Schwarzwurzeln werden auf dieselbe Weise bereitet.

237. Tomatenblumenkohl.

Man bereitet mit dem Blumenkohlwasser eine ziemlich dicke Tomatentunke Nr. 636 aus frischen Tomaten oder Tomatenmark, vermischt sie nach Belieben mit geriebenem Käse und gießt sie über die einzelnen gekochten Röschen in der gebutterten Form. Der Auflauf wird mit geriebenem Käse bestreut und ½ Stunde im Rohr bei mäßiger Hitze gebacken.

238. Käseblumenkohl.

Man bereitet die Käsetunke nach Nr. 634 mit Blumenkohlwasser und 1—2 Eigelb und beendet dann den Auflauf wie Nr. 237.

239. Gemüseallerlei in der Form.

Zutaten: 4—6 Kohlrabi, 4 große Kartoffeln, 1 Pfund Tomaten, 50 Gramm Butter, geriebener Käse, Salz.

Kartoffeln, Tomaten und Kohlrabi werden in Scheiben geschnitten; dann streicht man die Porzellanform mit Butter aus, gibt eine Lage Kohlrabi hinein, etwas Salz und Butterstückchen darauf; auf eine Lage Kartoffel und eine Lage Tomaten folgen wieder Kohlrabi usw., bis die Masse zu Ende ist. Zwischen jede Schicht kommen kleine Butterstückchen und Salz, ebenso obenauf, nebst geriebenem Käse. Backzeit 1½ Stunden im Ofen.

240. Auflauf von Erbsen und gelben Rüben.

Zutaten: 200 Gramm Erbsen, 50 Gramm Rüben, 50 Gramm grüne Erbsen, 2 Eier, Salz.

200 Gramm getrocknete Erbsen werden geweicht, dann weich gekocht, zwei bis dreimal durch die Maschine oder das Haarsieb getrieben, mit ungefähr 50 Gramm gekochten, durchgetriebenen gelben Rüben und ebensoviel gekochten frischen Erbsen vermischt. Man rührt 2 Eigelb ab, gibt Salz, ein Stück zerlassene Butter und die Erbsenmasse sowie den Schnee der 2 Eier daran und, wenn nötig, Brösel und bäckt das Gericht in der gestrichenen, gestreuten Form im Ofen, nachdem man es mit Butterflöckchen belegt hat.

241. Erbsenauflauf.

Zutaten: 250 Gramm Erbsen, Tomatenmark, Butter, Wurzelwerk, Salz usw.

1. 250 Gramm Erbsen werden weich gekocht, zu dickem Mus nach Nr. 25,2 bereitet, mit Semmelbröseln, 2—3 Löffeln Tomatenmark, 1 Eßlöffel zerlassener Butter oder Nußbutter, 1 bis 2 Eßlöffeln feingeschnittenem und vorher in etwas Butter gedünstetem Wurzelwerk, sowie etwas Zwiebelsaft, Suppenwürze und verriebenem Salbeiblatt vermischt. Man schmeckt die Masse in Salz und Gewürzen ab, gibt sie in die gebutterte, gestreute Form, etwas Butter oben darauf, läßt sie im Ofen backen, bis sie durch und durch eine braune Farbe hat, und reicht Tomatentunke dazu.

2. Man mischt unter die Masse 2—3 verquirlte Eier und bäckt sie als Auflauf oder kocht sie als Pudding im Wasserbad.

242. Endiviengemüse in der Form.

Endivien werden in Salzwasser halb weich gekocht. Dann gibt man auf eine flache Porzellanform etwas Butter, setzt die Endivienköpfe nebeneinander darauf und gibt Butterstückchen darüber. Das Gemüse wird ½ Stunde im Ofen gebacken und von Zeit zu Zeit etwas Milch oder saurer Rahm nachgegossen. Vor dem Anrichten kann man es noch einmal mit Butter beträufeln.

243. Tomatenauflauf.

Zutaten: 1 Pfund Tomaten, geriebener Käse, Zwiebel, ⅛ Liter saurer Rahm, 1 Ei.

Man schneidet die Tomaten in Stückchen, gibt eine Lage in die gebutterte, gestreute Form, darauf Käse, fein gewiegte Zwiebel und Salz, wieder Tomaten und so fort. Zuletzt Käse. Ei und saurer Rahm werden zusammen gequirlt darübergegossen und die Speise bei langsamem Feuer ½ Stunde im Ofen gebacken.

244. Tomaten au gratin.

Zutaten: 9 Tomaten, 30 Gramm Butter, Salz, Mehl.

Man höhlt 9 große reife Tomaten ganz vorsichtig aus und läßt das Innere mit einem Stückchen Butter und 2—3 in Stückchen geschnittenen Tomaten in ¼ Liter Salzwasser gut auskochen. Dann bereitet man aus 20—30 Gramm Butter und einem gehäuften Löffel Mehl eine helle Schwitze, füllt sie mit dem durchgeseihten Tomatenwasser auf, gibt fein gewiegte Zwiebel und Petersilie dazu und füllt diese Tunke, die ziemlich dick sein muß, in die vorbereiteten Tomaten. Sie werden nebeneinander in eine gebutterte, flache Form gestellt, mit einer Lage Brösel oder geriebenem Käse überstreut, mit zerlassener Butter beträufelt, ¼ Stunde im Ofen bei guter Hitze gebacken und gleich in der Form angerichtet.

245. Neapolitaner Tomatensoufflé.

Zutaten: 30 Gramm dickes Tomatenmus, 50 Gramm geriebener Käse, 2 Eßlöffel Bechameltunke, 3 Eier, 250 Gramm Makkaroni, Butter, Salz.

In eine gebutterte Form gibt man eine Lage der weich gekochten Makkaroni, darauf Butterflöckchen und geriebenen Käse, dann wieder Makkaroni usw. Tomatenmus, Bechameltunke und Eigelb werden vermischt, der steife Schnee darunter gegeben und diese Masse zwischen die einzelnen Makkaronilagen gestrichen; obenauf Butterstückchen und Käse. Backzeit 20 Minuten im Ofen.

246. Tomaten und grüne Bohnen mit Nudeln.

Zutaten: ½ Pfund Tomaten, ½ Pfund Nudeln, ¼ Pfund Bohnen, 1—2 Eier, geriebener Käse nach Belieben, Salz.

Die Tomaten werden in Butter mit Zwiebeln und etwas Zitronensaft gedämpft, gesalzen, durchgegeben oder ganz verwendet. Auch Mark läßt sich gebrauchen. Die Bandnudeln läßt man in Salzwasser kochen und gut abtropfen. Die fein geschnitzten Bohnen werden ebenfalls weich gekocht; sie können im Winter durch Büchsen- oder Knorrs Dörrbohnen ersetzt werden. Man mischt alles zusammen, gibt es in die gebutterte Form, gießt 1—2 mit ¼ Liter Milch verquirlte Eier darüber und bäckt die Speise im Ofen. Wird Tomatenmark benützt, nimmt man ⅛ Liter Milch, sonst ¼ Liter.

2. **Tomaten mit Bohnenkernen und grünen Bohnen.** Statt der Nudeln gibt man ½ Pfund am Vortag geweichte, fertig gekochte Bohnenkerne in die Speise und beendigt wie oben.

247. Tomaten nach Florentinerart.

Man bereitet einen Reisrand nach Nr. 326, stürzt ihn auf eine feuerfeste Platte und gibt in die Mitte Spinat à la crème oder nach Nr. 390 zubereitet. Die Spinatfülle darf nicht höher als der Reisrand stehen. Dann überzieht man die Speise mit dicker Bechameltunke, streut geriebenen Parmesankäse darauf, beträufelt sie mit zerlassener Butter und läßt sie im Bratofen 10 Minuten leicht backen. Inzwischen werden kleine, nicht ausgedrückte Tomaten in Öl gebraten und dann zum Garnieren des Reisrandes verwendet, doch muß man sie ganz heiß darauf legen und das Gericht sofort anrichten.

248. Tomatenspeise.

Weißbrotscheiben werden in Butter gelb geröstet, Tomatenscheiben in Öl gebraten. Dann legt man auf jede Brotscheibe eine Tomate, setzt sie nebeneinander auf eine erwärmte Platte und gibt Käsetunke Nr. 634 schnell darüber. Oder man rührt 2 hart gekochte Eigelb mit 1 rohen Eigelb ab, gibt 1 Eßlöffel geschmolzene Butter, 2—3 Eßlöffel heißes Wasser, Zitronensaft nach Geschmack, etwas Senf, Zucker und Salz daran und die Tunke über die vorbereiteten Tomaten.

249. Eier à l'aurore.

3 Eier werden hart gekocht, nach dem Erkalten geschält, der Länge nach durchgeschnitten. Man nimmt das Gelbe heraus, drückt es durch das Sieb, mischt es mit einigen Löffeln ganz dicker Rahmtunke (Nr. 629) und füllt die Masse wieder in die Eiweißhälften. Inzwischen bereitet man Spinat à la crème, gibt ihn in die gebutterte flache Form, setzt die Eier in einem Kranz darauf, überzieht diesen Kranz ebenfalls mit Rahmtunke und bestreut ihn mit Parmesankäse. Die Speise muß im Ofen 8 bis 10 Minuten backen, dann nimmt man sie heraus und füllt nach Belieben in die Mitte auf den Spinat vorher bereitete dicke Tomatentunke.

250. Gemüse-Timbale.

Eine Kuppelform wird gut gestrichen und mit Scheiben von rohen Tomaten, gekochten gelben oder roten Rüben, Pilzen usw. nach Belieben ausgelegt. Dann bereitet man eine Farce aus folgenden Zutaten: 1—2 Kartoffeln, 1 kleine Selleriewurzel, 1 gelbe Rübe, sowie 1 kleine Petersilienwurzel werden weich gekocht, durch die Maschine gegeben, mit 1—2 Eiern, geriebener Zwiebel, etwas Butter, Salz und feingeriebenem Majoran und Salbei oder Petersilie oder Thymian und Lorbeerblatt und einigen Löffeln Mehl vermischt und mit etwas Milch oder Rahm zu einer dicklichen Farce verrührt. Diese streicht man ringsum in die Form ungefähr 1 Zentimeter dick, füllt dann das Innere mit Ragout nach Nr. 518 aus, schließt mit einer 1½ Zentimeter dicken Lage von Farce fest ab und stellt die Form ins Wasserbad in den Ofen. Sie wird, wenn die Speise fertig ist, gestürzt und die Timbale mit Tomatentunke übergossen. Statt des Ragouts kann der Innenraum auch mit Makkaroni nach Nr. 332, 333 ausgefüllt werden.

251. Emmentaler Käsekuchen.

Zutaten: 100 Gramm Käse, ¼ Liter Milch, 20 Gramm Butter, 2 ganze Eier, Salz.

Die Butter wird geschmolzen, mit dem geriebenen Käse, ¼ Liter Milch, 2 Eiern, 1 Eßlöffel Mehl und etwas Salz gut verrührt. Dann belegt man die gebutterte, ausgestreute Springform mit einfachem Hefen- oder Butterteig, macht davon ringsherum einen breiten Rand und gibt die vorbereitete Käsefülle auf den Teig, den man zuerst langsam, dann auf schnellerem Feuer backen läßt. Wird als Zwischengang oder zu Gemüse, Salat usw. gereicht.

252. Käsesemmel.

Zutaten: 3 Eigelb, ⅜ Liter Rahm oder Milch, 125 Gramm geriebener Käse, Semmeln, Salz.

Man schneidet die abgeriebenen Semmeln in Scheiben, legt sie in zerlassene Butter, dann in die Form, quirlt Eigelb, Rahm und Käse zusammen, gießt es über die Semmeln und bäckt die Speise im Ofen fertig.

253. Grießspatzen mit Käse.

Zutaten: 250 Gramm Grieß, 3 Eier, ¼ Liter Milch, 50 Gramm Käse, Salz, Muskat.

Man bereitet aus Milch, Grieß, Salz und etwas Muskat einen dicken Brei, gibt, nachdem er abgekühlt ist, zuerst die Eier darunter, doch so, daß sich Ei und Grieß ganz vermengen. Gelingt es nicht mit dem Löffel, nimmt man den Fleischklopfer dazu und drückt die Masse damit so lange, bis ein gleichmäßiger gelber Teig ohne Grießknöllchen entsteht. Dann streicht man den Brei auf eine gespülte, mit Wasser befeuchtete, flache Platte ungefähr 2—3 Zentimeter dick auf, läßt ihn ganz erkalten, sticht mit dem Krapfenstecher Küchlein ab, legt sie in eine gebutterte, gestreute, große flache Form, gibt auf jedes Küchlein geriebenen Käse und Butterflöckchen, nach Belieben auch noch dazwischen und bäckt die Speise ½ Stunde im Ofen.

254. Pariser Nioquis.

1. **Mit Wasser.** ¼ Liter Wasser, 60 Gramm Butter, 125 Gramm Mehl, 4 ganze Eier. In das kochende, gesalzene Wasser rührt man Butter und Mehl schnell hinein (doch nicht auf offenem Feuer), rührt den Teig glatt und schlägt, wenn er abgekühlt, die 4 Eier, eines nach dem andern, dazu. Aus dieser Masse werden kleine Nocken abgestochen, in Salzwasser gekocht und in folgender Tunke angerichtet.

Man bereitet eine Mehlschwitze aus nußgroß Butter, 10 Gramm Mehl, rührt sie mit ¼ Liter Milch glatt und 2 Eßlöffel geriebenen Käse und Salz dazu. Ein Teil der Tunke wird auf die Platte gegossen, die Nocken darauf gelegt und mit der übrigen Tunke bedeckt. Obenauf kommt dick geriebener Käse. Sie werden im Ofen gebacken, bis sich eine bräunliche Kruste bildet.

2. **Mit Milch.** ½ Liter Milch, 30 Gramm Butter, 200 Gramm Mehl, 4—5 Eier, Salz. Man bereitet einen Brandteig wie oben, formt längliche Nocken und kocht sie in Milch oder Wasser. Sie

werden dann in die gebutterte, mit Bröseln und Käse gestreute Form gelegt, obenauf Butterstückchen, Käse und Bröseln gegeben und 8—10 Minuten im Bratofen aufgezogen. Oder man übergießt sie mit der oben angegebenen Tunke und bäckt sie im Ofen fertig.

255. Auberginengericht.

120 Gramm Spaghetti werden in Salzwasser weich gekocht, einige Auberginen in Stücke geschnitten, in Mehl gewendet und in heißem Schmalz gebraten, ebenso dünstet man 2—3 Tomaten mit etwas Zwiebel weich. Man gibt in die flache, gebutterte Auflaufform eine Lage Spaghetti, darauf Auberginen und Tomaten, dann Spaghetti usw. Die letzte Lage Spaghetti wird mit geriebenem Käse bestreut und über die Speise Tunke nach Nr. 645 oder 646 gegossen, die jedoch sehr sämig (dicklich) gehalten sein muß. Backzeit 8—10 Minuten.

256. Käseauflauf in Muscheln.

Zutaten: ¼ Liter Rahm, 60 Gramm Butter, 30 Gramm Mehl, Käse, 3—4 Eier, Gewürz, Salz.

¼ Liter Rahm oder gute Milch wird mit der Butter und Mehl auf dem Feuer zu einem Brandteig gerührt, bis er sich vom Topfe löst, darauf in eine Schüssel gegeben und noch heiß 60 Gramm geriebener Parmesan- oder Schweizerkäse darunter gemengt. Wenn die Masse gut abgekühlt ist, rührt man nach und nach 3—4 Eigelb, etwas Salz, nach Belieben Muskatnuß und zuletzt den Schnee der Eier darunter, füllt sie in mit Butter bestrichene Muscheln, streut etwas Käse und Butterstückchen darauf und läßt sie 15 Minuten bei guter Hitze backen.

257. Gelbe Rüben in Muscheln.

Die Rüben werden in Salzwasser weich gekocht, durch die Maschine gegeben, mit gekochten, durch die Presse gedrückten Kartoffeln vermischt. Man gibt ein Stück Butter in den Topf, verrührt es mit dem Mus, füllt etwas heiße Milch nach und kocht das Gericht zu einem dicken Brei, der in die gebutterten Muscheln gefüllt und wie Nr. 256 fertig gebacken wird.

258. Spargel, Schwarzwurzel, Blumenkohl in Muscheln.

Man kocht die Spargeln in Salzwasser ganz weich, rührt sie durch das Sieb oder zweimal durch die Maschine, bereitet mit dem Spargelwasser eine dicke Tunke nach Nr. 629, gibt das Spargelmark dazu, läßt das Mus aufkochen und streicht es nochmals durch das Sieb. Dann zieht man es mit 1—2 Eigelb ab, würzt und füllt die Masse in die nach Nr. 256 vorbereiteten Muscheln und beendigt die Speise wie jenes Rezept. **Schwarzwurzel, Blumenkohl** werden ebenso zubereitet.

259. Spinat in Muscheln.

Man bereitet Spinat à la crème, füllt ihn in gebutterte Muscheln, gibt etwas Butter und dick geriebenen Käse obenauf und läßt die Muscheln im Ofen bei mäßiger Hitze backen, bis sie eine helle Kruste bekommen. Der Spinat muß ziemlich dick gekocht werden.

2. **Sellerie in Muscheln.** Selleriemus nach Nr. 477 wird in die gebutterten, mit Bröseln gestreuten Muscheln gegeben; man gibt Brösel und Butterflöckchen darüber und läßt die Muscheln im Ofen backen, bis sich eine Kruste gebildet hat.

260. Reismuscheln.

Man kocht ungefähr 125 Gramm Reis in 1 Liter Wasser mit Salz weich, vermischt die Masse mit Butter und 1 Eigelb und nach Belieben mit Tomatenmark, füllt sie in die vorbereiteten Muscheln und beendigt das Gericht wie Spinat in Muscheln.

261. Ragout in Muscheln.

Jedes vegetarische Ragout kann in gebutterte Muscheln gefüllt werden. Man macht die Tunke ziemlich kurz, gibt dick geriebenen Käse sowie Butterflöckchen darauf und läßt das Ragout in den gebutterten Muscheln im Backofen anziehen.

Puddings.

262. Das Anrichten der Puddings.

Jeder gesalzene Pudding kann, nachdem er gestürzt ist, mit oder ohne Tunke zu Gemüse oder Salat gereicht, oder nach Nr. 273 verziert werden.

263. Einfacher Grießpudding oder Grießauflauf.

Zutaten: 125 Gramm Grieß, $1/8$ Liter Milch, 3 Eier, 2 Semmeln, Salz, Muskatnuß und Würze.

Man kocht den Grieß in der Milch weich, gibt Salz und nach Belieben etwas Muskatnuß daran, nachdem er ausgekühlt ist, die in Würfel geschnittenen und in Butter oder Fett gerösteten Semmeln sowie 3 Eier dazu und bäckt die Masse in der Auflaufform ¾ Stunden im Ofen. Man kann auch das Weiß der 3 Eier zu Schnee schlagen, leicht unter die Masse heben und den Grieß in der vorbereiteten Puddingform im Wasserbad 1 Stunde oder in der Kochkiste 3 Stunden kochen.

264. Pudding von geröstetem Grieß.

Zutaten: 125 Gramm Grieß, ½ Liter Wasser, 40 Gramm Butter oder Schmalz, 4 Eier, Tomatenmark, 50 Gramm geriebener Käse, Salz.

Der Grieß wird in der Butter bräunlich geröstet, mit Wasser aufgefüllt, gesalzen und zu einem steifen Brei gekocht, dem man nach Belieben einige Löffel dickes Tomatenmark beimischt. Nachdem er etwas abgekühlt, kommen Käse und Eigelb, später die geschlagenen Eiweiß dazu. Kochzeit: 1 Stunde in der gestrichenen, gebutterten Form.

265. Reispudding.

1. Wird wie Nr. 858 oder 859 bereitet und statt Zucker und den süßen Zutaten mit Salz, etwas Muskat, Maggiwürze und gewiegter Petersilie vermischt. Statt der Milch kann der Reis in Wasser gekocht werden.

2. Mit Erbsen oder Tomaten. Man bereitet den Reis wie oben und mischt statt Petersilie Büchsenerbsen oder Tomatenmark unter die Puddingmasse.

266. Makkaronipudding.

Zutaten: 150 Gramm gekochte Makkaroni, 100 Gramm Parmesankäse, 4—5 Eier, 30 Gramm Butter, Salz, gewiegte, gedünstete Pilze oder Tomaten, etwas saurer Rahm.

Man rührt die Butter schaumig, gibt die Eigelb, Rahm, Käse und Schnee der Eier dazu, füllt die Masse abwechselnd mit Stücken von geschälten Tomaten, auch Tomatenmark oder Pilzen und den gekochten Makkaroni in die gestrichene, gestreute Form, kocht sie im Wasserbad 1 Stunde und reicht am besten Tomaten- oder Pilztunke dazu. Auch kann man diese Zutaten unter die fertigen Makkaroni mischen und den Pudding wie angegeben beenden.

267. Nudel-Timbale.

Bandnudeln werden in Salzwasser weich gekocht, abgetropft, mit Butter berührt. Man füttert die gebutterte Kuppelform mit den Nudeln in ungefähr 2—3 Zentimeter Dicke aus und gibt in das Innere Spinat à la crème oder Ragout fin mit ganz wenig Tunke, auch Pilzragout usw., ganz nach Belieben. Die Einlage wird mit einer Schicht Nudeln bedeckt und die Speise ½ Stunde im Wasserbad gekocht. Vor dem Stürzen muß der Rand mit einem dünnen Messer gelöst werden.

268. Makkaroni-Timbale.

Man legt die ausgestrichene Kuppelform mit weich gekochten Makkaroni aus und bestreicht diese überall mit Eiweiß. In das Innere gibt man folgendes Linsenragout. Man kocht 300 Gramm Linsen weich, gibt sie durch das Sieb, mischt 2 feinwürfelig geschnittene Salzgurken, einige Kapern, feingeschnittene Zwiebel und Petersilie, sowie einige Champignons oder Steinpilze, in feine Scheiben geschnitten, und 2 ebenso vorbereitete Tomaten darunter. Das Ragout wird mit Suppenwürze, Salz und Zitronensaft gewürzt und muß kochen, bis die Pilze weich sind.

Man schließt die Form mit Makkaroni und kocht sie ¼ Stunde im Wasserbad. Statt des Linsenragouts kann irgendwelches Ragout, Gemüse oder Gemüsemus verwendet werden.

269. Käsepudding.

Zutaten: 150 Gramm geriebener Käse, 250 Gramm Semmelbrösel, Butter, 4—5 Eier, Salz, ⅛ Liter Milch.

Man kocht die Milch mit einem Stück Butter, mischt dann Käse und Brösel zusammen, gießt die gekochte Milch darüber, läßt sie ¼ Stunde ziehen, rührt die ganzen Eier dazu und kocht den Pudding in der vorbereiteten Form ¾ Stunden im Wasserbad.

270. Saurer Rahmpudding.

Zutaten: ¼ Liter saurer Rahm, 4 Eigelb, 2 Eiweiß, Salz, 20 Gramm feines Weizenmehl.

Man verrührt Rahm, Eigelb und Mehl, gibt den Schnee der Eier dazu, salzt, füllt die Masse in die gut gebutterte Form und kocht sie ½ Stunde im Wasserbad. Der Pudding wird gestürzt und so als Beilage zu Gemüse oder Salat gereicht, oder man schneidet ihn in Stücke und bäckt diese in heißem Schmalz.

271. Grünkernpudding.

Zutaten: 125 Gramm Grünkernschrot, 3 Semmeln, 30 bis 40 Gramm Butter, ½ Liter Milch, Petersilie, Zwiebel, Soja oder Maggi, 4 Eier, nach Belieben einige Kapern, Salz.

Man kocht den Grünkern in der Milch am besten im Grützenkocher oder in der Kochkiste ganz langsam weich. Dann dünstet man Petersilie und Zwiebel in der Butter, gibt die in Milch geweichten, ausgedrückten Semmeln dazu, trocknet sie in der Pfanne unter beständigem Rühren, gibt sie in eine Schüssel, salzt, rührt die Eigelb und den Grünkern daran sowie die Gewürze und den Schnee der Eier und kocht den Pudding 1¾ Stunden in der vorbereiteten Form. Am besten ist Kaperntunke dazu.

272. Brandteigpudding.

Zutaten: 100 Gramm Mehl, ½ Liter Milch, 70 Gramm Butter, 100 Gramm Käse nach Belieben, 4—5 Eigelb, Salz.

Man bereitet aus Mehl, Butter und Milch einen Brandteig (Nr. 196), läßt ihn kühlen, gibt Eigelb und Schnee sowie Salz und Suppenwürze dazu, und kocht den Pudding im Wasserbad 1 Stunde. Muß sogleich gegessen werden. Wird Käse verwendet, läßt man ihn mit der Brandteigmasse kochen.

2. Mit Gemüsen. In die ausgebutterte, gestreute Form kommen zuerst feingewiegte, weichgekochte und in Butter geschwengte Bohnen oder Spinat, auch gelbe Rüben usw. Darauf der wie oben zubereitete Brandteig. Der Pudding wird wie oben beendigt.

273. Gemüsepudding aus der Ceres.

Zutaten: 100 Gramm Butter, 120 Gramm Mehl, ein knapper ½ Liter Milch, 6—7 Eier, Gemüse, Salz.

Man gibt Butter, Mehl und Salz in die kochende Milch, rührt einen glatten Brandteig, in die etwas ausgekühlte Masse die Eigelb, dann die vorher weich gekochten, in ganz kleine Stückchen geschnittenen Gemüse, wie Karotten, Spargel, Bohnen, Schwarzwurzel, Blumenkohl, auch Kugelerbsen usw. Die Gemüse können entweder einzeln oder nach Belieben zusammengemischt werden. Auch vorher gekochte Julienne läßt sich gut verwenden, ebenso feingeschnittene, vorher gedünstete Pilze oder feingewiegter, gekochter Spinat oder Kerbel und Sauerampfer, gewiegte Petersilie. Der steife Schnee wird noch darunter gezogen und der Pudding 1 Stunde im Dunst gekocht.

Man stürzt ihn in die Mitte einer größeren Platte und gibt ringsum Häufchen der verschiedensten, auf englische Art zubereiteten Gemüse, wie z. B. Spinat abwechselnd mit gebratenen Kastanien, Karotten und Blumenkohl, oder gebratene Kartoffeln, Rosenkohl, glasierte Zwiebeln oder irgendeine Zusammenstellung nach Belieben. Die Platte wird mit Brunnenkresse oder Petersilie noch hübsch verziert und eine Pilztunke zu Pilzpudding, Tomatentunke zu Spargel- oder Blumenkohlpudding und dergl. eigens gereicht. Gibt man um den Pudding einen Rand von verschiedenem Salat, werden noch geviertelte harte Eier dazwischen gelegt, auch Salzgurken, Brunnenkresse usw.

274. Semmelpudding.

1. Zutaten: 30 Gramm Butter, 4 Eigelb, 4 Eischnee, 50 Gramm Semmelbrösel, feingewiegte Petersilie und Zwiebel, sowie Kerbel oder Estragon, Suppenwürze, Salz.

Man rührt die Butter schaumig, gibt die übrigen Zutaten hinzu und kocht die Masse 1 Stunde in der vorbereiteten Form im Wasserbad.

2. 4 abgeriebene, in Milch geweichte und ausgedrückte Semmeln, 60 Gramm Butter, 4 Eigelb, gewiegte, in Butter gedünstete Zwiebeln, Petersilie und Schnittlauch werden wie oben zusammen gemengt und zuletzt der Schnee darunter gemischt. Kochzeit: 1 Stunde.

275. Sauerampfer- und Kerbelpudding.

Zutaten: 1 Pfund Sauerampfer und Kerbel zu gleichen Teilen, 3 Eier, 3 Semmeln in Milch geweicht, 20—30 Gramm Butter, Semmelbrösel, Salz.

Man rührt die Butter schaumig, gibt die ausgedrückten Semmeln, das gebrühte, durch die Hackmaschine gepreßte Gemüse, Salz, Eigelb und den Schnee der Eier dazu, sowie feingewiegte Petersilie, Zwiebel, Schnittlauch nach Belieben und, wenn der Teig zu weich sein sollte, Semmelbrösel nach Bedarf. Die Masse wird in die vorbereitete Form gefüllt, 1 Stunde gekocht und mit Bechamel-, Tomaten-, Pilztunke usw. gereicht.

276. Spinatpudding.

Zubereitung wie Sauerampferpudding.

277. Feiner Spinatpudding.

Zutaten: 100 Gramm Butter, 1½ Pfund Spinat, 3 Eßlöffel Mehl, 5 Eier, Salz.

Man rührt die Butter schaumig, übergießt den gut gewaschenen Spinat mit kochendem Wasser, wiegt ihn, mischt ihn nebst Mehl und Eigelb unter die Butter, gibt den steifen Schnee der 5 Eier dazu, salzt die Masse und läßt sie im Wasserbad in der gebutterten Puddingform 1 Stunde langsam kochen. Der Pudding wird mit Tunke Nr. 468 oder Tomaten-, Zwiebel- oder Pilztunke gereicht und kann auf folgende Weise garniert werden: man dämpft kleine Tomaten- und Zwiebelscheiben in Butter, ebenso vorher gekochte Karotten und Kastanien, und ordnet sie nach Auswahl und Geschmack nebst weichgekochten Blumenkohlröschen um den gestürzten Pudding. Die Tunke wird darüber gegossen oder dazu gereicht.

278. Gelberübenpudding.

Zutaten: 1½ Pfund gelbe Rüben oder Karotten, 4 Eier, 70 Gramm Butter, Salz, Zucker.

Die Rüben werden abgekocht, durch die Hackmaschine gegeben, in der heißen Butter eine Zeitlang gedämpft und, nachdem sie erkaltet sind, so lange mit dem Löffel in der Rührschüssel gerührt, bis sie ganz weiß aussehen. Dann werden sie mit 4 Eigelb, 30 Gramm Zucker, Salz, abgeriebener Zitronenschale und dem Schnee der Eier vermischt und in der gebutterten, gestreuten Form 1 Stunde auf Dampf gekocht.

279. Blumenkohlpudding.

Zutaten: 1 mittelgroßer Blumenkohl, 2—3 Eier, 4 Löffel geriebener Käse, 20 Gramm Butter.

Man kocht den Kohl in Salzwasser, wiegt ihn und läßt ihn erkalten. Dann rührt man die Butter schaumig, gibt Eigelb, Kohl, Käse und den Schnee der Eier dazu und kocht die Masse ¾ Stunden in der vorbereiteten Form. Es wird Pilztunke dazu gereicht.

280. Schwarzwurzel- oder Spargelpudding.

Zutaten: ½ Pfund Schwarzwurzel, oder Spargel, 30 Gramm Butter, ¼ Liter Milch, ¼ Liter Spargelwasser, 3 Eier, 3 Löffel Mehl, 40 Gramm geriebener Käse.

Man kocht das Gemüse, nachdem es vorbereitet und in kleine Stückchen geschnitten ist, in Salzwasser weich und läßt es abtropfen. Inzwischen bereitet man aus Butter und Mehl eine dicke Tunke mit Gemüsewasser und Milch, zieht sie vorsichtig mit den Eigelb ab, gibt den Käse, das Gemüse und zuletzt den Schnee der 3 Eier darunter, sowie etwas Muskat, gießt die Masse in die gebutterte, gestreute Form und kocht sie im Wasserbad $1/2$ Stunde. Es lassen sich dünne, geringere Spargelstangen zum Pudding verwenden.

281. Florentiner Bohnenpudding.

Zutaten für die kleine Puddingform: $1/2$ Pfund grüne Bohnen, 2—3 Eier, 20 Gramm Butter, Mehl.

Man kocht die Bohnen in Salzwasser weich, läßt sie gut abtropfen und gibt sie zweimal durch die Hackmaschine. Inzwischen wird aus der Butter, dem Mehl und Bohnenwasser eine dicke Tunke bereitet. Wenn sie ausgekühlt ist, rührt man die ganzen Eier, 2 Eßlöffel geriebenen Käse, die vorbereiteten Bohnen und nach Bedarf etwas Mehl dazu, gibt die Masse in die gut ausgebutterte und gestreute Puddingform und läßt sie 1 Stunde im Wasserbad kochen.

282. Tomatenpudding.

Zutaten: 80 Gramm Butter, $1/4$ Liter Mehl, $1/4$ Liter Tomatenmus, 6 Eier, Käse, Salz.

Man läßt 80 Gramm Butter zergehen, dünstet darin $1/4$ Liter Mehl, rührt es mit ebensoviel Milch glatt und kocht es zu einem dicken Brei. Ist dieser etwas erkaltet, rührt man $1/4$ Liter Tomatenmus und etwas geriebenen Käse daran, ein wenig Salz, sowie 6 Eigelb und das zu Schnee geschlagene Eiweiß. Man gibt die Masse in eine gut mit Butter bestrichene und mit Semmelbröseln bestreute Puddingform (auch der Deckel muß gut ausgestrichen werden) und kocht den Pudding $3/4$ Stunden im Wasserbad. Tomatentunke wird dazu gereicht.

283. Topinamburpudding.

Zutaten: 500 Gramm Topinambur oder Erdbirnen, 3 Eier, ⅛ Liter Rahm, etwas Majoran oder Thymian, geriebene Zwiebel, Salz.

Die Erdbirnen werden gekocht, geschält, durch die Presse gegeben, mit den ganzen Eiern, Rahm, Salz und Gewürz vermischt. Dann gibt man die Masse in die gebutterte Form und kocht sie auf Dampf oder im Wasserbad.

284. Weißkrautpudding.

Zutaten: 3 abgeriebene Milchbrötchen, 300 Gramm Weißkraut, das im ganzen gewogen wird, Zwiebel, 3—4 Eier, Semmelbrösel.

Man weicht die Semmeln in Milch, drückt sie gut aus, läßt eine kleine, feingewiegte Zwiebel nebst gewiegter Petersilie in Butter weich dämpfen, gibt die Semmelmasse hinein und dünstet sie unter beständigem Rühren, bis sie sich von der Pfanne löst. Dann verrührt man sie mit einem Eigelb, läßt sie auskühlen, gibt dann 2—3 Eigelb, Muskat und Suppenwürze dazu. Das Kraut wird feinnublig geschnitten, in Salzwasser einige Minuten gekocht, abgetropft, zu dem übrigen gerührt und der Teig mit 2—3 Eßlöffeln Semmelbröseln nach Bedarf vermischt. Man gibt den Schnee der Eier darunter und kocht den Pudding in der gestrichenen, gestreuten Form 1½ Stunden.

285. Bohnenpudding.

Zutaten: 125 Gramm Bohnenkerne, 125 Gramm Karotten, 4—5 Eier, Semmelbrösel, Zwiebel, Gewürz, Salz.

Man bereitet Bohnenmus von 125 Gramm vorher gekochten Bohnenkernen. Ebensoviele weichgekochte, durch das Sieb gedrückte Karotten werden mit etwas Butter, 4—5 Eigelb, Salz, einer feingewiegten Zwiebel, etwas Thymian vermischt. Dann fügt man das Bohnenmus, Semmelbrösel nach Bedarf und den Schnee der Eier dazu und kocht den Pudding in der gestrichenen, gestreuten Form 1 Stunde. Man reicht ihn mit Zwiebel- oder Pilz- oder Tomatentunke.

Pasteten.

286. Nuttolinpastete (siehe Bezugsquellen).

Zutaten: 125 Gramm Nuttolin, ebensoviel Kartoffeln, 60 Gramm Mehl, Butter, Salz usw.

125 Gramm Nuttolin werden mit einer kleinen, geschnittenen Zwiebel und 125 Gramm kalten Kartoffeln durch die Maschine gegeben, mit Zitronensaft und Salz gewürzt. Dann bereitet man aus dem Mehl, 40 Gramm Butter, Salz und Wasser nach Bedarf einen Teig, rollt ihn dünn aus, belegt damit den Boden der gestrichenen Springform, gibt die Nuttolinmasse darauf und überdeckt sie mit einem Mantel des Teiges. Die Masse wird $^3/_4$ Stunden im Ofen gebacken, dann aus der Form genommen und auf eine Platte gegeben, die man mit in Butter gedünsteten Tomaten, glasierten Zwiebeln, gefüllten Kartoffeln usw. verziert.

287. Königspastete.

Man bereitet Blätter- oder Butterteig (Nr. 1112 oder 1113, 1115), legt damit die gebutterte Springform ganz aus, bestreicht die Ränder mit Eiweiß, füllt sie mit getrockneten Erbsen, damit der Teig im Backen nicht aus der Form kommt, und bäckt sie im Ofen. Nach dem Backen werden die Erbsen herausgenommen und folgendes Pilzragout eingefüllt:

Eine lichte Einbrenne mit fein gewiegten Zwiebeln wird mit Pilzwasser aufgefüllt. Dann gibt man die vorher in Wasser und Butter gedämpften Pilze, einige Kapern, 1 fein geschnittene Salzgurke, in Scheibchen geschnittene gekochte Kartoffeln und gewiegte Petersilie daran, salzt, kocht das Ragout auf und zieht es noch mit 1 in Zitronensaft gequirltem Eigelb ab. Das Gericht wird nebst Semmelklößchen Nr. 104 sofort eingefüllt und angerichtet. Blätterteiggehäuse vom Konditor lassen sich ebenfalls verwenden und irgendwelches Ragout.

288. Gefüllte Pastete.

Man bereitet Blätterteig nach Nr. 1112. Zur Fülle werden 2 Kartoffeln, $^1/_2$ Selleriewurzel, etwas Petersilie und Pastinakwurzel, 1 Stückchen Lauch sowie 2 Karotten (alles ganz weich gekocht), mit 2 Löffeln Mehl, etwas zerlassener Butter, 1 Ei, 2 Löffeln sauerem Rahm, Salz und Suppenwürze und etwas Zitronensaft gut verrührt. Die Masse soll nicht ganz so dick wie Teig für Koteletten sein. Man rollt den vorbereiteten Blätterteig in $^1/_2$ Zentimeter Dicke aus, schneidet davon 2 gleichmäßig große, runde, oder längliche Scheiben, bestreicht eine davon ungefähr $^1/_2$—1 Zentimeter hoch mit der Wurzelfarce, legt die 2. Scheibe darauf und faltet die Ränder der beiden Teigplatten kraus zusammen, indem man sie fest mit den Fingerspitzen drückt. Natürlich darf man die Farce nicht bis zum äußersten Rand streichen. In die Oberseite sticht man mehrere Löchlein, legt die Pastete dann auf das Kuchenblech und bestreicht sie noch mit Ei. Sie wird bei starker Ofenhitze gebacken. Die Wurzelfarce kann durch irgendwelche andere Einlage ersetzt werden, z. B. Pilzfarce, Spinatgemüse, Gemüsemus oder einen der Koteletteteige. Doch müssen diese Teige etwas dünner gehalten sein.

289. Käsepastetchen*.

Zutaten: 3 Eier, 75 Gramm Käse, ein knapper $^1/_4$ Liter Milch, Salz.

Man rührt die Eigelb, die übrigen Zutaten und den Eischnee zusammen, füllt sie in gebutterte Förmchen in $^2/_3$ Höhe und bäckt sie im Ofen schön gelbbraun.

290. Rahmpastetchen.

Zutaten: Blätterteig Nr. 1112, 50 Gramm Butter, 3 Eier, $^1/_8$ Liter saurer Rahm, 3 Löffel Kaisermehl.

Man füllt die Porzellanförmchen mit mürbem Teig oder Blätterteig aus, rührt die Butter schaumig, gibt Eigelb, Rahm,

---

* Die dazu zu verwendenden kleinen Steingutförmchen sind in jedem Küchengeschäft käuflich. Sie sind im Notfall durch Obertassen zu ersetzen.

Mehl, Salz dazu, sowie den Schnee der Eier, gießt die Masse in die Formen und bäckt sie in ziemlich heißem Ofen. Die Teigfüllung kann ebensogut weggelassen, die Masse in den gebutterten gestreuten Förmchen gebacken und in diesen zu Tisch gegeben werden.

291. Pilze in Förmchen.

40 Gramm Semmelbrösel werden in $^3/_8$ Liter Milch geweicht, 4 Eier dazu gequirlt. Dann treibt man die Masse durch das Haarsieb, vermischt sie mit in feine Scheibchen geschnittenen Steinpilzen oder Champignons oder Morcheln und feingewiegter Petersilie und würzt mit Suppenwürze und Salz. Die Förmchen streicht man gut mit Butter aus, streut sie mit Semmelbröseln, füllt die Pilzmasse ein und stellt sie in das Wasserbad, worin sie kochen müssen, bis die Pastetchen fest sind und sich stürzen lassen. Man gibt sie auf eine flache Platte, legt auf jede Pastete etwas Petersiliengrün und eine Tomatenscheibe und garniert die Platte außerdem mit Grün, gedämpften Tomaten, glasierten Zwiebelchen, auch gebratenen Kastanien usw., ganz nach Auswahl und Belieben. Tomaten- oder Pilztunke wird dazu gereicht.

292. Gefüllte Kartoffelpastetchen. (Siehe auch 564, 567, 568.)

Zutaten: 1 Pfund Kartoffeln (gerieben gewogen), 3 Eier, 40 Gramm Butter, Salz.

Die am Tag vorher gekochten, geschälten und durch die Presse gegebenen Kartoffeln werden zu der schaumig gerührten Butter und den Eidottern gemischt. Feingehackte Zwiebel und Petersilie können noch unter den Teig gegeben werden. Man rollt ihn $^1/_2$ Zentimeter dick aus, formt auf der bemehlten Hand Pastetchen, die entweder mit Käsecreme Nr. 388 oder mit gedünsteten Pilzen oder Sauerkraut oder Spinat oder gelben Rüben oder Blaukraut gefüllt und mit einem Stückchen der Teigmasse fest verklebt werden. (Auch Gemüsereste lassen sich gut verwenden, doch müssen sie dick eingekocht sein.) Die Pastetchen bäckt man in heißem Schmalz ober Fett von allen Seiten hellbraun und reicht sie zu Tomatentunke oder Buttertunke.

293. Grieß in Förmchen.

Man läßt in ½ Liter Milch 120 Gramm Grieß nebst einem Stückchen Butter und etwas Salz und Muskat zu steifem Brei kochen. Nachdem er etwas abgekühlt, rührt man 3—4 Eigelb, 20—30 Gramm geriebenen Käse dazu, mischt unter die Masse den Schnee der Eier, füllt sie in gestrichene Förmchen oder Tassenköpfe, gibt etwas Butter und Brösel darauf und läßt sie im Wasserbad im Ofen ¼ Stunde backen.

294. Spinat in Förmchen.

Zutaten: 1 Pfund Spinat, 2—3 Eier.

Man kocht das Gemüse wie üblich, bereitet eine leichte Einbrenne, gibt den Spinat und 2—3 verquirlte Eier darunter, füllt ihn in die gebutterten, gestreuten Förmchen und kocht diese ¾ Stunden im Wasserbad. Das Gemüse wird gestürzt oder in der Form gereicht.

295. Bereitung von Blätterteigpastetchen.

Man bereitet Blätterteig aus 250 Gramm Mehl nach 1111, 1112, rollt ihn ½ Zentimeter dick aus und sticht aus der Hälfte des Teiges mit dem Krapfenstecher so viele runde Platten aus, als man Pastetchen braucht. Aus der Mitte dieser Platten sticht man mit einem kleineren Förmchen oder Likörglas die Deckel. Der übrige Teig wird ebenfalls ganz dünn ausgewellt, mit dem Krapfenstecher ausgestochen. Diese Platten benützt man als Pastetchenböden, legt sie auf das etwas mit Wasser befeuchtete Blech, bepinselt sie mit Eiweiß und setzt darauf die Ringe, die von den ausgestochenen Deckeln übrig blieben, als Seitenwände. Die Deckel werden für sich gebacken und zuletzt auf die gefüllten Pastetchen gelegt. Vor dem Backen bestreicht man Pasteten und Deckel mit verquirltem Ei.

296. Pastetchen mit Pilzen.

1. Man bereitet Pilzfarce nach Nr. 506, gibt ⅛ Liter Wein daran, sowie ein mit etwas Zitronensaft verquirltes Eigelb und füllt sie in vom Konditor gekaufte, erwärmte Pastetchen oder in selbstbereitete nach Nr. 295.

2. **Mit Gemüsen.** Man füllt die fertigen Blätterteigpasteten mit Kugelerbsen in Butter oder Leipziger Allerlei oder Erbsen mit gelben Rübchen usw., legt das Deckelchen auf, stellt sie noch einen Augenblick warm, ehe sie angerichtet werden. Auch Käsecreme Nr. 388 eignet sich sehr gut.

3. **Mit Spinat**, oder **Spinat à la crème.** Ebenso läßt sich jedes andere Ragout oder Gemüse verwenden.

297. Morchelpasteten.

Die Morcheln werden gut gebürstet, in Stückchen geschnitten und in Butter gedünstet. 20 Gramm Semmelbrösel in Milch geweicht, 4 Eier dazu gequirlt. Man gibt diese Masse durch das Sieb, rührt die Morcheln dazu, füllt sie in die gebutterten gestreuten Förmchen oder in Blätterteigpasteten und läßt das Gericht im Ofen aufziehen.

298. Englische Gemüsepastete.

Zutaten zum Blätterteig: 280 Gramm Mehl, 60 Gramm Butter, 1 verquirltes Ei, ⅛ Liter Milch, Salz.

Man wirkt alles rasch zusammen, läßt den Teig ruhen, knetet ihn noch einige Male und verwendet ihn, wenn möglich, erst am nächsten Tage. Er wird in zwei ungleich große Hälften geschnitten und mit der größeren eine Porzellanform ganz ausgelegt. Dann füllt man irgendein beliebiges Kraut- oder Blattgemüse mit wenig Brühe, halbfertig gedämpft, hinein, gibt den Deckel darüber, verbindet die Ränder gut, damit kein Zwischenraum bleibt, bestreicht mit Ei und bäckt die Speise ¾ Stunden bei mäßigem Feuer. Besonders gute Einlagen sind: Sauerkraut, allein oder mit Kartoffelmus lagenweise eingelegt, ebenso Blaukraut, gelbe Rüben, weiße Rüben, Weißkraut, Wirsing usw. Diese Gemüse werden mit Butter, etwas Wasser und Salz angedämpft, dann verwen-

bet. Es gibt eigene Pieformen, die natürlich der Auflaufform vorzuziehen sind.

299. Reispastete.

Man kocht Tomatenreis oder Reis mit Pilzen oder Risi-Pisi halbweich, gibt ihn in die Form, darauf dünn ausgezogenen Butterteig, der fest darüber gelegt und an den Rändern mit Ei bestrichen wird, und bäckt die Speise im Ofen fertig.

Gefüllte Gemüse.

300. Krautrollen.

Zutaten: 1 Weißkraut- oder Wirsingkopf. Fülle: 70 Gramm Reis, Tomatenmark, Zwiebel, Butter, Salz.

Das Gemüse wird gewaschen; man nimmt erst die großen schönen Blätter, schneidet die Rippen aus, brüht sie wie das übrige, das klein geschnitten zum Teil zur Fülle verwendet wird. Man wäscht und brüht den Reis, mischt ihn mit Tomatenmark, dem feingewiegten Kraut oder ebenso vorbereitetem Spinat, auch grünen Erbsen usw. Dann nimmt man die schönen Kohlblätter (sind sie nicht groß genug, werden 2 oder 3 übereinandergelegt), füllt sie mit je einem Löffel der Reismasse, wickelt sie ganz fest zusammen, legt sie nebeneinander in zerlassene Butter in die kleine Bratpfanne, gibt Zwiebel, Petersilie und Selleriestückchen, auch einige zerschnittene Tomaten dazu und läßt sie ganz langsam $1^{1}/_{2}$—2 Stunden im Ofen mit wenig Wasser schmoren. Man seiht diese Brühe durch, füllt sie mit dem Wasser, in dem die Blätter gebrüht wurden, auf, gibt einige Löffel Tomatenmark und etwas sauren Rahm dazu, verdickt sie mit einem Schleimchen von Stärkemehl. Die Rollen müssen vorsichtig in diese Tunke gelegt und noch einmal aufgekocht werden. Sie können auch ohne Tunke zu Gemüse gereicht und nach Belieben mit einer der Füllen von Nr. 303, mit frischgekochtem oder Resten von Kastanienmus Nr. 500 oder 501, 502, 506 usw. gefüllt werden. Auch Tunke Nr. 646 oder 653 ist zu verwenden.

801. Gefüllte Weintraubenblätter

werden ebenso bereitet, nur müssen sie nach dem Brühen noch einige Zeit in dem heißen Wasser bleiben und nach dem Rollen mit Faden umwickelt werden.

802. Krautwickel auf Sauerkraut.

Zutaten: ³/₄ Pfund Sauerkraut, Butter, 1 Ei, ¹/₈ Liter Milch, Zwiebel, Krautrollen.

Man gibt in eine feuerfeste Form Butter oder halb Butter, halb Fett und etwas gewiegte Zwiebel, läßt es heiß werden und dämpft darin gut ausgewaschenes Sauerkraut halbweich. Die nach Nr. 300 vorbereiteten Krautwickel werden darauf gelegt, mit dem mit etwas Milch verquirlten Ei übergossen, mit Butterflöckchen belegt und im Backofen fertig gebacken.

803. Gefülltes Weißkraut.

Fülle: 4—5 Milchbrötchen werden in Milch und Wasser geweicht, ausgedrückt und auf dem Herde in der Pfanne unter beständigem Rühren in heißem Schmalz mit etwas Salz, feingehackter Zwiebel und Petersilie gedünstet. Dann nimmt man sie vom Feuer und rührt 3 Eier, eines nach dem andern, daran. Statt Zwiebel kann man auch Schnittlauch verwenden.

Oder: man rührt 30 Gramm Butter schaumig, gibt 1 Eigelb, Muskatblüte, Salz, 125 Gramm Semmelbrösel, ¹/₈ Liter dicken Rahm, etwas feingewiegtes, gekochtes Weißkraut Maggi's Würze, Salz, ganz feingewiegte Zwiebeln oder Zwiebelsaft und zuletzt den Schnee von 1—2 Eiweiß darunter.

Ein mittelgroßes Weißkraut wird von den äußeren Blättern befreit, der Strunk herausgeschnitten und der Kopf von unten herauf ausgehöhlt, bis auf eine ungefähr 3—4 cm dicke Wand. Das Innere füllt man mit einer der angegebenen Farcen, unter die nach Belieben feingewiegte Champignons gegeben werden können, setzt auf die untere Öffnung ein Stückchen Strunk als Deckel, legt noch einige Kohlblätter darüber und bindet das Kraut mit Bindfaden fest. Es wird, mit der Öffnung nach oben, in einen Dampftopf gesetzt, etwas Brühe, Salz und Butter daran gegeben und so ganz langsam weich gedämpft. Auch auf dem Dampfseiher kann es weich gekocht werden. Das fertige Kraut wird von den Fäden usw. befreit, auf eine Platte gelegt und mit in Butter gerösteten Bröseln übergossen.

304. Gefüllter Sellerie.

4 mittelgroße Knollen werden von den Wurzeln befreit und so zugeschnitten, daß sie eine schöne runde Form haben und ungefähr gleich groß sind. Man kocht sie weich, schält sie, schneidet einen Deckel ab, höhlt sie aus und füllt sie mit folgendem: 4 Semmel werden in Milch geweicht, ausgedrückt, eine Handvoll Petersilie und $1/2$ Zwiebel ganz fein gewiegt und in Schmalz gedünstet. Man mischt beides zusammen, rührt ein Ei daran, würzt mit Suppenwürze und Salz. Dann bindet man den Deckel fest darauf, bereitet eine helle Mehlschwitze, füllt sie mit etwas Milch auf, setzt die Selleriköpfe hinein und dämpft sie unter öfterem Nachgießen von Milch weich. Sie können auch in Butter mit wenig Salzwasser gedünstet und in einer Holländer- oder Bechameltunke gereicht werden. Das Ausgehöhlte wird zu Mus oder Salat verwendet.

305. Sellerie mit Linsenfüllung.

Die Sellerie werden nach Nr. 304 vorbereitet, die Hälfte der ausgehöhlten Masse gewiegt und mit durchgerührtem Linsenmus vermischt. Man gibt etwas Brühe, wie Tomaten-, Pilzwasser usw. daran, 1—2 Löffel Rahm und nach Bedarf Brösel und beendigt wie Nr. 304.

306. Gefüllte Kohlrabi.

1. Junge Kohlrabi werden geschält, 8 Minuten in Salzwasser gekocht, herausgenommen, mit kaltem Wasser übergossen. Dann schneidet man oben eine Scheibe ab, höhlt die Knollen mit dem Ausstecher aus, füllt sie mit Semmelfülle (wie Nr.

303) oder mit Reis. Dieser wird mit einem Stückchen Butter körnig weich gekocht und nach Geschmack mit Pilztunke oder dem ausgenommenen Kohlrabimark vermischt. Auch kann man Butter schaumig rühren, 2 Eigelb, das Kohlrabimark und den Schnee der Eier dazu mischen. Eine dieser Füllen wird in die ausgehöhlten Knollen gegeben und der Deckel sorgfältig darauf gelegt. In der flachen Auflaufform läßt man halb Butter halb Fett heiß werden, stellt die Kohlrabi nebeneinander hinein und brät sie oder dünstet sie mit etwas Gemüsebrühe oder Milch im Ofen. Vor dem Anrichten wird die Brühe mit einem Schleimchen von Kartoffelmehl verdickt.

2. Man bereitet die Kohlrabi wie oben vor und dünstet sie in wenig Wasser und Butter weich, füllt sie mit Mischgemüse Nr. 516 oder Gemüse Nr. 419, 420, 421, 423 und gibt sie sogleich zu Tisch. Auch irgendein anderes Gemüse, z. B. Pilze, Spinat usw. kann hineingefüllt werden.

3. Ganz große, zarte Kohlrabi werden gekocht, ausgehöhlt und mit verschiedenen Gemüsen, wie z. B. Blumenkohlröschen, Spargelstückchen, Karöttchen, Teltowerrübchen, Kugelerbsen usw., gefüllt, die in Salzwasser gekocht, gut abgetropft und in etwas Butter geschwenkt sind. Man legt die Gemüse einfach in die Höhlungen, daß sie oben heraussehen, und gibt diese gefüllten Kohlrabi als Verzierung von Braten und Puddings oder als eigenes Gericht. In diesem Falle werden sie nebeneinander auf eine Platte gelegt und mit Zwiebel-, dicker Tomaten- oder Pilztunke übergossen.

307. Gefüllte Gurken.

Zutaten: 5—6 kurze, dicke Einmachgurken, nicht Schlangengurken, 3 Eier, 3 Semmeln, 60 Gramm Parmesankäse.

Man schält und schneidet die Gurken auseinander, nimmt das Innere sorgfältig heraus und füllt sie mit folgender Fülle: Das Gelb der hartgekochten Eier wird ganz zerdrückt und mit den in Milch geweichten und ausgedrückten Semmeln, dem geriebenen Käse, gewiegter Petersilie oder Schnittlauch und Salz vermischt. Die Gurken werden damit gefüllt, fest zusammengebunden, in heißem Fett im Ofen weich gedünstet und, nachdem man sie von den Fäden befreit hat, mit Kräutertunke, Koperntunke (Nr. 626, 627) oder folgender Tunke zu Tisch gegeben.

308. Gurkentunke.

Man rührt das Fett, in dem die Gurken gebraten wurden, mit ¹/₄ Liter sauerem oder süßem Rahm los, verdickt die Tunke mit einem Schleimchen von 1 Teelöffel Mondamin und verdünnt sie, wenn nötig, mit Salzwasser. Wird süße Milch verwendet, gibt man Zitronensaft daran.

309. Gefüllte Gurken auf andere Art.

Zutaten: 60 Gramm Butter, 4 Zwieback, eine Handvoll Korinthen, 2 Eier, Salz oder Fülle Nr. 303.

Man läßt die Butter zergehen, gibt die Zwiebackkrumen hinein, dann die beiden Eier und die gereinigten Korinthen. Diese Fülle soll ein paar Stunden stehen, ehe sie in die Gurken gefüllt wird. Man schält diese, schneidet sie in zwei Teile, nimmt die Kerne heraus, gibt in die Höhlungen die Fülle, bindet je zwei Hälften wieder zusammen. Dann werden in einem Stück Butter oder halb Butter, halb Fett feingeschnittene Zwiebeln gebräunt, mit einigen Löffeln Mehl verrührt, mit wenig Salzwasser aufgefüllt und in dieser kurzen Brühe die vorbereiteten Gurken weich gedämpft. Man nimmt sie heraus, rührt die Tunke durch das Sieb, macht sie mit Zitronensaft schmackhaft, läßt sie noch einmal aufkochen und gießt sie über die Gurken.

310. Gefüllte weiße Rüben.

Zutaten: Rüben, Kartoffeln, Butter, Fett, Salz.

Mittelgroße Rüben werden geschält, an der unteren Seite ausgehöhlt und weich gekocht. Das Herausgeschnittene wird mit der gleichen Menge geschälter Kartoffeln gekocht, zu Mus verarbeitet (am besten durch die Hackmaschine gegeben) und in die Rüben gefüllt. Diese legt man mit der gefüllten Seite nach oben in den Topf und dünstet sie in halb Butter, halb Fett unter fleißigem Aufgießen fertig.

311. Gefüllte Tomaten.

Zutaten: So viele Tomaten, so viele Löffel Reis, knapp gemessen.

Von schönen reifen Tomaten schneidet man die Deckel ab und höhlt die Früchte aus. Dann dünstet man den Reis in Butter mit etwas Zwiebel und feingewiegter Petersilie, gibt das durch das Sieb gestrichene Tomatenmark sowie wenig Salzwasser dazu, kocht ihn körnig weich, füllt ihn in die ausgehöhlten Früchte, streut nach Belieben etwas geriebenen Käse darauf, legt den Deckel auf die Tomaten und diese nebeneinander in eine flache Pfanne. Sie werden in heißem Fett oder Öl im Ofen gebacken. Man kann den Reis ohne Tomatenzusatz verwenden und auch mit grünen Erbsen vermischen. Oder man füllt die vorbereiteten Tomaten mit gerösteten Semmelbröseln und feingewiegten Zwiebeln.

312. Reis-Tomaten in Tunke.

Die mit halbweich gekochtem Reis gefüllten Tomaten (auf 1 Tomate 1 Löffel Reis) werden in einen flachen Topf mit etwas Butter und Milch oder Gemüsebrühe gesetzt und langsam darin weich gedämpft. Zuletzt verdickt man die Tunke durch ein Mehlschleimchen.

313. Tomaten mit Semmelfülle.

Man rührt 1 Stückchen Butter schaumig, vermischt es mit feingewiegten Champignons, dem durch das Sieb gestrichenen Tomatenmark, würzt mit etwas Zwiebelsaft, gewiegter Petersilie, Salz und Suppenwürze und verrührt die Fülle mit so viel Semmelbröseln, daß ein nicht zu fester Füllteig entsteht, den man in die nach Nr. 311 vorbereiteten Tomaten gibt. Man brät die Tomaten entweder in heißem Schmalz im Backofen oder gibt sie in die Form in heiße Butter mit etwas Wasser und Zucker und verrührt die kurze Tunke zuletzt mit 1 Löffel Tomatenmark und Butter. Auch Fülle Nr. 314 kann verwendet werden.

314. „Gesunde Kraft" als Gemüsefülle.

100 Gramm der Fleischersatzmasse werden mit etwas Wasser zu dickem Brei verkocht. Man dünstet Zwiebel und Petersilie in reichlich Butter, gibt es darunter, ebenso 1 Ei, Suppenwürze, Salz. Ganz kleingeschnittene, geröstete Semmelwürfel können ebenfalls dazu gemischt werden. Ist die Masse zu breiig, kommen noch Semmelbrösel dazu. Man füllt sie in Kohlrabi oder Sellerie oder Kartoffeln, Tomaten, auch Gurken, Weißkraut, Krautwickel usw. Bei Gemüsen mit ausgesprochenem Geschmack, wie Weißkraut, Sellerie wird ein wenig von dem ausgehöhlten Inneren weich gekocht und noch mit der Fülle vermischt.

315. Gefüllte Auberginen.

Die Auberginen werden gespalten, von den Kernen befreit, mit Salz eingerieben und wieder abgewaschen. Inzwischen bereitet man eine Pilzfurce nach Nr. 506 oder 508 oder Fülle 314, trocknet das Gemüse gut ab, füllt es so ein, daß die Fülle höher ist als die Auberginenhälfte, und legt die Hälften nebeneinander in die gebutterte Form. Butterflöckchen lege man hie und da dazwischen und lasse das Gericht bei mäßiger Hitze fertig backen. Man reicht Pilztunke oder Tomatentunke dazu. Man salze die Fülle nicht zu stark, denn durch das Dämpfen erhalten die Auberginen einen salzigen Geschmack.

316. Auberginen mit Semmelfülle.

Die Auberginen werden, ohne sie zu schälen, der Länge nach entzwei geschnitten. Man schabt mit dem Löffel einen Teil des Fleisches heraus, hackt es, dünstet es in Butter und mischt es unter eine feine Semmelfülle. Dazu werden 2—3 Milchbrötchen geweicht, fest ausgedrückt, gewiegt, mit 1 Ei, in Butter gedünsteten feingewiegten Zwiebeln, etwas Salz und Petersilie vermischt. Die ausgehöhlten Hälften werden in heißer Butter auf beiden Seiten schnell überbraten, so gefüllt, daß die Fülle höher ist als die Auberginenhälfte, und mit etwas geriebenem Käse überstreut. Man bäckt sie im Ofen mit Öl oder Butter in der Form, gibt einige kleine Butterstückchen darauf und serviert sie in der Form.

317. Gefüllte Champignons.

Von den Champignons nimmt man die Köpfe ab und höhlt sie aus, wiegt Abfälle und Stengel fein und röstet sie mit gleichfalls gewiegter Petersilie und Schalotten in Butter. Ist die Masse ausgekühlt, wird sie, mit etwas Semmelbröseln und Salz vermischt, in die ausgehöhlten Champignonköpfe eingedrückt und diese in Butter gedünstet.

318. Gefüllte Morcheln.

Werden wie Champignons bereitet.

319. Gefüllte Champignons mit Tunke.

Die Pilze werden geputzt und die Stiele abgebrochen. Dann dämpft man die feingewiegten Stiele mit etwas gewiegter Zwiebel und Petersilie in Butter, reibt 2 Semmeln ab, weicht sie in Wasser, drückt sie fest aus und vermischt sie nebst 2 Eigelb, 2 Löffeln dickem Rahm, Salz und Suppenwürze mit dem übrigen. Ist die Fülle zu dünn, wird sie mit Bröseln verdickt. Man füllt sie sehr vorsichtig in die gut gereinigten, gebrühten Champignonköpfe. Inzwischen rührt man ein Stück Butter mit 1—2 Eßlöffeln Mehl ab und mit Wasser glatt, gibt Wein, Salz, Petersilie und etwas Zitronensaft an die Tunke, legt die vorbereiteten Pilze sorgfältig hinein und dämpft sie $1/2$ Stunde. Sie werden dann herausgenommen, die Tunke mit Eigelb gebunden und über die angerichteten Champignons gegossen.

320. Gefüllte Semmeln.

1. Man schneidet Champignons oder Steinpilze in Scheibchen, gibt in zerlassene Butter gewiegte Petersilie und die Pilze, läßt sie weich dämpfen, nimmt sie heraus, wiegt sie ganz fein, salzt sie, gibt sie in den Saft zurück und

stäubt sie mit Mehl ein. Das Ganze muß wie ein dicker Brei mit wenig Flüssigkeit sein. Runde Semmeln werden inzwischen ausgehöhlt, in Milch kurze Zeit geweicht, mit dem Pilzbrei gefüllt, je zwei Hälften aufeinander gelegt und die Schnittflächen mit Eigelb bestrichen. Dann bäckt man die Semmeln in schwimmendem Schmalz gelbbraun und reicht sie zu Gemüse oder Tunke.

2. Man schneidet Weißbrotscheiben von ungefähr 1 Zentimeter Dicke und röstet sie in Butter. $1/4$ Stunde vor dem Anrichten werden die Semmeln mit der dicklichen Champignonmasse bestrichen, in den Backofen auf das Blech gelegt und, wenn fertig, sofort serviert.

321. Pirogi.

Man bereitet Hefen- oder Butterteig, auch Blätterteig, rollt ihn ganz dünn aus, schneidet mit dem Rädchen ungefähr 12 Zentimeter große Vierecke ab und belegt jedes dieser Vierecke mit in Butter gerösteten, feingeschnittenen Zwiebelringen oder einem Löffel Spinatgemüse oder Pilzfarce oder irgendeinem Gemüsemus. Man schlägt die Enden so zusammen, daß ein Dreieck entsteht, bepinselt die Ränder noch mit verquirltem Ei und bäckt die fertigen Pirogis im Ofen auf dem Blech.

322. Pirogi von Nudelteig.

Der nach Nr. 826 zubereitete Nudelteig wird $1/2$ Zentimeter dick ausgerollt und wie oben angegeben weiter behandelt. Man kocht die fertigen, gut verschlossenen Dreiecke in Salzwasser, läßt sie abtropfen und übergießt sie auf der Platte mit gerösteten Semmelbröseln.

323. Risolles.

Man bereitet Butterteig oder Hefenteig, rollt ihn ganz dünn aus, schneidet Drei- oder Vierecke, wie zu Pirogi und bäckt sie ungefüllt in siedendem Schmalz fertig.

Verschiedene Gemüsebeilagen.

324. Wasserreis.

125 Gramm bester Reis werden gebrüht, mit etwas Salz und ½ Liter Wasser ins Kochen gebracht und ganz langsam, am besten im Reis- oder Doppel-, auch Grützenkocher genannt, oder in der Kochkiste, ohne umzurühren, fertig gekocht. Vor dem Anrichten gibt man ein Stück Butter daran und schüttelt das Gericht damit durch, bis die Butter zergangen ist.

2. **Gestürzter Reis.** Man gibt die wie oben vorbereitete Reismasse in ausgespülte Förmchen, stürzt sie noch warm und reicht die kleinen, hübsch aussehenden Kuchen, mit Käse bestreut, zu Gemüse oder Tunke.

325. Risotto molto bene.

1. Zutaten: 125 Gramm Reis, 40 Gramm Butter, Zwiebel, Pilze, Tomaten, Salz, Würze, Käse.

125 Gramm Reis werden längere Zeit vor dem Anrichten gewaschen und wieder ganz getrocknet, sonst bekommt der Reis keine gelbe Farbe beim Rösten. Man läßt in 40 Gramm halb Butter, halb Fett etwas feingewiegte Zwiebel anziehen, gibt den vorbereiteten Reis hinein, röstet ihn unter beständigem Rühren goldgelb und füllt ihn dann mit ½ Liter heißem Salzwasser auf. Nach ¼ Stunde werden nach Belieben noch feingeschnittene **Büchsenpilze** oder vorher weich gedünstete frische **Pilze**, 2 Löffel Tomatenmark, Suppenwürze und kurz vor dem Anrichten 60 Gramm geriebener Käse darunter gemischt, doch können diese Zutaten auch weggelassen werden.

2. **Mit Spinat.** Unter den fertigen, mit Tomaten und Pilzen bereiteten Risotto oder Wasserreis nach Nr. 324 wird in Butter gedämpfter, gewiegter Spinat gemischt und mit dem Reis noch ganz kurze Zeit unter Rühren gedämpft.

3. **Mit Wirsing.** Ein schöner Wirsingkopf wird in 4 Teile geschnitten, mit heißem Wasser gebrüht, mit kaltem Wasser abgespült und auf das Sieb geschüttet. Dann belegt man einen Topf oder die Porzellanauflaufform mit Butterstückchen, gibt 125 Gramm gebrühten Reis hinein, darauf

den Wirsing, salzt und dämpft das Gericht unter öfterem Nachgießen von Wasser weich. Etwas Soja wird die Speise sehr verbessern.

4. **Mit Tomaten.** Der Reis wird wie Nr. 324 oder Risotto ohne Pilze vorbereitet und zuletzt mit Tomatenmus vermischt. Geriebener Käse muß eigens dazu gegeben werden. Frische Tomaten gibt man, in Stückchen geschnitten, unter den Reis und läßt sie mit ihm weich kochen.

326. Reisrand.

Der Reisbrei wird nach Nr. 324 oder 325 bereitet, nach Belieben mit geriebenem Käse oder kleingeschnittenem gekochten Gemüse, wie Blumenkohl, Rosenkohl, Bohnen, auch Zuckerbsen, noch einmal durchgerührt. Tomatenreis läßt sich ebenfalls verwenden. Man drückt die vorbereitete Masse in den gut ausgespülten Reisrand, läßt sie kurze Zeit darin auf warmer Stelle stehen, stürzt den Rand dann auf eine runde Platte und gibt nach Belieben ein Kränzchen von gerösteten Zwiebelringen oder geriebenem Käse oder gedämpften, kleingeschnittenen Pilzen, Tomaten usw. oben auf den Rand. Tunke oder Gemüse, besonders Gemüseragout, die dazu gereicht werden, richtet man in der inneren Vertiefung an. Vorzüglich ist z. B. Reisrand, mit gedämpften Pilzen verziert, mit Pilzragout gefüllt, oder Tomatenreisrand, mit Tomatentunke gefüllt, in welcher Butterklößchen schwimmen. Es lassen sich hier die verschiedensten Gerichte und Abwechslungen zusammenstellen.

327. Polenta (italienisches Bauerngericht).

Zutaten: 100 Gramm grober, 100 Gramm feiner Polentagrieß, $1/4$—$1/2$ Liter Wasser, Salz.

Man rührt die Polenta in das kochende Salzwasser, und zwar so lange auf dem Feuer, bis der Brei so steif ist, daß der Löffel stecken bleibt (10 Minuten). Dann stellt man sie beiseite und läßt sie bei mäßiger Hitze noch einige Zeit trocknen. Der Brei wird herausgenommen und auf dem Brotteller wie ein Laib Brot mit einem Faden in gleichmäßige

Stücke geschnitten, die man mit Käse bestreut, mit heißer Butter begießt und als Beilage zu Gemüse, Tunke oder Salat zu Tisch gibt.

328. Maissterz.

Zutaten: 1 Liter süße oder sauere Milch, 1 Pfund Maismehl, Zwiebel, 2—3 Äpfel, Salz.

Milch, Mehl, die feingeschnittenen Äpfel und Zwiebel werden gut verrührt, ein Stück Butter daran gegeben. Dann schüttet man die Masse in die gut gebutterte Pfanne und bäckt sie auf starkem Feuer.

329. Bananen mit Tomatentunke (mexikanisches Gericht).

Ein Eiweiß wird zu Schnee geschlagen und das Eigelb darunter gerührt. Dann werden die der Länge nach durchgeschnittenen Bananen in Mehl gewälzt, in das Ei getaucht und auf beiden Seiten in Öl oder Butter gebacken.

Zur Tunke läßt man die Tomaten mit etwas Wasser weich kochen, rührt sie durch ein Sieb. Feingeschnittene Zwiebelringe werden in Fett gelb gemacht, der Tomatenbrei, ein Stück Zimt, etwas Zucker und Salz dazu gegeben, alles zusammen eine Weile gekocht und die vorbereiteten Bananen darin aufgekocht.

330. Makkaroni, Spaghetti.

Sie werden in einem großen Topf mit reichlich Salzwasser gekocht und, sobald sie weich, aber nicht breiig sind, herausgenommen, auf das Sieb gegeben, mit kaltem Wasser abgespült und vor dem Anrichten wieder erwärmt.

331. Makkaroni in Butter.

Man läßt ein Stück Butter ganz heiß werden, gibt die gekochten Makkaroni hinein, schwenkt sie gut damit um und gibt sie so oder mit Käse bestreut zu Tisch.

332. Makkaroni, Spaghetti in Wurzelbrühe.

150 Gramm Makkaroni oder Spaghetti werden in kochendes Wasser mit Salz gegeben, einige Minuten darin ge-

kocht. Man läßt sie abtropfen und kocht sie dann in ³/₄ Liter Wurzelbrühe so lange, bis alle Flüssigkeit verdunstet ist. Sie werden nun mit einem Stückchen Butter durchgeschwengt, mit feingewiegten, gedünsteten Pilzen oder mit Tomatenmus oder mit feingewiegten Kräutern, auch mit in Butter gedünstetem, gewiegtem Spinat vermischt, angerichtet und mit geriebenem Käse bestreut zu Tisch gegeben.

333. Makkaroni mit Rahm.

1. 200 Gramm Makkaroni oder Spaghetti werden wie Nr. 330 vorbereitet. Man erhitzt ¹/₄ Liter sauren oder süßen Rahm, gibt die gekochten Makkaroni und gewiegte Petersilie dazu und schwenkt sie damit durch.
2. **Makkaroni mit Semmelbröseln.** Die Brösel werden in reichlich Butter goldbraun geröstet und mit den gekochten Makkaroni vermischt.
3. **Makkaroni mit Tomaten.** Die nach Nr. 330 zubereiteten Makkaroni werden auf eine heiße Platte bergartig geschüttet, mit geriebenem Käse bestreut und mit ganz dicker Tomatentunke, die man mit 1—2 Eigelb gebunden hat, übergossen.

334. Makkaroni auf italienische Art.

Man kocht ¹/₂ Pfund mittelfeine Makkaroni in einem großen Topf Salzwasser und läßt sie gut abtropfen. Eine kleine Zwiebel wird in Butter geschwitzt und wieder herausgenommen. In dieser Butter brät man feinblättrig geschnittene Champignons oder Steinpilze an, gibt etwas Mehl dazu, nach Belieben Tomatenmark oder Stückchen von frischen Tomaten, füllt mit dem Wasser, in dem die Makkaroni gekocht wurden, auf und verbessert die Tunke mit Maggi oder Soja. Kurz vor dem Anrichten werden die Makkaroni, sowie geriebener Käse darunter gemischt. Für 4 Personen rechnet man ¹/₂ Pfund Makkaroni.

335. Makkaroni mit weißer Tunke und Tomaten.

Man siedet ungefähr ¹/₂ Pfund Makkaroni in Salzwasser weich, läßt sie abtropfen, bereitet Tunke nach Nr. 629, gibt zuerst geriebenen Käse, dann die Makkaroni dazu und schüttelt das Gericht über dem Feuer, bis die Makkaroni alle Flüssigkeit aufgesogen haben. Sie werden auf einer großen flachen Schüssel bergartig angerichtet und nach Belieben vor dem Anrichten mit Tomatentunke beträufelt oder mit gerösteten Bröseln belegt.

336. Käserand.

Zutaten: 100 Gramm Schweizerkäse, 30 Gramm Butter, 25 Gramm Mehl, 2 Eier, $^1/_8$ Liter Milch.

Man läßt die Butter zergehen, rührt Mehl und den geriebenen Käse dazu und diese Masse so lange, bis sie anfängt zu kochen. Dann gibt man sogleich die kochende Milch und Salz hinein, nimmt den Topf vom Feuer, läßt die Speise erkalten, mischt sie mit Eigelb und Eischnee, füllt sie in den gut ausgespülten oder gebutterten und gestreuten Reisrand und bäckt sie 1 Stunde. Der Rand wird auf eine flache Platte gestürzt und das Innere mit Gemüse gefüllt.

337. Nudelrand.

Fadennudeln werden in Salzwasser weich gekocht, mit Butter auf dem Feuer abgerührt und in den gestrichenen, gestreuten Rand fest eingedrückt. Man kocht sie noch kurz im Wasserbad, löst den Rand vor dem Stürzen mit dünnem Messer und richtet sie dann wie Reisrand an. In die Mitte wird Gemüse oder Ragout gefüllt.

338. Sauce polonaise.

Eine in Salzwasser weich gekochte, schöne Blumenkohlrose wird auf die erwärmte Platte gelegt, dick mit kleingewiegten, harten Eiern bestreut. Man läßt ein großes Stück Butter zergehen, gibt Semmelbrösel hinein, läßt sie darin anziehen und gießt diese Mischung über den vorbereiteten Kohl. Auf dieselbe Weise können alle übrigen Gemüse, wie Rosenkohl, Schwarzwurzeln, Spargeln, Bohnen usw. bereitet werden, die man bergartig auf die Platte ordnet, dann mit Ei bestreut und zuletzt mit der Sauce polonaise übergießt.

339. Ragout fin.

Zutaten: 60 Gramm Kartoffeln, 70 Gramm Steinpilze, 125 Gramm Protose, 125 Gramm Nuttolin, Salz, $1/_8$ Liter Weißwein, Zitrone, Butter, Mehl, 1—2 Eigelb, Tomatenmus, $1/_8$ Liter Rahm.

Kartoffeln, Pilze, Protose, Nuttolin werden in Würfel geschnitten und nebst etwas gewiegter Zwiebel in den Topf in heiße Butter gegeben. Man dämpft sie unter beständigem Rühren 20 Minuten, füllt dann mit wenig Brühe oder Kartoffelwasser nach, so daß ein dicker Brei entsteht, den man $3/_4$ Stunden kochen läßt. Er wird mit Weißwein und Rahm und nach Bedarf Brühe vermischt, bis er die richtige Dicke hat, gesalzen, mit Zitronensaft gewürzt, nach Belieben mit gewürfeltem Nußfleisch vermischt und nochmals aufgekocht. Vor dem Anrichten zieht man die Speise mit 1 Eigelb ab und füllt sie in den Reisrand oder in eine Pastetenform oder reicht sie nur mit Klößchen, Fleurons usw.

340. Eier in Tunke.

Man kocht eine nicht zu dünne Zwiebeltunke, oder Tunke 630, gibt sie in eine feuerfeste Schüssel oder Form und läßt sie auf warmer Stelle nochmals ins Kochen kommen. In die nur wenig kochende Tunke schlägt man rasch nacheinander 3—4 Eier. Sie müssen neben-, nicht aufeinander geschlagen werden. Sobald das Weiß fest ist, nimmt man die Speise vom Herde und richtet sie zu Knödeln an. Besonders gut schmeckt sie zu Hefen-, Mehl-, Brandteigknödeln.

341. Fondue.

Zutaten: 30 Gramm Butter, 125 Gramm geriebener Käse, $1/_4$ Liter Milch oder Rahm, 2 Eigelb, Salz.

Die Zutaten werden gut verrührt, die Butter in einem hohen, feuerfesten Topf heiß gemacht. Dann gießt man die Masse hinein, rührt sie auf gutem Feuer, bis sie ringsum zu steigen anfängt, und bringt sie sogleich zu Tisch.

Knödel oder Klöße.

Man macht aus dem vorbereiteten Teig, der nur so fest sein muß, daß er sich gerade formen läßt, Kugeln (wenn nötig mit der nassen Hand), legt jede sofort in einen großen Topf in sprudelndes Salzwasser. Wenn alle Klöße eingelegt sind, läßt man sie in dem nur mehr leicht kochenden Wasser so lange zugedeckt kochen, bis sie auf der Oberfläche schwimmend sich drehen, was nach ungefähr 20—25 Minuten der Fall ist. Sie werden dann mit dem Seihlöffel einzeln herausgenommen, so zu Tisch gegeben oder nochmals in gerösteten Semmelbröseln gewendet oder mit brauner Butter übergossen. Es ist das beste, erst einen Probeknödel kochen zu lassen, um Geschmack und Konsistenz genau prüfen zu können. Das Wasser muß nach Einlegen der Klöße gleich wieder zum Kochen gebracht werden, damit sie sich rasch heben.

Hefenknödel legt man auf das Sieb des Kartoffelkochers und kocht sie im Dampf. Auf diese Weise lassen sich auch alle Knödelarten aufwärmen, daß man sie von frischen nicht unterscheiden kann. Knödel dürfen beim Essen nie mit dem Messer geschnitten, sondern nur mit der Gabel zerteilt werden.

342. Grießknödel.

Zutaten: ½ Liter Milch, 125 Gramm grober Grieß, Salz, geröstete Brotwürfel von 2 Semmeln und 3 Eier.

Der in der Milch mit etwas Salz gekochte Grieß wird, nachdem er abgekühlt ist, mit den Eiern und den in reichlich Schmalz gerösteten Würfeln gemischt, zu Knödeln geformt und in Salzwasser gekocht.

343. Semmelknödel.

Zutaten: 5 Semmeln, in feine Blättchen geschnitten, ¼ Liter Milch heiß darüber gegossen, 2—3 Eier, gewiegte Zwiebel und Petersilie in Butter geröstet, Maggi.

Man läßt die Semmeln ½ Stunde weichen, vermengt sie mit allem übrigen und mischt, wenn der Teig zu locker ist, etwas Mehl darunter.

2. **Mit Spinat.** Gewiegter, in Butter und Zwiebel gedünsteter Spinat kann unter die Masse gemischt werden.

344. Feine Semmelknödel.

Zutaten: 5 Semmeln, Mehl nach Bedarf, 4 Eier, Zwiebel, Petersilie und Salz.

Die Hälfte der Semmeln wird in Würfel geschnitten und geröstet, die übrige Hälfte in feine Schnitten und mit Milch gut angefeuchtet. Man vermischt sie mit den Eiern, etwas Salz und so viel Mehl, daß es einen guten Knödelteig gibt. Die in Butter gedämpften Zwiebeln und Petersilie werden nach Belieben daran gegeben und die Klöße im Dampf oder gesalzenem Wasser gekocht.

345. Kartoffelknödel aus gekochten Kartoffeln.

Zutaten: 3—4 Milchbrötchen, 3 Eier, 1 Pfund Kartoffeln, Zwiebel, Petersilie, auch Thymian oder Majoran, $1/4$ Liter Milch.

Die Brötchen werden in Würfel geschnitten, die Eier mit der Milch verquirlt und darüber gegossen. Nach $1/4$ Stunde kommen die am Tage vorher gekochten, geriebenen Kartoffeln, etwas Salz, in Butter geröstete Zwiebel und Petersilie dazu und, wenn nötig, etwas Mehl. Die Knödel werden, nachdem der Probekloß beim Kochen zusammengehalten hat, in Salzwasser gekocht. Ist die Masse zu weich, nimmt man etwas mehr Mehl dazu.

2. **Mit Grieß.** 200 Gramm ungekochter Grieß, 6 große Kartoffeln, 2 Eier, 2 Semmeln, Salz.

Die frischgekochten, geriebenen Kartoffeln werden ganz heiß unter den Grieß gerührt. Wenn die Masse erkaltet ist, wird sie mit den Eiern und den in Schmalz gerösteten Semmelwürfeln vermischt und zu Knödeln geformt. Weitere Behandlung wie oben.

346. Gefüllte Kartoffelknödel.

Zutaten: 1 Pfund Kartoffeln, Grieß, 1—2 Eier, Mehl, Salz.

Man kocht 1 Pfund Kartoffeln und drückt sie durch die Presse oder die Hackmaschine in eine tiefe Schüssel. Dann begießt man 2 Eßlöffel Grieß mit heißem Schmalz, macht in die Mitte der Kartoffeln ein Grübchen und gibt den Grieß nebst einem Ei und so viel Mehl, als der Teig faßt, Salz und nach Geschmack etwas gewiegte Petersilie hinein. Will man die Knödel sehr locker haben, kann man das Mehl auch weglassen und noch ein Ei nehmen. Den Teig knetet man gut durch, rollt ihn halbzentimeterdick aus, schneidet viereckige, 10 Zentimeter große Stücke ab, die man mit gerösteten Semmelbröseln füllt, fest zusammenrollt und in Salzwasser ¼ Stunde kocht. Statt der Semmelbröselfülle kann man auch Sauerkraut mit gerösteten Semmelwürfelchen gemischt, Spinat mit Semmelwürfeln, feingehackte Zwiebel mit Petersilie und Semmelwürfelchen zusammen geröstet, in die Knödel füllen. Es lassen sich überhaupt die verschiedensten Zusammenstellungen, ganz nach Geschmack des einzelnen mischen. Die Knödel können entweder nur gekocht zu Tisch gebracht oder, mit gerösteten Semmelbröseln übergossen, in der Röhre noch etwas gebacken werden.

347. Kartoffelknödel mit Hefe.

Zutaten: 120 Gramm gekochte, kalte Kartoffeln, 120 Gramm Mehl, 20 Gramm Butter, 2 Eigelb, etwas Salz, 20 Gramm Hefe, 4 Löffel Milch.

Man rührt die Butter ab, gibt die 2 Eigelb, Mehl, Salz, sowie die Kartoffeln nach und nach dazu, zuletzt die in der Milch aufgelöste Hefe. Nachdem der Teig an einem warmen Ort aufgegangen ist, werden dicke Nudeln geformt und gekocht oder in heißem Fett herausgebacken. Man kann auch viereckige Stückchen ausrollen, mit Gemüse füllen, zusammenschlagen und backen.

348. Spinat-Kartoffelknödel.

Zutaten: 250 Gramm Kartoffeln, 100 Gramm Semmelbrösel, 3 Eier, 250 Gramm durch das Haarsieb gestrichener gekochter Spinat, 20—30 Gramm Butter.

Man rührt die Butter schaumig, gibt die Eier, die am Tage vorher gekochten Kartoffeln, die Brösel, Salz und den Spinat, den man auch roh fein wiegen und in Butter vorher dünsten kann, dazu, formt kleine Knödel und kocht sie in Salzwasser.

349. Käseknödel.

Werden wie Spinatknödel zubereitet. Man mischt statt des Spinats 100 Gramm geriebenen Käse in den Teig.

350. Oberfränkische Kartoffelknödel.

Man reibt 1—2 Pfund rohe geschälte Kartoffeln am Abend vorher, übergießt sie mit kaltem Wasser und läßt sie stehen. Am andern Tag wird das Wasser noch einige Male gewechselt. Dann drückt man die Kartoffeln in einem reinen Tuch oder in der Presse ganz trocken aus, gibt sie in eine Schüssel, salzt sie und gießt so viel kochende Milch darüber ($^1/_8$ Liter ungefähr), daß es einen steifen Brei gibt. Dieser wird mit 2—3 gekochten geriebenen Kartoffeln, ein paar Löffeln Mehl oder Grieß, sowie in Schmalz sehr fett gerösteten Semmelwürfeln vermischt, zu Knödeln geformt und in Salzwasser $^1/_2$ Stunde gekocht. Man achte bei der Bereitung der Knödel darauf, daß die Semmelwürfel gut im Teig stecken, und koche erst eine Probe; ist sie zu locker, rührt man etwas Mehl nach. Wenn sie richtig zubereitet werden, sind sie sehr wohlschmeckend, doch niemals Magenleidenden anzuraten.

351. Topfenknödel.

Zutaten: 1 Pfund Topfen, 60 Gramm Butter, 100—120 Gramm Semmelbrösel, 4 Eier, Salz.

Man rührt die Butter schaumig, gibt Eier, Topfen und Brösel dazu, salzt, formt Knödel und kocht sie (wenn die Probe gelungen ist) $^1/_4$ Stunde in Salzwasser.

Oder: Man gibt statt 100 Gramm Brösel 70 Gramm und 2 in Milch geweichte und gut ausgedrückte Semmeln, sowie einen Eßlöffel Mehl dazu und beendet die Klöße wie die vorhergehenden. Sie werden ganz oder geteilt, mit gerösteten Semmelbröseln übergossen, zu Tisch gegeben.

352. Topfenknödel mit Grieß.

Man rührt ein Stückchen Butter schaumig, gibt 2—3 Eier, 70 Gramm Grieß und 1 Pfund gesiebten Topfen dazu, läßt den Teig eine Stunde ruhen, formt dann kleine Knödel und kocht sie 15 Minuten in Dampf oder Salzwasser. Sie werden entweder in der Suppe gegessen oder in Zwiebel=, Pilz=, Bechameltunke; mit gerösteten Semmelbröseln überstreut auch zu Gemüse gegeben. Wünscht man die Knödel nicht so fett, läßt man die Butter weg.

353. Gebackene Topfenknödel.

Zutaten: 250 Gramm Topfen, 250 Gramm Grieß, 3 Eier, Salz.

Man rührt nußgroß Butter schaumig, gibt 3 Eier dazu, sowie gesiebten Topfen, 250 Gramm Grieß, Salz. Aus dieser Masse werden kleine oder mittelgroße Knödel geformt und, nachdem sie in heißem Schmalz gebacken sind, mit gerösteten Semmelbröseln übergossen.

354. Hefenknödel.

Zutaten: 450 Gramm Mehl, etwas Milch, 2 Eier, 15 Gramm Hefe.

Man löst die Hefe in etwas Milch und einem Löffel Mehl auf, nach Nr. 1116, vermischt es dann mit dem übrigen Mehl. 1 Ei, Salz, und so viel Milch, daß es einen sehr festen Teig gibt; läßt ihn, nachdem er tüchtig abgeschlagen ist, 2 Stunden gehen, formt dann auf dem bemehlten Nudelbrett 4—5 Knödel, die noch einmal ½ Stunde gehen müssen, und kocht sie ¼ Stunde im Dampf oder in Salzwasser. Man gibt sie ganz zu Tisch oder zerreißt sie in Viertel und reicht sie mit heißer Butter übergossen.

355. Hirseknödel.

Zutaten: ¼ Liter Hirse, 1 Liter Milch, 30 Gramm Butter, Salz.

Die Hirse wird mehrere Male mit kochendem Wasser gebrüht, dann mit der Milch und Butter aufgesetzt, gesalzen und ganz langsam, am besten im Grützenkocher oder in der Kochkiste, weich gekocht. Man schüttet sie dann in eine Schüssel, läßt sie erkalten, gibt kalte Milch und so viel Mehl daran, daß der Teig sich zu Klößen formen läßt, die in Salzwasser oder Dampf gekocht und mit brauner Butter übergossen zu Tisch gegeben werden. Man kann sie auch in gerösteten Semmelbröseln wenden.

356. Buchweizenknödel.

1. **Aus Mehl.** 1 Liter Buchweizenmehl, 30 Gramm Preßhefe, Salz. Man löst die Hefe in etwas warmer Milch auf und rührt sie zu dem Mehl, so daß ein sehr steifer Teig entsteht, läßt diesen an warmem Ort 2 Stunden gehen, sticht dann mit dem Löffel Knöbel ab, ohne den Teig umzurühren, und kocht sie nach und nach in siedendem Wasser. Es dürfen nicht zu viele auf einmal gekocht werden. Mit brauner Butter übergossen zu Gemüse oder Tunke.

2. **Aus Grütze.** Man rührt 100 Gramm Grütze in ½ Liter kochende Milch, läßt sie weich kochen und auskühlen. Dann werden 70 Gramm Butter schaumig gerührt, mit 3—4 Eigelb, der Grütze, Salz und zuletzt mit dem Schnee der Eier vermengt. Aus diesem Teig formt man mittelgroße Knöbel, kocht sie in Salzwasser und wendet sie nach Belieben in gerösteten Semmelbröseln.

357. Reisflockenknödel.

Zutaten: 125 Gramm Reisflocken, ½ Liter Milch, 3 Eier, 3 Eßlöffel voll feinen Grieß, geröstete Würfel von einer Semmel.

Die Reisflocken läßt man in die kochende Milch einlaufen und unter Rühren etwa ¼ Stunde langsam kochen. Dann nimmt man sie vom Feuer, rührt, wenn etwas abgekühlt, die Eier, etwas Salz und den Grieß darunter, und läßt die Masse erkalten. Inzwischen röstet man die in kleine Würfel geschnittene Semmel im Schmalz und vermischt sie mit der Masse. Sollte diese zu weich sein, gibt man noch Semmelbrösel dazu. Nun formt man Klöße, legt sie in kochendes, gesalzenes Wasser ein und läßt sie ununterbrochen ¼ Stunde bis 20 Minuten kochen.

358. Grünkernflockenknödel.
Werden genau wie Reisflockenknödel zubereitet.

359. Knödel aus Kastanien und Kartoffeln.
Zutaten: 1 Pfund Kastanien, ¼—½ Pfund Kartoffeln, ⅛ Liter Milch, Salz.

Die Kastanien werden weich gekocht, geschält, durch die Presse gegeben und mit den auf dieselbe Weise vorbereiteten Kartoffeln sowie der Milch vermischt, gesalzen. Man rührt noch so viel Semmelbrösel darunter, als nötig sind, dem Teig die richtige Dicke zu geben, formt kleine Knödel und bäckt sie in heißem Fett oder Schmalz.

360. Brandteigknödel.
¼ Liter Milch, 60 Gramm Butter und ¼ Pfund Mehl werden zusammen zu einem Brandteig (wie Nr. 196) verkocht, nach dem Abkühlen mit 3 Eiern und etwas Salz verrührt. Die daraus geformten Knödel kocht man in Dampf oder Salzwasser fertig und wendet sie in gerösteten Semmelbröseln.

361. Saure Rahmknödel.
Zutaten: ¼ Liter saurer Rahm, 30 Gramm zerlassene Butter, 2—3 Eier, Salz und so viel Mehl, daß es einen Kloßteig gibt.

Man mischt alles zusammen, formt die Knödel auf leicht bestaubtem Brett und kocht sie fertig. Sie werden mit gerösteten Bröseln übergossen oder ohne diese angerichtet.

362. Mehlknödel.
Zutaten: 250 Gramm Mehl, 1—2 Eier, Milch nach Bedarf.

Man bereitet aus dem Mehl, 1—2 Eiern, Salz, Milch einen nicht zu lockeren Teig, schlägt ihn ¼ Stunde ab, schneidet eine Semmel in Würfel, röstet diese in Schmalz, mengt sie unter den Teig, formt mit dem Schöpflöffel oder mit der nassen Hand große Knödel und kocht sie in Salzwasser. Sie werden ganz zu Tisch gegeben oder in Stücke zerrissen, mit Semmelbröseln bestreut und mit heißer Butter übergossen.

363. Schrotbrotknödel.

Zutaten: 500 Gramm Schrotbrot, 2 Eier, Zwiebel, Gewürz.

500 Gramm Schrotbrotreste werden in Wasser geweicht, ausgedrückt, mit feingeschnittenen Zwiebeln und Petersilie in der Pfanne in Butter abgebrannt, bis sich die Masse von der Pfanne löst. Nachdem sie abgekühlt, gibt man 2 Eier, etwas Thymian, Salz, Maggiwürze und so viel Mehl oder Brösel dazu, daß ein fester Teig entsteht. Die Knödel werden in Salzwasser gekocht oder in Ei und Semmelbröseln gewendet und in heißem Fett gebacken. Eine pikante Tunke schmeckt am besten dazu; z. B. Meerrettichtunke, warme Senftunke, Tomatentunke usw.

364. Vegetarische Knödel.

Zutaten: 120 Gramm Linsen, 40 Gramm Kartoffeln, 1—2 Eier, feingewiegte Zwiebel und Petersilie, Salz.

125 Gramm auf der Schrotmühle gemahlene Linsen, 40 Gramm geriebene kalte Kartoffeln, 1 Ei oder etwas dicker Rahm, in Butter geröstete Zwiebel und Petersilie werden zusammen gemengt, gesalzen, zu Klößen geformt und fertig gekocht. Ist der Teig nicht fest genug, gibt man geröstete oder ungeröstete Brösel dazu. Diese Masse kann ebenso zu kleinen Kuchen geformt und in heißem Fett gebraten werden.

365. Gemüseknödel.

Verschiedene Gemüse, wie Spinat, grüne Bohnen, Blumenkohl, Karotten werden einzeln in wenig Salzwasser gekocht, durch die Maschine getrieben. Man rührt 30 Gramm Butter schaumig, gibt 2—3 Eier und die Gemüsemasse dazu und so viel Mehl, daß der Teig gebunden ist, formt kleine Knödel und läßt sie auf Dampf im Kartoffelkocher oder in heißem Salzwasser ½ Stunde ziehen, nicht kochen. Die Gemüse müssen gewiegt ungefähr einen Suppenteller voll ausmachen.

366. Grieß-Serviettenkloß.

Zutaten: ½ Liter Grieß, 4 Eier, 2 Semmeln, 1 Liter Milch, Salz, Würze.

½ Liter feiner Grieß wird in die kochende Milch oder kochendes Wasser gerührt; nachdem der Teig abgekühlt ist, gibt man 4 Eier, geröstete Semmelwürfel, Salz, Maggiwürze daran und beendigt den Kloß wie Nr. 924.

2. Semmel-Serviettenkloß. Wird wie Nr. 924 zubereitet, aber nicht mit Zucker bestreut, und zu Gemüse, Tomaten-, Pilztunke usw. gereicht.

367. Kartoffel-Serviettenkloß.

Zutaten: 40 Gramm Butter, 3 Eier, 8 gekochte mittelgroße Kartoffeln, Salz, gehackte, in Butter gedünstete Pilze oder nach Belieben gewiegte Gemüsereste, 1—2 geriebene Semmeln, gewiegte Petersilie.

Die Butter wird schaumig gerührt, mit den Eiern, den geriebenen Kartoffeln, Semmelbröseln usw. vermischt und aus der Masse eine Kugel geformt. Man bindet diese in ein mit Butter bestrichenes Tuch fest ein und kocht sie 1 Stunde in Salzwasser. Der fertige Kloß wird im ganzen mit brauner Butter begossen und mit Bröseln bestreut angerichtet, oder man schneidet mit dem Faden Stücke ab und bestreut diese mit gerösteten Semmelbröseln.

368. Verwendung von Knödelresten.

1. Die Knödel werden in gleichmäßige, nicht zu dünne Scheiben geschnitten und diese in der Pfanne auf beiden Seiten braun und knusperig gebacken.

2. Die in feine Scheiben geschnittenen Knödel werden in die Pfanne in heißes Schmalz gegeben, mit 1—2 verquirlten Eiern übergossen und unter öfterem Wenden gebacken.

3. In Dunst gewärmte Knödel werden mit der Gabel zerrissen, in die Pfanne in heißes Schmalz gegeben. Man verquirlt 1—2 Eier, gießt sie darüber, streut in Butter gedünstete, feingewiegte Petersilie und Zwiebeln sowie geriebenen Käse dazwischen und röstet die Knödel unter öfterem Wenden wie einen Schmarren.

Schmarren.

369. Kartoffelschmarren.

Man reibt einige kalte Kartoffeln, gibt ebensoviel Mehl dazu, Salz und Muskat, Petersilie und feingewiegte Zwiebel und bäckt den Schmarren in der Pfanne in heißem Schmalz unter beständigem Wenden.

370. Eierschmarren.

Wird nach Nr. 944 bereitet, gesalzen und mit gewiegten Kräutern vermischt.

371. Reisschmarren mit sauerem Rahm.

Der Reis wird in Salzwasser weich gekocht und nach dem Erkalten in die Pfanne in heiße Butter gegeben. Man gießt dicken sauren Rahm darüber, bestreut ihn mit Semmelbröseln und bäckt den Schmarren auf scharfem Feuer unter beständigem Wenden knusperig und braun.

372. Topfenschmarren.

Wird wie Nr. 943 zubereitet, mit Salz und etwas Muskat gewürzt.

373. Grießschmarren.

Man kocht aus ½ Liter Milch und 125 Gramm Grieß mit etwas Butter und Salz einen Teig, gibt, nachdem er abgekühlt ist, 2—3 Eier dazu und die Masse in die Pfanne in heißes Schmalz. Nachdem der Schmarren auf beiden Seiten eine Kruste hat, wird er in kleine Stücke zerrissen und unter beständigem Wenden gebacken, bis alle Teilchen braun und knusperig sind. Die Eier können auch weggelassen werden.

374. Semmelschmarren mit Käse.

Zutaten: 4—5 Semmeln, 100 Gramm Käse, ¼ Liter Milch, Salz, Zwiebel, 30 Gramm Butterschmalz, Schnittlauch, 3 Eier.

Man schneidet die Semmeln in feine Scheibchen, gießt nach und nach die mit den Eiern verquirlte Milch darüber und läßt das Brot weichen; es darf aber nicht zu feucht sein. Dann werden die feingeschnittenen Zwiebeln in Butterschmalz heiß gemacht, mit dem Brot und geriebenem Käse verrührt und dieser Teig wie jeder andere Schmarren in heißem Schmalz auf dem Herd gebacken.

375. Semmelschmarren im Ofen.

Die Brötchen werden feinblättrig geschnitten und in eine gebutterte Form gelegt. Man überstreut sie mit Salz und feingewiegter Petersilie, quirlt ¼—½ Liter Milch mit 2 Eiern, gießt sie darüber, läßt die Speise einige Zeit weichen und bäckt sie im Ofen, bis die Milch aufgesogen ist.

376. Einfacher Semmelschmarren.

6 Semmeln, ¼ Liter Milch, 2—3 Eier, 2 Löffel zerlassene Butter, Salz und feingewiegte Kräuter nach Belieben. Zubereitung wie Nr. 374.

377. Kaiserschmarren.

Man bereitet den Teig wie zu Nr. 946, gibt 1 kalte geriebene Kartoffel, Salz, geriebene Zwiebel, Thymian oder Petersilie oder andere Kräuter dazu und beendigt wie dort.

378. Mehlschmarren.

Zutaten: ½ Pfund Mehl, 1 kalte geriebene Kartoffel, ¼ Liter Milch, 4 Eier, Salz, Schnittlauch oder Petersilie.

Man bereitet einen gut abgeschlagenen Teig, der ungefähr 3 Zentimeter hoch in die Pfanne in heiße Butter gegossen und, nachdem er auf dem Feuer etwas angezogen hat, unter beständigem Wenden und Stechen mit der Gabel fertig gebacken wird. Backzeit: 20 Minuten.

Strudel.

379. Topfenstrudel.

Einen fein ausgezogenen Strudelteig (Nr. 927) belegt man mit folgender Fülle: 120 Gramm Butter, 50 Gramm gesiebter Topfen, 3 Eigelb, 25 Gramm geriebener Käse. Die Butter wird fein abgerührt, dazu Topfen, Käse und Eigelb gemischt und der Strudel wie Nr. 928 beendet. Mit Butterstückchen belegt und mit geriebenem Käse bestreut, wird er im Ofen gebacken.

380. Weißkrautstrudel.

Zutaten: Strudelteig nach Nr. 927, ½ Kopf Weißkraut, ¼ Liter dicker, sauerer Rahm, Kümmel, 2 Eier, ⅛ Liter Milch, Pilze.

Man bereitet den Strudelteig, der vor dem Ausziehen 1 Stunde ruhen soll. Das feinnudlig geschnittene Kraut läßt man einige Minuten in kochendem Salzwasser ziehen, nimmt es heraus, seiht es und gibt in Butter gedämpfte feingeschnittene Zwiebeln und Pilze, 2 Eier, den saueren Rahm und etwas Milch daran. Ist die Masse zu flüssig, wird sie mit Semmelbröseln verdickt. Dann bestreicht man den ausgerollten Strudelteig mit Butter, legt das Kraut darauf, rollt ihn zusammen, bepinselt ihn außen mit Butter und bäckt ihn im Ofen fertig.

381. Zwiebelstrudel.

Strudelteig Nr. 927. 4—6 große Zwiebeln werden in feine Scheiben geschnitten, in halb Butter halb Fett oder nur Fett gelb geröstet und zum Auskühlen beiseite gestellt. Man bestreut den sehr dünn ausgezogenen Strudelteig ganz dick mit den Zwiebeln, rollt ihn zusammen, bäckt ihn im Ofen fertig oder schneidet ihn in fingerlange Stücke, deren Enden man gut zusammendrückt, und kocht diese kurz vor dem Anrichten in Salzwasser weich.

2. **Pilzstrudel.** Statt der Zwiebeln kann man etwas Pilzfarce in die vorbereiteten Strudel wickeln und die Strudel wie oben beenden.

Kleine Beilagen.

382. Belegte Brötchen.

1. Man rührt ein Stück Butter schaumig, bis sie Blasen wirft, gibt nach Geschmack geriebenen Käse dazu, streicht sie auf dünne, geröstete Weißbrotscheiben.
2. Man mischt unter die Käsebutter Senf und gewiegte Petersilie.
3. 1 Ei und 2 Eßlöffel geriebener Käse auf 2 Eßlöffel Butter. Zubereitung wie oben.
4. Statt des Käse feingeschnittenen Schnittlauch, Petersilie oder andere Kräuter nach Geschmack.
5. 100 Gramm geschälte, geriebene Haselnüsse, 100 Gramm Butter, feingewiegte Petersilie, Estragon, Zwiebel, Kerbel usw.
6. Einige in Butter mit Zwiebeln gedämpfte Tomaten werden durch das Haarsieb gestrichen.
7. Rohen geriebenen Meerrettich vermischt man mit süßem Rahm.
8. Gekochte gelbe Rüben werden durch die Maschine gegeben und mit Rahm und 1 Eigelb vermischt. Sämtliche Arten werden wie 1 beendet und können ebensogut auf die Brotscheiben gestrichen und ohne daß man diese röstet gereicht werden.

383. Kräuterbrötchen.

Kerbel, Estragon, Schnittlauch, Pimpernelle, Petersilie, Sauerampfer werden fein gewiegt. Doch können die Kräuter ganz nach Belieben gewählt werden. Man rührt Butter schaumig, gibt die Kräuter und etwas Käse sowie wenige, fein zerschnittene und trockene Kapern dazu und streicht die Masse auf Weißbrotscheiben. Auch Salzgurken können dazu gewiegt werden.

384. Welsch — Rare-bit.

Man röste Brotscheiben und bestreiche sie rasch mit folgender Tunke: Ein Eßlöffel ganz dickes Tomatenmark, 125 Gramm geriebener Käse und etwas Wasser oder Wein werden in einem Töpfchen auf dem Feuer glatt und schaumig geschlagen, gesalzen und mit Maggiwürze gewürzt.

385. Kressebrötchen.

Man rührt ein Stück Butter schaumig, gibt ganz fein gewiegte Brunnenkresse, Salz und nach Geschmack etwas Zitronensaft darunter und streicht die Masse auf geröstete Weißbrotscheibchen.

386. Kräuterbutter.

Zutaten: 100 Gramm Butter, Kerbel, Estragon, Schnittlauch, Pimpernelle, Petersilie, Kapern.

Man rechnet auf 125 Gramm Butter ungefähr 40 Gramm von diesen Kräutern, kann aber noch mehr nehmen oder weglassen, brüht sie mit kochendem Wasser, gibt sie durch die Maschine oder wiegt sie ganz fein und verrührt sie mit der Butter und etwas Zitronensaft. Oder man rührt noch 2 Eigelb von hartgekochten Eiern mit den Kräutern ab, bevor man sie zur Butter mischt. Dann rechnet man 50 Gramm Butter, 2 Eier, 40 Gramm Kräuter. Als Beilage zu Salzkartoffeln oder auf Brötchen.

387. Senfbutter.

Man läßt 100 Gramm Butter zergehen, gibt 2 Eßlöffel Senf dazu und rührt, bis es körnig ist. Die Butter kann man auch dunkel werden lassen, bevor man den Senf dazu gibt. Als Beilage wie 386.

388. Käse-Creme.

Zutaten: 3 Eier, ½ Liter Milch, 5 Löffel geriebener Käse.

Man verrührt Eier und Milch im Wasserbad, bis sie dicklich sind, gibt den Käse dazu und läßt die Creme noch einmal aufkochen. Sie wird zu Salzkartoffeln gereicht und als Fülle für Windnudeln, Pasteten usw. verwendet.

Gemüse.

Bereitung des Gemüses.

1. Die Gemüse werden sorgfältig gereinigt, von allen nicht zu verwendenden Teilen befreit und entweder in Salzwasser weich gekocht oder im Dampf, wozu neuerdings die verschiedensten vorzüglichen Apparate in den Handel gekommen sind. Man kann das Gemüse auch mit etwas Butter, Salz und ganz wenig Wasser (damit es nicht anbrennen kann) weich dämpfen und es so zu Tisch geben.

2. Das in Wasser oder Dampf gekochte Gemüse wird nun nach englischer Art zubereitet, wozu man in das Gemüse, das ganz trocken sein muß, ein Stück frische Butter gibt, damit durchschüttelt, bis die Butter vergangen ist, und sogleich anrichtet.

3. Man bereitet eine helle Einbrenne mit wenig Mehl, füllt sie mit Gemüsewasser auf und läßt die feingewiegten gekochten Gemüse darin kurze Zeit kochen.

4. Man bereitet eine Bechamel-, Zwiebel-, Rahmtunke usw. und kocht die vorher weich gekochten Gemüse noch einmal darin auf.

Ich habe in den einzelnen Rezepten nur das Weichkochen in Salzwasser erwähnt, um Raum zu sparen, doch kann das Kochverfahren mit Dampf oder Butter ebensogut angewendet werden.

389. Spinatgemüse mit Einbrenne.

Zutaten: 1½ Pfund Spinat, Mehl, Butter, Zwiebel.

Man wäscht den Spinat, nachdem er von den Stielen befreit ist, mehrmals, brüht ihn und setzt ihn dann in wenigem kochenden Salzwasser auf das Feuer. Dann gibt man ihn zweimal durch die Maschine, bereitet eine leichte Einbrenne, läßt das Gemüse noch kurze Zeit damit kochen und verdünnt nach Bedarf mit Wasser. Ein mit etwas Rahm verquirltes Ei, zuletzt darunter geschlagen, macht das Gemüse ergiebiger und wohlschmeckender. Doch darf der Spinat dann nicht mehr kochen. Die Zwiebel können ebenso gut weggelassen werden.

390. Spinat mit Rahm.

1 Pfund Spinat wird gewaschen, mit kochendem Salzwasser gebrüht, durch die Maschine gegeben, in Butter langsam weich gedünstet. Zuletzt gibt man einige Löffel kochendheißen Rahm oder Milch daran und kocht den Spinat unter beständigem Rühren noch kurze Zeit. Ist das Gemüse zu dünn, verdickt man mit Semmelbröseln.

391. Kräuter-Spinat.

Man kocht 1 Pfund Spinat in Salzwasser weich, läßt ihn abtropfen, dünstet Kerbel, Sauerampfer und nach Belieben andere Frühjahrskräuter, mischt den feingewiegten Spinat darunter, gibt noch ein Stückchen Butter daran, läßt das Gemüse aufkochen und verdickt es mit 1—2 Löffeln Bröseln.

392. Spinat auf italienische Art.

Der Spinat wird gereinigt, in Salzwasser gekocht, abgegossen, leicht geschnitten, in den Topf zurückgegeben und mit einem ziemlich großen Stück Butter vermischt. Doch soll er mit der Butter nur heiß werden, nicht kochen. Die Italiener mischen noch große, vorher in heißem Wasser gequollene Rosinen darunter.

393. Spinat à la Crême.

1½ Pfund Spinat werden geputzt, gewaschen, in Salzwasser gekocht, abgegossen, nach dem Erkalten ausgedrückt und durch das Haarsieb gestrichen. Dann läßt man 1 Stück Butter braun werden, gibt den Spinat hinein, läßt ihn einige Minuten dünsten, vermischt ihn mit Bechameltunke oder süßem Rahm und kocht ihn noch ganz kurz damit durch. Zur Bechameltunke läßt man 1 Stückchen Butter zergehen, gibt 2 Eßlöffel Mehl dazu, rührt die Tunke mit ¼ Liter Milch glatt und kocht sie 10 Minuten, ehe sie mit dem Spinat vermengt wird.

394. Käse-Spinat.

1—1½ Pfund Spinat, 50 Gramm Butter, 100 Gramm Käse. Der Spinat wird in Salzwasser gekocht, durch die Maschine oder das Sieb gestrichen, mit 50 Gramm Butter vermischt und im Topf etwas überdünstet. Dann legt man in die gebutterte Form eine Lage Spinat, eine Lage geriebenen Käse, zuletzt Käse und Butterstückchen und läßt das Gericht im Ofen bei mäßiger Hitze backen.

395. Endiviengemüse.

Man läßt die zarten gelben Blätter in Salzwasser aufwellen, nimmt sie heraus und schneidet sie in feine Streifen oder gibt sie einmal durch die Maschine. Dann bereitet man eine leichte Einbrenne, gibt das Gemüse hinein, läßt es noch eine Weile kochen und mischt vor dem Anrichten einige Löffel süßen Rahm und Soja oder Maggi darunter oder ein mit Milch gequirltes Ei.

2. **Gedämpftes Endiviengemüse.** Die Endivien werden geschnitten, mit Butter und ganz wenig Salzwasser gedünstet, mit ¼ Liter Milch aufgekocht und mit 1 Eigelb verrührt.

396. Brunnenkreßgemüse.

Man nimmt nur die Blättchen, brüht sie, läßt sie abkühlen und kocht sie in wenig Salzwasser mit Butter weich. Das Gemüse wird mit Semmelbröseln oder Mehlschwitze verdickt. Wer den starken Geschmack nicht liebt, nimmt halb Kresse, halb Spinat.

397. Brennesselgemüse.

Man nimmt die obersten Blättchen im ersten Frühjahr (die noch nicht stechen) und bereitet daraus ein vorzügliches, gesundes Gemüse nach den verschiedenen für Spinat angegebenen Rezepten mit Ausnahme von 392.

398. Löwenzahngemüse.

Wird von den ersten Frühlingssprossen, wenn die Blättchen noch gelb sind, genau wie unter 397 angegeben zubereitet. Hat man nur wenig Löwenzahn, mischt man mit Spinat.

399. Sauerampfergemüse.

1. Man gibt das gewaschene, gut abgetropfte und gewiegte Gemüse in heiße Butter und läßt es in seinem eigenen Saft mit Salz weich kochen. Hat sich zu viel Saft gebildet, gießt man davon ab und verdickt den Sauerampfer mit einem Mehlschleim. Er wird noch einmal durchgekocht und vor dem Anrichten nach Belieben mit einigen Löffeln sauerem Rahm oder einem in etwas Milch verquirlten Ei durchgerührt. Wer den starken säuerlichen Geschmack nicht liebt, kann den Saft abgießen und Wasser und Suppenwürze an das Gemüse geben.

2. Man wäscht den Sauerampfer, pflückt die Stiele ab, läßt die Blätter ¼ Stunde in Salzwasser kochen, spült sie mit kaltem Wasser ab und schüttet sie auf den Seiher. 30 Gramm Semmelbrösel (auf 1 Pfund Sauerampfer) werden in Butter gelb geröstet und mit dem gewiegten Gemüse vermischt. Man kann vor dem Anrichten einige Löffel sauern Rahm dazu geben oder verquirlt ein Eigelb mit etwas Milch und rührt den Sauerampfer damit ab.

400. Zichoriengemüse.

Man entfernt die schlechten Blätter, kocht die Stäudchen in Salzwasser weich, bereitet eine leichte Mehlschwitze, füllt sie mit Gemüsewasser auf, daß eine nicht zu dünne, kurze Tunke entsteht, und kocht das Gemüse noch einmal kurze Zeit darin. Oder: es wird mit etwas Butter, wenig Wasser und Salz gedämpft und so zu Tisch gegeben.

401. Rhabarbergemüse.

Von den zarten Blättern bereitet man ein gutes Gemüse nach Sauerampfergemüse Nr. 399. Ebenso sind die ersten zartesten Stiele vorzüglich, wenn man sie, in Stückchen geschnitten, in Butter im geschlossenen Topf mit etwas Salz rasch weich dämpfen läßt.

402. Salatgemüse.

4—6 feste Salatköpfe werden gereinigt, 5 Minuten in Salzwasser gekocht, auf den Seiher zum Abtropfen geschüttet und mit kaltem Wasser übergossen. Dann läßt man Butter heiß werden und dämpft das gewiegte Gemüse darin mit etwas Wasser langsam 1 Stunde. Vor dem Anrichten wird es mit etwas Mehl gestäubt und Maggi oder Soja nach Belieben darangegeben.

403. Gurkengemüse.

1. Man schält die Gurken stets von der Spitze nach dem Stiel, nimmt das Innere heraus und schneidet sie in ungefähr 4 Zentimeter lange, 3 Zentimeter dicke Stückchen; diese dämpft man mit Butter und etwas Zucker bräunlich, gibt Wasser, ein wenig Dillkraut sowie Salz dazu und läßt sie weich kochen. Zuletzt wird die Brühe mit einem Mehlschleimchen verdickt, nach Belieben süßer oder saurer Rahm darunter gemischt sowie gewiegte Petersilie. Viele ziehen das Gemüse ohne Rahm vor, dämpfen es nur in Butter, etwas Salz und Wasser und rühren zuletzt ein Eigelb daran. Kochzeit 20 Minuten.

2. **Gurken mit Tomaten** werden ebenso zubereitet. Man nimmt gleichviel Tomaten wie Gurken, schneidet die Tomaten in 4 Teile und läßt sie mit den Gurken dämpfen; doch bleibt in diesem Falle Zucker und Dillkraut weg.

404. Gurken mit brauner Tunke.

Die wie oben vorbereiteten Gurken werden halbweich gedämpft; dann bereitet man eine bräunliche Mehlschwitze mit etwas Zitronensaft oder Wein sowie feingewiegtem Dillkraut, füllt sie mit wenig Salzwasser auf, gießt sie über die Gurken und läßt diese darin weich kochen. Vor dem Anrichten wird noch ein Stückchen Butter daran gegeben.

405. Gurkengemüse in Wein.

Die Gurken werden geschält, in 4 Teile geschnitten, ganz ausgenommen, mit Salz bestreut und 1 Stunde stehen gelassen.

Dann wäscht und trocknet man sie ab, gibt sie in einen Topf mit heißer Butter und dämpft sie darin mit ¼ Liter Weißwein, etwas Zitronensaft und nach Bedarf etwas Wasser weich. Sie müssen glasig sein, dürfen aber nicht zerfallen. Man kann auch halb Wasser, halb Wein nehmen.

406. Lauchgemüse.

1. Die Lauchzwiebeln werden geputzt, bis an die grünen Blätter abgeschnitten, in Salzwasser weich gekocht, in frischem Wasser abgekühlt, ausgedrückt und in größere Stücke zerlegt. Man bereitet dann mit Butter eine Mehlschwitze, die mit dem Lauchwasser aufgefüllt wird, läßt das Gemüse noch einmal darin aufkochen und rührt es vor dem Anrichten nach Belieben mit süßem Rahm ab. In Norddeutschland werden Sultaninen mitgekocht.

2. **Auf andere Art.** Man nimmt sehr schöne, weiße Stangen, kocht sie in Salzwasser weich, nimmt sie heraus und preßt das Wasser mit einem Tuch aus. Dann werden sie mit heißer Butter übergossen oder mit gerösteten Semmelbröseln bestreut. Man reicht nach Belieben Holländertunke nach Nr. 468 mit ¼ Liter Lauchwasser, ¼ Liter Rahm oder Milch bereitet, dazu.

407. Lauch mit Kartoffeln.

Zutaten: 10 Lauchstangen, 5 Kartoffeln, Butter, Fett.

Der Lauch wird benützt, soweit er gelb ist, gewaschen, in ungefähr 5 Zentimeter lange Stückchen geschnitten und 5 Minuten im Salzwasser gekocht. Dann läßt man ihn gut abtropfen, ein Stück Butter im Topf heiß werden, gibt den Lauch hinein, dämpft ihn ¼—½ Stunde, mischt hierauf die rohen, in Viertel geschnittenen Kartoffeln darunter und kocht das Gemüse, bis die Kartoffeln fertig sind. Vor dem Anrichten wird es, wenn zu dünn, mit Mehl gestäubt.

408. Griechischer Lauch.

Zutaten: 5 schöne Lauchzwiebeln, ¼ Pfund Reis, 30 Gramm Butter, Salz.

Der Lauch wird in ungefähr 5 Zentimeter lange Stückchen geschnitten, in Butter halbweich gedünstet und gesalzen. Dann gibt man ¼ Pfund gebrühten Reis dazu und läßt das Gemüse noch ½ Stunde dämpfen; ist es zu trocken, wird von Zeit zu Zeit etwas Wasser nachgegossen.

409. Frühlingsmus.

Man nimmt 1 Pfund verschiedener Frühlingsgemüse, wie Spinat, Salat und Kerbel, oder Löwenzahn, oder Kerbel und Sauerampfer, Brennessel usw., kocht sie mit ganz wenig Brühe oder im Dampf, gibt sie durch die Maschine, läßt sie mit etwas Butter und Salzwasser wieder aufkochen und gießt zuletzt einen Löffel sauren Rahm daran. Ist das Mus zu dünn, kann man Semmelbrösel mitkochen lassen.

410. Mangoldblätter.

1. Sie werden von den Stielen gestreift und in sehr wenig Wasser weich gekocht. Weitere Behandlung wie die verschiedenen Zubereitungsarten von Spinatgemüse, doch läßt sich das Wasser, in dem das Gemüse gekocht ist, zur Einbrenne gut verwenden.

2. **Mit Käse.** Die Mangoldblätter werden wie oben vorbereitet, gewiegt, in Butter mit Milch gedämpft, gesalzen, mit geriebenem Käse vermischt.

411. Mangoldstiele.

1. Man streift das Grüne von den Stielen, wäscht diese, schneidet sie in kleine Stückchen, läßt sie in Salzwasser weich kochen und auf dem Seiher abtropfen. Dann gibt man sie in den Topf mit einem Stück frischer Butter, schüttelt die Stiele so lange, bis die Butter zergangen ist, und mischt noch Semmelbrösel und geriebenen Käse darunter.

2. **Mit Rahm.** Die wie oben vorgerichteten Stiele werden in Salzwasser gekocht. Hierauf bereitet man eine Mehlschwitze, rührt sie mit Rahm oder Mangoldwasser glatt, gibt die gut abgetropften Stiele hinein und läßt sie noch einmal aufkochen. Nach Belieben kann gewiegte Petersilie dazu gereicht werden. Das Gemüse wird vor dem Anrichten mit einem Eidotter abgezogen.

412. Kohlrabigemüse.

1. Die Knollen werden geschält, alles Holzige entfernt, in feine Scheiben geschnitten und in Salzwasser gekocht. Im Frühjahr nimmt man alle zarten Blättchen der Kohlrabi, kocht sie in Salzwasser und wiegt sie. Dann bereitet man eine leichte Einbrenne mit dem Gemüsewasser, gibt Scheiben und Grün hinein und kocht es zusammen auf. In späterer Jahreszeit verwendet man nur die Knollen und gibt gewiegte Petersilie oder gekochten, gewiegten Spinat dazu. Statt mit Gemüsebrühe kann man die Einbrenne mit Milch oder Rahm bereiten.

2. **Kohlrabi in Holländertunke.** Die Knollen werden wie oben vorbereitet, in Holländertunke Nr. 468 1. Art. angerichtet.

413. Gebratene Kohlrabischeiben.

Die Kohlrabiknollen werden geschält, alles Harte entfernt und die zarten Teile in feine Scheiben geschnitten. Man brät sie in Butter oder Fett mit gewiegter Petersilie und Salz ohne Wasserzusatz unter häufigem Wenden weich.

414. Kohlrabi in brauner Tunke.

Man bereitet braune Einbrenne, füllt sie mit Kohlrabiwasser auf und läßt die weichgekochten Kohlrabischeiben nochmals darin aufkochen.

415. Erdkohlrabi.

Sie werden in ungefähr 2—3 Zentimeter lange und 1—2 Zentimeter dicke Stücke geschnitten, entweder wie Rüben Nr. 424 behandelt oder mit Butter und Salz unter öfterem Nachgießen von Wasser weich gekocht und mit Mehl gestäubt.

416. Tomatengericht.

Zutaten: ½ Liter Tomatenmark oder frische Tomaten, 2 Semmeln, Zwiebel, Butter, Schmalz.

Die Semmeln werden in Würfel geschnitten, in Schmalz geröstet und die feingeschnittene Zwiebel inzwischen in Butter gedämpft. Man gibt das Tomatenmark zu den Zwiebelringen, dämpft es eine Weile, fügt die Semmeln hinzu, salzt und kocht es noch kurze Zeit. Frische Tomaten werden vorher gedämpft und durch das Sieb gestrichen, doch können sie auch in Stückchen geschnitten und so mit den Semmeln bereitet werden.

417. Gebratene Tomaten in Milch.

1. Schöne reife Früchte werden halbiert, von allen Seiten in Mehl getaucht und mit der fleischigen Seite nach unten in die Pfanne in heißes Fett oder noch besser heiße Butter gelegt. Sobald sich eine bräunliche Kruste bildet, wendet man die Tomaten und brät sie auf der anderen Seite, bis die Haut dünn und schrumpfelig wird. Je mehr sie durchgebraten sind, desto besser der Geschmack. Die fertigen Früchte nimmt man heraus, gießt etwas kalte Milch in die Pfanne, rührt damit das sich anhängende Mehl los, läßt die Milch kochen, bis sie gelblich ist, salzt sie und richtet sie über die Tomaten an.

2. **In Öl.** Man brät sie nach Nr. 443.

418. Grüne Tomaten.

Halbreife, ungeschälte Tomaten werden in feine Scheiben geschnitten. Man brät sie mit etwas Wasser 10 Minuten in der Pfanne in heißem Fett, salzt, gießt etwas Wasser nach Bedarf dazu, zuckert sie dann und läßt sie nochmals aufkochen.

419. Grüne Kugelerbsen oder Schotenerbsen.

1. Die Erbsen werden aus den Schoten genommen, in Butter und etwas Salzwasser weich gekocht. Vor dem Anrichten bereitet man mit dem Erbsenwasser eine dünne Mehltunke und gibt das Gemüse hinein; oder schlägt ein Eigelb mit etwas Erbsenwasser ab und rührt es an die Erbsen.

2. Bei zarten jungen Kugelerbsen kann man auch die Hülsen verwenden. Sie werden mehrere Stunden gekocht, zweimal durch die Maschine gegeben und mit den wie oben bereiteten Erbsen vermischt. Die Mehltunke bleibt in diesem Falle weg; man gibt einen Löffel Milch an das Gemüse oder ein verquirltes Ei.

3. In Rahm. Man bereitet mit ein wenig Butter und 1 Löffel Mehl eine lichte Einbrenne, füllt mit etwas Erbsenwasser auf, rührt ¼ Liter dicken Rahm dazu und gibt die weichen Büchsen- oder frischgekochten Erbsen hinein und feingewiegte Petersilie an das Gemüse.

420. Grüne Erbsen mit Karotten.

Die Erbsen werden in Butter und etwas Wasser und Salz weich gedämpft, ebenso die in kleine Würfel geschnittenen Karotten. Man bereitet eine dünne Mehltunke wie bei Nr. 419 und gibt die abgetropften Gemüse hinein. Feingewiegte Petersilie macht das Gemüse noch schmackhafter.

421. Gelbe Rüben oder Karotten.

1. Man wäscht und putzt 1—2 Pfund Rüben, gibt ein ziemlich großes Stück Butter in den Topf, läßt die in Scheiben oder auf dem Hobel geschnittenen Rüben einige Zeit darin dämpfen, salzt sie, gibt dann von Zeit zu Zeit etwas Wasser nach und stäubt die ganz weichen Rüben zuletzt mit Mehl ein. Sie brauchen so wenig Hitze, daß sie auch in der Kochkiste weich werden. Sind die Rüben nicht süß genug, gibt man etwas Zucker daran.

2. **Mit Kräutern.** Zutaten: Kräuter, wie Thymian, Petersilie, Lorbeerblatt oder Basilikum. Die jungen gelben Rüben oder Karotten werden geputzt, in Scheiben geschnitten, wie die vorhergehenden zubereitet, etwas gesalzen, mit einem Glas Weißwein und einem Bündel Kräuter langsam weich gekocht und zuletzt mit einem Löffel Mehl gestäubt. Nach Geschmack kann man den Topf, in dem die Rüben gekocht werden, mit etwas Knoblauch ausreiben.

3. **In Rahmtunke.** Man kocht die jungen vorbereiteten Rübchen ungeschnitten ganz weich in wenig Wasser mit Salz und übergießt sie mit Tunke nach Nr. 629, zu der halb Rahm halb Rübenwasser verwendet wird. Oder man dämpft sie mit Butter und wenig Salzwasser, verrührt 1 Eigelb mit Milch und läßt die Rüben darin nochmals heiß werden.

422. Gelbe Rüben mit Äpfeln.

Man schwitzt eine Zwiebel in Butter, gibt einen Löffel Mehl und Salz daran und füllt mit Wasser auf. Die geputzten, feingeschnittenen Rüben werden eingelegt und fast weich gekocht; 10 Minuten vor dem Anrichten noch Apfelscheiben hinzugefügt, die vorher mit Zucker bestreut eine Zeitlang gestanden haben, und alles zusammen fertig gekocht. (Die Äpfel sollen nicht zerfallen.) Man gibt das Gemüse meistens im Reisrand.

423. Karotten, Spargel und Erbsen in Tunke.

Die Karotten werden vorbereitet und in kleine Würfel geschnitten, ebenso die Spargel, und beide Gemüse mit den Kugelerbsen nach einem der oben angegebenen Rezepte fertig gekocht. Büchsenerbsen kommen kurz vor dem Anrichten dazu, ebenso sterilisierte oder Büchsenspargel. Man kann sogenannte Suppenspargel verwenden.

424. Gelbe, oder Teltower, oder Weiße, oder Bayerische Rüben in Karamel.

Zutaten: 1 Pfund Rüben, 2 Teelöffel Puderzucker, 30 Gramm Butter oder Pflanzenfett, Salz.

Man wäscht und schabt die Rüben, schneidet sie in gleichmäßige, kleinfingerlange Stücke; nur die Teltower und Karotten bleiben ganz. Im Topfe müssen ein Stück Butter mit 2 Teelöffeln Zucker zergehen und bräunen. Die Rüben werden dazu gegeben, gesalzen und auf ganz langsamem Feuer 2—3 Stunden gedämpft; zuletzt setzt man den Topf auf die offene Glut, damit sie ganz braun werden, doch muß man sehr vorsichtig sein. Diese Art wird hauptsächlich zum Garnieren von Puddings usw. benützt.

425. Braune Rübchen in Tunke.

Die nach Nr. 424 angebräunten Rübchen werden mit wenig Salzwasser im geschlossenen Topf unter öfterem Nachgießen weich gekocht und in der Brühe zu Tisch gegeben.

426. Bayerische oder Teltower Rüben.

Sie werden geputzt, gewaschen, in Butter mit etwas Wasser und Salz halbweich gedünstet; dann bereitet man mit der Brühe, etwas Butter und Mehl eine helle Einbrenne, füllt nach Bedarf mit Gemüsewasser auf und kocht die Rüben darin fertig. Ebenso können alle unter Nr. 424 angegebenen Rübenarten zubereitet werden.

427. Stachys.

1. Die Stachysknollen werden gut abgebürstet, gewaschen, 10 Minuten in Salzwasser gekocht. Man übergießt sie nur mit zerlassener Butter. Oder: man vermischt diese mit Semmelbröseln und gibt sie über die auf der Platte bergartig angerichteten Stachys. Ebenso kann man die Butter mit gewiegter Petersilie vermischen.

2. **Stachys in Tunke.** Man bereitet die Knollen wie angegeben vor, rührt 1—2 Eßlöffel Mehl mit Butter ab und mit Wasser glatt und füllt die Tunke mit dem Stachyswasser auf. Sie wird mit 1 Eigelb abgezogen und über das Gemüse gegeben.

3. Man reicht das vorbereitete Gemüse in Holländertunke.

428. Finocchi (Fenchelwurzel).

Sie werden von allen zähen Schalen befreit, in Salzwasser gekocht, abgetropft, auf eine Platte gelegt, mit zerlassener Butter übergossen und mit geriebenem Käse oder nach Belieben mit feingewiegter Petersilie bestreut.

429. Weiße Rüben.

Man schneidet die Rüben, nachdem sie geschält und gewaschen sind, in ½ Zentimeter dicke, 3—4 Zentimeter lange Stückchen. Im Topfe läßt man ein Stückchen Butter zergehen, gibt die Rüben hinein, salzt sie, läßt sie kurze Zeit dünsten und gießt dann von Zeit zu Zeit etwas Wasser nach. Man stäubt sie zuletzt mit Mehl oder rührt ein Mehlschleimchen daran.

430. Weiße Rüben in Senftunke.

1. Sie werden geschält, in Stückchen geschnitten, in wenig Salzwasser gekocht. Man gibt einen Teelöffel Senf in heiße Butter, ein wenig Mehl und etwas Rübenwasser dazu und läßt die gut abgetropften Rüben darin aufkochen.

2. Man schält und schneidet ebensoviele Kartoffeln wie Rüben in gleichlange Stücke und bereitet das Gericht wie oben.

431. Junge weiße Rüben.

Die ganz kleinen Rüben sind im Mai ein vorzügliches Gemüse. Sie werden in Scheiben geschnitten, gekocht und in Bechameltunke (Nr. 629), die mit Milch oder Rahm zubereitet ist, angerichtet.

432. Mus von weißen Rüben und Kartoffeln.

Die Rüben werden geschnitten, mit einem Stückchen Butter, Salz, Zucker und wenig Wasser weich gedünstet, durchs Sieb gestrichen und mit Kartoffelmus vermischt.

433. Pastinakwurzeln.

Die Wurzeln werden gewaschen, abgeschabt, wie gelbe Rüben zerschnitten, wie diese in Butter mit etwas Wasser und Salz gedünstet und zuletzt mit Mehl gestäubt.

2. Man bräunt 1 Eßlöffel Zucker in Butter, gibt etwas Mehl und die vorbereiteten Wurzeln hinein, läßt sie unter beständigem Rühren bräunlich werden, füllt mit Salzwasser auf und dämpft sie ungefähr 2 Stunden.

434. Genfer Kürbis.

Ein Stück Kürbis wird geschält, alles Weiche herausgenommen, in Würfel geschnitten und in Salzwasser weich gekocht. Man preßt ihn in einer Serviette aus, gibt die Masse in heiße Butter, läßt sie, mit etwas Milch verdünnt, unter beständigem Rühren aufkochen, stäubt sie mit einem Löffel Mehl und gibt sie zu Tisch. Der Kürbis kann nach dem Anrichten auch mit in Wein befeuchteten Makronen belegt und gezuckert werden.

435. Artischocken mit Eiertunke.

Die Artischocken werden von den Stielen und unzarten Blättern befreit, in vier Teile geschnitten oder im ganzen (mit Zitronensaft beträufelt) 2 Stunden in Salzwasser weich gekocht. Dann nimmt man alles Faserige heraus und reicht sie mit Tunke.

Tunke: 30 Gramm Butter, 2—3 Eigelb, etwas Wasser, Zitronensaft, Salz. Man läßt diese Zutaten unter beständigem Schlagen auf dem Herde dicklich werden und stellt sie dann bis zum Gebrauche in warmes Wasser. Die Tunke wird eigens angerichtet.

436. Gedünstete Artischockenböden.

Man kocht die gereinigten Böden 5 Minuten in Salzwasser. Inzwischen werden in Butter feingewiegte Zwiebeln, Karotten, Petersilie und Thymian gedünstet, mit $1/8$ Liter Wein und ebensoviel Artischockenwasser aufgefüllt und in dieser Brühe die Böden unter öfterem Nachfüllen ganz langsam weich gedämpft. Man nimmt sie heraus, legt sie kranzartig auf eine Schüssel, verbessert die Brühe mit Zitronensaft, Butter und feingewiegten Kräutern nach Geschmack und verdickt sie mit einem Mehlschleimchen. Die fertige Tunke wird über das Gemüse gegossen.

437. Artischocken in Öl.

Nachdem die vorbereiteten Artischocken in Salzwasser weich gekocht sind, werden sie mit heißem Öl übergossen und mit Zitronensaft beträufelt. Auf jede Artischocke rechnet man einen Kaffeelöffel siedendes Öl.

2. Man läßt die Artischocken mit etwas Zitronensaft in Salzwasser nur aufkochen. Dann gibt man sie nebst etwas feingeriebener Zwiebel in siedendes Öl, beträufelt sie mit Zitronensaft, streut Salz und feingewiegten Dill darüber und dämpft sie auf langsamem Feuer weich. Das Gemüse wird heiß oder kalt angerichtet.

438. Artischocken in Wein.

Die Artischockenböden werden in Scheiben geschnitten, in Butter gedünstet. Man füllt mit Weißwein oder halb Wein, halb Wasser und etwas Zitronensaft und Salz auf, verdickt die Tunke mit einem Mehlschleimchen und zieht sie mit 1—2 Eigelb ab.

439. Topinambur (Erdbirne, Erdartischocke).

Sie werden wie Kartoffeln mit der Schale oder wie Salzkartoffeln gekocht; oder roh geschält, in feine Scheiben geschnitten und in heißer Butter fertig gebraten.

2. **Topinambur in der Tunke.** Man bereitet Bechamel- oder Tomaten-, Zwiebel-, Pilztunke usw. und läßt die gekochten Topinamburscheiben darin aufkochen.

440. Topinambur in Wein.

Die gekochten, geschälten Topinamburs können auf dieselbe Weise wie Nr. 438 zubereitet werden.

441. Topinamburmus.

Man kocht die Topinamburs in Salzwasser weich, schält sie, gibt sie durch das Sieb oder die Maschine und vermischt das Mus mit einem Stückchen Butter und einem mit etwas Rahm verquirlten Eigelb. Ist es zu dünn, gibt man nach Bedarf Semmelbrösel darunter.

442. Gedämpfte Auberginen oder Eierfrüchte.

Man reibt sie mit Salz ein, wäscht sie wieder ab, schneidet sie in Stücke, gibt sie in den Topf in heiße Butter, füllt mit etwas Wasser auf, salzt und läßt sie weichdämpfen. Die Tunke wird mit einem Mehlschleimchen verdickt.

443. Auberginen in Öl.

Die Auberginen werden in 2 Hälften geschnitten, mit Salz eingerieben, ½ Stunde gebeizt. Dann trocknet man sie ab und brät sie in Öl oder Fett mit etwas Salz und gewiegter Petersilie in der Pfanne.

444. Auberginen mit Tomaten.

Die Tomaten werden geschält, in Stücke geschnitten, in Öl oder Butter oder Pflanzenfett einige Minuten gebraten. Desgleichen die in Scheibchen geschnittenen Auberginen. Beide Gemüse werden in die gebutterte Form lagenweise mit geriebenem Käse und Salz gegeben und im Ofen fertig gebacken. Wer Kräutergeschmack liebt, gibt ein Thymian- und Lorbeer- oder Petersilienbüschelchen dazu. Das Gemüse kann auch im Topf auf ganz langsamem Feuer (auch ohne Käse) oder in der Kochkiste mehrere Stunden gedämpft werden.

445. Kardonen.

Die Kardonen werden gewaschen, in Stücke geschnitten, in Salzwasser mit etwas Zitronensaft weich gekocht. Man nimmt sie heraus, reibt sie mit dem Bürstchen oder Tuch noch einmal ab, gibt sie in den Topf zurück und schüttelt sie mit einem Stück frischer Butter durch. Oder die weichgekochten Stücke werden in weißer, aus dem Gemüsewasser bereiteter Tunke zu Tisch gegeben.

446. Meerrettichgemüse.

Der Meerrettich wird abgeschabt, auf dem Reibeisen gerieben, in Butter mit Wasser gedämpft, gesalzen, mit Semmelbröseln verdickt und mit etwas Honig gesüßt. Statt Wasser kann man, wenn er zu scharf ist, Milch daran gießen.

447. Meerrettich mit Schlagrahm.

½ Stange Meerrettich wird gewaschen, geputzt, gerieben und roh mit feinen Semmelbröseln, etwas Zucker, Salz und ¼ Liter ungeschlagenem Schlagrahm sowie etwas Zitronensaft vermischt.

448. Meerrettich mit Mandeln.

Man putzt und reibt eine mittelgroße Meerrettichstange, dämpft den Meerrettich kurze Zeit in heißer Butter, füllt mit ½ Liter Milch auf, salzt und zuckert nach Geschmack, mischt noch 70 Gramm geschälte, geriebene Mandeln dazu und läßt ihn unter beständigem Rühren fertig kochen.

449. Gedünstete Rettiche.

Die gewöhnlichen Rettiche werden geschält, in Scheiben geschnitten und zugedeckt, mit etwas Butter, Salz und Zucker weich gedünstet.

450. Radieschengemüse.

Radieschen werden abgewaschen, nicht geschält, 5 Minuten gekocht, aus dem Wasser genommen und mit Butter, Salz und 1 Prise Zucker weich gedünstet.

451. Grüne Bohnen.

Die Bohnen werden von den Fäden befreit und in Stückchen gebrochen oder fein gehobelt oder in Vierecken geschnitten. Man kocht sie in Salzwasser nicht zugedeckt weich, damit sie grün bleiben, läßt sie abtropfen oder dämpft sie mit etwas Butter und Salz in wenig Wasser und bereitet sie auf folgende Arten:

1. **Mit Butter auf englische Art:** Sie werden mit einem Stück frischer Butter durchgeschüttelt, bis diese zergangen ist, und feingewiegte Petersilie daran gegeben.

2. **Auf süddeutsche Art:** Man bereitet eine leichte Einbrenne, füllt mit Bohnenwasser auf, gibt die gekochten Bohnen nebst etwas Bohnenkraut dazu und läßt sie noch ¼ Stunde kochen. Das Bohnenkraut wird herausgenommen.

452. Grüne Bohnen in der Milch.

Zutaten: 1 Pfund Bohnen, ¼ Liter Milch, 1 Ei, Zitronensaft, Butter, Mehl, Petersilie, Salz.

Man bereitet mit Butter, 1 Löffel Mehl und Milch eine Tunke, gibt die gekochten oder gedämpften Bohnen hinein, rührt das Ei mit Zitronensaft und etwas Bohnenwasser ab und mischt es sorgfältig unter das fertige Gemüse. Nach der Verbindung mit dem Ei darf es nicht mehr kochen. Klein gewiegte Petersilie und etwas Bohnenkraut schmecken an Bohnengemüse immer gut.

453. Bohnen à la Tourangelle.

Zutaten: Schnittbohnen, Butter, Petersilie, Salz.

Die Schnittbohnen werden wie üblich vorbereitet, weichgekocht und in eine Bechameltunke nach Nr. 629 gegeben. Vor dem Anrichten gießt man heiße, mit feingehackter Petersilie vermischte Butter darüber.

454. Grüne Bohnen in Eiertunke.

1. **Zutaten:** 1 Pfund Bohnen, 1—2 Eier, 30 Gramm Butter, etwas Bohnenkraut.

Die vorbereiteten Bohnen werden in nicht zugedecktem Topf (damit sie grün bleiben) in wenig Salzwasser weich gekocht. Dann läßt man ein Stück Butter zergehen, rührt 1 Eigelb und den Saft ½ Zitrone damit ab, schlägt dies mit einigen Löffeln Bohnenwasser auf dem Feuer, bis es heiß wird, und gießt es über die abgetropften Bohnen.

2. **Mit Tomatentunke.** Man kocht frische Bohnen weich oder nimmt Dunst-, auch Büchsenbohnen, vermischt sie mit etwas Butter und Salz und gießt vor dem Anrichten Tomatentunke darüber.

455. Grüne Bohnen mit Kräutern.

1. Man läßt in Butter etwas gewiegte Zwiebel heiß werden, mischt feingewiegte Kräuter, wie Thymian, Basilikum, Petersilie dazu, dünstet die Bohnen darin 20 Minuten mit wenig Wasser und Salz und gibt vor dem Anrichten ein mit etwas Zitronensaft verquirltes Ei daran.

2. **Mit Dill.** Wird bereitet wie oben. Statt des Eies kann ein wenig Mehl an das Gemüse gestäubt werden.

456. Wachsbohnen.

1. Werden wie die grünen Bohnen, Nr. 451, 452, 453, 454, zubereitet.

2. **Mit sauerem Rahm.** Man bereitet eine helle Einbrenne mit ¼ Liter von dem Wasser, in dem die Bohnen gekocht wurden, rührt ¼ Liter sauren Rahm dazu und läßt die Bohnen darin aufkochen.

3. **Auf polnische Art.** Man bereitet die gekochten Bohnen wie Blumenkohl auf polnische Art, Nr. 471.

457. Bohnenkerne.

1. Man weicht die Bohnen einige Stunden in Wasser, nimmt sie heraus, gibt so viel frisches Wasser daran, daß sie bedeckt sind, stellt den Topf zugedeckt auf den Herd und läßt sie darin kochen, bis alles Wasser verdampft ist. Sie kommen dann in die Porzellanschüssel, müssen in dieser im Ofen bei gelindem Feuer noch trocknen und werden so als Beilage zu Gemüse, wie Spinat, Grünkohl, Rosenkohl, Blaukraut usw. gereicht, oder nach Belieben mit Butter durchgeschüttelt. Am besten sind sie jedoch ohne Salz und ohne Butter.

2. **Bohnenkerne à la Bretonne.** ½ Pfund Kerne werden 24 Stunden geweicht, in demselben Wasser mit ¼ Liter gezuckertem Tomatenmark gekocht und nach Geschmack mit etwas Zitronensaft, Salz und Dillkraut gemischt.

458. Grüne Bohnen mit Bohnenkernen.

Man kocht 250 Gramm Schnittbohnen in Salzwasser ganz weich und gibt sie zweimal durch die Maschine; 250 Gramm Bohnenkerne werden ebenso oder nach Nr. 459 vorbereitet. Dann mischt man beides zusammen, gibt ein Stück Butter dazu und kocht den Brei unter beständigem Rühren noch einmal auf.

459. Weiße Bohnenkerne und Äpfel.

Man läßt 250 Gramm weiße Bohnenkerne über Nacht weichen, kocht sie am andern Tag fertig, salzt, enthülst sie und vermischt sie mit Apfelmus. An die Speise gibt man noch ein Stückchen Butter.

460. Gebackene Bohnenkerne.

1. Die Bohnen werden im Backofen oder in der Kochkiste, nachdem man sie angekocht hat, mit Milch bedeckt, 8 Stunden unter öfterem Nachgießen von heißer Milch gekocht. Wenn sie weich sind, salzt man sie und gibt sie zu Tisch oder läßt die Milch noch ganz aufsaugen und reicht sie trocken.

2. Zu ½ Liter gekochter Bohnen rührt man 1 Teelöffel Nuß- oder Kuhbutter und ebensoviel Malzextrakt und läßt die Bohnen unter öfterem Rühren möglichst lange im Ofen backen. Man gibt von Zeit zu Zeit ein wenig Butter nach.

461. Zuckererbsen.

Sie werden wie Bohnen vorbereitet, ganz oder gebrochen verwendet und wie jene (Nr. 451, 452) behandelt. Bohnenkraut wird durch gewiegte Petersilie ersetzt; sind die Erbsen nicht sehr süß, gibt man ein Stückchen Zucker daran.

462. Hopfensprossen als Gemüse.

Man putzt die Sprossen, wäscht sie, kocht sie, am besten in Büschelein zusammengebunden in Salzwasser mit Zitronensaft oder Milch weich, läßt sie abtropfen, bereitet mit dem Gemüsewasser eine dicke Tunke nach Nr. 629 oder 468 oder 623 und gibt die Sprossen darin zu Tisch.

463. Spargel.

Man schält die Spargel möglichst dünn, bindet sie in Bündel und kocht sie in reichlich siedendem Salzwasser mit einem Stückchen Zucker weich. Hat man einen Spargelkocher, brauchen sie nicht gebunden zu werden. Beim Einkauf achte man darauf, daß die Stangen keinerlei Flecken haben.

1. Große, dicke Spargel sind nur mit heißer Butter übergossen am besten.

2. Man richtet die weichgekochten, ganz heißen und gut abgetropften Spargel schichtenweise mit geriebenem Käse an und gießt kochende Butter darüber.

3. Oder man bestreut die Spargel mit gerösteten Semmelbröseln und geriebenem Käse und gießt heiße Butter darüber.

4. Man vermischt Semmelbrösel und geriebenen Käse mit Rahm, schlägt dieses auf dem Feuer bis zum Kochen und reicht die Tunke zu den Spargeln.

5. **Mit Bechameltunke.** Man bereitet mit dem Spargelwasser eine Tunke nach Nr. 629 oder 623, oder 468, und gießt sie über die Spargel.

6. Dünne Spargel werden, in kleine Stückchen geschnitten, gekocht und mit kleingeschnittenen, gekochten gelben Rüben und grünen Erbsen zusammen in heller Mehlschwitze, die mit Spargelwasser verdünnt wird, aufgekocht und zu Tisch gegeben.

464. Spargel in Senf.

Die weichgekochten Spargel werden auf eine Platte gelegt und mit folgender Tunke begossen. Zutaten: 50 Gramm Butter, 3 harte und 1 rohes Eigelb, Öl, 1 Eßlöffel Senf, Salz, etwas Schnittlauch und Zitronensaft. Die Butter wird mit den Eidottern schaumig gerührt, die andern Zutaten dazu gegeben.

465. Schwarzwurzeln.

Die Schwarzwurzeln werden ganz sauber gebürstet, dann abgeschabt, in fingerlange Stücke geschnitten und sogleich in ein mit etwas Essig verrührtes Wasser gelegt, um sie weiß zu erhalten. Wenn alle Stangen vorbereitet sind, werden sie herausgenommen, in Salzwasser gekocht, von diesem Wasser eine Tunke nach Nr. 629, oder 623, oder 468,$_1$ bereitet und die Schwarzwurzeln darin angerichtet.

2. Man bereitet Schwarzwurzeln nach allen unter Spargel angegebenen Rezepten.

466. Blumenkohl in Tunke.

Zutaten: 1 schöner, fester Blumenkohl, 1—2 Eier, 30 Gramm Butter, 2 Löffel Mehl.

Der Kohl wird von den Blättern befreit, der untere Stiel abgeschnitten. Die Blattrippen und auch den holzigen Teil des Stieles kocht man mit dem Kohl in Salzwasser weich, hebt das Gemüse heraus, läßt es abtropfen und stellt es warm. Mit dem Kohlwasser bereitet man eine Bechamel-Tunke nach Nr. 629 oder Nr. 468,$_1$, 468,$_2$ oder 623, und gießt sie über den inzwischen warm gehaltenen, am besten im Seiher auf einen Topf mit heißem Wasser gestellten und zugedeckten Blumenkohl, den man mit der Rose nach oben in die Schüssel legt. Man muß bei der Bereitung des Kohles sehr vorsichtig sein, damit er ganz weich wird und doch nicht zerfällt. Um dies festzustellen, drücke man den oberen Teil des Stieles; ist dieser weich, ist der Kohl fertig. Stiel und Blattrippen können zur Suppe verwendet werden.

467. Blumenkohl in Butter.

Wird genau nach dem vorhergehenden Rezept gekocht und wie Spargel Nr. 463 1., 2., 3. oder 4. weiter behandelt.

468. Holländer Tunken (zu Spargel, Artischocken, Blumenkohl usw., siehe auch 623, 629).

1. Zutaten: 20 Gramm Butter, 1—2 Eigelb, 1 Löffel Mehl, etwas Zitronensaft, ½ Liter Gemüsebrühe oder Rahm, Salz. Man rührt die Butter schaumig, gibt Eigelb, Mehl und die Brühe der verschiedenen Gemüse dazu, rührt das Ganze auf dem Feuer, bis es schaumig und steif ist, salzt und gießt die Tunke über die vorbereiteten weichgekochten Gemüse oder reicht sie eigens dazu.

2. 3 Eigelb, ¼ Liter Gemüsebrühe, etwas Zitronensaft und 1 Eßlöffel Mehl werden zusammengemischt, gesalzen und auf dem Feuer geschlagen, bis die Tunke dicklich wird. Dann gibt man 1 Stückchen Butter daran und richtet sie in der Sauciere an. Eignet sich besonders für Artischocken, Spargel und Blumenkohl.

3. **Rahmtunke.** 2 Eigelb werden mit ¼ Liter süßem Rahm verrührt, etwas zerlassene Butter dazu gemischt, sowie Zitronensaft und Salz. Die Tunke wird mit dem Schneebesen auf dem Feuer dicklich geschlagen und eigens angerichtet.

469. Blumenkohl im Bratofen.

1. Man läßt den in Salzwasser weichgekochten Blumenkohl gut abtropfen, legt die Rose so in die Schüssel, daß der Kopf nach oben steht, übergießt sie mit heißer Butter, streut geriebenen Parmesankäse darauf und läßt den Blumenkohl noch kurze Zeit im Ofen bei mäßiger Hitze ziehen. Statt des Käses können geröstete Semmelbrösel verwendet werden.

2. Der weichgekochte Blumenkohl wird in die Form gelegt, mit Tomaten oder Erbsenmark oder Kartoffelmus und geriebenem Käse bestrichen und Blumenkohltunke darüber gegossen. Er wird noch mit Semmelbröseln bestreut und muß im Ofen anziehen.

3. **Eierblumenkohl.** Man kocht den Blumenkohl weich, bereitet mit dem Wasser eine dicke Tunke Nr. 468,₁ oder 629 und kocht 3—4 Eier wachsweich. Dann legt man die Rosen des Blumenkohls in eine nicht zu tiefe, gebutterte Form, die halbierten Eier herum, gießt die Tunke darüber, bestreut das Gericht dick mit Semmelbröseln oder nach Belieben mit Käse und Butterstückchen und läßt es kurze Zeit im heißen Ofen anziehen.

470. Blumenkohlmus — Gemüsemus.

Zutaten: Blumenkohl, Kartoffeln, süßer Rahm, Butter, Suppenwürze, Salz.

Man kocht den Blumenkohl in gesalzenem Wasser ganz weich, rührt ihn zweimal durch die Maschine oder das Haarsieb, bereitet ein Kartoffelmus, mischt den Kohl darunter, würzt, rührt einige Löffel süßen Rahm daran und etwas Butter. Auf 2 Teile Blumenkohl kommt 1 Teil Kartoffelmus. Es lassen sich auch Reste dazu verwenden. Auf dieselbe Weise kann man Kastanien, Rosenkohl, gelbe Rüben, Spinat und andere Gemüse mit Kartoffelmus vermischen, was besonders für Kranke eine leichte, angenehm schmeckende Speise ist.

471. Blumenkohl auf polnische Art.

Der Blumenkohl wird in Salzwasser weich gekocht. Dann legt man ihn auf die Schüssel und gibt ein feingehacktes Ei, das mit gewiegter Petersilie sowie Zitronensaft vermischt wird, darüber. Zuletzt wird er mit brauner Butter übergossen.

472. Rosenkohl.

1. Man nimmt die welken Blätter von den einzelnen Röschen ab, kocht diese in Salzwasser, läßt sie abtropfen und schüttelt sie mit einem Stück Butter gut durch.

2. Man bereitet aus dem Gemüsewasser eine leichte Einbrenne mit Butter und Mehl und reicht darin den Kohl.

3. Der Rosenkohl wird im Dampf mit etwas Butter, Salz und wenig Wasser bereitet. Die kurze Tunke kann zuletzt mit Mehl gebunden werden. Kastanien schmecken sehr gut dazu.

473. Rosenkohl mit Eiern.

Zutaten: ½ Pfund Rosenkohl, 3—4 Eier, Butter, Salz.

Auf eine Backform legt man eine Schichte weichgekochten, abgetropften Rosenkohl, drückt ihn mit der Gabel flach und legt Butterstückchen darauf. Dann werden 4 Eier langsam darüber geschlagen. Man läßt die Speise im Rohr fest werden und reicht sie mit Bechameltunke oder Tunke nach Nr. 468.

474. Petersiliengemüse.

Zutaten: 2 Teile Petersilie-, 1 Teil Selleriewurzel, Salz.

Die Wurzeln werden gewaschen, geschabt, fast weich gekocht und auf das Sieb gelegt. Dann bereitet man eine Mehlschwitze, gibt die in Scheibchen geschnittenen Wurzeln und eine Handvoll feingewiegtes Grün hinein, füllt mit Petersilienwasser auf und läßt das Gemüse in kurzer, sämiger Tunke noch ein halbes Stündchen dämpfen. Sellerie- und Petersiliengrün können nach Geschmack verwendet werden.

475. Selleriegemüse.

1. Zutaten: 2—3 Selleriewurzeln, je nach Größe, Butter, etwas Mehl, Salz, 1 Ei.

Man reinigt und schält die Wurzeln, kocht sie in Wasser, schneidet sie in feine Scheiben, bereitet eine helle Einbrenne, füllt sie mit dem Selleriewasser oder mit Milch auf, salzt, läßt die Scheiben noch einmal darin aufkochen und gibt vor dem Anrichten ein Eigelb daran.

2. **Sellerie à la crême.** 2—3 Sellerieknollen werden sehr rein gebürstet und mit Wasser bedeckt weich gekocht, geschält und in dünne Scheiben geschnitten, doch so, daß die Form des Selleriekopfes gewahrt bleibt. Dann setzt man sie behutsam

in die Schüssel, in der sie angerichtet werden, bereitet eine helle Einbrenne, die mit Selleriewasser angerührt und mit Milch nachgegossen wird, salzt, läßt diese Tunke 10 Minuten kochen und gibt sie über die inzwischen warm gestellten Knollen. Man kann die Tunke auch mit Selleriewasser ohne Milch auffüllen und etwas feingeschnittene Petersilie und 1 Eigelb daran geben.

476. Gedünsteter Sellerie.

Die Knollen werden geputzt, gewaschen, in gleichmäßige Stücke geschnitten. Dann gibt man in den Topf Butter und etwas Staubzucker, den Sellerie hinein und reichlich Gemüsebrühe oder Salzwasser mit etwas Würze darauf. Das Gemüse muß im fest geschlossenen Topf dünsten, bis das Wasser verbraucht und der Sellerie weich ist.

477. Selleriemus mit Kartoffeln.

Zutaten: 3 Sellerieknollen, 1 Pfund Kartoffeln, Milch, Salz.

Die Sellerie werden gereinigt, geschält, in Stückchen geschnitten und in Salzwasser weich gekocht. Ebenso schält und kocht man die Kartoffeln, gießt sie ab, drückt beide Zutaten durch die Presse und mischt sie miteinander. Man läßt das Mus zuerst auf dem Feuer trocknen und dann mit Milch zu richtiger Dicke aufkochen. Kurz vor dem Anrichten gibt man ein Stückchen Butter hinein.

478. Glasierte Zwiebeln.

Zutaten: ½ Pfund kleine, weiße Zwiebeln, $1/8$ Liter Wasser oder Milch, 40 Gramm Zucker, Butter.

Die Zwiebeln werden geschält und mit Salzwasser gebrüht. Dann trocknet man sie mit einem Tuch ab, gibt sie mit einem Stückchen Butter und Zucker in die Pfanne, läßt sie goldbraun werden und dämpft sie unter häufigem Schütteln und Begießen fertig. Sie müssen immer wieder mit ganz wenig Wasser begossen werden. Dämpft man sie mit Milch, läßt man den Zucker weg, damit sie hell bleiben. Sind auch als Verzierung von anderen Gerichten zu verwenden.

479. Zwiebelgemüse.

Kleine, weiße Zwiebeln werden geschält, in Salzwasser gekocht. Man bereitet eine helle Einbrenne, füllt mit dem Zwiebelwasser auf, gibt ⅛ Liter sauren Rahm und Suppenwürze daran und läßt die Zwiebeln noch einmal aufkochen. Die Tunke kann auch mit einem Ei abgerührt werden.

480. Zwiebelmus.

Spanische Zwiebeln kocht man in Salzwasser oder Brühe ganz weich; dann bereitet man aus dem Wasser, in dem die Zwiebeln gekocht wurden, eine dicke Bechameltunke nach Nr. 629, gibt die Zwiebeln hinein, reicht sie so oder streicht die Masse durch das Sieb und verrührt sie mit einem Stückchen Butter.

481. Zwiebeln aus Oporto.

Man nimmt 3—4 dieser großen Zwiebeln, entfernt die trockenen Häute und kocht sie in ungefähr ¼ Liter Salzwasser weich. Dann bereitet man eine helle Einbrenne, füllt sie mit Gemüsewasser auf, läßt sie 10 Minuten kochen, gibt ein Glas Wein daran, sowie die gut abgetropften halbierten Zwiebeln und kocht sie noch kurze Zeit darin. Die Tunke kann auch mit Milch bereitet werden.

482. Rote Rüben als Gemüse.

Sie werden in Wasser mehrere Stunden gekocht, bis sie anfangen runzelig zu werden, geschält, in Scheiben geschnitten. Man bereitet eine leichte Einbrenne, füllt mit Milch oder Rotwein, auch halb Wein halb Wasser auf, salzt und kocht sie darin nochmals ½—¾ Stunde.

483. Mus von roten Rüben.

Die gekochten, geschälten Rüben werden auf dem Reibeisen gerieben oder durch die Maschine gedrückt und in einer Buttereinbrenne aufgekocht. Je nach Geschmack gibt man Salz und Zitronensaft oder nur Salz daran.

484. Maiskolben. (Ungarisches Nationalgericht).

Die Maiskolben werden, solange das Korn groß und noch milchig ist, von den grünen Blättern befreit, in einen flachen Topf gelegt, mit den Maisblättern zugedeckt, gesalzen und mit siedendem Salzwasser übergossen. Der Mais darf nur 8 Minuten kochen und wird mit frischer Butter gereicht.

485. Frischer Mais.

Die Maiskolben werden zu einer Zeit verbraucht, wo das Korn ausgewachsen, aber noch so weich sein muß, daß beim Daraufdrücken der milchige Saft herausspritzt. Man löst die Hüllblätter ab, entfernt die haarigen Teile, legt die Kolben in siedendes Salzwasser, bedeckt sie mit den Blättern und läßt sie 8 Minuten kochen. Sie werden in eine Serviette gehüllt zu Tisch gebracht und mit frischer Butter gegessen.

486. Blaukraut.

Zutaten: Auf einen kleinen Kopf Kraut 2—3 in Scheiben geschnittene Äpfel, etwas feingewiegte Zwiebel, Zitronensaft, Wein, 40 Gramm Butter, oder 20 Gramm Butter und 20 Gramm Fett.

Man schneidet die dicken Stiele aus, nimmt die äußeren harten Blätter weg und schneidet das Kraut feinnudlig. Dann macht man Butter und Pflanzenbutter heiß, gibt die Zwiebel hinein sowie Kraut und Äpfel und dünstet es unter öfterem Nachgießen weich. Es wird mit Mehl gestäubt, etwas Zitronensaft, Salz, Zucker nach Geschmack und, wenn man das Kraut sehr gut haben will, ein Glas Rotwein daran gegeben. Sind die Äpfel säuerlich, bedarf es keines Zitronensaftes.

487. Blaukraut, Wirsing oder Weißkraut im Dampf.

1 Krautkopf, 30—50 Gramm Butter. Man reinigt und wäscht das Gemüse, nimmt die äußeren schlechten Blätter weg, biegt die inneren auseinander, steckt Butterstückchen und Salz zwischen die einzelnen Teile und kocht das Gemüse im Dampf auf dem Seiher im Kartoffeltopf weich.

488. Wirsing auf süddeutsche Art.

Man entfernt die welken Blätter, schneidet die dicken Blattrippen aus, kocht den in mehrere Stücke geschnittenen Wirsing in Salzwasser weich. Dann bereitet man eine helle Einbrenne mit etwas gewiegter Zwiebel, gibt das abgetropfte, zweimal durch die Maschine gestrichene oder gewiegte Gemüse hinein, füllt mit Wirsingwasser auf und läßt es noch kurze Zeit kochen.

489. Weißkraut mit sauerem Rahm.

1. Das Kraut wird feinnudlig geschnitten oder in fingerdicke Stücke; in ziemlich viel Salzwasser, in das man etwas Zitronensaft träufelt, weich gekocht, herausgenommen und auf den Seiher zum Abtropfen geschüttet. Dann bereitet man eine helle Einbrenne, rührt sie mit sauerem Rahm glatt, mischt das Kraut darunter und läßt es noch einmal aufkochen.

2. **Mit Kümmel auf bayerische Art.** Man bereitet das Weißkraut wie das vorhergehende, mischt statt des Rahmes Krautwasser zur Einbrenne und kocht das Kraut darin mit etwas Kümmel noch einige Zeit.

490. Weißkraut mit Wein.

Einen kleinen Kopf Weißkraut schneidet man feinnudlig, läßt feingewiegte Zwiebel in 30—50 Gramm halb Butter, halb Fett weichdünsten und gibt das Kraut nebst $1/8$—$1/4$ Liter Wein, etwas Wasser und Salz dazu. Man dünstet das Gemüse 2 bis 2½ Stunden und gießt nach Bedarf immer etwas Wasser nach. 10 Minuten vor dem Anrichten wird es mit einem Eßlöffel Mehl eingestäubt.

491. Braunes Kraut mit Wein.

Für dieses Gericht gibt man in die Butter einen Löffel Zucker, rührt, bis er bräunlich ist, mischt das feinnudlig geschnittene Weißkraut dazu und dünstet es wie Nr. 496 mit Wein oder Wasser und Zitronensaft fertig.

492. Gedämpftes Weißkraut — Gedämpfter Wirsing.

1. Man schneidet das Kraut in mehrere Stücke, dämpft es im geschlossenen Topf mit Butter, Salz und etwas Wasser weich und bindet die Brühe zuletzt mit einem Mehlschleimchen.

2. **Mit Eiertunke.** Man bereitet mit Butter und 2 Löffeln Mehl eine helle Einbrenne, gibt unter beständigem Rühren ¼ Liter Milch dazu, läßt aufkochen, salzt, rührt dann das gequirlte Gelb von 2 Eiern daran und rührt weiter, bis die Tunke dick und schaumig ist, doch darf sie nicht mehr kochen. Man gibt etwas Zitronensaft hinzu und gießt sie über das wie oben weichgedämpfte, abgetropfte Gemüse, das ganz trocken sein muß.

493. Sauerkrautgemüse.

1. Das Sauerkraut wird gewaschen, dann abgetropft in Salzwasser weichgekocht und zuletzt mit einer hellen Einbrenne verrührt.

Oder man gibt Butter oder Schmalz oder Pflanzenfett und etwas feingeschnittene Zwiebel in den Topf und dünstet darin das Kraut mit Salz und wenig Wasser langsam weich. Vor dem Anrichten wird es mit Mehl gestäubt und nach Belieben ein Gläschen Wein dazugegossen. Kochzeit 2—3 Stunden.

2. **Mit Tomaten.** Man läßt 1 Löffel Zucker in Pflanzenbutter braun werden, gibt 1 Pfund gut ausgewaschenes Sauerkraut hinein, salzt und läßt es 2 Stunden ganz langsam dünsten. Vor dem Anrichten wird das Kraut mit Mehl gestäubt und mit Tomatenmark vermischt.

3. **Mit Rahm.** Sauerkraut wird mit halb Butter, halb Pflanzenfett, Salz und sehr wenig Wasser weich gedünstet und zuletzt mit etwas Mehl eingestäubt. Kurz vor dem Anrichten vermischt man es mit dickem sauerem Rahm (auf 1½ Pfund Kraut ⅛ Liter Rahm) und 50 Gramm Kapern. Ein Glas alkoholfreier Champagner oder Wein wird es noch sehr verfeinern.

4. **Mit Fenchel oder Dill.** Man gibt 1 Pfund ausgewaschenes Kraut in die heiße Butter oder in halb Butter, halb Pflanzenfett, 20 Gramm feingewiegten Fenchel dazu, vollendet das Kraut wie 1. und rührt vor dem Anrichten einige Löffeln sauren Rahm

daran. Dill wird an das Kraut erst kurz vor dem Anrichten nebst etwas süßer Milch gerührt.

494. Sauerkraut mit Kartoffeln.

Man kocht 1 Pfund Sauerkraut in Salzwasser 3 Stunden. Nach 1 Stunde ersetzt man das erste Wasser durch frisches, um den scharfen Geschmack des Krautes zu mildern. Dann dünstet man 1 kleine, feingewiegte Zwiebel in 30 Gramm halb Butter, halb Fett, gibt 4 große, rohe, geriebene Kartoffeln in die Butter sowie das inzwischen auf dem Seiher getrocknete Kraut und läßt das Gericht noch ¼ Stunde kochen.

495. Grünkohl oder Winterkohl.

Die weichen Blätter und Stiele des Kohls, der gefroren haben muß, wenn er schmackhaft sein soll, werden grob gewiegt und in Butter oder Fett mit wenig Salzwasser zugedeckt, ganz langsam gedämpft. Vor dem Anrichten stäubt man das Gemüse mit Mehl ein und gibt, wenn nötig, ein Stückchen Zucker oder noch besser einen Löffel Sirup oder Honig daran. War der Kohl sehr gefroren, bedarf er des Süßens nicht.

496. Grünkohl mit Rahm.

Der Grünkohl wird gewaschen, von den Stielen befreit, in Salzwasser weich gekocht und grob gewiegt oder einmal durch die Hackmaschine gegeben. Dann läßt man ein Stück Butter heiß werden, gibt einen Löffel Mehl oder Semmelbrösel daran, den Kohl dazu, dünstet ihn kurze Zeit unter beständigem Umrühren in der Butter, reibt Muskat hinein und gießt ¼ Liter Rahm oder Milch nach. Das Gemüse muß ½ Stunde dämpfen und wird, wenn es zu dick ist, vor dem Anrichten noch mit etwas Gemüsebrühe oder Milch verdünnt.

497. Grünkohl mit Hafergrütze.

Der Grünkohl wird gebrüht und nebst einer kleinen Zwiebel durch die Hackmaschine gegeben. Man läßt halb Butter, halb Pflanzenfett heiß werden, gibt das Gemüse hinein, salzt, füllt mit heißem Wasser auf, kocht es ½ Stunde, rührt 50 Gramm Hafergrütze dazu und kocht Grütze und Grünkohl zusammen 1½—2 Stunden.

498. Kastaniengemüse.

Die Kastanien werden geschält, gebrüht, von der zweiten Haut befreit. Man bereitet eine dunkle Einbrenne mit etwas Zucker, füllt sie mit halb Wasser, halb Wein auf, salzt und dämpft darin die Kastanien ganz langsam weich. Diese Art wird hauptsächlich zum Verzieren verwendet.

2. **Kastanien in Dampf.** Sie werden kreuzweise eingeschnitten und wie Kartoffeln im Dampfhafen auf dem Seiher gekocht.

499. Gebratene Kastanien.

1. Zutaten: 1 Pfund Kastanien, 40 Gramm Butter, Salz, 20 Gramm Puderzucker.

Die Kastanien werden von der 1. Schale befreit, in Wasser fertig aber nicht zu weich gekocht, heiß abgezogen, mit Salz und Zucker bestreut und unter Bewegen der Pfanne in der heißen Butter dunkelgelb gebraten.

2. **Gebratene Kastanien ohne Butter.** Sie werden kreuzweise eingeschnitten und in einer eisernen Pfanne auf einer dichten Salzschicht unter häufigem Wenden im Ofen weich gebraten.

500. Kastanienmus mit Sellerie.

Man drückt die weichgekochten oder gebratenen Kastanien durch das Sieb, ebenso weichgekochte Sellerie, gibt ein Stück Butter dazu und richtet den Brei so an oder läßt ihn im gebutterten Reisrand überbacken.

501. Kastanienmus mit Kartoffeln.

1. Zutaten: ½ Pfund Kastanien, ¼ Liter Milch, 2—3 große Kartoffeln, Butter, Salz.

Man läßt in etwas Butter die rohen, in feine Scheibchen geschnittenen Kartoffeln zugedeckt ganz weich dünsten, vermischt sie mit den inzwischen in Salzwasser weichgekochten und durch die Presse gedrückten Kastanien und kocht die Mischung mit Milch noch einmal auf.

2. Mit Rosenkohl. Ebenso kann man Rosenkohl in wenig Salzwasser weichkochen, mit den fertigen Kastanien vermischen und wie oben weiter behandeln. Statt Milch nimmt man Rosenkohlwasser.

502. Champignons delicieuses.

Von den gereinigten Champignons werden die Stiele abgeschnitten und die Hüte einige Stunden in Milch gelegt. Man nimmt sie aus der Milch, läßt sie abtropfen, taucht sie ebenso wie die Stiele in Mehl, dünstet sie langsam in heißer Butter, salzt und gießt mit der Milch, in der die Pilze geweicht wurden, von Zeit zu Zeit nach. Aber das fertige Gericht wird so viel von dieser Milch gegeben, daß die Pilze damit bedeckt sind. Im Selbstkocher bereitet, muß die Milch auf einmal dazugegossen werden.

503. Champignongemüse.

Man schneidet die sandigen Stiele ab; sind sie nicht wurmig, werden sie abgeputzt und dazu gegeben. Dann entfernt man die unter dem Hut sitzende braune schwammige Masse, schneidet das Fleisch in mehrere Stücke und wirft diese sogleich ins Wasser mit etwas Zitronensaft. Gut abgetropft, gibt man sie mit einem größeren Stück Butter in den Topf, salzt, läßt sie ganz langsam in ihrem eigenen Saft 2 Stunden dämpfen, stäubt sie mit Mehl und mischt nach Geschmack gewiegte Petersilie darunter.

504. Pilze in Öl.

Zutaten: 1 Pfund Pilze irgendwelcher Art, 2 Löffel Olivenöl, 2 Eßlöffel Weißwein, 1 Eßlöffel Wasser, gewürzte Petersilie, 1 Eßlöffel Mehl, Salz.

Man schneidet die geputzten Pilze in Stückchen, läßt sie in heißem Öl mit Salz und etwas Petersilie braten, bestäubt sie nach 10 Minuten mit 1 Löffel Mehl und gießt 1 Löffel Wasser und 2 Löffel Weißwein daran. Sie müssen noch einmal 10 Minuten dünsten und werden dann sehr heiß, mit gerösteten Croutons oder Fleurons garniert, und so zu Tisch gegeben, oder in der Blätterteigpastete Nr. 295, 798.

505. Steinpilze als Gemüse.

Man putzt sie, indem man mit einem scharfen Messer die Haut von Hut und Stielen abzieht und die weichen Teile unter dem Hut entfernt. Sie werden ganz fein geschnitten und mit Butter, Salz und feingewiegter Zwiebel 2—3 Stunden auf dem Herd oder in der Kochkiste gedämpft. Man braucht sie gar nicht kochen, nur ziehen zu lassen, wobei auf dem Herd immer etwas Wasser nachgegeben werden muß. Zuletzt werden sie gestäubt oder mit einem Mehlschleimchen verdickt. Man gibt gewiegte Petersilie daran.

2. **Mit sauerem Rahm.** Die Pilze werden wie oben vorbereitet und nachdem sie kurze Zeit in der Butter gedämpft haben, mit ¼ Liter sauerem Rahm übergossen und damit fertig gekocht. Vor dem Anrichten werden sie mit Mehl gestäubt, mit gewiegter Petersilie bestreut und wenn der Rahm verdunstet ist, nochmals mit sauerem Rahm übergossen.

506. Pilzmus.

Man wäscht, schält und putzt Steinpilze oder andere Pilze, hackt sie klein, dämpft sie ganz langsam mit feingewiegter Petersilie und Zwiebel in Butter weich, mischt einige Löffel Bechameltunke dazu sowie etwas Zitronensaft und Salz, läßt sie noch kurze Zeit kochen und gibt sie durch das Haarsieb. Dieses Mus eignet sich vorzüglich zur Fülle von Pastetchen, Gemüse usw.

507. Gedämpfte Pilze.

Die gut geputzten Pilze werden ganz fein geschnitten und mit wenig Butter und Salz im eigenen Saft weichgedünstet. **Champignons, Steinpilze, Eierschwämme,** überhaupt jede Art von Pilzen wird auf diese Weise zubereitet und kann zu Farcen verwendet werden. Nach Belieben schwenkt man die Pilze mit gewiegter Petersilie durch.

2. Junge kleine Champignons können ganz auf die angegebene Weise bereitet werden; ältere geschält und in Scheiben geschnitten.

508. Trüffelgemüse.

Die Trüffeln werden gut gewaschen, gebürstet, nochmals gewaschen, getrocknet und geschält. Dann schneidet man sie in Stückchen und kocht sie in Butter und wenig Wasser und Salz weich. Vor dem Anrichten rührt man 1 Teelöffel Stärkemehl mit Weißwein ab und verdickt damit das Gemüse. Die Abfälle werden für Suppen und Tunken genommen.

2. **Mit Auberginen.** Man gibt die vorher mit Salz abgeriebenen und wieder gewaschenen, kleingeschnittenen Auberginen zu den Trüffeln und läßt sie wie oben angegeben mit diesen kochen. Auf 6 mittlere Trüffeln rechnet man 2 Auberginen.

509. Morchelgemüse.

Die Morcheln werden gut abgebürstet, gewaschen, in Stückchen geschnitten und mit etwas Salz in reichlich Butter gedämpft. Man bereitet eine Einbrenne aus Butter und Mehl, rührt sie mit der Morchelbrühe glatt, gibt nach Belieben etwas sauren Rahm daran, zieht die kurze Tunke mit einem Eigelb ab und läßt die Morchelstückchen nebst feingewiegter Petersilie noch einmal darin heiß werden.

510. Morcheln in Wein.

Die Morcheln werden von den Stielen befreit, ganz abgebürstet und mehrere Male gewaschen. Dann trocknet man sie in einem Tuch und dünstet sie mit Butter, etwas Wasser, Salz, gibt $1/8$ Liter Rotwein dazu und stäubt sie zuletzt mit Mehl. Zitronensaft wird vor dem Anrichten nach Geschmack daran gegeben. Die Abfälle benützt man für Suppen und Tunken.

511. Getrocknete Erbsen.

Sie werden ganz wie Erbsensuppe Nr. 25, nur mit weniger Brühe, gekocht, durch das Sieb gerührt, wieder aufgekocht und vor dem Anrichten mit in reichlich Butter gerösteten Zwiebelringen belegt.

512. Linsenmus.

Wird wie Linsensuppe Nr. 30 vorbereitet und wie Erbsenmus fertig gekocht.

513. Linsen und Dörrpflaumen.

Man weicht 250 Gramm Linsen ein, gibt ungefähr halb soviel Dörrpflaumen dazu und kocht das Gericht am andern Tag mit Salz und etwas Butter im Grützenkocher oder in der Kochkiste ganz langsam weich.

514. Gebackene Gemüsereste mit Tunke.

1. Übrigen Blumenkohl zerteilt man in Röschen und läßt ihn in der Bechameltunke, in der er zu Tisch gegeben wurde, erkalten. Ebenso kann mit Spargel-, Schwarzwurzelstückchen, Hopfensprossen, Stachys, weißen Rüben in Rahmtunke, Sellerie à la crème, Karotten in Rahmtunke usw. verfahren werden. Man sticht mit dem Löffel Stückchen von der erkalteten Masse ab, taucht sie in Ei und Semmelbrösel oder Backteig nach Nr. 154 oder Pfannkuchenteig und bäckt sie rasch in heißem Pflanzenfett, am besten in schwimmendem Schmalz oder Fett von allen Seiten goldbraun.

2. **Gebackene Gemüse** siehe auch Nr. 155, 156.

515. Gebratene Gemüse.

1. **Gebratene Pilze.** Schöne Steinpilze werden sorgfältig geputzt, in feine Scheiben geschnitten, mit Salz bestreut und 1 Stunde liegen gelassen. Dann wendet man die einzelnen Scheiben in Ei und Semmelbrösel und bäckt sie in heißem Schmalz goldgelb. Sie werden zu Wasserreis oder irgendeinem Gemüse gereicht.

2. **Gebratene Pastinakwurzeln.** Die Wurzeln werden gekocht und nach dem Erkalten wie die Pilze gebraten.

3. **Gebratene Gurken.** Sie werden wie Gurkengemüse vorbereitet, einige Minuten in Salzwasser gekocht, abgetropft und wie die Pilze beendigt.

4. **Spargel-** oder **Schwarzwurzelstückchen** werden in Salzwasser gekocht und wie Pilze 1. gebraten.

5. **Auberginen.** Man bereitet sie nach Nr. 443 vor und brät sie wie 1.

6. **Blumenkohl.** Man zerlegt den weichgekochten Kohl in einzelne Röschen, verquirlt 1—2 Eier, rührt dazu geriebenen Schweizer- und etwas Parmesankäse sowie Semmelbrösel, wendet die Rosen in der Eiermasse und bäckt sie in heißem Schmalz oder Fett.

7. **Teltower Rübchen, Stachys, bayerische Rübchen** werden wie Blumenkohl zubereitet.

Gemüseragouts.

516. Mischgemüse mit Klößchen.

Zutaten: Grüne Bohnen, gelbe Rüben, Kohlrabi, feinwürfelig geschnitten, Blumenkohl und Rosenkohl, in Röschen geteilt, grüne Erbsen.

Man rechnet für 4 Personen 1¼ Pfund Gemüse, und die einzelnen Arten, die ganz nach Belieben gemischt werden können (z. B. im Winter Sellerie und Petersilienwurzeln statt Erbsen und Bohnen), zu gleichen Teilen. Die Gemüse werden in Salzwasser zusammen weichgekocht, Blumenkohl und Rosenkohl später dazugegeben. Dann bereitet man eine helle Mehlschwitze, rührt sie mit dem Gemüsewasser glatt, läßt die geseihten Gemüse noch kurze Zeit darin dämpfen, gibt vor dem Anrichten nach Belieben 1 verquirltes Ei daran und verziert die Platte mit Semmel-, Butter- oder anderen Klößchen.

517. Vegetarisches Ragout.

Man dünstet 50 Gramm Mehl mit 1 gehackten Zwiebel und 100 Gramm Butter hellgelb, gießt ½ Liter Gemüsebrühe daran, gibt 4 mittelgroße, weichgekochte und würfelig geschnittene rote

Rüben, ebenso 6 saure in Würfel geschnittene Äpfel dazu und läßt dies kochen, bis die Äpfel verkocht sind. Dann salzt man leicht, würzt mit Nelken, 1 Lorbeerblatt, 20 Kapern, 3—4 feingeschnittenen kleinen Essiggurken, etwas geriebener Muskatnuß, einigen in Butter gedünsteten Steinpilzen und dem Saft ½ Zitrone. Man mischt 1 Obertasse süßen oder sauren Rahm und 6—8 Kartoffeln, würfelig geschnitten und in Salzwasser gekocht, aber nicht verkocht, dazu. Über das Gericht streut man feingehackte Petersilie.

518. Gurkenragout mit Pilzen.

Die Gurken werden wie Nr. 403 vorbereitet; dann gibt man in den Topf Butter, die Gurken hinein, salzt sie und läßt sie darin nebst sehr feingeschnittenen Steinpilzen oder Champignons mit wenig Wasser weich dünsten. Das Ragout wird mit feingewiegter Petersilie und Suppenwürze und vor dem Anrichten mit einem in Wein verquirlten Eigelb verrührt.

519. Leipziger Allerlei.

Von Kugelerbsen, grünen Bohnen, gelben Rüben und Kohlrabi wird, nachdem sie geputzt und vorbereitet sind, ein Teller voll gerechnet; dazu ½ Pfund in fingerlange Stücke geschnittene Spargel und ein Teller Blumenkohlröschen. Jedes der 6 Gemüse wird für sich in ganz wenig Salzwasser mit etwas Butter weich gekocht. Dann bereitet man eine lichte Einbrenne, rührt sie mit Spargelwasser glatt, gibt die Gemüse hinein und läßt sie darin aufkochen. Das Ragout wird mit irgendwelchen Klößchen oder Spatzen gereicht.

520. Pichelsteiner aus der Ceres.

1. Man schneidet einige rohe, geschälte Kartoffeln und etwas Petersilie- und Selleriewurzeln in Würfel, etwas Schalotten, Lauch, Weißkraut und ziemlich viel Wirsing in Stückchen und dämpft die Zutaten nebst Kugelerbsen mit etwas Butter und Salz im (Umbacher) Dampftopf ½ Stunde.

2. Feingeschnittene **Champignons**, **Steinpilze** und **Morcheln** (auch einzeln zu verwenden) werden mit halbweich gedämpftem Wasserreis, etwas Butter, Salz weich gedünstet.

Man kocht 1. und 2. nochmals in einer feuerfesten Kasserolle auf und serviert darin.

521. **Pikantes Pilzragout.**

Man bereitet eine Einbrenne aus Butter, Mehl und feingewiegten Zwiebeln, füllt sie mit Pilzwasser auf, gibt gewiegte Petersilie, Salz, eine kleingeschnittene Salzgurke, einige Kapern, die vorher gekochten Pilze und ebensoviele in Scheibchen geschnittene Kartoffeln daran und läßt das Gericht 3—5 Minuten kochen. Es wird mit einem Eigelb verrührt und so mit Klößchen zu Tisch gegeben oder in Pasteten gefüllt.

522. **Steinpilzragout.**

Steinpilze werden geputzt, gewaschen, in feine Scheiben geschnitten. Man bereitet eine leichte Einbrenne, gießt sie mit Wasser oder Kraftbrühe auf, gibt Salz, die Pilze und feingeschnittene Petersilie hinein und kocht sie darin weich. Vor dem Anrichten verrührt man 1 Eigelb mit etwas Wein und Zitronensaft und zieht die Tunke damit ab. Knödel schmecken am besten dazu.

523. Irish Stew.

Man läßt in einem Topf, am besten Dampftopf, Butter zergehen, gibt eine Lage feingeschnittenes Weißkraut hinein, dann eine Lage in Scheiben geschnittene rohe Kartoffeln, darauf eine Schicht ebenso behandelter Pilze und Zwiebeln und Salz. Auf die Pilze kommen wieder Weißkraut, Kartoffeln usw. Den Schluß bilden Kartoffeln. Zwischen die einzelnen Lagen gibt man Kümmel und sauren Rahm oder Butterstückchen, und ehe der Topf geschlossen wird, etwas Wasser über die letzte Schicht. Das Irish Stew muß fest zugedeckt auf schwachem Feuer ganz langsam und lange kochen. Auch Kochkiste.

524. Risi-Pisi.

125 Gramm gebrühter Reis wird mit Butter in 1¼ Liter Salzwasser weich gekocht. Grüne getrocknete Erbsen läßt man eine Nacht weichen und kocht sie dann in wenig Wasser weich. Sie werden unter den Reis gemischt und über das Gericht nach Belieben braune Butter gegossen. Auch frische Kugelerbsen oder Büchsenerbsen kann man verwenden.

525. Gemüse in Aspic.

Man putzt Blumenkohl, Sellerie, gelbe Rüben, Champignons, Kohlrabi usw., teilt den Blumenkohl in Röschen, schneidet das übrige in Scheiben und kocht jedes Gemüse für sich in wenig Salzwasser weich. Kugelerbsen, rohe Salatblättchen können noch verwendet werden, ebenso Lattichsalat; die Gemüse sind überhaupt ganz nach Geschmack und Auswahl zu nehmen. Sie werden, nachdem sie vorbereitet sind, in eine mit Öl ausgestrichene Form in schönem Muster gelegt. Inzwischen löst man höchstens 10 Gramm Agar-Agar in ½ Liter Blumenkohlwasser auf, läßt es darin ½ Stunde ziehen, gibt den Saft von 1½ Zitronen, gut ½ Liter Gemüsewasser dazu und gießt den Agar heiß über die Gemüse; man muß ihn vorher durch ein Tuch oder das Haarsieb geben. Der erkaltete Aspic wird nach 2 Stunden gestürzt und mit Salat, roten Rübchen, Tomaten usw. hübsch verziert. Sehr gut sehen auch kleine Törtchen aus. Zu diesem Zweck gibt man die Gemüse in kleine geölte Förmchen oder Tassenköpfe und gießt den Agar darüber.

Kartoffeln.

526. Kartoffeln in der Schale.

Sie geraten am besten in den überall läuflichen Kartoffeltöpfen mit Seihereinlage; der untere Teil wird mit kochendem Salzwasser gefüllt. Die vorher gewaschenen und gut gereinigten Kartoffeln kocht man auf dem Seiher im Dampf fertig.

527. Salzkartoffeln.

1. Sie werden geschält, in Stückchen geschnitten und in wenig kochendem Salzwasser weichgekocht. Ist noch Wasser an den Kartoffeln, seiht man es ab, stellt sie noch einmal auf den Herd und schüttelt sie öfter, bis sie ganz trocken sind. Ein Stückchen Butter kann mitgekocht werden und verbessert sie sehr.

2. **Mit Pfefferminze.** Man gibt etwas Pfefferminze in das Salzwasser und legt beim Anrichten vorher gebrühte Pfefferminzblättchen auf das Gericht.

528. Bratkartoffeln.

1. Man kocht kleine feste Kartoffeln, schält sie, läßt ziemlich viel Fett in der Pfanne heiß werden, gibt die Kartoffeln hinein, bestreut sie einzeln mit Salz und ein wenig Puderzucker und brät sie unter beständigem Wenden auf allen Seiten goldbraun.

2. Man schneidet größere Kartoffeln, nachdem sie gekocht sind, in Viertel, kleine einmal durch oder läßt sie ganz, wendet sie in Ei und Semmelbröseln und bäckt sie wie oben.

529. Kartoffelschnee.

Die gekochten Salzkartoffeln werden durch die Presse gegeben und bergartig angerichtet.

530. Bratkartoffeln von rohen Kartoffeln.

1. 1 Pfund rohe Kartoffeln werden geschält, 5 Minuten in Salzwasser gekocht, herausgenommen, getrocknet und dann in heißem Pflanzenfett oder Schmalz fertig gebraten.

2. Kleine neue Kartoffeln werden geschält, abgetrocknet, in sehr heißem Fett 10 Minuten gebacken, und erst vor dem Anrichten mit Salz bestreut.

531. Gourmandkartoffeln.

1. Die rohen Kartoffeln werden geschält, in Scheiben oder Stückchen geschnitten, in den Topf gegeben, mit Milch bedeckt, gesalzen. Man rührt 1 Stückchen Butter daran, läßt sie auf

langsamem Feuer weich kochen und bindet die Tunke zuletzt mit einem Eigelb.

2. **Mit sauerem Rahm.** Die rohen, in Scheiben oder Stücke geschnittenen Kartoffeln werden in heißem Schmalz in der Pfanne unter häufigem Wenden hellbraun gebraten. Nachdem sie halbfertig, gibt man ziemlich viel sauren Rahm darüber, salzt und läßt sie unter öfterem Wenden weich schmoren.

532. Kartoffeln mit Rahm.

1. Zutaten: 1 Teller Kartoffeln, ¼ Liter Rahm oder Milch, Butter, Mehl, Salz, Kapern, gewiegte Petersilie.

Man bereitet aus Butter und Mehl eine helle Einbrenne, füllt sie mit dem Rahm auf, gibt zuletzt Salz, Kapern, Petersilie sowie die vorher in Scheiben geschnittenen, frisch gekochten Kartoffeln dazu und verrührt sie gut mit der Tunke.

2. **Mit Buttermilch.** Statt Rahm nimmt man Buttermilch und läßt in diesem Fall Petersilie und Kapern weg.

533. Kartoffeln à la maître d'hôtel.

Die Kartoffeln werden gekocht, geschält und in Scheiben geschnitten. Man läßt ein Stück Butter im flachen Topf zergehen, gibt feingewiegte Petersilie oder Kerbel oder Estragon oder Pfefferminze, Salz und den Saft einer Zitrone dazu und gießt diese Tunke vor dem Anrichten über die heißen Kartoffeln.

534. Pommes frites.

1. In einer tiefen Pfanne läßt man Schmalz nur warm werden und gibt die in längliche, feine Streifen oder auf dem Pommes frites-Hobel geschnittenen Kartoffeln hinein. Wenn sie sich mit der Gabel zerdrücken lassen, nimmt man sie heraus, läßt sie auskühlen und abtropfen, gibt sie noch einmal in das nun kochende Schmalz zurück, bäckt sie fertig. Eine alte Regel für die richtige Siedetemperatur des Fettes ist folgende: Man wirft zuerst ein Stückchen Brot in das Fett, das sich nur gelb, nicht schwarz färben darf.

2. Wer die Kartoffeln ganz fein haben will, nimmt sie nicht ganz fertig aus dem siedenden Fett, läßt sie auskühlen und wirft sie zum dritten Male in das kochende Schmalz oder Fett. Die Pommes frites dürfen sich darin nicht berühren; man bäckt sie nach und nach. Sie werden ungesalzen bereitet, vor dem Anrichten mit Salz bestreut und damit durchgeschüttelt.

535. Kartoffelspeise in Bechameltunke.

Man bereitet eine Bechameltunke Nr. 629 mit einem Stück Butter, entsprechend Mehl, Salz, feingewiegter Zwiebel und Rahm oder Milch, gibt ein Lorbeerblatt, Thymian und Petersilie daran, oder Petersilie und Kapern, läßt die Tunke 10 Minuten kochen und rührt sie durch das Sieb. Die frischgekochten, in Scheiben geschnittenen Kartoffeln werden in die gebutterte Form gelegt, mit geriebenem Käse bestreut, mit der Tunke übergossen und auf dem Dreifuß ½ Stunde im Ofen gebacken. Ebenso kann man das Gericht im Topfe auf dem Herd fertig machen; man gibt die Kartoffeln in die Tunke und läßt beides zusammen heiß werden.

536. Kartoffeln mit Fenchel — oder Estragon — oder Pfefferminze.

Man bereitet eine helle Einbrenne, füllt sie mit Kartoffelwasser oder Milch auf und kocht sie kurze Zeit. Sie wird vom Feuer genommen, mit einem Löffel feingewiegter Fenchelblätter und einem Stückchen Butter vermischt, über die vorher mit einem Büschelchen Fenchelblätter gekochten Salzkartoffeln gegossen und noch einmal erwärmt. Ebenso kann die Speise mit Estragon bereitet werden oder mit Pfefferminzblättern.

537. Kartoffeln mit Sellerie.

Die geschälten Kartoffeln werden mit etwas Selleriegrün und Scheiben von Selleriewurzeln in Salzwasser gekocht. Man bereitet eine Einbrenne, gibt die Sellerie nebst den Kartoffelscheiben dazu, füllt mit der Brühe auf und kocht das Gericht nochmals ½ Stunde.

538. Kartoffelmus.

1. Die Kartoffeln werden geschält, in wenig Salzwasser gekocht und heiß durch die Kartoffelpresse oder durch die Hackmaschine oder die Reibmaschine gedrückt. Man läßt ein Stück Butter in einem großen hohen Topf heiß werden, gibt die Kartoffeln hinein, rührt sie mit der Butter durch und gießt so viel kochende Milch nach, daß ein Mus entsteht. Dieses muß man solange mit dem Löffel schlagen, bis es ganz weiß, steif und schaumig ist, doch darf es nicht mehr kochen. In manchen Gegenden wird das Mus mit gerösteten Semmelbröseln oder in Butter gebräunten Zwiebelringen vor dem Anrichten belegt.

Man kann Kartoffelmus wärmen, wenn man etwas Milch zugießt und damit schlägt, bis es heiß ist.

2. **Mit Buttermilch.** Statt der Milch verwendet man Buttermilch und bestreut das Mus nach Belieben mit gerösteten Semmelbröseln.

539. Vierfarbiges Mus.

Man bereite ein Mus wie Nr. 538, teile es in 4 Teile, lasse einen Teil weiß, färbe den zweiten mit vorher gekochtem, durch das Haarsieb gedrücktem Spinat oder ebenso bereitetem Sauerampfer, den dritten mit Tomatenmark, den vierten mit 1—2 vorher verquirlten Eigelb. Jeden Teil lasse man noch einmal unter beständigem Rühren heiß werden und richte dann das Mus in Streifen oder in beliebiger Einteilung an. Man kann z. B. nur rot und grün färben, davon auf der flachen, runden Platte ein Kreuz formen und die dazwischen freibleibenden Felder mit ungefärbtem Mus ausfüllen.

540. Braunes Kartoffelgemüse.

Zutaten: Kartoffeln, Zitronensaft, Zwiebeln, Schmalz oder Pflanzenfett, Mehl, Salz.

Man kocht die geschälten und geschnittenen Kartoffeln in gesalzenem Wasser halbweich, bereitet eine dunkle Einbrenne mit etwas Zucker, gibt feingewiegte Zwiebel dazu, Zitronensaft und die in Scheiben geschnittenen Kartoffeln sowie so viel von dem

Kartoffelwasser, als nötig ist, und kocht das Gemüse in der sämigen Tunke unter häufigem Schütteln fertig.

541. Helles Kartoffelgemüse.

Zutaten: Kartoffeln, Mehl, Schmalz oder Pflanzenfett, Zwiebel, Petersilie, Salz, saurer Rahm.

Man bereitet eine helle Einbrenne mit gewiegter Petersilie und Zwiebel, füllt mit Wasser auf, salzt, gibt die in Scheiben geschnittenen rohen Kartoffeln dazu, kocht diese auf gelindem Feuer weich und rührt nach Belieben kurz vor dem Anrichten $1/8-1/4$ Liter saueren Rahm daran. Wenn er heiß ist, wird das Gemüse vom Feuer genommen.

542. Kartoffelragout.

Man läßt ein Stückchen Butter heiß werden, gibt 3—4 Eßlöffel Mehl daran, rührt sie mit $1/8$ Liter Milch oder Rahm glatt und gibt nach Bedarf etwas Wasser dazu. Einige Kapern und kleingeschnittene, vorher weichgekochte rote Rüben sowie in Würfel geschnittene, frisch gekochte Kartoffeln und Salzgurken werden in die Tunke gegeben und in dieser noch kurze Zeit gedämpft. Vor dem Anrichten träufelt man etwas Zitronensaft an das Gericht.

543. Kartoffel- und Zwiebelgericht.

1. Zutaten: 1 Pfund Kartoffeln, 2—3 Zwiebeln, Butter, $1/8$ Liter Milch, Zucker, Salz.

Man schneidet die Zwiebeln in Ringe und gibt sie in heiße Butter oder Pflanzenfett. Wenn sie goldbraun sind, werden die vorher in Salzwasser gekochten, in Scheiben geschnittenen Kartoffeln, ein wenig Milch, Salz und Zucker dazu gegeben und die Speise noch ganz kurze Zeit gekocht.

2. Man legt abwechselnd eine Lage dicker roher Kartoffelscheiben und Zwiebelringe, untermischt mit Butterstückchen, Salz und nach Belieben Tomatenstückchen in den Topf, gießt ihn $3/4$ mit Wasser auf und dämpft das Gericht $3/4-1$ Stunde auf schwachem Feuer. Nimmt man keine Tomaten dazu, gibt man etwas Zitronensaft daran.

544. Kartoffeln und Äpfel.

1. Zutaten: 2 Pfund Kartoffeln, 1½ Pfund Äpfel, Butter, Zucker, Salz.

Man schält die Kartoffeln, kocht sie in Salzwasser halbweich, gibt die geschälten, geviertelten Äpfel darunter, kocht beides zusammen fertig und mischt nach Bedarf Zucker und einige Löffel sauren Rahm dazu.

2. Man kocht Kartoffeln und Äpfel, jedes für sich fertig und mischt sie dann zusammen, oder bereitet sie nach 1. Vor dem Anrichten gibt man in Butter geröstete Zwiebelringe oder braune Butter oder geröstete Semmelbrösel darüber. Sind die Äpfel sauer, muß man sie wie jedes Apfelkompott süßen.

3. Die frischgekochten, geschälten Kartoffeln werden in Scheibchen geschnitten, die Äpfel geschält, fein geschnitten, mit Zucker bestreut einige Zeit stehen gelassen. Man legt Kartoffeln und Äpfel lagenweise in die gebutterte Form, gibt obenauf Butter, in Butter gedämpfte Zwiebelscheiben und Semmelbrösel, und bäckt das Gericht im Ofen oder dünstet es im geschlossenen Topfe auf dem Herd.

545. Kartoffelmus mit Äpfeln.

Die geschälten Kartoffeln werden in Salzwasser gekocht, durch die Presse gegeben, mit Butter sowie mit Apfelmus verrührt. Man nimmt nach Geschmack ebenso viele Kartoffeln wie Apfelmus oder ⅔ Kartoffeln, ⅓ Mus. Das Gericht wird mit in Butter gerösteten Zwiebeln oder gerösteten Bröseln übergossen.

546. Kartoffeln mit Pflaumen oder Dörrobst.

Die nach Nr. 544 oder 545 vorbereiteten Kartoffeln werden mit frischen, entkernten Pflaumen verrührt und kurze Zeit damit gekocht oder mit vorher geweichten und gekochten Dörrpflaumen, oder mit getrockneten Äpfeln oder Birnen. Die Tunke dieser Früchte kann ebenfalls darunter gegeben werden.

547. Schweizer Kartoffeln.

Zwiebeln, gelbe Rüben, Sellerie, Petersilienwurzeln, Kohlrabi schneidet man in kleine Stückchen und röstet sie mit einem

Stück Butter. Die geschälten rohen Kartoffeln werden in feine Scheiben geschnitten, darunter gemischt. Man füllt mit Wurzelbrühe oder Wasser auf, gibt gewiegte Petersilie und Salz dazu, zuletzt etwas Zitronensaft und Suppenwürze und kocht das Gemüse fertig. (Mit mehr Brühe ist das Gericht als Suppe zu verwenden.)

548. Gutes Kartoffelgericht.

Die Kartoffeln werden gekocht, geschält, in Scheiben geschnitten. Man röstet feingewiegte Zwiebeln in reichlich Butter, gießt mit Wurzelbrühe auf, gibt die Kartoffeln hinein und läßt sie darin kurz kochen. Der kurzen Tunke werden etwas zerriebene Majoran- und Salbeiblätter beigefügt. Dann verrührt man 2 Eigelb mit etwas Zitronensaft, gibt sie an das Gericht und läßt es unter Rühren noch einmal aufkochen.

549. Käsekartoffeln.

Zutaten: 3—5 Kartoffeln, ½ Liter Milch, Salz, 1 gequirltes Ei, Muskat, 50 Gramm geriebener Käse.

Die rohen Kartoffeln werden geschält, fein geschnitten, mit Milch, Ei und Gewürz vermischt, in die gebutterte Form gegeben, mit dem Käse und kleinen Butterstückchen bestreut und eine halbe Stunde im Ofen bei mäßiger Hitze gebacken.

550. Savoyardenkartoffeln.

Zutaten: 10 Kartoffeln, 150 Gramm Käse, ½ Liter Milch oder saurer Rahm, 2 Eier.

Die rohen Kartoffeln werden geschält, in Scheiben geschnitten und lagenweise mit dem geriebenen Käse, Kümmel und Salz in die gebutterte Form gegeben. Man quirlt Ei und Milch oder Rahm, gießt es darüber und bäckt die Speise unter öfterem Wenden im Ofen.

551. Kartoffelschnitten.

Zutaten: 1 Teller gekochte, durch die Presse gegebene Kartoffeln, 3—4 Eier, 50 Gramm zerlassene Butter, 100 Gramm Mehl, Salz, 50 Gramm geriebener Käse.

Die Zutaten werden gut gemischt, in einem mit Butter bestrichenen, lose zusammengebundenen Tuch 1 Stunde in Salzwasser gekocht. Man gibt die Speise im ganzen auf den Tisch oder schneidet sie in Scheiben, die mit zerlassener Butter übergossen und nochmals mit geriebenem Parmesankäse bestreut werden.

552. Kartoffeln in Wein.

Man läßt in heißer Butter feingewiegte Zwiebel und Petersilie rösten, füllt mit ¼ Liter Rotwein und ¼ Liter Wurzelbrühe auf, gibt ganz kleine geschälte rohe Kartoffeln oder mit dem Stecher ausgestochene runde Kartöffelchen hinein, salzt das Gericht und kocht die Kartoffeln in der Tunke weich. Ist es zu wenig Brühe, gießt man nach.

553. Kartoffelkugeln von warmen oder kalten gekochten Kartoffeln.

1. ½ Pfund Kartoffeln, 30 Gramm Butter, 2 Eier. Man rührt die Butter schaumig, rührt 1—2 Eier, die geriebenen Kartoffeln, feingewiegte, in Butter weich gedünstete Petersilie, oder Muskat, wenn nötig etwas warme Milch dazu, formt kleine Kugeln oder streicht den Teig auf eine Platte und sticht Dreiecke, Halbmonde, Sternchen aus. Sie werden in Ei und Semmelbröseln oder nur Semmelbröseln gewendet und in heißem Pflanzenfett oder halb Schmalz halb Fett gebacken. Zwiebeln und Petersilie können nach Belieben auch wegbleiben.

2. **Ohne Ei.** Man gibt die gekochten warmen oder kalten Kartoffeln durch die Presse und so viel Mehl dazu, daß sich Kugeln formen lassen, sowie Salz und etwas Muskat, wendet die Kugeln in Mehl und bäckt sie in schwimmendem Schmalz.

554. Feine Kartoffelkugeln.

Zutaten: 8—10 Kartoffeln, etwas Salz, ¼ Liter Milch, 50 Gramm Mehl, 3 Eier, 1 Stückchen Butter, etwas Muskatnuß.

Die rohen geschälten Kartoffeln werden in Dampf oder wenig Wasser weich gekocht, durch die Presse getrieben und gesalzen.

Dann läßt man die Milch mit dem Stückchen Butter aufkochen; die Kartoffeln werden mit dem Mehl verarbeitet zu der kochenden Milch gegeben und der Teig einige Minuten auf dem Feuer tüchtig verrührt. Man zieht ihn zurück, gibt ihn in eine Schüssel und rührt, bis er die größte Hitze verloren hat, gibt dann 3 Eier, eines nach dem andern, dazu und würzt mit etwas Muskatnuß. Aus dem Teig formt man auf dem bestäubten Nudelbrett eine fingerdicke Rolle, schneidet Stückchen ab, formt diese zu kleinen Kugeln und bäckt sie in schwimmendem Schmalz hellbraun. Sollte die Probekugel auseinandergehen, verrührt man noch 1 Ei und etwas Mehl mit der Masse.

555. Kartoffelcroquettes.

Man zerdrückt ½ Pfund gekochte Kartoffeln, vermischt sie mit 1 Stück Butter, rührt sie damit ab, salzt, fügt 2—3 Eigelb und ein wenig Milch dazu und verrührt die Zutaten zu einem sehr steifen Brei. Nachdem er erkaltet, teilt man ihn in Häufchen, oder rollt ihn nach 554 aus, formt nußgroße Kugeln oder bildet Kreuze, Ringe, Brezeln, Schiffchen, Sterne, kurz alle Arten von Formen. Diese werden in Bröseln gewendet, dann in Ei oder in zu Schnee geschlagenem Eiweiß, und nochmals in Bröseln gedreht und in heißem Schmalz gebacken. Derartige Kartoffelfiguren bilden eine hübsche Verzierung für größere Platten.

556. Kartoffelkräpfchen mit Tomaten.

Zutaten: ½ Pfund kalte, geriebene Kartoffeln, ¼ Liter Tomatenmark, 2—3 Eier, gewiegte Kräuter, wie Thymian oder Petersilie oder Kerbel oder Estragon usw., Suppenwürze, Salz.

Man rührt alles zusammen, formt Kräpfchen, wendet sie in Ei und Semmelbröseln und bäckt sie in heißem Fett.

557. Fingernudeln.

Man bereitet sie vor wie Kugeln ohne Ei, Nr. 553 gibt 1—2 Eier zu dem Teig, salzt, formt ungefähr 4 Zentimeter lange,

2 Zentimeter dicke Würstchen, wendet sie in Mehl und bäckt sie von allen Seiten goldbraun. Stellt man sie aus Kartoffelmusresten her, wird unter das übrige Mus so viel Mehl gewirkt (kein Ei), daß sich der Teig wie oben formen läßt.

2. Die Nudeln werden so zu Tisch gegeben oder in eine feuerfeste Form gelegt, mit ¼ Liter Milch übergossen, geriebenem Käse bestreut und bei mäßiger Hitze so lange im Ofen gebacken, bis die Milch verdunstet ist. Wünscht man sie ganz weich, nimmt man mehr Milch. Als Nachspeise oder Abendgericht bereitet man sie ebenso und nimmt statt Käse Zucker.

558. Kestotennockerl.

1. 1 Pfund Kartoffeln werden in Salzwasser gekocht, geschält, durch die Presse gedrückt, mit 2 Eßlöffeln geriebenem Parmesankäse, 2 Eßlöffeln Mehl, 2 Eßlöffeln Milch und 1 Ei vermischt. Man drückt den fertigen Teig flach, sticht davon Nocken mit einem in heißes Schmalz getauchten Löffel ab und bäckt sie in siedendem Schmalz oder kocht sie in Salzwasser und reicht sie in Suppe oder Tunke oder zu Gemüse.

2. Die gekochten Nockerl gibt man nach Belieben in die gebutterte Form, gießt eine mit Milch bereitete dicke Bechameltunke darüber, streut Butterflöckchen und geriebenen Käse darauf und läßt die Tunke im Ofen gelb werden.

559. Kartoffelnocken.

1. Zutaten: 50 Gramm Butter, 1 Ei, 1 Eigelb, 1 Teller gekochte, geriebene Kartoffeln, Salz, Muskat, feingewiegte Petersilie und Kerbel oder Majoran oder Thymian oder Pfefferminze. Man rührt die Butter schaumig, gibt die Zutaten dazu, sticht mit dem nassen Löffel Nocken ab und kocht sie in Salzwasser.

2. Die frischgekochten, geriebenen Kartoffeln werden mit 2 Eigelb und dem Schnee der 2 Eier vermischt, in Mehl gewendet, in Salzwasser gekocht. Die Nocken gibt man in Suppen, Tunken oder in Ragout.

560. Kartoffelkräpfchen mit Hefe.

Zutaten: ½ Pfund Mehl, ½ Pfund kalte, geriebene Kartoffeln, ⅛ Liter Milch, Salz, etwas geriebener Majoran oder Thymian, 2 Eier, 10 Gramm Hefe.

Man bereitet davon einen festen Teig mit der in ein wenig lauer Milch aufgelösten Hefe, läßt ihn, wenn er gut abgeschlagen ist, ruhen und aufgehen. Dann werden mit dem Löffel Häufchen abgestochen, mit der Hand rasch zu Kugeln geformt und in heißem Fett gebacken. Vor dem Backen können diese nach Belieben in Ei und Bröseln, die man mit geriebenem Käse mischt, gewendet werden.

561. Kartoffelpudding.

Zutaten: 7 Kartoffeln, 3 Eier, Salz, 3 Löffel geriebener Käse, 2 Löffel Rahm.

Die mittelgroßen Kartoffeln werden gesotten, geschält, durch die Presse gegeben oder gerieben, mit dem übrigen vermischt, zuletzt mit dem Schnee der 3 Eier verbunden und in der gebutterten Form 1¼ Stunde im Wasserbad gekocht. Man reicht den Pudding mit Tomaten-, Zwiebeltunke usw. oder zu Gemüse.

562. Kartoffel-Timbale.

8—12 Kartoffeln werden geschält, als trockene Salzkartoffeln in Dampf weichgekocht und durch ein Sieb oder die Presse getrieben. Nun gibt man 50 Gramm geschmolzene Butter, einige Eßlöffel voll Milch, 3 Eigelb, etwas Muskatnuß dazu und zieht den Schnee der 3 Eier sorgfältig unter die Kartoffelmasse, bestreicht eine glatte Form mit Butter, bestreut sie mit Semmelbröseln und geriebenem Käse und bäckt in dieser den Auflauf in mittelheißem Ofen 30 Minuten. Man stürzt ihn dann auf eine warme Platte.

563. Aufgezogenes von Kartoffeln.

Zutaten: 6 Kartoffeln (mittelgroß), ¼ Liter Milch, 2 Teelöffel Mondamin, 20 Gramm Butter, 2 Eiweiß, Salz.

Die Kartoffeln werden gekocht, geschält, durch die Presse gegeben, mit der Butter, Milch, dem in etwas Milch gelösten Mehl, Salz und dem Schnee der Eier vermischt und in der gebutterten Form bei guter Oberhitze gebacken.

564. Kartoffelpastete.

Zutaten: 500 Gramm geriebene, gekochte Kartoffeln, 40 Gramm zerlassenes Schmalz oder Pflanzenfett, 80 Gramm Mehl, ½ geriebene Zwiebel, Salz, geriebener Käse.

Man bereitet aus Mehl, Kartoffeln, Schmalz einen festen Teig, gibt nach Belieben Zwiebel und Käse daran, legt die gebutterte Auflaufform 1 Zentimeter dick damit aus und füllt das Innere mit irgendeinem Gemüse, wie Wirsing, Rosenkohl auf englische Art, Bohnen auf englische Art, grüne Erbsen mit gelben Rüben usw. oder gebratenen Pilzen. Auch Reste können gut verwendet werden. Dann wird ein Deckel von der Kartoffelmasse darauf gelegt und die Pastete im Rohr gebacken. Man kann auch ungefähr 10 Zentimeter große Vierecke aus dem Teig schneiden, sie mit Gemüse füllen und in heißem Schmalz backen. Bei dieser Art müssen die Enden sehr gut übereinandergelegt und mit Eiweiß bestrichen werden, damit das Gemüse nicht herauskommen kann.

565. Käse-Kartoffelauflauf.

1. Man gibt in die gebutterte Form eine Lage frischgekochte, in Scheiben geschnittene Kartoffeln, verquirlt geriebenen Käse mit saurem Rahm, gibt einige Löffel auf die Kartoffeln, legt darauf nochmals eine Lage Kartoffeln, bestreicht sie mit Rahm und Käse und überbäckt den Auflauf im Ofen, bis der Rahm fest und gelb geworden ist.

2. 5 mittelgroße Kartoffeln werden roh in feine Scheiben geschnitten, mit ¼ Liter warmer Milch oder ¼ Liter saurem Rahm, Salz, etwas Kümmel, 1 geschlagenen Ei und geriebenem Käse vermischt. Man streicht die gebutterte Auflaufform mit einem Stückchen Knoblauch aus, gibt die vorbereiteten Kartoffeln in die Form, bestreut sie mit Butterflöckchen und geriebenem Käse und bäckt das Gericht ¾ Stunden unter öfterem Wenden im Ofen.

566. Eier-Kartoffelauflauf.

Zutaten: 1—1½ Pfund Kartoffeln, ⅜ Liter sauerer Rahm, 3 Eier, 80 Gramm geriebener Käse, Salz.

Man gibt die gekochten, in Scheibchen geschnittenen Kartoffeln lagenweise in die gebutterte Form, quirlt Eier, Rahm und Käse ab, salzt und bestreicht jede Kartoffellage damit. Man schließt mit Kartoffeln, die noch einmal mit der Rahmtunke bestrichen werden. Backzeit: ½ Stunde im Ofen.

567. Kartoffeln in Förmchen.

Zutaten: 6—8 Kartoffeln (nach der Größe), 40 Gramm geriebener Käse, 40 Gramm Butter, 2 Löffel Rahm, Salz, 1 Eigelb, 3 Eiweiß.

Die gekochten Kartoffeln werden durch die Presse gegeben, mit Käse, Butter usw. vermischt, auf dem Feuer in der Pfanne gerührt, bis die Butter zergangen ist, und dann abgekühlt. Zuletzt gibt man den Schnee der 3 Eiweiß dazu, die Masse in die gebutterten Förmchen und stellt diese bei guter Oberhitze 15—20 Minuten in den Ofen.

568. Kartoffelpastetchen.

Zutaten: 1 Suppenteller voll geriebener Kartoffeln (am Vortag gekocht), 100 Gramm Butter, 2 Eier, Salz, Muskat.

Man rührt die Butter schaumig und gibt das übrige hinzu; es muß ein steifer Teig entstehen, dem man, wenn nötig, etwas Mehl beifügt. Er wird 5—6 Zentimeter hoch auf eine befeuchtete Platte gestrichen und mit dem Krapfenstecher ausgestochen. Man wendet diese Kuchen in Ei und Semmelbröseln, macht oben einen Einschnitt für den Deckel und bäckt sie in heißem Schmalz. Dann nimmt man den Deckel ab, höhlt sie mit dem Kaffeelöffel vorsichtig aus, gibt sogleich etwas vorher bereitetes Gemüse, wie Pilze, Erbsen oder Spinat, auch dicke Tunke oder Käsecreme (388) hinein, legt den Deckel darauf und reicht sie mit Tomaten-, Zwiebeltunke usw.

569. Gefüllte Schalkartoffeln.

Die Kartoffeln werden ganz rein gebürstet, getrocknet und in der Schale im Ofen auf einem Blech mit Salz weich gebacken, durchgeschnitten und vorsichtig ausgehöhlt. Man rührt etwas Butter schaumig, gibt das Kartoffelmark, Salz, feingewiegte Kräuter und etwas Rahm dazu und füllt diese Farce vorsichtig in die Kartoffelhälften, die ja nicht verwechselt werden dürfen, sondern genau, wie sie zusammenpassen, aufeinander gelegt und so als „Schalkartoffeln" angerichtet werden. Auch Pilzfarce oder Sauerkraut (feingeschnitten) läßt sich hineinfüllen.

570. Gefüllte Kartoffeln.

1. 6 schöne, große Kartoffeln werden geschält, gleichmäßig zugeschnitten, an einer der Endseiten abgeflacht, damit sie stehen bleiben, nebeneinander in den Kartoffeltopf auf den Seiher gesetzt und halbweich gekocht. Man nimmt sie heraus, schneidet einen Deckel ab, höhlt sie sehr vorsichtig aus, zerdrückt das Kartoffelmark und vermischt es mit 20 Gramm Butter, Salz, 1 Ei, etwas geriebenem Käse, 2 Löffel dickem sauren Rahm und gehackter Petersilie. Die Kartoffeln werden mit dieser Creme gefüllt, mit dem vorher abgeschnittenen Deckel bedeckt, vorsichtig in die kleine gebutterte Auflaufform nebeneinander gestellt, mit zerlassener Butter, geriebenem Käse und gewiegter Petersilie begossen und 10 Minuten bei mäßiger Hitze gebacken. Man bringt sie in der Form zu Tisch oder nimmt sie vor dem Anrichten heraus und reicht sie mit Bechamel-, Tomaten-, Pilztunke usw. allein oder zu Gemüse. Statt der angegebenen Fülle kann Pilzfarce oder Kastanienbrei Nr. 501 oder Selleriemus Nr. 477 oder irgendeine beliebige Farce benützt werden.

2. **Auf andere Art.** 8—10 Kartoffeln, 1 Ei, Petersilie, Butter, Salz. Man schält große Kartoffeln, schneidet sie in zwei Hälften, höhlt sie aus. Dann läßt man in der Pfanne Butter oder Pflanzenfett heiß werden, gibt gewiegte Petersilie und Zwiebeln hinein, mischt das durch die Presse gedrückte Mark von 2 bis 3 frischgekochten Kartoffeln dazu, salzt, rührt den Teig weiter bis er sich ablöst, nimmt ihn heraus, rührt das Ei an die Masse, füllt damit die mit Butter ausgestrichenen Kartoffelhälften und

läßt sie in der Pfanne, am besten zugedeckt im Ofen, braun und gar backen.

571. Verwendung von Kartoffelresten.

Nur gekochte Kartoffeln, niemals in Fett gebratene, können verwendet werden; Kartoffeln in der Schale werden noch warm geschält und so aufgehoben.

1. Man verwendet sie zur Suppe, nachdem man sie durch die Presse gegeben, nach den genannten Rezepten für Kartoffelsuppe.
2. Man vermischt die zerdrückten Kartoffeln mit Gemüseresten und formt daraus Kotelettes wie Nr. 174.
3. Man verwendet sie zu Klößen, zu Kartoffelpfannkuchen und zu Salat.

572. Aufgezogenes von Kartoffelresten.

Die Kartoffelreste werden durch die Presse gegeben, mit 2 Eiern, einem zu Schnee geschlagenen Eiweiß und Milch sowie gewiegter Petersilie vermischt, gesalzen und das Gericht im Ofen in der gebutterten Form aufgezogen.

573. Geröstete Kartoffeln.

1. Man schneidet gekochte Kartoffeln in Scheiben und brät diese in reichlich heißem Schmalz von allen Seiten in der Pfanne goldgelb.
2. Man gibt in den Topf Butter oder Schmalz und läßt die Kartoffelscheiben, die man mit Kümmel und Salz bestreut, unter häufigem Rühren darin heiß werden.

574. Kartoffelmansch.

Kalte Kartoffeln werden zerdrückt, mit halb soviel Semmelbröseln, etwas Salz in den Topf in heiße Butter gegeben und unter häufigem Rühren gebacken, bis sie Krüstchen haben.

Salate.

575. Kartoffelsalat.

Zutaten: 1 Pfund Salatkartoffel, 2 Löffel Zitronensaft, nach Geschmack mit Wasser verdünnt, Öl, etwas Zucker, Zwiebel nach Belieben, Salz.

Die Kartoffeln werden gekocht, geschält, in feine Scheibchen geschnitten und warm mit Öl vermischt. Nach einiger Zeit gibt man den Zitronensaft, etwas Zucker und ¼ Liter siedendes Wasser oder Weißwein oder Brühe sowie geriebene Zwiebel (nach Belieben gewiegte harte Eier) und Salz dazu, vermischt alle Zutaten sehr gut und läßt den Salat noch eine Weile stehen, bevor man ihn anrichtet.

2. Man gibt die vorbereiteten Scheiben in die Salatschüssel mit etwas Salz, Zitronensaft und einigen Löffeln sauerem Rahm.

3. Man bereitet einen Kartoffelsalat ohne Zwiebel, mit viel feinem Öl, wenig Zitronensaft und feingeriebenen Walnüssen.

576. Kartoffelsalat mit Pilzen.

1. Man mischt unter den nach Nr. 575 vorbereiteten Salat gedünstete Steinpilze oder Champignons und in Scheiben geschnittene wachsweiche Eier.

2. **Kopfsalat mit Äpfeln.** Man nimmt auf 1½ Pfund gekochte Kartoffeln ½ Pfund Äpfel, schneidet beides in feine Scheiben, mischt 2 Löffel Öl mit 1 Löffel sauerem Rahm, Zitronensaft, Salz, Zucker und etwas gewiegten Kerbel dazu und gibt diese Tunke über den Salat.

3. Man vermischt den nach Nr. 577 vorbereiteten Salat mit Mayonnaise Nr. 606.

577. Kartoffelsalat mit Sellerie.

1. Man schneidet die weichgekochten Selleriewurzeln in Scheiben, ungefähr ebensoviele Kartoffeln, mischt beides zusammen und macht den Salat wie Kartoffelsalat an.

2. Mit Tomaten. Man mischt rohe Tomaten (in Scheiben geschnitten) unter Kartoffelsalat.

578. Kopfsalat.

1. Zutaten: Kopfsalat, Öl, Zitronensaft, Salz, Schnittlauch und Boretsch, Zwiebel.

Der Salat wird zerteilt, sorgfältig von den äußeren Blättern befreit, kurz vor dem Anrichten in die Salatschwinge gegeben und darin oder auf dem großen Gemüseseiher gut gewaschen. Dann mischt man Öl (auf 2 Löffel Öl 1 Löffel Zitronensaft) mit feingehackter Zwiebel (nach Belieben), etwas Zucker, Salz, Wasser nach Geschmack sowie mit feingeschnittenem Schnittlauch und Boretsch, doch können diese Kräuter auch weggelassen werden, gibt die Salatblätter hinein und mischt den Salat mit 2 Gabeln ganz rasch und gut durcheinander. Man kann ihn auch in die Schüssel legen, mit dem Öl beträufeln und vermischen und dann erst die übrigen Zutaten darunter geben.

2. Salat mit Kräutern. Man bereitet den grünen Salat vor und mischt ihn mit feingeschnittener Gartenkresse, Estragon, Schnittlauch, Boretsch, Pimpernell, Kerbel, Brunnenkresse nach Geschmack und Belieben. Ebenso kann Gurkensalat zubereitet werden.

579. Gurkensalat.

Die Gurken werden geschält, wenn möglich auf dem Gurkenhobel ganz fein geschnitten. Dann gibt man sofort Öl, Zitronensaft, Zucker, Salz daran und die Gurken zu Tisch. Sie dürfen erst kurz vor Gebrauch zugerichtet werden, damit sie nicht zu viel Wasser ziehen.

580. Gurken- oder Kopfsalat mit sauerem Rahm.

1. Der vorbereitete Salat wird mit sauerem Rahm übergossen, nebst etwas Zitronensaft und Salz. Statt des Rahmes läßt sich auch gequirlte sauere Milch verwenden.

2. ¼ Liter sauerer Rahm, 2 Löffel Zitronensaft, Salz, 1 bis 2 rohe Eidotter, etwas gewiegtes Estragonkraut und Schnittlauch. Der Rahm wird mit den Zutaten verrührt und unter den vorbereiteten Salat gemischt.

581. Endiviensalat.

1. Die zarten, hellen Blätter werden feinnudelig geschnitten und wie Kopfsalat angemacht. Gewöhnlich wird Endiviensalat als Verzierung von Kopfsalat als Kranz um diesen gelegt.

2. Zwei schöne Köpfe Endivien werden feinnudelig geschnitten, 3 hartgekochte Eier, ebenfalls fein geschnitten, darunter gegeben. Vor dem Anrichten bereitet man eine Tunke aus 2 Löffeln Öl, Senf nach Belieben, sowie Zitronensaft, Salz und etwas Zucker und vermischt sie gut mit dem vorbereiteten Salat.

582. Kopfsalat mit Bohnen.

Die weichgekochten, kalten Bohnen werden mit rohen Salatblättchen vermischt und mit Öl, Zitronensaft, Salz und Zucker angemacht.

583. Gemüsesalat.

Die Gemüse werden vorher in Salzwasser gekocht, abgetropft, noch warm wie Kopfsalat angemacht und einige Stunden stehen gelassen. Man mischt nach Belieben feingewiegte Zwiebeln unter die Salattunke.

2. **Blumenkohl** wird, nachdem er gekocht ist, in Röschen geteilt. Die weichgekochten **roten Rüben, gelben Rüben, Pastinak-, Petersilie-, Selleriewurzeln, Kohlrabiknollen** werden noch heiß in Scheiben geschnitten und gleich angemacht. Unter Petersilwurzelsalat und Kohlrabi gibt man feingewiegte Petersilblättchen. **Wirsing, Blau- und Weißkraut** schneidet man feinnudelig, läßt es in Salzwasser nur aufwellen, abtropfen und bereitet den Salat ebenfalls heiß. Je länger er anzieht, desto besser. (Weißkrautsalat für den Winter besonders zu empfehlen.)

Finocchi werden gekocht, mit gewiegter Petersilie vermischt und angemacht.

Pilze läßt man, klein geschnitten, im eigenen Saft mit etwas Butter weich kochen, auskühlen, mischt gewiegte Petersilie darunter und bereitet sie wie angegeben.

Spargel, Schwarzwurzel, Hopfensprossen, Selleriestangen, Mangoldstiele werden wie die betreffenden Gemüse vorbereitet, gekocht und warm angemacht.

Radieschen schneidet man in feine Scheiben, wiegt die zarten Blätter, gibt sie darunter und bereitet den Salat kurz vor dem Gebrauch. Ebenso Salat von geriebenen Rettichen.

Tomaten werden roh in Rädchen geschnitten oder (noch besser aber unansehnlich) von der äußeren Haut befreit, in Stückchen zerlegt und angemacht. Sie können einige Zeit vor dem Gebrauch stehen, doch ist es nicht unbedingt nötig. Vor dem Anrichten kann Tomatensalat noch mit einigen Löffeln sauerem Rahm vermischt werden.

584. Artischockensalat.

1. Man schneidet Artischockenböden aus der Büchse oder frische, vorher in Salzwasser weich gekocht in 4 Teile, ebenso wachsweich gekochte Eier und macht sie zusammen mit Öl, Zitronensaft, Salz und Zucker und einem Löffelchen Senf an.

2. **Mit Topinamburs.** Statt der Artischocken mischt man in Scheiben geschnittene, gekochte Topinamburs unter die Eier.

585. Stachyssalat.

Die Knollen werden geputzt, in Salzwasser weichgekocht, mit Zitronensaft beträufelt, einige Zeit stehen gelassen, dann mit Öl, Salz, etwas geriebener Zwiebel, Zucker zu Salat angemacht und einige Stunden später angerichtet.

586. Topinambursalat.

Wird wie Kartoffelsalat zubereitet.

587. Kapuzinersalat.

Die Blüten von Kapuzinerkresse werden mit Öl, Zitronensaft, Salz und Zucker übergossen und behutsam vermengt. Boretschblüten können noch beigemischt werden.

588. Salat von harten Eiern.

Sie werden klein gewiegt und wie jeder Salat zubereitet; doch kann man Öl weglassen. Feingewiegte Petersilie und andere Kräuter werden darunter gemischt.

589. Artischockensalat mit harten Eiern.

Die halbierten Eier werden mit den geviertelten vorher weichgekochten Artischocken und mit einer der angegebenen Senftunken Nr. 607 gemischt.

590. Grüner Salat.

1. **Sauerampfer und Kerbel oder Spinat** werden einige Minuten in Salzwasser gekocht, herausgenommen, auf den Seiher gegeben und grob gewiegt. Dann rührt man 2 Löffel sauren Rahm, 1 Löffel geriebenen Käse, Zitronensaft und Salz ab, gibt das Gemüse darunter und vermischt es gut. Der Salat kann nach Belieben mit Tomaten verziert werden.

2. **Brennessel-, Löwenzahn-, Brunnenkresse-, Gartenkresse-, Feldsalat-, Radieschensalat.** Man nimmt die zarten Blättchen und bereitet sie genau wie Kopfsalat.

591. Bitterer Zichoriensalat.

Zichorie wird roh feinnudelig geschnitten, mit Zitrone, Zucker, Salz und Öl angemacht und mit einigen feingeschnittenen rohen Tomaten vermischt.

592. Roterübensalat.

1. Die roten Rüben werden gewaschen, weich gekocht, dann sorgfältig abgeschält, in feine Scheibchen geschnitten, gesalzen, mit verdünntem Zitronensaft, etwas Zucker und etwas Aniskörnern nach Belieben vermischt. Der Salat soll einige Stunden stehen oder erst am andern Tag gegessen werden.

2. **Mit Meerrettich.** Die weichgekochten Rüben werden gerieben, ebenso der rohe Meerrettich. Auf ⅔ Rüben nimmt man ⅓ Meerrettich und 1—2 rohe geriebene Äpfel. Der Salat wird mit Öl, Zitronensaft, Salz und Zucker angemacht.

593. Roterübensalat mit Kartoffeln.

1. Man rührt 2 hartgekochte Eigelb mit Öl ab, gibt etwas Zitronensaft, vorher gekochte, in Würfelchen geschnittene rote

Rüben und Kartoffeln zu gleichen Teilen dazu, sowie gewiegte Kerbel, etwas Sauerampfer, Petersilien- und Selleriegrünes und das feingewiegte Eiweiß.

2. **Mit Sellerie.** 1—2 Sellerieknollen, 2--3 Kartoffeln, ebensoviele rote Rüben. Man kocht jeden Teil für sich weich, läßt ihn abtropfen, schneidet ihn fein, mengt durcheinander und vermischt den Salat mit Öl, Zitronensaft, Zucker und Salz.

594. Salat von Bohnenkernen.

Man muß die Bohnen einweichen, ganz weich kochen, durch das Sieb geben und kalt mit Zitronensaft, Öl und Salz mischen.

595. Finocchisalat mit Ei.

Die Finocchi (Fenchelwurzeln) werden roh ganz fein geschnitten, eingesalzen und mit Öl und Zitronensaft angemacht oder in Salzwasser abgekocht und mit einer Mischung von 1 gut verrührten harten Eigelb, etwas Zitronensaft und Öl übergossen.

596. Sauerkrautsalat.

Man wäscht rohes Sauerkraut, läßt es gut abtropfen, wiegt es, aber nicht zu fein, und macht es mit Öl, feingehackten Kapern, Zitronensaft usw. wie jeden Salat an.

597. Blaukraut- oder Weißkrautsalat auf Sauerkrautart.

Man hobelt das Kraut, wäscht es, drückt es aus, salzt es ein, beschwert es mit einem Teller unter Kilogewichten; nach 2 Stunden macht man es mit Öl und Zitronensaft an und läßt es noch einmal längere Zeit stehen, ehe es zu Tisch gegeben wird.

598. Trüffelsalat.

1. Die rohen Trüffeln oder Büchsentrüffeln werden sehr gut gewaschen und gebürstet, in ganz feine Scheiben geschnitten, am besten auf dem Gurkenhobel, und mit Öl, Zitronensaft, Salz und Zucker vermengt.

2. **Mit Artischocken.** Büchsenartischockenböden und Trüffeln werden wie oben zubereitet.

599. Trüffel- und Topinamburfalat.

Die vorbereiteten Trüffeln werden in Brühe gekocht, herausgenommen und in feine Scheiben geschnitten. Ebenso Topinamburs. Man mischt die beiden zusammen, vermengt sie mit einer kurzen Tunke aus Weißwein, Salz und Zitronensaft und läßt den Salat vor dem Anrichten einige Stunden beizen.

600. Meerrettichsalat.

Der geriebene rohe Meerrettich wird mit Öl, Zitronensaft, Salz und ziemlich viel Zucker angemacht und nach Belieben mit 1—2 geriebenen Äpfeln oder etwas Wein vermischt.

601. Italienischer Salat.

Zutaten: 1 Pfund frischgekochte, in kleine Würfel geschnittene Kartoffeln, 3 rote Rüben, ebenso zubereitet, 1 Tasse gekochte Bohnen und gekochte grüne Erbsen, Rot- oder Weißkraut in feine Streifen geschnitten und in Salzwasser 1—2 Minuten gekocht, 1 feingewiegte Zwiebel, 2—3 geschälte, in Würfel geschnittene Äpfel und 1 feingeschnittene Salzgurke.

Diese Zutaten werden mehrere Stunden vorher mit Öl, Zitronensaft und Salz angemacht (Maggiwürze darangegeben) und vor dem Anrichten mit ¼ Liter dickem sauren Rahm vermischt. Man kann den Salat mit kleingewiegtem, hartgekochtem Eiweiß und Eigelb sowie mit Tomaten und grünem Salat, ganz nach Belieben, verzieren, auch die Gemüseeinlagen nach Belieben weglassen oder ergänzen. Doch sollen nie Kraut, Äpfel und rote Rüben fehlen. Um den Salat kann man noch einen Kranz Petersilienblättchen legen, die vorher eingesalzen, beschwert und wieder ausgedrückt werden.

602. Dänischer Salat.

Zutaten: 1 Sellerieknolle, 1 Petersilienwurzel, 1—2 Zwiebeln, 1 Teller Kartoffeln.

Alle diese Zutaten (auch die Zwiebeln) werden jede für sich in Salzwasser weich gekocht; die Wurzeln und Kartoffeln in Würfel geschnitten, die Zwiebeln fein gewiegt, alles gut vermischt und mit Öl, Zitronensaft usw. angemacht oder mit Mayonnaise nach Nr. 606 vermischt.

603. Gemischter Wintersalat.

Man schneidet von einem Kopf Rotkraut alles Weiche sehr fein, läßt es in kochendem Salzwasser mit etwas Zitronensaft ungefähr 1 Minute kochen, abtropfen und auskühlen. Endivien und Garten- oder Rapünzchensalat werden vorbereitet, 1 große Sellerieknolle und mehrere rote Rüben weich gekocht; jeder dieser vorbereiteten Salate wird für sich mit Öl, Zitronensaft usw. angemacht und auf einer flachen Schüssel nebeneinander, in der Farbe abwechselnd, schön angerichtet. Man kann die einzelnen Salate nach Belieben ändern.

604. Salzgurken in Öl.

Die Gurken werden in feine Scheiben geschnitten, mit feingeschnittenen Zwiebeln und Petersilie, auch etwas Dillkraut vermengt und mit Salatöl übergossen. Man bereitet den Salat einige Stunden vor dem Anrichten.

605. Frühlingssalat.

Gelbe Rüben, Kartoffeln, grüne Bohnen, Spargeln werden gekocht und in Würfel geschnitten, Blumenkohl gekocht, in Röschen geteilt, Kugelerbsen dazu gegeben, ebenso Kapern und feingeschnittene Salzgurken. Man vermischt die Zutaten mit Öl, Zitronensaft und Salz, läßt sie einige Stunden stehen und gibt zuletzt ¼ Liter sauberen Rahm daran. Oder sie werden mit Mayonnaise nach Nr. 606 vermengt und das Gericht mit hartgekochten, gewiegten Eiern und grünem Salat hübsch verziert; man gibt den Salat in eine Schüssel, streicht ihn glatt, legt Streifen von den feingewiegten Eiern in hübschen Mustern darauf und einen Rand von Salatblättchen außen herum.

606. Bereitung der Mayonnaise.

1. **Einfache Mayonnaise:** ¼ Liter feinstes Öl, 3 Eigelb, 1 Löffel Zitronensaft, Salz, 1 Kaffeelöffel Senf.

Die rohen Eigelb werden an einem kühlen Ort, womöglich auf dem Eisschrank, mit dem Öl verrührt, das man nur tropfenweise dazu gibt. Wenn die Tunke ganz dick ist und wie gelbe Creme aussieht, mischt man nach Geschmack etwas Salz und Zitronensaft oder französischen Senf dazu. Wird die Mayonnaise dünner statt dicker, muß man noch 1 Eigelb allein abrühren und darunter geben.

2. **Feine Mayonnaise:** so viele Eier, so viele Löffel Öl, Zitronensaft nach Geschmack, Salz. Zubereitung wie oben.

3. 2 hartgekochte oder rohe Eigelb, 2—3 Löffel Öl, 1 Löffel Zitronensaft, Salz, feingewiegte Zwiebel, Petersilie und Estragon, 2 Eßlöffel saurer Rahm oder 2 Löffel Senf, Kapern. Die harten Eier werden mit dem Löffel zerdrückt oder durch das Haarsieb ganz fein verrührt, das übrige, wie oben angegeben, darunter gemischt.

4. **Haus-Mayonnaise:** etwas Butter, 3 rohe Eigelb zusammen abrühren, ½ Liter Öl, nach und nach, aber nicht tropfenweise, 1 Löffel Zitronensaft, Salz, 1 Teelöffel Senf, 2 Löffel Wasser hinzufügen. Man läßt die Tunke einen Tag oder Nacht stehen, dann wird sie fest.

607. Kalte Senftunke.

1. Zutaten: 1 rohes Eigelb, 2 harte Eier, etwas Zitronensaft, 2—3 Eßlöffel Öl, 1 Eßlöffel Senf, etwas in Wasser eingeweichte Semmel, Salz.

Die hartgekochten Eigelb werden durch das Sieb gegeben, mit dem rohen Eigelb und den übrigen Zutaten zu einer Tunke verrührt, die zuletzt mit etwas Wasser verdünnt werden kann, wenn sie zu sauer und zu dick sein sollte.

2. Man bereitet Senftunke wie holländische Tunke Nr. 623, doch wird statt des Zitronensafts Senf genommen.

3. **Gequirlte Senftunke:** so viele Eigelb wie Löffel Senf, dazu Öl, Wein, Zitronensaft, Butter und etwas Salz. Wird ohne

Mehl bereitet, zusammengerührt, wie Nr. 608 vollendet. Ist sie zu scharf, muß weniger Zitrone und etwas Zucker genommen werden.

Diese Senftunken werden ebenso wie Mayonnaise unter den Salat gemischt.

608. Warm bereitete Mayonnaise.

1. **Zutaten:** Auf 1 ganzes Ei 1 Löffel Öl, 2 Löffel Wasser, 1 Teelöffel Zitronensaft, dazu etwas Senf, feingewiegte Kräuter, wie Petersilie, Estragon, Schnittlauch oder Kapern, Salz.

Man rührt alles zusammen in einem hohen Topf, stellt diesen in einen zweiten, der zur Hälfte mit kochendem Wasser gefüllt ist, und quirlt die Tunke, bis der Quirl stecken bleibt. Erkaltet wird sie wie andere Mayonnaise gebraucht und kann mit oder ohne Senf zubereitet werden; auch die Kräuter sind nach Belieben zu verwenden.

2. **Mit Mehl.** Man rührt 2 Löffel Mehl mit Suppe oder Wasser ab, dann läßt man es auf dem Feuer unter beständigem Rühren so lange kochen, bis es ein dickes Kindsmus wird, nimmt es vom Herd und rührt fort, bis es ausgekühlt ist, und gibt nun 50 Gramm schaumig gerührte Butter, mit 3 Eigelb vermischt, Salz und etwas Zucker dazu. Die Mayonnaise wird kühl verwendet. Nach Belieben kann Zitronenschale daran gegeben werden.

609. Wurzelsalat mit Mayonnaise.

Man kocht 2 Selleriewurzeln, 1 kleinen Endivienkopf, 3 bis 4 Kartoffeln in Salzwasser weich, doch jedes für sich, schneidet alles in feine Scheiben oder Würfel, gibt noch einige Scheiben rote Rüben dazu, macht den Salat mit Öl, Zitronensaft und Salz sowie etwas Zucker an und läßt ihn 1 Stunde stehen. Inzwischen rührt man eine schöne Mayonnaise aus 1 Eigelb, 1—2 Löffeln Öl, Zitronensaft und nach Belieben Senf, gibt feingewiegte Büchsenchampignons, 2 säuerliche, in kleine Würfel geschnittene Äpfel und einige Salzgürklein, sowie den vorbereiteten Salat dazu, richtet die Speise auf einer flachen Schüssel bergartig an und verziert sie. Man kann den Salat z. B. mit feingewiegten hartgekochten Eiern fächerartig beiegen und die 4 Felder durch schmale Streifen gewiegter roter Rüben und Kartoffeln unterbrechen. Zuletzt streut man gewiegte Petersilie oder Estragon über das Ganze.

610. Makkaronisalat.

1. Die weichgekochten Makkaroni werden mit einer der angegebenen Mayonnaisen verrührt.
2. Man verrührt 2 Eßlöffel Öl mit 1 Eßlöffel Tomatenmark, Zitronensaft, Salz, etwas Maggis Suppenwürze und gewiegter Petersilie und vermischt die gekochten, mit kaltem Wasser gespülten und gut abgetropften Makkaroni oder Spaghetti damit.

611. Reissalat.

125 Gramm Reis werden in 2—3 Liter Salzwasser weich gekocht, herausgenommen, kalt abgespült, auf den Seiher zum Abtropfen geschüttet und hierauf mit Mayonnaise vermischt. Grüne Salatherzchen und nach Belieben Tomatenstückchen können als Verzierung dienen.

612. Kartoffel- oder Selleriesalat mit Mayonnaise.

Zutaten: 2 große Sellerieknollen, 1—2 Eier, 2—3 Löffel Öl, 1 Löffel Senf, 1 Löffel Zitronensaft, Salz.

Der Sellerie wird weich gekocht, in Scheiben oder fein würfelig geschnitten, die Mayonnaise aus den angegebenen Zutaten inzwischen bereitet und mit dem ausgekühlten Sellerie gut vermischt. Man kann Senf auch weglassen und die Mayonnaise mit Wasser viel dünner rühren, nur in der Dicke einer Tunke.

Ebenso wird Kartoffelsalat allein oder mit Sellerie gemischt mit Mayonnaise bereitet. Zum Verzieren eignet sich vorzüglich Stachyssalat, abwechselnd mit roten Rüben.

613. Gemüsesalate mit Mayonnaise.

Blumenkohl, Schwarzwurzeln, Spargel, Tomaten, rote Rüben, gelbe Rüben, grüner Salat, Bohnen usw. oder die verschiedenen angegebenen Zusammenstellungen, wie **Spargel** und **Trüffeln, rote Rüben mit Sellerie** usw. werden wie für gewöhnlichen Salat vorbereitet, mit einer der angegebenen Mayonnaisen überzogen oder vermischt und mit grünem Salat, harten Eiern nach Nr. 615,2 verziert. Ebenso ist Senftunke und pikante Buttertunke zu verwenden.

614. Gemischter Salat.

1. ¼ Pfund Bohnen, ½ Pfund Karotten, ½ Pfund grüne Erbsen, Mayonnaise. Die Bohnen werden in Stückchen geschnitten, ½ Pfund Karotten ebenso zugerichtet, mit den Bohnen und grünen Erbsen in Salzwasser weichgekocht, auf das Sieb zum Abtropfen gegeben und mit kaltem Wasser gespült. Nachdem die Gemüse wieder getrocknet sind, werden sie mit folgender Mayonnaise übergossen: man verrührt 1 Eigelb, gibt tropfenweise 1 Eßlöffel Olivenöl, dann einen Löffel Wasser, Zitronensaft und etwas Senf dazu.

2. Teltower Rübchen, Blumenkohlröschen, Spargelspitzen, gekochte Kartoffeln, grüne Bohnen, Erbsen. Man kocht zusammen einen Suppenteller voll in Salzwasser, läßt weg, was man nicht haben will oder kann, bereitet den Salat wie oben und verziert mit Kopfsalat, harten, feingewiegten Eiern, roten Rüben usw., auch Stachyssalat, Essiggurken, Kapern und Salatblättchen.

3. Blumenkohl, einige Kartoffeln, ¼ Pfund grüne Bohnen, ¼ Pfund Karotten, 1 Kopf Sellerie, Kopfsalat, Mayonnaise aus 1—2 Eigelb, 3 Eßlöffel Öl, Senf, Zitronensaft, Salz, Zucker. Man kocht die verschiedenen Zutaten weich, läßt sie abtropfen, richtet sie in Häufchen nebeneinander an, gibt die Mayonnaise darüber (man kann sie auch ohne Senf bereiten) und verziert mit Kopfsalat und je nach Belieben mit harten Eiern und Kräutern.

615. Bunter Salat.

Zutaten: 1 kleiner Blumenkohl, 1—2 rote Rüben, 3 Kartoffeln, ¼ Pfund grüne Bohnen, ¼ Pfund Kerbelrüben, grüner Salat, 3 harte Eier.

Man kocht die verschiedenen Zutaten einzeln in Salzwasser weich, läßt sie abtropfen, richtet sie wie für Salat, legt gleichmäßige Häufchen um die gewiegten oder in Streifen geschnittenen hartgekochten Eier auf eine große flache Schüssel und übergießt das Ganze mit folgender Tunke: 8 Eßlöffel Öl, etwas Zucker, Salz, Zitronensaft nach Geschmack, 1 Eßlöffel gehackte Pimpernell und Estragon sowie Schnittlauch und Petersilie werden zusammen verrührt, dann vorsichtig darüber gegeben und einige Zeit stehen gelassen, damit der Salat gut anziehen kann.

616. Italienischer Nußfleischsalat (siehe Bezugsquellen).

Zutaten: Protose, Nuttolin, Apfel, gekochte rote Rüben, gekochte Kartoffeln.

Die Zutaten werden in Würfelchen geschnitten und mit folgender Mayonnaise vermengt: 2 Eigelb werden mit etwas Salz schaumig geschlagen, $1/8$—$1/4$ Liter Olivenöl tropfenweise, abwechselnd mit dem Saft von $1 1/2$ Zitronen darangerührt, bis das Öl verbraucht ist. Zuletzt gibt man $1/8$ Liter sauren Rahm dazu und nach Bedarf etwas Zucker. Der fertige Salat wird am besten einen Tag vor Gebrauch gemacht und mit gewiegtem Eigelb und Eiweiß sowie Tomatenscheiben, Petersilie usw. verziert angerichtet.

617. Tomaten mit Salatfülle.

1. Man höhlt rohe Tomaten (nicht ganz) aus und füllt sie bergartig entweder mit Makkaronisalat Nr. 610 oder Reissalat Nr. 611 oder Kartoffelsalat Nr. 575 oder Wurzelsalat Nr. 609 oder irgend einem Mayonnaisensalat und gibt sie kalt als Vorspeise zu Tisch. Es können sehr gut Salatreste verwendet werden.

2. **Mit Mayonnaise.** Man bereitet dicke Mayonnaise nach einer der unter Nr. 606 angegebenen Arten, mischt ganz kleingeschnittenes, gekochtes Gemüseallerlei, auch Gurken- und Kapernstückchen darunter und füllt damit die Tomaten, doch so, daß die Füllung in halbrunder Form über der Tomate steht.

618. Gefüllte Tomaten in Aspic.

Man legt die mit Mayonnaise Nr. 617,$_2$ gefüllten Tomaten auf den Boden einer Glasschüssel, löst 8—10 Gramm Agar in

½ Liter Wasser auf, gibt es durch das Tuch zu ½ Liter ebenfalls klar geseihter Wurzel- oder Gemüsebrühe, salzt und würzt sie mit Zitronensaft und gießt sie heiß über die vorbereiteten Tomaten. Nach dem Erkalten wird die Speise in der Schüssel zu Tisch gegeben. Man kann die Tomaten mit halben oder geviertelten harten Eiern, Schnitten von Gurken, Kapern usw. umgeben, so daß diese zusammen mit den Tomaten ein Muster bilden, doch muß man dann den Aspic sehr sorgfältig darüber gießen.

Gesalzene Tunken.

619. Pikante Buttertunke.

Man schlägt in einen kleinen Topf 3 Eigelb, gibt ein Stück Butter dazu, stellt den Topf ins Wasserbad und rührt die Eigelb mit der Butter auf dem Feuer, bis die Masse dicklich wird. Dann mischt man Zitronensaft, Petersilie, etwas Salz und Kapern unter die Tunke, die über Salat gegeben oder damit vermischt oder zu Schnitten gereicht wird.

620. Zitronentunke.

Zutaten: ¼ Liter kaltes Wasser, Saft einer halben bis ganzen Zitrone, 2—3 Eigelb, 1 Teelöffel Mehl, 20 Gramm Butter, Muskat, Salz, feingewiegte Kräuter.

Aus den Zutaten wird unter beständigem Schlagen eine Creme bereitet. Man nimmt sie vom Feuer, sobald sie anfängt zu kochen, schlägt sie noch einige Zeit und mischt während des Schlagens noch 15 Gramm in Stückchen geschnittene Butter darunter. Diese Tunke wird über Gemüsesalat angerichtet oder zu Salzkartoffeln gereicht.

621. Warme Senftunke.

1. 40 Gramm Butter oder halb Butter halb Pflanzenfett, 1 Eßlöffel Mehl, 1 Eßlöffel Zucker, 2 Löffel Senf, Salz. Man

läßt feingewiegte Zwiebel in Butter weich, aber nicht braun werden, rührt 1 Löffel Mehl und feingewiegte Petersilie dazu, gießt mit Gemüsebrühe oder Salzwasser auf, gibt einige Kapern, Zucker und 1 bis 2 Löffel Senf daran und läßt die Tunke noch einmal aufkochen.

2. **Feine Art.** 2 Eigelb, 2 Löffel Senf, 4 Löffel Wurzelbrühe oder Wasser, etwas Zitronensaft, Salz, 30 Gramm Butter. Man schlägt die Eigelb in die zerlassene Butter, fügt das übrige hinzu und schlägt die Tunke mit dem Schneebesen auf dem Feuer, bis sie ganz schaumig ist.

622. Sauere Rahmtunke.

Man bereitet sie wie Senftunke Nr. 621,2 und nimmt statt 2 Löffel Senf 2 Löffel sauren Rahm.

623. Holländische Tunke.

Zutaten: ¼ Liter Weißwein, ⅛ Liter Wasser oder ⅜ Liter Wasser oder ⅜ Liter Wurzelbrühe, auch Blumenkohl-, Spargel-, Schwarzwurzelwasser usw. (wenn die Tunke zu einem dieser Gemüse gereicht wird), 15 Gramm Hoffmannsmehl, 2 Eigelb, 1 Eßlöffel Zitronensaft, 20 Gramm Butter, etwas Zucker und Salz, feingewiegte Kräuter und Kapern nach Belieben; gewöhnlich ohne diese.

Das in wenig Wasser aufgelöste Mehl wird mit dem Wein oder Wasser oder der Gemüsebrühe auf schwachem Feuer oder im Wasserbad dick gerührt, die verquirlten Eigelb und kalte Butter werden dazu gegeben, die Tunke geschlagen, bis sie anfängt zu kochen, und vom Feuer genommen.

624. Kalte Schnittlauchtunke.

Zutaten: ½ abgeriebene Semmel, 3 Eier, 3 Löffel Olivenöl, etwas Zitronensaft, Zucker, Salz, 1 Eßlöffel feingeschnittener Schnittlauch, etwas gewiegte Petersilie.

Die Eigelb der 3 hartgekochten Eier werden mit der geweichten, gut ausgedrückten Semmel durch das Haarsieb gerührt, dann gibt man ganz langsam das Öl dazu, den Zitronensaft, Schnittlauch usw. Man füllt die Masse in die ausgehöhlten Eiweißhälften oder wiegt diese fein und vermischt sie damit. Ohne Eiweiß und noch etwas verdünnt, gibt man die Tunke über Salat oder reicht sie zu Schnitten, Kräpfchen, Puddings usw.

625. Tunke mit Öl.

⅛ Liter Weißwein, ¼ Liter Kraft- oder Gemüsebrühe, einige Zitronenscheiben, Salz, ein Stückchen Weißbrot, 2 Teelöffel ganz feines Öl, feingeschnittene Zwiebel, Petersilie und Estragonblätter oder Thymian und Lorbeerblatt werden zugedeckt ¼ Stunde zusammen im Topf gekocht, entfettet, durch das Sieb gegeben und zu frischgekochten Zuspeisen irgendwelcher Art gereicht oder zum Aufwärmen von Resten benützt. Einige Löffel Tomatenmark können ebenfalls noch mitgekocht werden.

626. Kaperntunke.

Man bereitet eine helle oder braune Einbrenne, gießt sie mit Wasser auf, läßt sie 10 Minuten kochen, gibt dann 2 Eßlöffel gewiegte oder ganze Kapern dazu, sowie etwas Zitronensaft und 2 Eßlöffel Rahm oder Milch. Die Tunke kann entweder mit den Kapern angerichtet, oder vorher durch das Sieb gegeben werden.

627. Geschlagene Kaperntunke.

Man vermischt in der Rührschüssel ein Stück frische Butter mit 1 Eßlöffel Mehl, Salz und ¾ Liter Wasser, rührt die Masse glatt, stellt sie im Wasserbad auf das Feuer, rührt weiter, bis sie ganz dick und schaumig ist, und gibt zuletzt Zitronensaft und Kapern nach Geschmack dazu.

628. Kapernbutter.

1 Teelöffel Stärkemehl wird mit Wasser angerührt, mit ½ Liter Gemüsebrühe oder Wasser mit Suppenwürze aufgefüllt, gesalzen und 2 Zitronenscheiben ohne Kerne und sauber geschält, sowie etwas verriebene Muskatblüte dazu gegeben. Die Tunke

muß kurze Zeit kochen, wird dann mit 1 Eigelb abgezogen und ins Wasserbad gestellt. Man mischt Kapern und ein großes Stück Butter (ungefähr 50—80 Gramm) darunter und gibt die Tunke, die nun nicht mehr kochen darf, zu Kartoffeln in der Schale usw.

629. Bechameltunke.

Man läßt ein Stück Butter zergehen (für ½ Liter Tunke 20—40 Gramm), rührt so viel Mehl dazu, daß die Schwitze noch ganz feucht bleibt, rückt den Topf vom Feuer und gießt unter beständigem Rühren ganz langsam die kalte oder lauwarm zu verwendende Gemüsebrühe oder Rahm nach. Wenn die Einbrenne ganz glatt und schaumig ist, setzt man sie auf das Feuer und rührt, bis sie kocht. Sie kann dann auf gelindem Feuer noch 5—10 Minuten weiter kochen, braucht aber nur von Zeit zu Zeit gerührt zu werden, damit keine Haut entsteht. Wird die Tunke mit Eigelb abgezogen, verrührt man dieses in der Schüssel, in der angerichtet wird, gießt ein wenig warmes Wasser oder Brühe dazu und gibt dann die Tunke unter beständigem Rühren daran. Das Ei muß sich vollständig mit ihr vermischen.

630. Braune Tunke.

Zwiebeln und Wurzeln bräunt man in halb Butter, halb Pflanzenfett dunkel ab, gibt so viel Mehl dazu, daß die Schwitze noch feucht bleibt, rührt sie mit dem Mehl noch weiter, bis sie eine goldgelbe, aber nicht zu dunkle Farbe hat, gießt wie bei Nr. 629 mit kalter Brühe auf und vollendet die Tunke wie diese. Sie muß vor dem Gebrauch durch das Sieb gegeben werden. Soll die Tunke ganz dunkel sein, röstet man ein Stückchen Zucker mit. In Süddeutschland wird ein Stück Leb- oder Honigkuchen mitgekocht. Zitronensaft nach Bedarf.

631. Geschlagene Buttertunke.

Man rührt ein großes Stück Butter schaumig, gibt 1 Eßlöffel Mehl, 2 Eigelb, die man vorher schon verschlagen hat, den Saft einer halben Zitrone und Salz dazu, füllt mit ungefähr

½ Liter Flüssigkeit auf, und zwar kann nach Belieben Gemüsewasser, Rahm oder Wasser, mit Maggi gewürzt, hiezu gebraucht werden. Nun gießt man die Tunke in einen anderen Topf, stellt diesen in das Wasserbad, und schlägt mit dem Besen oder rührt mit dem Quirler, bis sie dick und schaumig ist. Man kann den Zitronensaft weglassen und etwas Muskat verwenden.

632. Feine Buttertunke.

50 Gramm Butter werden in den Topf gegeben, mit 3 Löffeln Mehl verrührt und unter beständigem Rühren mit ½ Liter Wasser vermischt. Die Tunke wird gesalzen, mit Suppenwürze gewürzt und, nachdem sie ¼ Stunde gekocht hat, nochmals mit 50 Gramm Butter verrührt; doch darf sie dann nicht mehr kochen.

633. Italienische Tunke.

Man wiegt Petersilie, Estragon, Charlottenzwiebel, Kerbel, Champignons jedes für sich ganz fein, rechnet von jeder Sorte 1 Kaffeelöffel voll, läßt die Kräuter zusammen in feinem Öl oder Butter braten, füllt mit etwas Weißwein und Brühe auf, kocht die Tunke gut durch und bindet sie zuletzt mit einem Eigelb oder mit Mehl.

634. Käsetunke.

2 Eigelb werden mit 1 Löffel Mehl und kaltem Wasser zu einem dünnen Teig verrührt. Dann mischt man ein Stückchen frische Butter, Salz und Muskat darunter, läßt es unter beständigem Rühren aufkochen, verdünnt mit Wasser, wenn die Tunke zu dick ist, nimmt sie vom Feuer, mischt 100 Gramm geriebenen Käse dazu und verwendet sie zu Makkaroni, Wasserreis usw. Sie kann dazu gereicht oder unter die vorher weichgekochten Gerichte, wie Makkaroni, Reis, Nudeln gemischt und mit diesen noch einmal erhitzt werden.

635. Kartoffeltunke.

Man bereitet eine braune Einbrenne, gibt feingewiegte Zwiebel, etwas Zitronenschale, Kapern, Kräuter nach Geschmack dazu, gießt, nachdem sie heiß sind, mit Gemüsewasser oder Salzwasser auf, würzt mit Suppenwürze, gibt in Scheiben geschnittene rohe Kartoffeln hinein, läßt die Tunke kochen, bis die Kartoffeln weich sind, und rührt sie vor dem Anrichten durch das Sieb.

636. Tomatentunke.

Man läßt ein Stückchen Butter heiß werden, rührt etwas feingehackte Zwiebel und 1 Teelöffel Mehl daran, dünstet darin frische, in Stücke geschnittene Tomaten ganz weich, die dann durch den Seiher gegeben werden, oder nimmt im Winter Tomatenmark. Zum Verdünnen benützt man Wasser oder Brühe und würzt mit etwas Salz und Zucker. Die Tunke muß langsam ziemlich lange kochen.

2. **Braune Tomatentunke.** Man bereitet eine braune Mehlschwitze mit 30 Gramm Mehl, gibt ebensoviel Tomatenmark daran, füllt mit Wasser auf, salzt und würzt die Tunke mit Würze und Zitronensaft.

637. Tomatentunke mit Pilzen.

1. Man bereitet eine helle Einbrenne, füllt sie mit Tomatenmark nach Nr. 636 bereitet auf, verdünnt mit Wasser, läßt die Tunke, nachdem man sie gesalzen und mit Maggi gewürzt hat, ¼ Stunde kochen und gibt dann ein Stück frische Butter und Champignonstückchen, am besten Büchsenchampignons, daran.

2. **Tomatentunke in Rahm.** Man verquirlt ¼ Liter Rahm mit etwas Stärkemehl, gibt einige Löffel Tomatenmark, etwas Zitronensaft, Zucker, Salz und 1 Eigelb daran und schlägt die Tunke im Wasserbad schaumig. Wenn sie anfängt zu kochen, ist sie fertig.

638. Sauerampfertunke.

Man wiegt einen kleinen Teller voll Sauerampferblätter nebst etwas Kerbel und Zwiebel und dünstet sie in Butter. Dann bereitet man eine lichte Einbrenne, verdünnt sie mit Milch, gibt den gedünsteten Sauerampfer, frischen Schnittlauch, Salz und nach Belieben 1 Löffel sauren Rahm daran.

639. Dillkraut-, Petersilie-, Fenchel-, Estragontunke.

1. **Mit Dill.** 30 Gramm halb Butter, halb Fett, 2 Eßlöffel Mehl, 2 Eßlöffel Dillkraut (gewiegt), Kapern, Zwiebel, 1/8 Liter Rahm. In die ganz helle Einbrenne gibt man die feingewiegten Zwiebeln, Dillkraut und Kapern, füllt die Tunke mit Salzwasser auf und gießt nach Belieben sauren oder süßen Rahm und etwas Zitronensaft dazu.

2. **Mit Petersilie.** Man nimmt 2 Löffel Petersilie (gewiegt), 1/4 Liter Milch statt Rahm und Wasser. Die Tunke wird mit 1 Eigelb abgezogen.

3. **Mit Fenchel.** Man rührt die Einbrenne mit Wasser glatt, läßt sie 1/4 Stunde kochen, rührt 1—2 Eßlöffel Fenchelblätter (kleingewiegt) dazu, würzt und stellt die Tunke beiseite, da sie nun nicht mehr kochen darf.

4. **Mit Estragon.** Ein Stückchen Butter läßt man heiß werden, gibt einige geriebene Estragonblätter hinzu, sowie 1 Löffel Mehl, rührt die Tunke mit Rahm oder Milch glatt, gibt ein wenig Soja und Salz daran und läßt sie aufkochen. Sie wird zu Schnitten gereicht oder mit verlorenen Eiern zu Tisch gegeben.

640. Pilztunke.

1. Man dünstet feingewiegte Petersilie und Zwiebel in Butter, gibt die feinblätterig geschnittenen Champignons oder Steinpilze oder Pilze irgendwelcher Art hinein, salzt sie und läßt sie eine Weile darin schmoren. Dann werden sie mit Mehl gestäubt, mit Wasser oder Wurzelbrühe, bei getrockneten Pilzen mit dem Wasser, in dem sie geweicht wurden, auch mit halb Wasser halb Wein aufgefüllt und weichgekocht, das heißt auf warmer Stelle mehrere Stunden ziehen gelassen. Je langsamer die Pilze dämpfen, desto besser.

2. Zieht man eine glatte Tunke vor, werden die Pilze erst weichgekocht und durchgegeben; dann bereitet man eine helle Einbrenne mit den oben genannten Zutaten, fügt die Pilzbrühe hinzu und kocht die Tunke mit oder ohne Wein fertig. Wer Knoblauchgeschmack liebt, reibe den Topf vorher damit aus.

641. Trüffeltunke.

Man bräunt in Butter eine feingeschnittene Zwiebel und 1—2 Löffel Mehl, gibt feingewiegte Suppenwurzeln, 1 Lorbeerblatt und den Fond der Trüffeln dazu, füllt mit ¼ Liter Wasser auf, salzt und kocht die Tunke ungefähr 1 Stunde. Dann gibt man sie durch das Sieb, vermischt sie mit den geputzten, feingeschnitzten Trüffelscheibchen und ⅛ Liter Rotwein und läßt die Tunke kochen, bis diese weich sind. Ist sie nicht sämig genug, wird sie mit 1 Ei abgezogen.

642. Champignontunke.

Wird wie Nr. 641 zubereitet und vor dem Anrichten mit ⅛ Liter Weißwein gemischt.

2. **Champignontunke mit Gurken.** Nebst den Champignons werden feingeschnittene Salzgurken und Kapern unter die Tunke gemischt.

643. Feine Pilztunke.

Einige Trüffeln werden geputzt und in Rotwein weichgekocht, doppelt soviel Champignons in Butter und Salzwasser mit Zitronensaft. Dann schneidet oder hackt man sie ganz fein; 2 Salzgurken, 3—4 gekochte Karotten (je nach Größe) und eine kleine gekochte Petersilienwurzel, ganz fein gewiegt, werden zusammen in ein wenig Brühe weich gedünstet. Inzwischen wird eine kleine Zwiebel fein geschnitten, in brauner Butter gedünstet, etwas feingeschnittene Suppenwurzeln, die Abfälle der Trüffeln und Champignons dazu gegeben, sowie 1—2 Löffel Mehl, die Tunke mit Wasser aufgefüllt, gesalzen, 1 Stunde gekocht und durch das Sieb gestrichen. Diese braune Grundtunke wird mit den weich gedünsteten Pilzen, Gurken, Karotten usw. vermischt, ein Glas Wein nach Belieben daran gegeben und im Wasserbad noch einmal erhitzt aber nicht gekocht.

644. Rotweintunke zu Schnitten, Klops usw.

Man bereitet eine braune Grundtunke wie zu Nr. 630, gibt nachdem sie geseiht ist, ein Glas Rotwein daran und läßt sie damit noch kurze Zeit kochen.

645. Geschlagene Weintunke.

1 Teelöffel Pudermehl oder Reismehl wird mit etwas Wasser und 2 Eigelb verrührt. Man gibt ¼ Liter Weißwein und ½ Liter Wasser dazu, sowie etwas Salz und schlägt die Tunke, bis sie anfängt zu kochen. Sie wird sogleich vom Feuer genommen, mit Zitronensaft und Kapern gewürzt und mit einem großen Stück Butter (50—80 Gramm) verrührt.

646. Champignon-Weintunke.

Man bereitet eine helle Butterschwitze, rührt sie mit weißem Wein oder halb Wein, halb Wasser glatt, gibt Champignons daran, salzt sie, kocht sie mit diesen ¼ Stunde, seiht sie durch und rührt vor dem Anrichten noch ein Stückchen Butter dazu. Die Tunke kann auch mit den Pilzen serviert werden.

647. Meerrettichtunke.

Eine helle Mehlschwitze wird mit Salzwasser glatt gerührt, 2—3 Eßlöffel geriebener Meerrettich werden dazu gegeben nebst etwas Honig und etwas Zitronensaft und kurze Zeit damit gekocht. Die Tunke wird geseiht oder ungeseiht serviert.

648. Warme Kräutertunke.

Man läßt ein Stück Butter heiß werden, gibt 1 Löffel Mehl daran, füllt mit Blumenkohlwasser oder Wurzelbrühe oder Salzwasser mit Würze auf; ganz feingewiegte Chalottezwiebeln und Petersilie werden mitgekocht. Nach ½ Stunde wird die Tunke entfettet, durch das Sieb gegeben, in einem andern Topf noch einmal ganz kurze Zeit gekocht, dann mit 1 Teelöffel Senf, 1 Eßlöffel feingehackter Kräuter, wie Pimpernell, Estragon, Petersilie, Kerbel und ⅛ Liter Doppelrahm vermischt.

649. Kalte Kräutertunke.

30—40 Gramm Butter werden mit 1 Löffel Mehl vermischt. Dann rührt man unter beständigem Rühren ¼ Liter Rahm und etwas Wurzelbrühe oder Gemüsewasser daran, läßt sie

10 Minuten kochen, gibt an die ganz dicke, aber glatte Tunke verschiedene feingewiegte Kräuter, rührt die Tunke kalt und verwendet sie nach Belieben zu Schalkartoffeln über Salat usw.

650. Kräutertunke mit Wein.

1 Glas Weißwein, ½ Liter gute Gemüsebrühe, eine halbe, in Scheiben geschnittene Zitrone, 1 Löffel Provenceröl, ½ Zwiebel (in Stücke geschnitten), Petersilie und Estragon nach Geschmack, etwas Knoblauch nach Belieben, Salz und ein Stück Weißbrot werden zusammen ¼ Stunde gekocht, durch das Sieb gegeben und angerichtet. Man kann die Tunke mit 1 Ei abziehen und wie die vorhergehende verwenden.

651. Lauchtunke.

Man kocht die Lauchstangen ganz weich und rührt sie durch das Sieb. Eine helle Einbrenne wird mit Lauchwasser oder Milch oder Rahm aufgefüllt, mit dem Lauchbrei gemischt, gesalzen und, wenn Wasser genommen wurde, mit etwas Zitronensaft gewürzt. Die Tunke muß kurze Zeit kochen.

652. Zwiebeltunke.

Man dünstet 1—2 Löffel Mehl in Butter gelb, gibt 3 Löffel feingeschnittene Zwiebeln dazu, läßt sie weich, aber nicht braun werden, füllt mit Wasser oder Brühe auf und würzt mit Würze und Salz, einigen feingewiegten Estragonblättern und etwas Zitronensaft.

653. Zwiebeltunke mit Wein.

1. 1 mittelgroße Zwiebel, 1—2 Löffel Mehl, ⅛—¼ Liter Wein, Wasser. Die in feine Ringe geschnittene Zwiebel wird in Butter (auch Fett) gelb geschwitzt, mit Mehl gestäubt, mit Wurzelbrühe oder Wasser und etwas Zitronensaft aufgefüllt. Man fügt den Wein und etwas Zucker und Salz hinzu, läßt die Tunke unter Rühren aufkochen und gibt sie durch das Sieb oder mit den Zwiebeln zu Tisch.

2. **Braune Zwiebeltunke.** Man röstet mit den Zwiebeln ein Stückchen Zucker, stellt eine braune Einbrenne her und vollendet wie oben.

654. Englische Gelberübentunke.

Man kocht einige Rüben in Wasser weich, gibt sie durch die Maschine, läßt ein Stück Butter heiß werden und die Rüben mit Salz und Rübenwasser nach Bedarf kurze Zeit damit kochen. Die Tunke wird durch das Sieb gegeben und, wenn nötig, mit einem Mehlschleim verdickt.

655. Linsentunke.

Man weicht die Linsen wie Nr. 30, kocht sie fertig, salzt sie, drückt sie durch das Sieb und kocht sie dann mit Tomatenmark vermischt noch einmal auf. Ist die Tunke zu dick, verdünnt man sie mit Wasser oder Gemüsebrühe.

Kompotte.

656. Apfelmus.

1. Die Äpfel werden ungeschält mit einem Tuche abgerieben und gewaschen, in Stücke geschnitten und mit dem Kernhaus in wenig Wasser, ohne Zucker, weich gekocht; dann durch das Haarsieb gestrichen, in den Topf zurückgegeben, wenn nötig gesüßt und noch einmal aufgekocht.

2. **Apfelmus von geschälten Äpfeln.** Man schält und schneidet sie in Viertel, nimmt das Kernhaus heraus, dämpft die Äpfel in sehr wenig Wasser ganz weich, verrührt sie zu Mus und zuckert, wenn nötig.

657. Gedämpfte Äpfel.

Sie werden geschält, in Viertel geteilt, ausgeschnitten und mit ein wenig Butter und Zucker ganz langsam weich gedämpft. Etwas Wasser kann bei nicht wässerigen Früchten daran gegossen werden.

658. Bratäpfel.

Sie werden wie die gefüllten, Nr. 659, nur ungeschält, entweder mit einer der angegebenen Füllen von Nr. 659 bereitet oder mit dem Kernhaus gebraten. Große Reinetten eignen sich gut.

2. **Bratäpfel in Rahm.** Kleine Äpfel werden geschält, in die Form nebeneinander gesetzt, mit ganz dickem Rahm übergossen, mit Zucker bestreut und im Ofen bei mäßiger Hitze weich gebacken.

659. Gefüllte ganze Äpfel.

Man schält sie, sticht das Kernhaus mit dem Kartoffelschäler oder einem kleinen Messer vorsichtig aus, füllt ein wenig Gelee oder Marmelade oder Preiselbeeren in die Öffnung und dämpft sie in der flachen Form im Ofen mit etwas Butter und Zucker. Auch eine Mandelfülle aus geriebenen, ungeschälten, mit etwas Rahm verbundenen Mandeln oder Haselnüssen hergestellt, ist zu verwenden.

660. Äpfel in Aspic.

Gefüllte Äpfelein (nach Nr. 659) werden in eine Glasschale gelegt; dann löst man 10 Gramm Agar in ½ Liter Wasser auf, gießt es durch das Seihtuch zu ½ Liter Wein, schmeckt mit Zucker und Zitronensaft ab und gießt den Aspic heiß über die Früchte. Will man diese in der Glasschale reichen, genügen 6—8 Gramm Agar. Mit 10 Gramm läßt sich das Gericht nach dem Erkalten stürzen. Statt Wein kann man auch Himbeersaft verwenden; das Maß ist in diesem Falle: ¾ Liter Wasser, ¼ Liter Saft. Zur Verzierung kann man noch Dunstweichsel oder Pflaumen usw. in die Schale legen. Es sieht sehr hübsch aus, wenn die Äpfel mit Preiselbeeren gefüllt sind, die wie ein Häubchen auf den Äpfeln sitzen. Man gibt die vorbereiteten Früchte in eine flache Schale und gießt den Aspic nur in der Höhe der Äpfel auf, so daß die Preiselbeerhäufchen über dem Aspic stehen.

661. Kompott von frischen Früchten.

1. Man kocht die gewaschenen und vorbereiteten Früchte mit wenig Wasser und Zucker nach Geschmack ganz langsam weich.

2. Man bereitet eine Zuckerlösung, (d. h. man löst den Zucker, der nach Geschmack und Säuregehalt der Früchte zu berechnen ist, in etwas Wasser auf) läßt sie kochen, schäumt sie ab, legt das gut gewaschene und gereinigte Obst hinein und läßt es darin weich kochen, nimmt es mit dem Schaumlöffel heraus, gibt es in die Glasschale, kocht die Zuckerlösung nochmals ein und gießt sie darüber. Je nach der Frucht ist die Kochzeit länger oder kürzer. Himbeeren, Johannisbeeren brauchen z. B. nur kurze Zeit zu ziehen. Alle Früchte, besonders die zum Einmachen bestimmten, sollen in Messing, Aluminium oder irdenen Töpfen gekocht werden.

3. Man kocht die Früchte im Dampf oder mit ganz wenig Wasser weich, läßt sie abtropfen. Der Zucker (auf $1/8$ Liter Wasser 200 Gramm) wird mit dem Wasser zu Sirup gekocht und über die Früchte gegossen.

662. Rhabarberkompott.

Zutaten: Auf 500 Gramm Frucht 300—350 Gramm Zucker, Zitronensaft nach Geschmack.

Man taucht den Zucker in Wasser, gibt ihn in den Topf und läßt ihn ins Kochen kommen und ganz zergehen, ehe man die sauber geputzten, ungefähr 5 Zentimeter langen Rhabarberstückchen hineinlegt. Sie dürfen nur einmal aufkochen, werden zugedeckt und in die Kochkiste gestellt oder in den warmen, nicht heißen Bratofen oder auf eine nur warme Herdstelle. Auf diese Weise wird das Zerfallen des Rhabarbers verhütet.

663. Rote Birnen.

Zutaten: 2 Liter Preiselbeeren, 160 Gramm Zucker, 650 Gramm Birnen, 1 Pfund Zucker, etwas ganzer Zimt.

Die Beeren werden mit dem Zucker weichgekocht, durch das Haarsieb gestrichen. Dann kocht man in dem gewonnenen Saft die geschälten ganzen Birnen weich, nimmt sie heraus, kocht den Saft noch kurze Zeit und gießt ihn über die Früchte.

Als **Dunstobst** wird es ebenso vorbereitet, doch kocht man die Birnen nur halbweich, gießt den Preiselbeersaft und die Birnen dann in die Gläser und kocht sie darin fertig.

664. Kompott von Äpfeln und Orangen.

Man legt in eine Glasschüssel eine Lage feingeschnittene Äpfel, gibt Zucker und 1 Löffel Weißwein darüber, dann eine Lage feingeschnittene Orangenscheiben mit Zucker und 1 Löffel Weißwein und fährt so fort. Das Kompott muß einige Stunden vor dem Anrichten bereitet und mit einem Deckel beschwert werden. Wein ist nicht unbedingt nötig.

665. Dreifrucht.

Zutaten: ½ Pfund Johannisbeeren, ½ Pfund Himbeeren, ½ Pfund reife Stachelbeeren oder Kirschen oder 3 Pfund entsteinte schwarze Kirschen, 3 Pfund Himbeeren, 3 Pfund Johannisbeeren.

Als **frisches Kompott** werden die Früchte zusammen gekocht, nach Geschmack gesüßt, aus dem Saft genommen und dieser nochmals 5 Minuten gekocht und über die Früchte gegossen.

Als **Dunstobst**. Sie werden roh lagenweise in die Gläser gegeben und mit einer Zuckerlösung übergossen oder nach Nr. 682_1 zubereitet und erst beim Gebrauch aufgekocht und gesüßt.

666. Frisches oder Dunstobst mit Wein.

Pflaumen, Mirabellen, Pfirsiche, Aprikosen usw. werden halbiert und entfernt; **Kirschen**, ganz genommen, **Beeren** entstielt und statt mit Zucker mit etwas alkoholfreiem Weißwein gekocht. Ebenso als Dunstobst zu bereiten. Auch Weintraubenbeeren so zubereitet sehr gut.

667. Kürbiskompott.

1. Der Kürbis wird geschält, alles Weiche herausgenommen, in gleichmäßige Stückchen geschnitten. Man kocht Zucker und

Zitronensaft in wenig Wasser, gibt die Kürbisstückchen nebst gewaschenen Rosinen und Weinbeeren dazu und läßt sie kochen, bis sie durchsichtig und weich sind. Sie werden herausgenommen, der Zucker noch kurze Zeit gekocht und über die Früchte gegossen. Ein Stückchen Ingwer kann mitgekocht werden, doch bleiben in diesem Falle die Beeren weg.

2. Man läßt die Weinbeeren und Rosinen weg und nimmt statt des Zitronensaftes Himbeersaft.

668. Melonen.

Werden wie Kürbis zubereitet.

669. Frische oder Dunsterdbeeren.

Die Früchte werden sehr sorgfältig von Stielen und Kelchen befreit, indem man diese abdreht; in den Topf oder die Gläser gelegt und mit einer ganz leichten Zuckerlösung übergossen. Auf 10 Pfund Frucht ¾—1 Liter Wasser und wenig Zucker nach Geschmack. Sie müssen sehr langsam ins Kochen gebracht und ebenso langsam ausgekühlt werden.

670. Feines Pfirsichkompott.

1 Pfund Pfirsiche werden geteilt, entfernt. Man läutert ½ Pfund Zucker in ¼ Liter Wasser oder Weinmost, schäumt den Zucker ab, gibt die Früchte hinein, läßt sie ganz langsam 5—10 Minuten, je nach der Reife, darin kochen, nimmt sie heraus, zieht die Haut ab und legt sie in die Glasschale. Zu dem Zuckersirup gibt man nach Belieben 1—2 aufgestoßene Pfirsichkerne und etwas Zitronensaft, kocht ihn noch einige Zeit und gießt ihn, wenn er anfängt dicklich zu werden, über die Früchte

Aprikosen-, Mirabellen-, Reineclauden-, Pflaumenkompott wird auf dieselbe Weise zubereitet.

671. Frische oder Dunst-Reineclauden und Pfirsiche.

Man entfernt und schält die Früchte, schneidet sie in Stückchen, gibt sie in eine Schale oder die Dunstgläser, bestreut sie mit Zucker, läßt sie über Nacht stehen und kocht sie am andern

Tag fertig. Um sie schälen zu können, werden sie kurze Zeit in heißes Wasser gelegt.

672. Gelbe Rüben als Kompott.

Man schneidet die gutgeputzten, gewaschenen Rüben in feine, gleichmäßige Streifchen, kocht sie weich und läßt sie abtropfen. Dann bereitet man eine Zuckerlösung von ½—¾ Pfund mit dem Saft von 1—2 Zitronen auf 1 Pfund Rüben, gibt die in feine Streifchen geschnittene Schale von 1 Zitrone, die man ebenfalls weichgekocht hat, dazu, gießt die Lösung über die Rüben und läßt sie aufkochen. Sie werden herausgenommen, der Zucker mehrmals eingekocht und darüber gegossen.

673. Weinbeerenkompott.

2 Pfund Weintrauben werden abgebeert; 250 Gramm Zucker mit ¼ Liter Wasser geläutert, abgeschäumt. Man läßt die Weinbeeren einige Minuten darin weich ziehen, nimmt sie heraus, kocht den Saft ein und füllt ihn über die Beeren.

674. Orangenkompott.

4 Orangen werden sauber geschält und in ganz feine Scheiben geschnitten. Man befeuchtet entsprechend Zucker mit etwas Wasser, kocht ihn, bis er Faden zieht, und gießt ihn heiß über die Früchte. Das Kompott muß einige Stunden vor dem Anrichten bereitet und kühl gestellt werden.

675. Bananensalat.

Man schneidet Bananen und Orangen in Scheiben, legt sie lagenweise in die Glasschüssel, bestreut jede Lage mit Zucker und beträufelt die Bananen mit etwas Zitronensaft. Man gibt Weinmost und Himbeersaft darüber und läßt die Früchte einige Zeit ziehen.

676. Stachelbeersalat.

1. Man treibt die roten Beeren durch die Hackmaschine und mischt etwas Orangensaft und Zucker darunter. Dieselbe

Mischung kann man in die Dunstgläser füllen und sterilisieren.

677. Süßer Salat.

1. Man schneidet Äpfel, Tomaten, Orangen zu gleichen Teilen in Scheiben, vermischt sie mit Zucker, fügt etwas Weißwein hinzu und läßt diese Mischung möglichst lange stehen, ehe sie gegessen wird.

2. 200 Gramm Äpfel, 120 Gramm Bananen, 120 Gramm Orangen, 50 Gramm Datteln, nach Belieben 120 Gramm Ananas und, wenn vorhanden, etwas grüne und blaue Weintrauben. Man schneidet die Früchte in feine Scheiben, die Datteln in Stückchen, mischt die Traubenbeeren dazu und läßt sie mehrere Stunden mit etwas Weinmost ziehen. Nußkerne können beigegeben werden. Ist der Salat nicht süß genug, gibt man etwas Zucker daran.

678. Getrocknete Früchte.

Man wäscht sie ganz sorgfältig, weicht sie (am besten) 15—20 Stunden in so viel Wasser, als die Früchte einsaugen können (auf 1 Pfund Aprikosen 1 Liter Wasser, auf 1 Pfund Pfirsiche 1½ Liter) und kocht sie dann mit entsprechend Zucker, der auch weggelassen werden kann, noch 15—20 Minuten. Sie können als Kompott und, durch das Sieb gedrückt, als Mus gegessen werden.

Getrocknete **Kirschen, Heidelbeeren, kalifornische Pfirsiche, kalifornische Aprikosen** oder **Birnen** oder **Prünellen** werden ebenso bereitet.

679. Getrocknete Pflaumen.

Die großen kalifornischen Pflaumen mit Kernen sind die besten. Sie werden warm gewaschen, dann mit warmem Wasser übergossen und müssen 12—24 Stunden auf warmer Stelle im Bratofen oder auf dem Herde quellen. Sie können auch kalt quellen und dann noch einige Stunden auf dem Herd auf warmer Stelle ziehen. Man kann die getrockneten Aprikosen ebenso zubereiten.

680. Gemischtes Kompott.

½ Pfund getrocknete Aprikosen werden am Tag vorher eingeweicht, mit ebenfalls am Vortag geweichten Zwetschgen und feingeschnittenen Scheiben von frischen Birnen und Zucker gedünstet. 20 Minuten vor dem Anrichten gibt man noch Scheiben von frischen Äpfeln und nach Belieben Dunstweichseln dazu und dämpft die Früchte fertig. Sie werden nach Geschmack zu gleichen Teilen oder in ungleichen Mengen verwendet. Im Winter lassen sich die frischen Birnen durch getrocknete kalifornische ersetzen, die dann ebenso wie die Aprikosen vorbereitet werden. Zucker nach Geschmack.

681. Kompott von getrockneten Feigen.

Zutaten: ½ Pfund Feigen, ¼ Liter Wasser, ¼ Liter alkoholfreier Wein.

Man läßt die Feigen, nachdem sie sehr gut gewaschen sind, in Wasser quellen, kocht sie darin ganz langsam weich und gibt kurz vor dem Anrichten ein Glas Wein, wenn nötig Zucker und Zitronenschale und -saft nach Geschmack daran.

682. Das Einmachen der Früchte und Gemüse.

Das Einmachen wird nach den hygienischen Grundsätzen am besten in den bekannten Weckgläsern im Dunst vorgenommen, wozu man die genaueste Anleitung in den von der Firma ausgegebenen Büchern findet. Am sichersten und besten (und jedem anderen Verfahren vorzuziehen) bereitet man Obst und Gemüse im Weckapparat selbst; doch können in Ermangelung eines solchen die jetzt überall käuflichen Patentgläser genommen werden, die man nebeneinander in ebenfalls käufliche, dazu passende Drahtgestelle setzt und in einem großen Blechtopf kochen läßt. Der Topf wird bis zu ¾ Höhe der Gläser mit kaltem Wasser gefüllt, zugedeckt auf den Herd gestellt und nicht mehr geöffnet, bis die Früchte fertig und im Topf erkaltet sind. Die Zeit des Kochens für die einzelnen Früchte ist in den Weck-Einmachbüchern genau angegeben. Gewöhnlich brauchen die Beerenfrüchte zwischen 10 und 15 Minuten; ein Zuviel schadet nur bei Erbbeeren, die zusammenfallen. Birnen und Steinfrüchte 20—30 Minuten, Äpfel bis 20 Minuten, Quitten bis sie rot sind (ungefähr ¾ Stunden).

1. Die Früchte werden roh in die Gläser unter beständigem Schütteln gefüllt (etwas Zucker obenauf gelegt), gekocht und erst beim Gebrauch noch einmal aufgekocht und gezuckert. Diese Art kommt frischem Kompott gleich und ist am gesündesten.

2. Herbe Früchte, wie Quitten, sauere Äpfel übergießt man mit einer leichten Zuckerlösung bis zu einem Drittel der Höhe des Glases, wozu man den Zuckergehalt ganz nach Geschmack berechnet. Auf 1 Liter Wasser ungefähr 200—250 Gramm Zucker.

3. Fruchtsäfte werden wie Gelee vorbereitet, nur dünner gehalten und in dazu käuflichen Gläsern mit engem Hals sterilisiert.

4. Gemüse oder Salate werden mit leicht gesalzenem Wasser gebrüht, einige Minuten darin gelassen, in die Gläser gegeben und mit Salzwasser (1 Liter Wasser, 1 Teelöffel Salz) bis zur Hälfte des Glases übergossen. Kochzeit je nach Art des Gemüses 1—2 Stunden.

683. Birnen im Dunst.

Es ist gut, die Birnen erst halbweich zu kochen, dann in die Gläser zu füllen und mit einer leichten Zuckerlösung zu übergießen.

684. Gelbe Rüben im Dunst.

Die halbweich gekochten Rüben werden nebst der ebenso gekochten Zitronenschale in die Gläser gefüllt und mit einer leichten Zuckerlösung, die nur schwach sein darf, übergossen und im Dunst fertig gekocht (siehe Nr. 672).

685. Rhabarber.

Zutaten: 3 Pfund Rhabarber, 1 Pfund Zucker, Saft von 1 Orange und ½ Zitrone.

Man füllt den kleingeschnittenen Rhabarber in Dunstgläser, löst den Zucker in ganz wenig Wasser sowie im Saft der Orange und der Zitrone auf, gibt ihn dazu und kocht das Kompott im Dunst. Ist es nicht süß genug, kann man es vor dem Gebrauch nachzuckern. Will man Marmelade bereiten, werden die Rhabarberstückchen vorher im eigenen Saft mit Zucker usw. weichgekocht und dann sterilisiert.

686. Kürbis in Zitronensaft.

Aus den geschälten, entkernten Speisekürbissen schneidet man Stückchen oder mit dem Ausstecher kleine Kugeln und legt sie mehrere Stunden in eine scharfe Lösung von Wasser und Zitronensaft. Sie werden herausgenommen, getrocknet, in die Gläser gefüllt, mit einer Zuckerlösung, der Zitronensaft beigemischt wird, übergossen (1 Zitrone auf ½ Liter Wasser) und sterilisiert. Die Lösung kann mit Himbeer- oder Johannisbeersaft gemischt werden, doch nimmt man in diesem Falle weniger Zitronensaft. Die Abfälle lassen sich zu Mus verwenden.

687. Kürbis in Ingwer.

Zutaten: Schale von 1 Zitrone, Saft von 2 Zitronen, 5 Pfund Kürbis, 2½ Pfund Zucker, 5 Gramm pulverisierter oder ganzer Ingwer.

Der Kürbis wird, wie in Nr. 686 angegeben, vorbereitet und am andern Tag in die Gläser gegeben. Man übergießt ihn mit der Zuckerlösung, vermischt mit Ingwer, der Schale 1 Zitrone und dem Saft 1 Zitrone und kocht ihn im Dunst glasig. Er wird durch Stehen weich.

688. Melone im Dunst.

Sie wird nach Kürbis mit Zitronensaft Nr. 686 zubereitet.

689. Preiselbeeren.

Auf 3—4 Liter Beeren nimmt man 1 Pfund Zucker, läutert diesen mit Wasser (¼ Liter für das Pfund Zucker), läßt ihn mit den gut gereinigten Beeren einige Male aufkochen, gießt den

Saft ab und kocht ihn dick. Dann kommen die Beeren wieder in den Saft, werden mit diesem fertig gekocht, dann lauwarm in Steintöpfe gefüllt und nach dem Erkalten mit Pergamentpapier verschlossen.

690. Heidelbeeren.

Sie werden gereinigt und im Dunst nach Nr. 682 eingekocht. Oder sie werden im eigenen Saft gekocht, nicht gezuckert, in ganz reine, trockene, warme Flaschen gefüllt, deren Hals man oben mit etwas Öl abschließt, verkorkt und erst vor dem Gebrauch, nachdem man das Öl abgegossen, mit Zucker aufgekocht. Halten sich jahrelang.

691. Eingemachte Walnüsse.

Die grünen Nüsse werden Anfang Juli abgenommen, an verschiedenen Stellen durchstochen und über eine Woche in kaltes Wasser gelegt, das man zweimal täglich erneuert. Dann gießt man das Wasser ab, gibt die Früchte in siedendes Wasser und kocht sie, bis sie sich durchstechen lassen, was am besten mit einem spitzen Hölzchen geschieht. Man nimmt sie heraus, läutert 1 Pfund Zucker auf 1 Pfund Nüsse, gibt nach Geschmack Zitronensaft und Orangenschale daran und kocht sie darin auf. Dann füllt man sie in die Gläser und gibt den gut eingekochten Zucker darüber.

2. Die Nüsse werden geschält, d. h. das dünne Häutchen abgezogen, in kaltes Wasser gelegt, herausgenommen, in kochendem Wasser halbweich gekocht, in die Gläser gefüllt, mit starker Zuckerlösung übergossen und im Dunst fertig gekocht.

692. Tomaten im Dunst.

Sie werden gebrüht, geschält, ganz oder geviertelt in die Gläser gelegt und mit Salzwasser (1 Teelöffel auf 1 Liter Wasser) übergossen.

693. Tomatenmark.

Man kocht große, fleischige Früchte im eigenen Saft ganz weich, streicht sie durch das Haarsieb, läßt sie dann möglichst dick einkochen und gibt sie in die Dunstgläser. Sie werden nicht gesalzen.

694. Eingemachte Tomaten mit Zitronensaft.

Man brüht die Tomaten, schält sie sorgfältig, gibt sie in die Gläser, eine schwache Zuckerlösung darauf, sowie den Saft einer Zitrone auf 1 Pfund Früchte. Sie werden wie jedes Dunstobst vollendet.

695. Pilze im Dunst.

1. Man schneidet die geputzten Pilze irgendwelcher Art (am besten Steinpilze) in feine Scheiben, preßt sie sehr fest in kleine Dunstgläser und kocht sie 20 Minuten. Weitere Bereitung wie sonst.

2. Man dämpft die vorbereiteten Pilze vor dem Sterilisieren in Butter weich, füllt sie nach dem Erkalten in die Dunstgläser, sterilisiert sie 15 Minuten. Ebenso kann man sie im eigenen Saft dünsten, etwas Salz daran geben und dann sterilisieren.

696. Marmeladen von Stein- oder Kernfrüchten.

Die Früchte, wie unreife Äpfel, reife Kirschen, Aprikosen, Pfirsiche usw. werden gewaschen, entfernt, in Stücke zerschnitten, in den Messingkessel oder irdenen Topf gegeben, nach Geschmack gesüßt und unter häufigem Rühren, meist ohne Wasserzusatz, auf warmer Stelle ganz langsam zu dickem Brei verkocht. Es ist sehr gut, die fertigen Marmeladen in Dunstgläser zu füllen und kurze Zeit zu sterilisieren. Außerdem kommen sie in gut gereinigte, erwärmte Steintöpfe und werden, wenn erkaltet, mit Pergamentpapier zugebunden. Das Sterilisieren erlaubt eine viel kürzere Kochzeit, wodurch die Marmelade an Wohlgeschmack gewinnt und einen geringeren Zuckerzusatz verlangt.

697. Marmelade von Beerenfrüchten.

1. Johannisbeeren, Stachelbeeren. Die Beeren werden gewaschen, bis vors Kochen gebracht, mit dem Löffel verrührt, durch ein gewöhnliches Sieb gestrichen. Dann wiegt man das Mark

und kocht es mit 1 Pfund Zucker auf 1 Pfund Mark nur kurz, bis ein herausgenommener Tropfen auf Porzellan noch fließt (nicht steht.) Man kann die Marmelade auch in Dunstgläser füllen und kurz sterilisieren; dann braucht sie vorher nur ¼ Stunde kochen und kann der Zucker nach Geschmack verwendet werden.

2. **Himbeeren, Brombeeren, Weintraubenbeeren.** Sie werden ebenso bereitet, doch rechnet man ½ Pfund Zucker auf 1 Pfund Mark.

698. Himbeerenmark.

Die Beeren werden roh durch ein Sieb gestrichen, in kleine ¼ Literflaschen gefüllt, fest verkorkt, im Dunst gekocht. Zur Fülle von Pfannkuchen, gedünsteten Äpfeln usw. zu verwenden, sowie verdünnt als Fruchttunke.

699. Kürbismarmelade.

Man bereitet den Kürbis wie für das Kompott vor, gibt auf 1 Pfund Früchte die Schale 1 Orange und ½ Zitrone oder ein kleines Stückchen Ingwer und kocht die Marmelade mit dem nötigen Zucker unter fleißigem Rühren langsam weich. Zuletzt kommt der Saft der abgeriebenen Orangen und Zitronen dazu. Weitere Behandlung wie angegeben, am besten im Dunst.

700. Pflaumenmus.

Für das gewöhnliche Mus werden die vorbereiteten Früchte nur entsteint, mit oder ohne Zuckerzusatz sehr lange unter häufigem Umrühren im eigenen Saft gekocht (meist 12 Stunden) und in Steintöpfen aufbewahrt. Nach Belieben sind einige grüne Walnüsse beizugeben, auch Pflaumenkerne und Nelken. Das beste Mus wird aus entkernten, geschälten Früchten (wozu man sie kurz in heißes Wasser legen muß) bereitet. Man kocht sie 1—2 Stunden im eigenen Saft, füllt sie in die Dunstgläser und sterilisiert. Sie können auch mit den Schalen gekocht, durch das Haarsieb getrieben und dann sterilisiert werden.

701. Pflaumen und Birnen.

Gute Kochbirnen werden geschält, in Teile geschnitten, ausgeschnitten und halbweich gekocht. Man entsteint Pflaumen, brüht und schält sie, gibt sie zu den Birnen, gießt Weinmost dazu und läßt die Früchte zu einem steifen Brei kochen, der, wenn nötig, gezuckert wird. Die Marmelade wird am besten sterilisiert aufbewahrt.

702. Drei-Mus.

3 Pfund entsteinte, schwarze Kirschen, 3 Pfund Johannisbeeren, 3 Pfund Himbeeren, 3 Pfund Zucker werden zu einem Brei verkocht und in Gläser zum Sterilisieren gefüllt.

703. Mus von Äpfeln, Birnen und Zwetschgen.

Zutaten: 6 Pfund Früchte zu gleichen Teilen, 2 Pfund Einmachzucker.

Apfel und Birnen werden geschält, vom Kernhaus befreit und in kleine Stückchen geschnitten. Die Pflaumen werden abgerieben und ausgesteint. Man läßt die Früchte mit dem Zucker mehrere Stunden auf schwachem Feuer unter öfterem Umrühren kochen, füllt sie in Dunstgläser und sterilisiert sie. Der Zucker kann nach Geschmack und nach der Süße der Früchte verwendet werden.

704. Englische Rhabarbermarmelade.

Zutaten: 2 Pfund Rhabarber, 750 Gramm Zucker, Schale und Saft einer Zitrone.

Man schält die ganz zarten, möglichst hellen Rhabarberstangen, schneidet sie in kleine Stücke, gibt den Zitronensaft sowie die auf Zucker abgeriebene Schale dazu, legt sie in einen Steintopf und gibt den Zucker darüber. Sie müssen zugedeckt 24 Stunden stehen; dann gießt man den Zuckersaft, der sich gebildet hat, ab, kocht ihn unter öfterem Abschäumen 20 Minuten, legt den Rhabarber hinein, kocht ihn mit dem Zucker noch einmal ¼ Stunde und füllt ihn dann in Gläser oder Steintöpfe. Diese werden mit Pergamentpapier geschlossen.

705. Mus von Preiselbeeren und Birnen oder Äpfeln.

Die Birnen oder Äpfel werden geschält, geviertelt, vom Kernhaus befreit, ebensoviele Preiselbeeren darunter gemischt. Man kocht die Früchte mit Wein- oder Apfelweinmost, der nach Geschmack mit Wasser und Zitronensaft verdünnt wird, zu einem dicken Mus, zuckert, füllt sie in Steintöpfe oder Dunstgläser.

706. Kirschen und Johannisbeeren.

Auf 10 Pfund Kirschen 3 Pfund Johannisbeeren und 4 bis 5 Pfund Zucker. Die Früchte werden ganz kurz gekocht und wie Nr. 696 beendet. Man nimmt zu dieser feinen Marmelade schwarze Kirschen.

707. Stachelbeermus.

Die reifen roten Früchte werden mit wenig Wasser gekocht, durch das Haarsieb gegeben, mit Zucker aufgekocht und sterilisiert. Man kann das Mus mit Johannisbeersaft vermischen, damit kochen lassen und dann sterilisieren.

708. Herbstmus.

Quitten, Äpfel, Birnen zu gleichen Teilen werden geschält, ausgeschnitten, mit doppelt soviel entfernten Pflaumen gemischt und mit Zucker und etwas Zitronenschale zu dickem Mus gekocht. (Die Birnen können auch weggelassen werden.)

709. Herbstmus auf andere Art.

Zutaten: 2 Pfund ausgesteinte, geschälte Pflaumen, 1½ Pfund geschälte, in Scheiben geschnittene Äpfel, 1½ Pfund Quitten, 2 Pfund Zucker.

Die Quitten werden geschält, vom Kernhaus befreit, in Scheiben geschnitten und halbweich gekocht, Äpfel und Pflaumen dazugegeben und das Ganze zu dickem Mus eingekocht. Nach Geschmack kann mit etwas Zitronenschale gewürzt werden. Das Mus wird vor dem Aufbewahren am besten sterilisiert.

710. Aprikosenmarmelade im Dunst.

Die Früchte werden weich gekocht, durchpassiert und im Dunst mit etwas Zuckerlösung gekocht. Auf dieselbe Weise läßt sich jede Marmelade von süßen Früchten herstellen.

711. Stachelbeeren mit Saft und Wein.

Rote, ganz reife Stachelbeeren werden in wenig Wasser ganz weich gekocht, durch das Haarsieb oder die Fruchtpresse gestrichen. Man läutert auf 1 Pfund Mark ½ Pfund Zucker in ¼ Liter halb Himbeer- halb Johannisbeersaft und halb Wein oder man nimmt nur Saft, gibt das Stachelbeermus dazu und kocht die Marmelade dick ein. Sie wird in Gläser gefüllt und wie Gelee aufbewahrt.

712. Quittenmarmelade.

Zutaten: 10 Pfund Quitten, 4—5 Pfund Einmachzucker.

Die Quitten werden gut gewaschen, die braunen Flecken, Stiele usw. herausgeschnitten; sind sie wurmig, muß man sie halbieren. Man setzt sie in so viel Wasser zum Feuer, daß es darüber zusammengeht, läßt sie langsam weich kochen, doch darf es keinen Brei geben, und streicht sie durch das Haarsieb. Dann werden Mark und Zucker gewogen, mit dem Quittenwasser aufgesetzt und unter häufigem Umrühren zu einer dicken Marmelade verkocht. Will man die Marmelade ganz dunkelrot und fest als **Quittenkäse** haben, läßt man sie 2—3 Stunden kochen, streicht sie dann auf flache Porzellanplatten oder Teller, bestreut sie mit grobem Grießzucker und läßt sie an warmem Ort so lange mit Papier zugedeckt stehen (8—14 Tage), bis sie ganz trocken ist. Sie wird nun in Stückchen geschnitten oder mit Förmchen ausgestochen.

713. Orangenmarmelade.

Zutaten: 48 Orangen, 10 Zitronen, Zucker.

Die Früchte werden gewaschen, alle halbiert, zuerst mit der Presse und dann noch mit einem Tuch ausgedrückt, bis die Schalen ganz leer sind. Hierauf werden diese 2 Stunden in sehr viel Wasser gekocht, wobei das Wasser 2—3 mal zu erneuern ist, zuletzt kalt abgespült und 1—2 mal durch die Hackmaschine getrieben. Die nun ganz feingewiegten Schalen werden mit dem ausgepreßten Saft vermischt, gewogen und mit gleich schwer Zucker 1½ Stunden unter beständigem Rühren gekocht.

2. 1 Dutzend süße, 4 bittere Orangen und 2 große Zitronen werden abgerieben, in Stücke geschnitten und von sämtlichen Kernen befreit. Die Orangenkerne legt man in ein Töpfchen mit kaltem Wasser. Die Fruchtstücke und Schalen gibt man zweimal durch die Maschine, wiegt sie dann ab und nimmt auf 1 Pfund Fruchtbrei ½ Liter kaltes Wasser. In diesem Wasser muß er zugedeckt 24 Stunden stehen, wird dann mit dem Geleewasser, das sich aus den Kernen gebildet hat, vermischt und ungefähr 1 Stunde gekocht, bis die Masse weich ist. Nachdem diese nochmals 24 Stunden gestanden hat, wird sie gewogen, auf 1 Pfund Masse 1¼ Pfund Zucker genommen und mit der Marmelade solange gekocht, bis sie ganz klar ist und der Saft geliert (etwa 25—30 Minuten). In Töpfen aufbewahrt, hält sich Orangenmarmelade jahrelang.

714. Bananenmus.

Die Bananen werden mit ebensoviel säuerlichen Äpfeln weich gekocht, durchgetrieben, mit Zitronensaft, Zucker und etwas Wein vermischt, noch einmal aufgekocht.

715. Hagebuttenmarmelade.

Das Hagebuttenmark ist in den Städten fertig zu kaufen; ist dies nicht der Fall, werden die ganzen Früchte gewaschen, geteilt, das Innere sorgfältig ausgekratzt, die Schalen nochmals gewaschen, bis das Wasser klar abfließt. Dann kocht man sie weich, gießt das Wasser ab und rührt sie durch das Haarsieb. Man läutert den Zucker (auf 1 Pfund Mark ¾ bis 1 Pfund Zucker), gibt das Mark hinein, läßt es unter Rühren aufkochen und füllt es noch warm in Gläser.

716. Himbeersaft.

1. Die rohen Himbeeren werden in einem großen Gefäß gut zerrührt, mit einer Saftpresse ausgepreßt, mit dem Zucker (auf

1 Pfund Saft ¾ Pfund Zucker) 10 Minuten gekocht, in Flaschen gefüllt, nach dem Erkalten mit etwas Öl übergossen, verkorkt und aufgehoben.

2. Die ganz langsam mit wenig oder keinem Wasser gekochten Himbeeren werden durch das Haarsieb gestrichen oder durch die Fruchtpresse gegeben, in Fläschchen gefüllt und ½ bis ¾ Stunden sterilisiert.

717. Obstsaft.

1. **Preiselbeeren** läßt man ganz kurz kochen, preßt sie dann durch ein Tuch (Nr. 722) und kocht den Saft (1 Liter mit ½ Pfund Zucker) auf. Man füllt ihn noch warm in Gläser oder Flaschen und sterilisiert oder beendet nach Nr. 716,1. Ebenso bereitet man **Johannisbeer-** und **Heidelbeersaft**.

2. **Kirschsaft.** Die entsteinten Früchte werden weichgekocht und wie oben beendigt.

718. Dreifruchtsaft.

1 Pfund Himbeeren, 1 Pfund Johannisbeeren und 1 Pfund Stachelbeeren oder Kirschen werden vorbereitet und ganz langsam, möglichst im eigenen Saft, gekocht. Man git sie dann durch die Presse oder das Tuch, wie in Nr. 722 angegeben, kocht sie mit 500—700 Gramm Zucker unter Abschäumen auf und füllt den Saft zum Sterilisieren in Flaschen. Oder man füllt ihn in einfache Flaschen, gibt 1 Kaffeelöffel Rum oder Öl in den Flaschenhals, um den Saft luftdicht zu verschließen und verkorkt sie. Beim Gebrauch wird Rum oder Öl weggegossen.

719. Weichselsaft.

Zutaten: 3 Pfund sauere Kirschen, 1 Pfund Zucker.

Die Kirschen werden entsteint und mit den Kernen bis zum nächsten Tag in eine Schüssel gestellt. Dann preßt man sie in der Presse oder nach Nr. 722 aus, kocht sie mit dem Zucker kurze Zeit, füllt sie in ganz reine Flaschen, die nach dem Erkalten des Saftes verkorkt und versiegelt werden.

720. Träubles-Saft.

Zutaten: 2 Liter Wasser, 40 Gramm Zitronensäure, 3 Liter von den Stielen befreite Johannisbeeren, 6 Pfund Zucker.

Die Beeren müssen mit Wasser und Säure 24 Stunden stehen, dann gießt man sie durch ein Tuch, ohne sie zu drücken; gibt auf ½ Liter Saft ¾ Pfund Zucker, rührt die Flüssigkeit häufig um, bis Zucker und Saft gut vermischt sind, füllt sie in Flaschen und bindet sie mit Mull zu. Man kann zu diesem Saft, der, mit Wasser verdünnt, ein sehr erfrischendes Getränk bildet, jede Art von Beeren verwenden. Himbeeren eignen sich besonders gut.

721. Orangensirup.

Zutaten: 8 Orangen, 3 Pfund Zucker, 1 Liter Wasser, 25 Gramm Zitronensäure.

Man reibt die Schalen der Orangen gut ab, mischt die zerschnittenen Früchte unter 1 Liter Wasser und 3 Pfund ganzen Zucker, stellt dies an einen kühlen Ort und rührt es täglich um, bis der Zucker zergangen ist. Dann löst man die Zitronensäure in etwas warmem Wasser auf, gießt sie dazu, seiht den Saft durch ein Mulltüchlein und füllt ihn in Flaschen, die mit Mull zugebunden werden.

722. Bereitung von Gelee.

Man legt die Früchte in so viel Wasser, daß sie bedeckt sind, wenn die Frucht selbst wässerig ist, außerdem nimmt man etwas mehr, und läßt sie ganz weich kochen. Dann wird ein Tuch an die vier Beine eines umgekehrten Küchenstuhles gebunden (nicht straff), die Früchte in das Tuch geschüttet und eine größere Schüssel darunter gestellt. Der durchgelaufene Saft wird am andern Tag mit der entsprechenden Menge Zucker unter häufigem Umrühren auf mäßigem Feuer so lange gekocht, bis ein herausgenommener Tropfen auf Porzellan stehen bleibt. Auf 1 Pfund Saft rechnet man durchschnittlich ½—¾ Pfund Einmachzucker. Das in dem Tuch Zurückgebliebene kann ausgedrückt und dieser Saft mitgekocht werden. Doch wird das Gelee dann nicht ganz klar.

Im Handel gibt es eigene Filtriertücher, die gewöhnlichen Tüchern sehr vorzuziehen sind. Das fertige Gelee wird in kleine Steintöpfchen oder Gläser gefüllt, leicht zugedeckt und, wenn erkaltet, mit Pergamentpapier verschlossen. Eine Fruchtpresse (siehe Vorwort) ersetzt natürlich das Filtrieren durch ein Tuch.

723. Gelee aus reifen Äpfeln.

1. Die reifen Äpfel werden geschält, geviertelt, in irdenem oder Messingtopf mit so viel Wasser gekocht, daß das Wasser mit den Früchten auf gleicher Höhe steht. Man rechnet auf 1 Liter Saft 250 Gramm Zucker, je nach Zuckergehalt der Äpfel auch weniger, sowie etwas Vanille oder einige Quittenkerne und beendigt das Gelee nach Angabe in Nr. 722.

2. **Gelee aus unreifen Äpfeln** (Fallobst). Sie brauchen viel mehr Zucker.

3. **Aus Preiselbeeren.** Auf 500 Gramm Beeren 200 Gramm Zucker. Schmeckt vorzüglich und eignet sich gut zur Tortenverzierung und zu Schlagrahmspeisen.

4. **Gelee aus Vogelbeeren** (Eberesche). Auf 500 Gramm von den Stielen gestreifte Beeren 250 Gramm Zucker, und nach Belieben Zitronen- oder Orangenschale. Die Beeren werden im Wasserbad gekocht; wenn sie ganz weich sind, läßt man den Saft durch das Haarsieb laufen und kocht ihn dann mit Zucker ein.

5. Aus **Johannisbeeren** wie Preiselbeergelee.

6. Aus **Brombeeren** wie Preiselbeergelee, doch weniger Zucker.

724. Gelee aus Apfelschalen oder Quittenresten oder Birnenabfällen.

Man verwendet dazu eine beliebige Menge Schalen und Kerngehäuse von Äpfeln, gibt noch einige ganze Äpfel darunter und einige aufgeschlagene Quittenkerne oder ein paar ganze Nelken, kocht alles zusammen ¾ Stunden und beendet wie Nr. 722 angegeben. Ebenso kann man **Quittenabfälle** verwenden oder **Birnenabfälle**, auch Äpfel- und Quittenreste zusammen kochen. Preiselbeeren lassen sich unter Birnen oder Apfelgelee, aber nicht unter die Quitten mischen.

725. Himbeergelee.

Die Beeren werden roh in einem irdenen Topf mit einer Reibkeule oder dem Quirl zerrührt und dann in einer Serviette oder Fruchtpresse ausgedrückt. Auf 1 Pfund Saft rechnet man ¾ Pfund Zucker, der trocken hineingegeben und 15—20 Minuten damit gekocht wird. Man schäumt mehrmals ab, gibt das Gelee in Gläser und beendigt wie Nr. 722.

726. Tomatengelee.

Zutaten: Auf 2 Pfund Tomaten 1 Pfund Zucker.

Die Tomaten werden gewaschen, mit sehr wenig kaltem Wasser zugesetzt, ganz weich gekocht und durch das Haarsieb gegeben. Am folgenden Tag kocht man das Tomatenmark mit dem Zucker so lange unter öfterem Abschäumen, bis der Probetropfen stehen bleibt. Das Gelee wird wie Nr. 722 vollendet.

727. Stachelbeeren in Flaschen.

Rohe Stachelbeeren werden geputzt, mit einem trockenen Tuche abgerieben, in ganz reine Flaschen gefüllt. Diese bewahrt man verkorkt und versiegelt, in Sand vergraben, im Keller auf.

728. Eingemachte süße Gurken.

Schlanke, mittelgroße Gurken werden geschält, in 4 Teile geschnitten, die Kerne mit dem Löffel herausgenommen. Sind die Stücke für das Einmachglas zu lang, schneidet man sie noch einmal durch. Wasser wird mit Zitronensaft gemischt, und zwar so, daß das Wasser nicht zu scharf gesäuert ist, und zum Kochen gebracht. Nun gibt man die Gurken hinein, läßt sie kochen, aber nicht ganz weich werden, nimmt sie heraus, gießt das Wasser weg und legt sie zum Abtrocknen auf ein Tuch. Dann mischt man noch einmal frisches Wasser mit Zitronensaft, doch schärfer als das erstemal, gibt auf ungefähr 1 Liter Wasser 1 Pfund Gurken und ½—¾ Pfund Zucker und läßt sie darin aufkochen. Erkaltet werden sie mit dem Saft im Weckapparat sterilisiert.

729. Salzgurken.

Zutaten: Gurken, Dill, Lorbeerblätter, Kapern, Zitronensaft, Salz.

Man legt halbgroße Gurken 24 Stunden in kaltes Wasser, läßt es ablaufen und legt sie schichtenweise mit Dill, etwas Kapern, einigen Lorbeerblättern oder nach Belieben nur mit Dill in einen Steintopf, kocht Wasser mit Salz (auf 2 Liter Wasser 100 Gramm Salz), fügt Zitronensaft nach Geschmack dazu, gießt das kochende Wasser über die Gurken und läßt sie damit einen Tag zugedeckt im Keller stehen. Man schüttet dann das Wasser ab, gibt neues darüber und wiederholt dieses Verfahren dreimal, läßt es das drittemal auf den Gurken stehen und überbindet den Topf nach dem Abkühlen mit Pergamentpapier. Der Zitronensaft kann auch weggelassen werden.

730. Pflaumen in Honig.

Man füllt einen ausgebrühten Steintopf mit Pflaumen, die vorher einzeln abgerieben werden. Dann läßt man Honig heiß werden, schäumt ihn ab und gießt ihn über die Früchte. Der Topf wird mit Blase oder Pergament fest verschlossen und während mehrerer Monate täglich geschüttelt. Erst dann ist der Topf zu öffnen.

Warme süße Speisen.

Breie.

731. Weckbrei.

Auf 1 Liter Milch 5 Brötchen. Diese werden in kaltem Wasser geweicht, fest ausgedrückt, in die kalte Milch mit einem Stück Butter und Zucker gegeben und unter öfterem Rühren ½ bis ¾ Stunden langsam gekocht. Ist der Brei zu dick, rührt man heiße Milch nach.

732. Mehlbrei.

¾ Liter Milch läßt man mit Zucker und Vanille ins Kochen kommen, quirlt 120 Gramm Mehl mit ¼ Liter Milch und nach Belieben 1 Eigelb, rührt es in die kochende Flüssigkeit und läßt den Brei ganz langsam ½ Stunde unter öfterem Rühren kochen. Statt Vanillin kann auch Zimt genommen werden, den man, mit Zucker vermischt, auf den fertigen Brei streut.

733. Reismehlbrei.

Man quirlt 40—50 Gramm Reismehl oder Maismehl mit ½ Liter Milch und 1—2 Eigelb glatt, läßt ½ Liter Milch mit Zucker und etwas abgeriebener Zitronenschale ins Kochen kommen, rührt das Mehl hinein und kocht es unter beständigem Rühren 6 Minuten.

734. Mondaminbrei.

Man gibt in ½ Liter kochende Milch 30 Gramm in etwas Wasser verquirltes Mondamin, läßt es darin mit Zucker und

Vanillezucker zu einem glatten Brei unter beständigem Rühren kochen und zieht ihn vor dem Anrichten mit 1 Eigelb ab.

735. Karlsbader Mus.

Zutaten: 50 Gramm Reismehl, ³/₈ Liter Milch, 3 Eigelb, 3 Eiweiß, Zucker.

Das Mehl wird mit etwas Milch fein verrührt, die übrige Milch kochend beigegeben. Oder man rührt das verquirlte Mehl in die kochende Milch. Der Brei wird vom Feuer genommen, mit den Eigelb und den Eischnee vermischt und gezuckert.

736. Hirse.

Die Hirse muß mehrere Male gebrüht werden; dann setzt man sie (125 Gramm auf ¾ Liter Wasser) auf das Feuer, läßt sie langsam aufquellen und vermischt sie zuletzt mit Butter oder Nußbutter und Salz. Oder sie wird, nachdem sie gebrüht ist, in 1 Liter Milch mit Butter, Zucker und Vanille gekocht. Kochzeit 1—1½ Stunden. Der Brei ist kalt mit Fruchtsaft oder Kompott am besten.

737. Mais- oder Reis-Haferflockenbrei.

60 Gramm Knorrsche Flocken werden in ungefähr 1 Liter kochende Milch gerührt und zu dickem Brei gekocht. Vor dem Anrichten wird er gesüßt und nach Belieben mit 1 Eigelb abgezogen. Man kann etwas abgeriebene Zitronenschale mitkochen lassen.

738. Buchweizengrütze.

1. ½ Pfund Grütze wird mit heißem Wasser gebrüht, das Wasser abgegossen. Dann setzt man sie mit kaltem Wasser oder Milch, einem Stückchen Butter und Salz auf das Feuer und läßt sie am besten im Reis- oder Grützenkocher oder in der Kochkiste zu einem steifen Brei kochen. Wird sie im Topf auf dem Feuer gekocht, muß man sie öfter umrühren und wie mit jeder Grütze sehr vorsichtig sein, damit sie nicht anbrennt. Die in Wasser gekochte Grütze wird mit heißer Milch übergossen gegessen.

2. **Russische Buchweizengrütze.** 200 Gramm Grütze werden mit 2 Liter Wasser in einem großen, irdenen Topf im Backofen mehrere Tage bei mäßiger Hitze gekocht, bis die Grütze ganz trocken ist und eine braunrote Farbe bekommen hat. Hat sie längere Zeit im Herd gekocht, kann man sie auch in die Kochkiste stellen und fertig kochen. Sie wird ohne jeden Zusatz gegessen und heiße, zerlassene Butter dazu gereicht.

739. Polenta-Grieß.

100 Gramm Polentagrieß, 100 Gramm grober Grieß werden in ¼ Liter siedendes Wasser gerührt, ¼ Stunde lang fortwährend gerührt, gut geschüttelt und angerichtet. Zerlassene Butter und geriebener Käse werden dazu gegeben.

740. Rollgerste mit Dörrpflaumen.

100 Gramm Gerste werden mit 1 Liter Wasser und einem Stück Butter auf das Feuer gesetzt und zu einem steifen Brei gekocht. Ebensoviel Dörrpflaumen werden über Nacht geweicht, weichgekocht, mit der Gerste zusammengerührt und nochmals aufgekocht.

741. Gekochter Reis.

1. 200 Gramm vom besten Karolinenreis oder Patnareis werden mit heißem Wasser gewaschen, geseiht, mit ¾—1 Liter Wasser übergossen, gesalzen. Sobald der Reis anfängt zu kochen, stellt man ihn, zugedeckt, ohne umzurühren, auf warme, nicht heiße Stelle. Wenn das Wasser verdunstet und der Reis weich aber nicht verkocht ist, rührt man ihn leicht durch, läßt ihn etwas erkalten, gibt dann ein Stückchen Butter hinein und erhitzt ihn damit unter beständigem Schütteln.

2. Der Reis (200 Gramm auf ½ Liter Wasser für die Kochkiste, sonst ¾—1 Liter) wird 2—3 mal gewaschen, ganz langsam in Salzwasser, auch im Reis- oder Grützenkocher oder in der Kochkiste weichgekocht, dann auf den Durchschlag gegeben und mit kaltem Wasser abgespült, bis das Wasser klar abfließt und kein Stärkemehl mehr vorhanden ist. Er wird mit Butter und etwas Wasser wieder auf das Feuer gesetzt, unter beständigem

Schütteln (nicht Rühren) erwärmt und so zu Tisch gegeben, oder, mit **Käse** oder mit **Tomatenmark** oder mit **Erbsen** oder mit gedünsteten **Pilzen** vermischt und damit noch einige Minuten unter vorsichtigem Rühren erhitzt.

742. Milchreis.

Der gebrühte Reis wird wie Nr. 741_1 zubereitet; statt Wasser nimmt man ebensoviel Milch und zuckert den Brei.

743. Zitronenreis.

Der Reis wird in Wasser mit Zucker, Zitronenschale und Zitronensaft gekocht und vor dem Anrichten mit brauner Butter übergossen.

744. Reis mit Dörrpflaumen.

Man gibt in 200 Gramm Reis 100—150 Gramm geweichte entkernte Pflaumen, füllt mit Pflaumenwasser auf und kocht die Speise zu einem dicken Brei.

745. Reisbrei mit Äpfeln.

1. Man läßt 200 Gramm gebrühten Reis in ¾ Liter Wasser mit etwas Zucker, Zitronenzucker langsam quellen und mischt ihn, nachdem er halbweich ist, mit 8—10 Stück geschälten, in feine Scheiben geschnittenen mürben Äpfeln. Wenn beide Zutaten ganz weich sind, rührt man die Speise noch einmal um und gibt sie, mit brauner Butter übergossen, zu Tisch. Man kann den Apfelreis auch in der Kochkiste bereiten; dann werden die Apfelscheiben gleich dazugegeben und auf 200 Gramm Reis ½ Liter Wasser genommen.

2. **Mit Kürbissen.** ½ Liter Reis wird in ¾ Liter Milch mit Zucker halbweich gekocht. Man schneidet den geschälten Kürbis in Stückchen, gibt diese dazu und kocht die Speise, bis die Kürbiswürfel weich sind. Der Brei wird dick gezuckert zu Tisch gegeben.

746. Polnischer Reis.

Zutaten: 200 Gramm Reis, 1 Liter Milch, 3 Eigelb, geröstete Mandeln, Sultaninen und Weinbeeren.

Man kocht den Reis, nachdem er gebrüht ist, in der Milch mit etwas Salz, Zucker, Zitronenschale oder Vanille, Sultaninen und Weinbeeren in der Kochkiste oder auf schwachem Feuer ganz langsam weich, läßt ihn dann einige Minuten auskühlen, verquirlt die Eigelb mit etwas Milch, rührt sie sorgfältig unter den Reis, setzt diesen nochmal auf das Feuer und erhitzt ihn unter beständigem Rühren. Zuletzt wird er dick mit gerösteten, geriebenen Mandeln bestreut. Auch ohne Eier vorzüglich.

747. Amerikanisches Mush.

Man rührt in 1 Liter kochendes Salzwasser so viel feines Maismehl, daß es einen steifen Brei gibt. Mush wird mit gesüßter Milch gegessen.

748. Quacker Oats.

Sie werden wie Hafergrütze, doch nur in Wasser mit etwas Salz, zu einem dicken Brei gekocht und mit heißer Milch oder Rahm übergossen, gegessen. Man süßt mit Zucker oder Honig.

749. Glutenbrei (siehe Bezugsquellen).

Gluten wird in kochendes, schwach gesalzenes Wasser eingerührt und so lange gekocht, bis es die richtige Dicke hat und, mit Milch oder Rahm übergossen, angerichtet.

750. Gluten mit Äpfeln.

Man kocht das Gluten zu einem nicht zu dicken Brei, mischt Apfelmus darunter und süßt mit Honig.

751. Grießbrei.

1. Man kocht 125 Gramm gröbsten Marseiller Grieß in Salzwasser weich und ganz steif, sticht Häufchen ab, gibt sie in

die Schüssel, übergießt sie mit brauner Butter und reicht sie zu Gemüse.

2. **Gerösteter Grieß.** Man röstet den Grieß wie für Nr. 18, füllt nur wenig Wasser auf, salzt und kocht den Grieß zu steifem Brei, der als Gemüsebeilage oder zu gesalzenen Tunken gereicht wird.

3. **Milchgrieß.** Der mittelfeine Grieß, 125 Gramm auf ¾ Liter Milch, wird in die kochende Milch gerührt, Zucker und Zitronenzucker daran gegeben.

4. **Milchgrieß als Gemüsebeilage.** Man schneidet in die kalte Milch ein Milchbrötchen und bereitet den Grießbrei wie 3. ohne Zucker weiter. Er wird nicht gesalzen.

752. Tapiokamus.

40 Gramm Tapioka (am besten Knorr) werden in ½ Liter kochende Milch gerührt und in dieser ungefähr 20 Minuten langsam gequollen. Man gibt etwas Salz, Zucker und Vanillezucker an das Mus und vor dem Anrichten den Schnee von 2 Eiweiß.

753. Hafergrütze.

1. Man weicht 100 Gramm Grütze 12 Stunden in ½ Liter Wasser, salzt, kocht sie in diesem Wasser und ½ Liter Milch in der Kochkiste, im Grützenkocher oder auf langsamem Feuer weich, zuckert und gibt sie so zu Tisch oder vorher durch das Sieb.

2. **Mit Pflaumen.** Man kocht 80—100 Gramm Hafergrütze mit einem Stück Butter in 1 Liter Wasser ganz weich, nachdem sie eine Nacht vorher geweicht hat, kocht ½ Pfund der ebenfalls vorher geweichten Dörrpflaumen fertig, mischt beides untereinander und kocht es nochmals zusammen auf.

3. **Mit Äpfeln.** 60 Gramm Hafergrütze, die vorher längere Zeit weichen müssen, werden mit 1½ Pfund Äpfeln, Zucker und Zimt in 2—3 Liter Wasser weich gekocht, durch das Haarsieb gegeben, mit einem Stück Butter, etwas Zitronenzucker und Sultaninen noch kurze Zeit gekocht und über gerösteten Semmelwürfeln angerichtet.

754. Bereitung des Topfens oder Quarkes.

Er ist in größeren Städten überall käuflich; muß man ihn selbst bereiten, nimmt man den Rahm von der saueren Milch ab, erwärmt diese auf dem Herde, bis sie gerinnt und der feste Teil sich vom Wasser scheidet. Es ist zu beachten, daß sie nur warm, nicht heiß stehen darf. Dann schüttet man Wasser und Topfen in ein Leinensäckchen und hängt es auf. Wenn alles Wasser in ein darunter gestelltes Gefäß abgelaufen ist, nimmt man den Topfen heraus, rührt den abgenommenen saueren Rahm dazu und das Ganze durch das Haarsieb. Der Topfen wird mit Kümmel und Salz vermischt und zu Kartoffeln usw. gereicht oder wird mit Zucker und Vanille vermischt und als Creme zum Nachtisch verwendet.

755. Grieß mit Molke.

100 Gramm wie zur Grießsuppe gerösteter Grieß werden mit etwas Salz und einem guten ¼ Liter Topfenwasser (Nr. 754) ganz langsam zu einem nicht zu dicken, trockenen Brei gekocht.

Süße Aufläufe.

756. Scheiterhaufen.

1. Zutaten: 6 Semmeln, ½ Liter Milch, 1 Ei, Rosinen, Weinbeeren, geriebene Mandeln, Zucker.

Man reibt die Semmeln ab, schneidet sie in längliche Streifen, röstet diese mit Butter im Backofen, legt sie dann in die gebutterte Auflaufform und streut dazwischen Rosinen, Mandeln usw. Die Milch wird mit dem Ei gut verquirlt, mit Zucker und Vanillezucker vermischt, über die Semmelschnitten gegossen. Hierauf muß der Auflauf so lange im Ofen backen, bis die Milch eingesogen ist.

2. Der Scheiterhaufen wird wie oben zubereitet, nur röstet man die Semmeln nicht in der Butter, sondern legt sie trocken, in Würfel geschnitten, in die Form.

757. Brotkoch.

Zutaten: 50 Gramm Butter, 3 Eier, Brösel von Schwarzbrot, Zucker, Zitronenzucker.

Man rührt die Butter schaumig, gibt die Eigelb daran und dann sogleich den festen Schnee der Eier. Dazu mischt man soviel Brotbrösel, als die Masse aufnimmt, und bäckt den Auflauf ½ Stunde in gebutterter Form im Ofen. Er wird mit Himbeer oder Weintunke angerichtet.

758. Apfelsoufflé.

Zutaten: 4—5 Äpfel, 20 Gramm Butter, 30 Gramm Zucker, 1½ Löffel gestoßene Zwieback- oder Semmelbrösel, 3—4 Eiweiß.

Die Äpfel werden geschält, fein geschnitten, mit ein wenig Wasser oder Wein, Butter und Zucker zu dickem Brei weich gedämpft. Dieser wird durchs Sieb gestrichen; dann werden 3—4 Eßlöffel Zucker, 1½ Löffel der Zwieback- oder Semmelbrösel darunter gemischt und zuletzt der Schnee von 3—4 Eiweiß. Muß im Backofen in der gebutterten Form etwa 20 bis 30 Minuten aufziehen und gleich zu Tisch gegeben werden.

759. Brotauflauf mit Äpfeln.

Zutaten: Geriebenes Schwarzbrot, geriebene Mandeln, etwas Zitronenschale, Weinbeeren und Sultaninen, Butter, Zitronensaft, Wein, Äpfel, Zucker.

Man legt in die gebutterte Omelettepfanne eine Lage geriebenes Brot, bestreut es mit Zucker und befeuchtet es mit Wein. Dann bereitet man aus Äpfeln mit etwas Butter, Zucker und den übrigen Zutaten ein dickes Mus oder schneidet die Äpfel in feine Scheiben, bestreut sie mit Zucker und beträufelt sie mit Wein und vermischt sie mit den übrigen Zutaten. Man legt davon eine Schichte auf das Brot, gibt darauf nochmals eine Lage mit Wein befeuchtetes Brot und obenauf Butterstückchen. Backzeit ¾ Stunden im Ofen.

760. Gestürzter Apfelauflauf.

Zutaten: 125 Gramm Brot, 1½ Pfund Äpfel, 3 Eier, Butter, Rahm, Zucker usw.

Schwarzbrot oder Semmel werden abgerieben, mit kochender Milch übergossen und über Nacht geweicht; die Äpfel geschält, in feine Scheiben geschnitten, mit Zucker und Zimt bestreut, nach Belieben mit Wein bespritzt und 1 bis 2 Stunden auf warme Stelle gestellt. Dann rührt man ein Stück Butter schaumig oder läßt sie nur zergehen, gibt 2 Eier, Zucker, Zitronenzucker, Apfelscheiben und das ausgebrückte Brot darunter und die Masse in die gebutterte, gestreute Springform. Ein mit etwas süßem oder sauerem Rahm verrührtes Ei und Zucker wird darüber gegeben. Die Speise wird 1 Stunde gebacken, gestürzt und mit Vanille- oder Weintunke gereicht.

761. Apfelchalotte.

1. Man röstet in Butter die genügende Anzahl Weißbrotschnitten, bestreut sie mit Zucker, legt den Boden der gebutterten Auflaufform und die Seitenwände damit aus. Dann gibt man etwas Quittenmarmelade oder andere Marmelade darüber, auf diese erste Lage gedünstete Äpfel, die mit Rosinen, Weinbeeren, etwas Wein und Zitronenschale vorher weich gekocht wurden; darauf irgendein gutes Kompott, wie eingemachte Kirschen, Aprikosen, Quitten oder Preißelbeeren; obenauf eine Schicht geröstete Brotscheiben und zuletzt Butterstückchen und bäckt den Auflauf bei gelindem Feuer 20 Minuten im Ofen.

2. Oder man gibt feingeschnittene, mit Zucker bestreute, nach Belieben mit Wein befeuchtete Apfelscheiben, die vorher 1 Stunde ziehen müssen, zwischen das Brot. Dieser Auflauf muß backen, bis die Äpfel weich sind.

762. Fruchtauflauf.

Man legt eine Form mit in zerlassene Butter getauchten Semmelscheiben so aus, daß kein Zwischenraum bleibt, und füllt den hohlen Raum mit Rhabarber oder irgendeiner anderen Marmelade, wie Aprikosenmarmelade, aus. Dann gibt man Semmelscheiben als Deckel darüber und bäckt den Auflauf im Ofen fertig.

763. Schweizer Speise.

Zutaten: 1 Pfund Äpfel, 4 Eßlöffel Zucker, 2 Eßlöffel Wein, 50 Gramm Mehl, 3 Eier, Zucker.

Man bereitet aus den geschälten Äpfeln ein Mus, das man in die gebutterte und mit Wein befeuchtete Auflaufform gibt. 2 Löffel Mehl, Wasser, 3 Eier werden zu einem Omeletteteig verrührt; der Teig wird über die Äpfel gegossen, darüber Butterflöckchen und Zucker und die Speise 10 Minuten im Ofen gebacken. Statt des Apfelbreis kann man Rhabarber-, Aprikosenmarmelade usw. auf den Boden der Form geben. Vor dem Anrichten wird noch Zucker obenauf gestreut.

764. Marienauflauf.

Zutaten: 2 Pfund Äpfel, 3—5 Eigelb, 5 Eiweiß, 5 Löffel Zucker.

Die Äpfel werden geschält, in feine Scheiben geschnitten. Man verrührt Eigelb und Zucker, gibt etwas Vanillezucker und den steifen Schnee, sowie die Äpfel dazu, diese Masse in die gebutterte, bestreute Auflaufform und läßt sie mehrere Stunden im Ofen langsam backen. Von Zeit zu Zeit gibt man ein wenig Butter auf den Auflauf.

765. Eischwerauflauf.

Zutaten: Kirschen oder Äpfel, Wein, 3 Eier, ebensoviel Mehl, Zucker und Butter.

Die Kirschen werden ausgesteint, Äpfel in feine Scheiben geschnitten, mit Zucker bestreut, mit Wein befeuchtet. Man gibt in die gebutterte Form die Äpfel oder Kirschen. Dann wiegt man so viel Mehl ab, als 3 mittelgroße Eier schwer sind, ebensoviel Zucker und Butter. Die Butter wird schaumig gerührt, mit Eigelb, Zucker, etwas Zitronenzucker, Zitronensaft und Mehl, sowie dem Schnee der Eier vermischt und die Masse über das vorbereitete Obst in die Form gegossen. Backzeit ¾ Stunden.

766. Fruchtschaum.

Zutaten: 3 Milchbrötchen, 2—3 Eier, Zucker, Milch, Marmelade.

3 Milchbrötchen werden abgerieben, in Scheiben geschnitten, 2 Eigelb und Zucker mit Milch verquirlt, die Brötchen darin kurz geweicht, dann herausgenommen und nebeneinander auf den Boden der gebutterten Form gelegt. Man bereitet ein gutes Apfelmus mit Sultaninen und Korinthen und streicht es über das Brot oder verwendet irgendwelche Marmelade wie Aprikosen, Himbeeren usw. Von 2—3 Eiweiß schlägt man festen Schnee, mischt ihn mit Zucker und Vanillezucker, gibt ihn auf den Auflauf, besteckt ihn mit feingeschnittenen Mandeln und bäckt die Speise kurze Zeit bei sehr mäßiger Hitze im Ofen.

767. Apfelmichel.

Zutaten: 60 Gramm Butter, 60 Gramm Zucker, Zitronenschale, 5 abgeriebene Semmeln, 4—5 Eier, 20 Gramm geriebene, geschälte Mandeln, Apfelmus von 1 Pfund Äpfeln.

Die Butter wird schaumig gerührt, Zucker, Zitronenzucker sowie das in Milch geweichte und gut ausgedrückte Weißbrot dazu gegeben. Dann rührt man die Masse durch das Sieb, mischt Mandeln, Eigelb und den Schnee der Eier dazu, füllt die Hälfte der Masse in die gut gebutterte, gestreute Auflaufform, gibt eine Lage Apfelmus darauf, dann den übrigen Teig und bäckt den Auflauf ¾ Stunden im Ofen. Ist die Teigmasse sehr fein verrührt, braucht sie nicht durch das Sieb gegeben zu werden.

768. Kirschenmichel, Johannisbeermichel.

Sie werden wie Nr. 767 zubereitet. Man nimmt statt der Äpfel gekochte Johannisbeeren oder Kirschenkompott mit wenig Saft. Irgendeine Marmelade, wie Brombeer-, Aprikosenmarmelade usw. läßt sich ebenfalls verwenden.

769. Kirschpolster.

Zutaten: 50 Gramm Butter, 4 Eier, 6 Semmeln, Milch, Mandeln, 2 Pfund Kirschen.

50 Gramm Butter werden schaumig gerührt, mit den Eigelb, Zucker, Zitronenzucker, den abgeriebenen, in Milch geweichten und ausgedrückten Semmeln, geriebenen Mandeln, etwas Zimt und 2 Pfund entsteinten Herzkirschen vermischt. Man hebt den Schnee der Eier darunter und bäckt den Auflauf in der gestrichenen Form.

770. Zeller Kirschenauflauf.

Zutaten: 4 Löffel Semmel- oder Zwiebackbrösel, 3 Eier, 50 Gramm Butter, Zucker.

250 Gramm Kirschen werden entkernt, im eigenen Saft weichgedünstet. Dann rührt man die Butter schaumig, gibt Eigelb, Zucker, Zitronenzucker, etwas Zimt und Brösel nach Bedarf dazu, mischt die Kirschen und zuletzt den Schnee unter den Teig und bäckt die Speise ¾ Stunden im Ofen. Sind die Kirschen zu dünn, gießt man etwas von dem Saft ab.

771. Kürbisauflauf mit Weinobst.

Zutaten: 100 Gramm Butter, 4 Eier, Brösel, Zucker.

Ein Stück Kürbis wird geschält, von Kernen und Weichteilen befreit, gerieben und mit etwas Wormser Weinmost „Riesling" unter stetem Rühren zu dicklichem Mus gekocht, dann kalt gestellt. 100 Gramm Butter werden mit 3 Eßlöffel Zucker schaumig gerührt; man gibt die Eigelb, das Kürbismus und geriebene Semmeln dazu (auf 2 Löffel Mus 1 Löffel Semmel), zieht den Schnee der Eiweiß darunter und bäckt den Auflauf in gebutterter und gut mit Semmelbröseln bestreuter Form fertig.

772. Rhabarberauflauf mit Nudeln.

Man bereitet ein Rhabarberkompott nach Nr. 662, läßt es erkalten. Bandnudeln werden in leicht gesalzenem Wasser weich gekocht. Nun gibt man in die gestrichene Form eine Lage der abgetropften Nudeln, darauf Rhabarber usw. und schließt mit Nudeln ab. Man gießt ein mit etwas Milch verquirltes Ei darüber, streut Semmelbrösel und Butterstückchen auf den Auflauf und bäckt ihn im Ofen fertig.

773. Bananenspeise.

Zutaten: 3 Bananen, Zucker, Eiweiß.

3 Bananen werden geschält, der Länge nach in Scheiben geschnitten und mit Wein befeuchtet. Man legt dann die Bananenschnitten in eine feuerfeste Form, schlägt das Weiß von 3 Eiern zu ganz steifem Schnee, gibt ihn über die Bananen, streut dick Zucker und nach Belieben feingeschnittene Mandeln darauf und bäckt die Speise bei sehr mäßiger Hitze im Ofen.

774. Hagebuttenauflauf — Hagebuttenpudding.

Zutaten: ¾ Liter Milch, 50 Gramm Butter, 350 Gramm Brösel, 180 Gramm Zucker, 5 Eier, 1 Glas Hagebuttenmark.

Man läßt Milch und Butter kochen, rührt sie mit den Bröseln zu einem dicken Mus, fügt nach Nr. 715 bereitetes Hagebuttenmark dazu und läßt das Mus damit aufkochen. Zucker und Eigelb rührt man schaumig, fügt nach und nach den erkalteten Brei nebst etwas Zitronenzucker dazu, zuletzt den Schnee der Eier und bäckt oder kocht die Masse in der gebutterten Form 1½ Stunde. Wird mit Zitronentunke oder Vanille- oder Weintunke gereicht.

775. Orangenauflauf.

Zutaten: Saft und Schale einer Orange, ¼ Liter Milch, 17 Gramm Kartoffelmehl, 6 Eier, Zucker.

Man reibt von 1 Orange die Schale auf Zucker ab, verquirlt die Eigelb mit ¼ Liter Milch, dem Orangenzucker und dem in etwas Milch gelösten Kartoffelmehl und rührt die Zutaten auf dem Feuer dicklich. Nachdem man das Mus wieder kalt gerührt hat, wird es mit dem Saft der Orange, etwas Zitronensaft und dem Schnee der Eier vermischt und in der gebutterten Form gebacken.

776. Burgunderauflauf mit Apfelsinen.

Zutaten: 260 Gramm geriebenes Schwarzbrot, 3 Eßlöffel Zucker, ½ Liter Wormser Weinmost „Burgunder", 100 Gramm Butter, 4 Eier, einige Mandeln.

Das Brot vermischt man mit dem Zucker und weicht es mit knapp ½ Liter Weinmost auf. Indessen rührt man die Butter schaumig, gibt die 4 Eigelb, einige geriebene Mandeln und das aufgeweichte Brot dazu und zieht zuletzt das zu Schnee geschlagene Weiße der 4 Eier darunter. Die Hälfte der Masse gibt man in eine gut ausgestrichene und gestreute Form, legt sorgfältig geputzte Apfelsinenstückchen darauf, streut reichlich Zucker darüber, dann kommt die übrige Brotmasse. Der Auflauf wird in 1 Stunde fertig gebacken und nach Belieben mit Weintunke serviert.

777. Pflaumenspeise.

Zutaten: 4—5 Milchbrötchen, 250 Gramm Pflaumen, 1 bis 2 Eier, ¼ Liter Rahm, Zucker, Zitronenzucker.

Die Milchbrötchen werden in Scheiben geschnitten, in zerlassene Butter getaucht und leicht geröstet, die weichgekochten kalifornischen Pflaumen entkernt und schichtweise mit den Semmelscheiben in die gebutterte Form gegeben. Dann kocht man die Brühe der Pflaumen noch etwas ein, vermischt sie mit ¼ Liter sauerem Rahm, quirlt 1—2 ganze Eier dazu, sowie etwas abgeriebene Zitronenschale und Zucker nach Geschmack, gießt es über die Masse und bäckt den Auflauf ¾ Stunden im Ofen.

778. Reisauflauf.

Zutaten: 125 Gramm Reis, 1 Liter Milch, 20 Gramm geriebene Mandeln, 50 Gramm Butter, 4 Eier, 50 Gramm Zucker.

1. **Mit gefüllten Äpfeln.** Man kocht den Reis in 1 Liter Milch weich mit den Mandeln, Zucker und etwas Salz. Inzwischen bereitet man die Äpfel nach 659, dämpft sie aber nur halbweich. 40 Gramm Butter werden schaumig gerührt, mit den Eigelb, dem fertigen Reis und dem Schnee der Eier vermischt. Dann gibt man in die gebutterte, gestreute Form die Hälfte der Reismasse, darauf die halbfertigen Äpfel, beschließt mit dem übrigen Reis und streut obenauf Butterstückchen und Zucker. Backzeit ¾ Stunden.

2. Mit Rosinen. Man läßt mit dem Reisbrei große, entkernte Rosinen und Weinbeeren oder Sultaninen kochen, bereitet ihn sonst wie oben und bäckt ihn (ohne Apfel) in der Form. Mit Weintunke.

3. Mit Apfelscheiben oder Aprikosen. Die gezuckerten, mit Wein befeuchteten Apfelscheiben werden 1 Stunde vorher gerichtet; sind es harte Äpfel, halbweich gekocht. Will man Aprikosen verwenden, bereitet man aus frischen oder kalifornischen Früchten eine dicke Marmelade. Die Früchte werden unter die Reismasse gemischt oder lagenweise eingelegt. Weitere Bereitung wie oben.

4. Mit Kirschen. Frischgekochte oder Dunstkirschen werden unter den wie oben bereiteten Reis gemischt und der Auflauf mit Kirschentunke gereicht.

779. Reis mit Schokolade.

Zutaten: 125 Gramm Reis, 1 Liter Milch oder Rotwein, 3 Eiweiß, 100 Gramm Schokolade, Zucker, Vanillezucker.

Man kocht einen dicken Reisbrei mit Milch oder Wein, Zucker, etwas Vanille und nach Belieben etwas Butter, schlägt von den Eiweiß einen ganz steifen Schnee und vermischt ihn mit der geriebenen Schokolade, Zucker und Vanille. Der Reisbrei wird in die gebutterte Porzellanform gegeben oder nur auf eine Schüssel, mit dem vorbereiteten Eiweiß bedeckt und so lange in den lauwarmen Ofen gestellt, bis das Weiß fest geworden ist. Die Speise darf nicht eigentlich backen, nur trocknen.

780. Reisauflauf mit Haselnüssen.

Zutaten: 100 Gramm Reis, ¾ Liter Milch, 100—200 Gramm Haselnüsse, 4 Eier.

1. Der Reis wird gebrüht und in der Milch weich gekocht. Die Haselnüsse röstet man im warmen, nicht heißen Bratofen, bis das äußere Häutchen sich löst, gibt sie durch die Reibmaschine, vermischt sie nebst 4 Eigelb, Zucker, etwas Zitronenzucker und 4 Schnee mit dem vorbereiteten Reis, gibt das Ganze in die gestrichene gestreute Form, legt obenauf Butterstückchen und bäckt den Auflauf ¾ Stunden.

2. Mit Makronen. Statt der Nüsse nimmt man zerbröckelte Mandelmakronen, die mit einigen bitteren Makronen gemischt sind.

781. Reisspeise ohne Eier.

Zutaten: ½ Liter Milch, 70 Gramm Reis, 65 Gramm Hirse, 50—60 Gramm Butter, Zucker, Saft und abgeriebene Schale einer halben Zitrone.

Butter und Milch werden zusammen erwärmt, der gebrühte Reis, das übrige und die mehrmals gewaschene Hirse dazugegeben. Man bäckt die Masse in der gebutterten Auflaufform ganz langsam 1—2 Stunden und muß öfter umrühren, damit sich die Kruste nicht zu früh bildet.

782. Mandeln im Rohr.

Zutaten: 100 Gramm Semmeln, 1 Eigelb, 20 Gramm Nussa oder Butter, 70 Gramm feingeschnittene Mandeln, ¼ Liter Milch, 10 Gramm Semmelbrösel, Zucker, etwas Vanillin.

Man reibt von den Semmeln die Rinde ab, schneidet sie in 1 Zentimeter dicke Scheiben und gießt die Milch darüber. Nachdem sie durchweicht sind, werden sie in die gebutterte und gestreute Souffléform gelegt; dann rührt man Mandeln, Ei, Nußfett, Zucker und ungefähr ⅛ Liter Milch zu einem dicken Brei, den man mit den Semmelbröseln bindet. Die Mandelmasse wird auf die Semmelunterlage gestrichen und die Speise bei mäßiger Hitze im Ofen goldgelb gebacken. Man reicht Kompott oder Vanilletunke dazu.

783. Grießauflauf.

1. Zutaten: 40 Gramm Butter, 125 Gramm Grieß, ein guter halber Liter Milch, 3—4 Eier, Zucker, abgeriebene Zitronenschale.

Man läßt den Grieß in der Milch mit wenig Zucker und Zitronenzucker zu steifem Brei kochen, etwas auskühlen. Die Butter wird schaumig gerührt, mit Zucker, Eigelb, Grieß und dem Schnee der Eier gut vermischt und die Masse ¾ Stunden in der gebutterten gestreuten Form gebacken. Nach Belieben kann auf den Boden der Form eine Lage mit Saft befeuchteter Biskuits gelegt und die Grießmasse daraufgegeben werden. Man reicht Kompott oder Fruchttunke dazu.

2. **Mit Rosinen.** Man kocht mit dem Grieß große Rosinen und Weinbeeren und reicht zu dem Auflauf Weintunke 1105.

784. Grießauflauf mit Früchten.

1. **Ohne Eier:** Man bereitet einen steifen Milchgrieß, nach Nr. 783, läßt ihn erkalten, gibt eine Lage in die gebutterte Form, darauf Dunstobst oder frischgekochte Früchte irgendwelcher Art, belegt sie mit einer Lage Grieß, diese mit Obst usw. Den Schluß bildet Grieß mit Butterstückchen. Die Grießlagen werden mit dem Saft des Kompotts angefeuchtet.

2. 3 Eigelb, 3 Löffel Zucker, 70 Gramm feinster Grieß, Zitronensaft, Zitronenzucker, 30 Gramm geschälte, geriebene Mandeln und Schnee der 3 Eiweiß. Eigelb und Zucker werden schaumig gerührt, der ungekochte Grieß und das übrige dazugegeben, in der gut gebutterten Form, am besten Springform, gebacken, gestürzt und, wenn ausgekühlt, durchschnitten. Man streicht Himbeer-, Johannisbeer- oder eine andere Marmelade, auch Gelee, auf die eine Hälfte, setzt die andere darauf und reicht den Kuchen mit oder ohne Fruchttunke.

785. Grießauflauf mit Äpfeln.

Zutaten: 1 Liter Milch, 180 Gramm Grieß, 40 Gramm Butter, 3—4 Eier, Zucker, Zitronenzucker, Apfelmus.

Man kocht aus Grieß und Milch einen dicken Brei mit etwas Zucker und Zitronenzucker. Die Butter wird schaumig gerührt und Zucker, Eigelb und der inzwischen ausgekühlte Grieß darunter gemischt, doch so, daß keine Knollen bleiben. Man muß einen großen Kochlöffel nehmen und die Masse tüchtig durcharbeiten, bevor man den Schnee der Eier dazu mischt. Den Boden der gut gebutterten, gestreuten Form belegt man mit Apfelmus und füllt die Grießmasse darauf, oder gibt das Mus lagenweise dazwischen.

Bereitung des Apfelmuses: 6—8 gute Äpfel werden geschält, geviertelt, mit etwas Butter, Rosinen, Weinbeeren und Zucker halbweich gedünstet.

786. Hygiama. — Grießmehlauflauf.

Zutaten: 2 Eßlöffel Grießmehl, $^1/_4$ Liter Milch, ein Stückchen ganzer Zimt, ein Stückchen Butter, 3 Eier, 1 Eßlöffel Hygiama, 1 Teelöffel Kakao, 1 Eßlöffel Zucker.

Das Grießmehl wird mit $^1/_4$ Liter Milch, in welcher man den Zimt ausziehen läßt, und mit der Butter unter stetem Rühren so lange gekocht, bis sich die Masse vom Topf ablöst. Nachdem diese abgekühlt ist, rührt man die Eigelb, Hygiama, Kakao, Zucker und zuletzt den steifen Eiweißschnee hinzu, gibt die Masse in eine mit Butter bestrichene Form und bäckt sie in mäßiger Hitze goldgelb. Der Auflauf kann warm oder kalt gegeben und mit Fruchttunke oder Vanilletunke gereicht werden.

787. Schokoladeauflauf mit Grieß.

Zutaten: $^1/_2$ Liter Milch, 75 Gramm feiner Grieß, 2 Gramm Zimt, 45 Gramm geriebene Schokolade, 30 Gramm Butter, 3 Eigelb und der Schnee der Eier.

Man läßt den Grieß in die kochende Milch einlaufen, fügt Schokolade, Zimt und Butter dazu und läßt alles so lange kochen, bis es sich vom Topf löst. Etwas erkaltet, gibt man die Eigelb, Zucker nach Geschmack und den Schnee der Eier hinzu und bäckt den Auflauf in der Porzellanform. Vanilletunke oder Obstsaft dazu.

788. Makronenkuchen.

Zutaten: 1 Pfund Äpfel, 150 Gramm Makronen, $^1/_2$ Liter Milch, 2 Eier, Zucker.

Die Äpfel werden geschält, gerieben und gut gezuckert einige Stunden stehen gelassen. In die gebutterte Form legt man eine Lage dieser Äpfel, darauf eine Lage gestoßener Mandelmakronen usw., obenauf Butterstückchen. $^1/_2$ Liter Milch wird mit 2 ganzen Eiern verquirlt und darüber gegossen. Die Speise muß ³/₄ Stunden im Rohr backen; sie kann warm oder, nachdem sie abgekühlt ist, gestürzt und kalt zu Tisch gegeben werden.

789. Auflauf von Suppennudeln.

Zutaten: 70 Gramm feine Eiersuppennudeln, ½ Liter Milch, 50 Gramm Butter, 3 Eier, Zucker, etwas Zitronenzucker.

Die Nudeln werden in die kochende Milch gestreut und ½ Stunde bei ganz langsamem Feuer gekocht. Unterdessen rührt man die Butter schaumig, die Eigelb, Zucker, Nudeln und zuletzt den Schnee dazu, füllt die Masse in die gebutterte, gestreute Form und läßt den Auflauf 1 Stunde im Ofen backen. Man reicht ihn mit Hagebuttentunke oder irgendeinem Fruchtsaft.

790. Pommes Marteau.

Mehrere Stunden vor der Mahlzeit werden 1 Pfund Äpfel geschält und auf der Apfelreibe gerieben oder in ganz feine Blättchen geschnitten. Dann verquirlt man 2 ganze Eier in ½ Liter Milch und dem nötigen Zucker und gießt es über die Äpfel. ½ Stunde vor dem Anrichten gibt man die Masse in die gebutterte (niedrige) Form, belegt sie mit Butterflöckchen und feingeschnittenen Mandeln oder geriebenen Makronen und bäckt sie ganz langsam im Ofen.

791. Sagoauflauf.

Zutaten: 125 Gramm Sago, ½ Liter Milch, Vanille, 50 Gramm Butter, etwas Salz, 4 Eier, 30 Gramm süße Mandeln, einige bittere.

Der gebrühte Sago wird in die kochende Milch gerührt und ganz klar gekocht. Nach dem Erkalten mischt man die zerlassene Butter, Eigelb, Zucker, die geriebenen Mandeln und zuletzt den Schnee darunter, doch muß der Teig sehr gut verarbeitet werden, damit sich alle Zutaten verbinden. Die Masse wird in der gebutterten Form 1 Stunde gebacken und mit gekochtem Obst oder Fruchtsaft angerichtet.

792. Tapiokaauflauf.

Zutaten: ¾ Liter Milch, 100 Gramm Tapioka, 2—3 Eier, Butter, Zucker usw.

¾ Liter Milch läßt man zum Kochen kommen, rührt 50 Gramm feinen Grieß und 100 Gramm Tapioka, 20 Gramm Sultaninen und etwas abgeriebene Zitronenschale ein und läßt dies seitwärts vom Feuer ½ Stunde aufquellen. Zucker nach Geschmack. Nun fügt man 2 Eßlöffel geschmolzene Butter, 2—3 Eigelb (eines nach dem andern) bei, zieht dann nach tüchtigem Abrühren sorgfältig den Eischnee darunter, füllt die Masse in die gut ausgestrichene, ausgestreute Form und bäckt sie im Ofen 30 Minuten. Als Beiguß gibt man Frucht- oder Weintunke, auch Kompott.

793. Steinmetzkuchen.

Zutaten: ¾ Liter Milch, ein Stückchen Butter, 200 Gramm Steinmetz-Weizenkraftmehl, 60 Gramm Zucker, Zitronenzucker oder Vanille, 3 Eier.

Man läßt das Mehl in die kochende Milch laufen, gibt die Butter und etwas Zucker, sowie Vanille oder Zitronenschale dazu. Unter die abgekühlte Teigmasse werden Eigelb, Zucker nach Bedarf und der Eischnee gerührt und der Auflauf in der gut gebutterten, gestreuten Springform 1¼ Stunde gebacken. Man stürzt ihn und reicht Obsttunke oder Wein- oder Vanilletunke dazu.

794. Gofioauflauf.

Zutaten: 125 Gramm Gofio, ¾ Liter Milch, 60 Gramm zerlassene Butter, 5 Eier, 20—30 Gramm Mandeln, 100 Gramm Zucker, Vanillezucker.

Man rührt den Gofio in die kochende Milch und läßt ihn darin unter öfterem Rühren weich kochen. Eigelb und Zucker werden verrührt, die abgekühlte Masse, die zerlassene Butter und geschälte, geriebene Mandeln dazu gegeben und zuletzt der Schnee der Eier. Man bäckt den Auflauf in der gestrichenen, gestreuten Form 1 Stunde und gibt Vanille-, Wein- oder Fruchttunke dazu.

795. Weinspeise.

Zutaten: ½ Liter Wein, 70 Gramm Zucker, 6 Eigelb, 4 Eiweiß, 125 Gramm Semmelbrösel, Schale von ½ Zitrone.

Man verrührt Zucker und Eigelb ½ Stunde, gibt geriebene Mandeln, auf Zucker abgeriebene Zitronenschale, Semmelbrösel und Eischnee dazu und läßt die Speise in der gebutterten, ausgestreuten Form langsam ¾ Stunden backen. Der Auflauf wird aus dem Ofen genommen und noch heiß mit Wein übergossen. Man gibt den halben Liter nach und nach darüber, damit er ganz eindringen kann.

796. Fruchtpastete.

Zutaten: 125 Gramm Mehl, 1 Ei, 2 Eßlöffel Wasser, 30 Gramm Pflanzenfett, 30 Gramm Butter oder Teig nach Nr. 797, etwas Salz.

Man bereitet daraus einen Butterteig, oder Blätterteig nach Nr. 1111, teilt ihn in zwei Hälften, von denen eine etwas größer sein muß, legt die kleinere in die gebutterte Form, noch besser in eine feuerfeste, ziemlich tiefe Schüssel, daß Boden und Seitenwände bedeckt sind, füllt Apfelmus oder irgendein anderes Kompott, z. B. Birnen, oder rohe Früchte, auch gezuckerte Apfelscheiben, hinein und gibt die zweite Hälfte darauf. Wenn der Teig über die Schüssel hängt, rollt man alles Überstehende nach innen, drückt die Ränder fest zusammen, damit nichts von dem Saft des flüssigen Kompotts durchsickern kann, bepinselt die Pastete mit Ei und bäckt sie im Rohr fertig. Ist der Saft des zu verwendenden Kompotts zu dünn, verdickt man ihn mit einem Mehlschleimchen oder Bröseln.

797. Englische Pastete (Pie).

Zutaten wie für Nr. 796 oder: 170 Gramm Mehl, 80 Gramm Butter, Zucker, 1 Eßlöffel Arrak, 2 durch das Sieb gedrückte hartgekochte Eigelb.

Man bereitet den Teig, läßt ihn am besten über Nacht liegen und walkt ihn dünn aus, oder verwendet Blätterteig nach Nr. 1111. In eine feuerfeste tiefe Schüssel gibt man Pflaumen-, Aprikosen-, Kirschen- oder irgendwelche Früchte oder vorher eingezuckerte Apfelscheiben, darüber den Teig, drückt die Ränder fest an die Schüssel, bestreicht das Ganze mit Ei und bäckt den Pie 1 Stunde im Ofen. Hat man keine Pieschüssel, stellt man in die Mitte der zu verwendenden Schüssel eine umgestürzte Tasse oder dergleichen, damit der Teig nicht einsinken kann.

798. Blätterteigpastete.

Wird wie Nr. 295 zubereitet und mit Apfelmus gefüllt.

799. Saurer Rahmauflauf.

Zutaten: $1/4$ Liter saurer Rahm, $1/4$ Liter Mehl, 6 Eier, die abgeriebene Schale $1/2$ Zitrone, 60 Gramm Zucker.

1. Rahm, Eigelb, Zucker und Mehl werden verrührt, mit dem Schnee der 6 Eier vermengt und in der gebutterten, gestreuten Form $1/2$ Stunde im Ofen bei Oberhitze gebacken.

2. 20 Gramm Butter werden schaumig gerührt, 3 Eigelb, 3 Löffel saurer Rahm, 1 Löffel Mehl, 3 Löffel Zucker und 3 Schnee werden dazugegeben; der Auflauf muß $1/2$ Stunde backen.

800. Topfenauflauf.

50 Gramm Butter werden schaumig gerührt; 5 Eigelb, 180 Gramm Zucker, Zitronenzucker, 5 Löffel Semmelbrösel, 400 Gramm gesiebten, trockenen Topfen, 60 Gramm bittere, zerbröckelte Makronen, eine Handvoll Weinbeeren und etwas Salz mischt man nach und nach darunter, zuletzt den Schnee der 5 Eier und bäckt die Speise $1^{1}/_{4}$ Stunden im Ofen bei mäßiger Hitze.

801. Kartoffelauflauf.

Zutaten: $1/2$ Pfund Kartoffeln, $1/2$ Pfund Zucker, abgeriebene Schale $1/2$ Zitrone, 6 Eier.

Die Kartoffeln werden am Tage vorher gekocht und geschält, am nächsten gerieben, mit Eigelb und Zucker gerührt, zuletzt mit Zitronenzucker und dem Schnee der Eier vermischt und in der gebutterten, gestreuten Form ³/₄ Stunden gebacken.

802. Kartoffelauflauf mit sauerem Rahm.

Zutaten: ¹/₄ Pfund kalte, geriebene Kartoffeln, 40 Gramm Butter, ¹/₄ Pfund Zucker, 1 Löffel Mehl, 2 Löffel saurer Rahm, 5—6 Eier, Schale von ¹/₂ Zitrone.

Man rührt die Butter schaumig, gibt Eigelb und Zucker dazu und rührt diese Masse ¹/₂ Stunde. Dann werden die Kartoffeln, die übrigen Zutaten und der Schnee der Eier darunter gehoben und der Auflauf ¹/₂ Stunde in der gebutterten Form im Ofen gebacken. Man reicht ihn mit Fruchttunke.

803. Kartoffelauflauf mit Hefe.

50 Gramm Butter werden schaumig gerührt, 100 Gramm Zucker, Zitronenzucker, 1 Ei, ³/₄ Pfund Mehl, 100 Gramm geriebene Kartoffeln (alles etwas angewärmt), 10 Gramm in etwas lauwarmer Milch aufgelöste Hefe und etwas Salz dazugegeben. Der Auflauf wird, nachdem er ¹/₂ Stunde auf warmer Stelle aufgegangen, 1 Stunde im Ofen gebacken und mit Kompott gereicht.

804. Kartoffelauflauf mit Früchten.

Zutaten: ¹/₂ Pfund gekochte, geriebene Kartoffeln, 100 Gramm Butter, 6 große Eßlöffel gestoßener Zucker, etwas abgeriebene Zitrone und 6 Eier.

Man rührt die Butter schaumig, mischt Eigelb und Zucker darunter; dann kommen die Kartoffeln dazu und zuletzt der Eischnee. Die Hälfte der Masse wird in eine mit Butter bestrichene Auflaufform gefüllt, dann eine Lage Johannisbeeren oder entsteinte Kirschen darauf gelegt und die andere Hälfte darüber. Backzeit 1 Stunde.

805. Zitronenauflauf.

1. Zutaten: 4 Eigelb, 4 Eiweiß, Zitronensaft, -zucker, 35 Gramm geriebene Mandeln, 35 Gramm Mehl, 100 Gramm Zucker.

Man streicht die Auflaufform mit Butter und Bröseln aus oder belegt sie von allen Seiten mit Butterteig Nr. 1112, 1114. Zucker und Eigelb werden schaumig gerührt, mit den übrigen Zutaten und dem Schnee der Eier vermischt und in die Form gegeben. Hat man diese mit Butterteig ausgelegt, gibt man gitterartig schmale, mit dem Rädchen ausgeschnittene Teigstreifen obenauf. Backzeit $3/4$ Stunden.

2. **Mit Butter:** 65 Gramm Butter, 4 Eier, 60 Gramm Mandeln, Zitronensaft und -zucker, 60 Gramm Zucker. Man rührt Butter und Eigelb ganz schaumig, mischt alle Zutaten und zuletzt den Schnee darunter, bäckt die Masse, die sehr gut gerührt sein muß, $1\frac{1}{2}$ Stunden in der vorbereiteten Form und gibt sie mit folgender Tunke: 2 Eigelb, $1/8$ Liter Wein, $1/8$ Liter Wasser und Zucker werden auf dem Feuer geschlagen, bis die Tunke dicklich wird. Sie wird heiß angerichtet oder kühl geschlagen.

806. Brandteigauflauf mit Früchten.

Zutaten: $1/2$ Liter Milch, 90 Gramm Zucker, 50 Gramm Mehl, 50 Gramm Butter, 4—5 Eier, 2 Pfund Äpfel.

Man rührt Milch, Zucker, Mehl und Butter zusammen und so lange bei gelindem Feuer auf dem Herde, bis es sich vom Topfe löst. Inzwischen bereitet man von Äpfeln ein dickes Mus oder verwendet Himbeer-, Johannisbeer-, Aprikosenmarmelade und dergleichen, legt das Obstmus auf den Boden der gut gestreuten, gebutterten Form, rührt unter die vorbereitete Teigmasse, nachdem sie ausgekühlt ist, noch 4—5 Eigelb, den Schnee und etwas Zitronenzucker, gibt sie auf die Obstlage und bäckt den Auflauf 1 Stunde im Ofen.

807. Nudelauflauf.

Man kauft 125 Gramm Bandnudeln oder bereitet einen Nudelteig nach Nr. 826 von 3 Eigelb und $1/2$ Pfund Mehl, rollt ihn aus, trocknet und schneidet ihn in schmale Streifen. Die Nudeln werden in leicht gesalzenem Wasser gekocht. Dann wird darunter gemischt: 1 Stückchen schaumig gerührte Butter, Zucker, 3 Eier, etwas bittere und süße feingewiegte Mandeln und große Rosinen. Der Auflauf muß 1 Stunde in der Form backen.

808. Makkaroniauflauf mit Äpfeln.

Die gekochten, abgetropften Makkaroni werden lagenweise mit Apfelmus oder vorher gezuckerten Apfelscheiben usw. in die gebutterte, gestreute Form gegeben. Die oberste Makkaronilage belegt man mit Butterstückchen und bestreut sie mit Zucker oder verquirlt 2 ganze Eier mit $1/8$ Liter Doppelrahm und Zucker und gießt es über den Auflauf. Backzeit $1/2$ bis $3/4$ Stunden.

2. **Mit Pflaumen.** 125 Gramm Makkaroni werden in Salzwasser gekocht, abgegossen; 250 Gramm Pflaumen entfernt und mit Zucker bestreut. Man gibt in die gestrichene, bestreute Form eine Lage Makkaroni, darauf Pflaumen, dann wieder Makkaroni und beendigt den Auflauf wie das vorhergehende Rezept.

3. **Mit Aprikosen.** Man gibt Lagen halbweich gekochter Aprikosen oder irgendwelches vorher gezuckertes Obst, wie 3. B. entsteinte Kirschen, zwischen die Nudeln und beendigt wie oben.

809. Maizenaauflauf.

Zutaten: 100 Gramm Maizena, 100 Gramm Zucker, 1 Liter Milch, 3 Eier, geriebene Mandeln, Vanillezucker, 60 Gramm Butter.

Man rührt die Zutaten, nachdem man das Mehl in der kalten Milch aufgelöst hat, wie Brandteig zusammen, gibt in die abgekühlte Masse Eigelb und Schnee und bäckt die Speise bei mäßiger Hitze $1/2 — 3/4$ Stunden in der Form.

810. Wickelmus.

Zutaten: 80 Gramm Zucker, 4 Eier, 30 Gramm Mehl, etwas Zitronenzucker.

Man rührt Zucker und Eigelb zusammen $1/4$ Stunde, mischt dann das Mehl und den Schnee der Eier dazu, streicht die Masse $1/2$ Zentimeter dick auf ein gut gebuttertes, gestreutes Kuchenblech und läßt sie im Ofen bei mäßiger Hitze gelbbraun backen. Dann schneidet man die Speise sofort auf dem Blech in Streifen, bestreicht diese mit Apfelmus oder Marmelade, rollt sie zusammen und bestreut sie mit Zucker.

811. Aufgezogenes von Stachelbeeren.

Zutaten: 100—150 Gramm Zucker (nach der Süße der Beeren zu berechnen), 3 Eier, 300 Gramm Beeren, die abgeriebene Schale ½ Zitrone.

Man kocht die Beeren ganz weich, auch Dunstobst läßt sich verwenden, streicht sie durch das Sieb und mischt sie zu den mit dem Zucker schaumig gerührten Eigelb. Der Zitronenzucker und die zu Schnee geschlagenen Weiß der 3 Eier werden leicht unter die Masse gehoben, worauf man sie in der gebutterten Form ½ Stunde bei Oberhitze backen läßt. Verwendet man unreife Beeren, muß man mehr süßen.

812. Sauere Rahmspeise.

Zutaten: 3 Eßlöffel gestoßener Zucker, 3 Löffel Mehl, 3 Löffel sauerer Rahm, 3 Eier, ¼ Liter Milch oder Rahm, ein Stückchen Butter, etwas Vanillin.

Der Zucker wird mit dem Mehl, dem sauren Rahm und den Eigelb zusammen verrührt, dann die kochende Milch mit der Butter und dem Vanillin zu der Masse gegeben. Ist sie erkaltet, wird der Schnee der 3 Eiweiß darunter gehoben, die Speise in eine gut mit Butter bestrichene Form gefüllt und gebacken. Man sticht mit dem Löffel Nocken ab, legt sie auf eine Platte und gießt Vanilletunke darüber.

813. Schokoladenauflauf.

Zutaten: 6 Eier, 20—30 Gramm Schokolade, etwas Mehl, Zucker nach Geschmack.

Die geriebene Schokolade wird mit etwas Mehl vermengt, mit den Eidottern, Zucker und zuletzt dem Schnee der Eiweiß verrührt. Dann gibt man die Masse in eine bestrichene Porzellanform und läßt sie, mit Zucker bestreut, 18 Minuten backen.

814. Feiner Auflauf.

Zutaten: 50 Gramm Butter, 5 Eier, $1/8$ Liter Milch, 25 Gramm Mehl, 50 Gramm Zucker, 25 Gramm geriebene Mandeln, dazu einige bittere, Schale $1/2$ Zitrone, 20 Gramm Orangeat und Zitronat, feingeschnitten, 20 Gramm Sultaninen.

Die Butter wird schaumig gerührt; Eigelb, Mehl, Milch und die übrigen Zutaten mischt man darunter und gibt zuletzt den Schnee der 5 Eier dazu. Backzeit: $1/2$ Stunde in der gebutterten Form. Man reicht den Pudding mit Fruchtsaft.

815. Haferauflauf.

Zutaten: $1/2$ Liter Milch, 50 Gramm Haferflocken, 40 Gramm Butter, 3 Eier, Zucker, Vanillezucker.

Die Haferflocken werden in der Milch zu Brei gekocht, ausgekühlt. Dann rührt man die Butter schaumig, gibt Eigelb, Zucker und die Flockenmasse dazu, hebt den steifen Schnee darunter und bäckt den Auflauf in der gestrichenen, gestreuten Form.

816. Kaffeeauflauf.

Zutaten: 4 Semmeln, 30 Gramm Butter, 40 Gramm geriebene Mandeln, $1/4$ Liter starker süßer koffeinfreier Kaffee, 3 Eier, Zucker.

Die abgeriebenen Semmeln werden mit dem Kaffee übergossen, geweicht und ausgedrückt. Man rührt die Butter schaumig, gibt Eigelb, Semmeln, Mandeln und zuletzt den Schnee dazu, süßt die Masse noch und bäckt sie in der gebutterten Form.

817. Vanilleauflauf.

Zutaten: 60 Gramm Butter, 60 Gramm Mehl, $1/4$ Liter Milch, 6 Eier, 60 Gramm gestoßener Zucker, Vanillezucker.

Die geschmolzene Butter und das Mehl werden verrührt und mit der kochenden Milch zu einem Teig abgebrüht. Ist dieser etwas erkaltet, rührt man Zucker und Vanille, nach und nach die Eigelb und zuletzt den Schnee der Eier dazu, füllt die Masse in die gestrichene Form und läßt den Auflauf ½ Stunde bei sehr mäßiger Hitze backen.

818. Auflauf von gefüllten Äpfeln.

Zutaten: 8—10 Äpfel, Gelee, ¼ Liter saurer Rahm, 4 Eier, geriebene Mandeln, Biskuits, Zitronenzucker, Zucker.

Gleichmäßige kleine Äpfel werden geschält, ausgestochen, mit Gelee gefüllt und nebeneinander in die gebutterte, gestreute Form auf eine Lage mit Milch angefeuchteter Kinderbiskuits gesetzt. Rahm, Eier und Mandeln werden gut verrührt und darüber gegossen, in Streifen geschnittene Mandeln obenauf gesteckt und der Auflauf dick mit Zucker bestreut. Backzeit ¾—1 Stunde.

819. Obstauflauf mit Weincreme.

Man gibt auf die mit Wein befeuchteten Biskuits die wie Nr. 818 vorbereiteten Äpfel oder eine Lage Dunstpfirsiche, Kirschen oder anderes Obst und darüber folgende Creme: ½ Liter Wein oder ¼ Liter Wein mit ¼ Liter Wasser, Saft von ½ Zitrone und ½ Orange, 3—4 Eigelb, Zucker, 1 Teelöffel Mondamin werden auf dem Feuer bis zum Aufkochen geschlagen. Die Speise muß wie Nr. 818 ¾ Stunden backen. Sie wird aus dem Ofen genommen, mit dem zu steifem Schnee geschlagenen Eiweiß, dem man Zucker und Vanillin beimischt, überzogen und nochmals kurze Zeit in den Ofen gestellt, bis der Schnee gelb und fest ist.

820. Gefüllte Äpfel mit Creme.

6—8 kleine Äpfel werden geschält und das Kernhaus ausgestochen. Man läßt in einem Topf etwas Butter und Wasser heiß werden, legt die Äpfel hinein, bestreut sie mit Zucker und dämpft sie im Ofen bei mäßiger Hitze nicht zu weich. Sie dürfen nicht zerfallen. Man nimmt sie sehr sorgfältig heraus, legt sie in die gebutterte flache Auflaufform oder auf eine andere feuerfeste Platte, füllt jeden Apfel mit Preiselbeeren, Gelee oder irgendwelcher Marmelade. Nach Belieben können die Äpfel auf eine Lage mit etwas Milch oder Wein angefeuchteter Löffelbiskuits gesetzt werden. Auch Apfelmus ist zu verwenden. Die Speise wird mit folgender Creme überzogen:

1/4 Liter Milch, 1 Eßlöffel Mehl, 2—3 Eigelb, Zucker und etwas Zitronenzucker werden auf dem Feuer dicklich geschlagen, etwas abgekühlt und auf die vorbereiteten Äpfel gestrichen. Dann schlägt man den Schnee der 3 Eiweiß ganz steif, mischt Zucker und nach Belieben feingewiegte, geschälte Mandeln darunter, gibt ihn auf die Creme, besteckt ihn mit feingeschnittenen, ungeschälten Mandeln, stellt die Speise in den Backofen und läßt sie bei sehr gelinder Oberhitze gelb werden.

821. Früchte mit Guß.

Zutaten: Apfelmus oder Pflaumenmus oder ganze gedämpfte und gefüllte Äpfelein nach Nr. 820 oder irgendein frischgekochtes Kompott oder Dunstobst mit wenig Saft. Guß: 2 Eigelb, 30 Gramm Zucker, 25 Gramm geschälte, gewiegte Mandeln, abgeriebene Schale 1/2 Zitrone oder Vanillezucker, 2 Eischnee.

Eigelb und Zucker werden 10 Minuten gerührt, die übrigen Zutaten, zuletzt der Schnee beigefügt. Man gibt in die gebutterte Auflauf- oder Omeletteform zuerst eine Lage mit Wein oder Milch angefeuchteter Biskuits, doch können diese auch weggelassen werden, dann das vorbereitete Kompott und darüber den Guß. Die Speise wird in einen breiten Topf gestellt, der ungefähr 5 Zentimeter hoch mit heißem Wasser gefüllt ist, und dann im Backofen fertig gebacken.

822. Gebratene Äpfel mit Brot.

Man nimmt kleine Äpfel, sticht das Kernhaus aus, füllt sie mit Gelee und dämpft sie im Ofen mit etwas Butter und Wasser weich. Inzwischen werden Semmeln abgerieben, in Streifen geschnitten, mit einem in Milch verquirlten Ei übergossen und in der Pfanne in Butter gebacken. Man richtet die Äpfel in der Mitte einer Platte an, legt außen herum die Brotschnitten und gießt über das Ganze mit Wein verdünnte Quitten- oder Aprikosenmarmelade oder eine beliebige, nicht zu dünne Fruchttunke. Auch Vanilletunke oder Vanillecreme eignet sich gut.

823. Biskuitauflauf.

Zutaten: 100 Gramm Hoffmanns Stärkemehl, abgeriebene Schale und Saft von ½ Zitrone, 4 Eier, 180 Gramm Zucker.

Man rührt Eigelb und Zucker, bis die Masse Blasen wirft, gibt Mehl und das übrige langsam dazu, mischt zuletzt den Schnee unter die Masse und bäckt den Auflauf in der gebutterten Form im Wasserbad 15 Minuten im Ofen. Zu diesem Zweck stellt man die Auflaufform nochmals in einen mit kochendem Wasser gefüllten Topf.

824. Biskuitauflauf mit Kirschen.

Zutaten: 3 Eier, 100 Gramm Zucker, 100 Gramm Pudermehl oder Hoffmanns Stärkemehl, Zitronenzucker und Saft von ½ Zitrone, 300 Gramm entsteinte Kirschen.

Man bereitet den Auflauf wie Nr. 823 und gibt die Kirschen vor dem Schnee unter die Masse.

825. Biskuitkuppel mit Früchten.

Verschiedene frische Früchte, wie Reineclauden, Mirabellen, Äpfel, Birnen usw. werden in Würfel geschnitten, in ihrem eigenen Saft weich gekocht und gesüßt, dann der Saft abgegossen und ohne Früchte eingekocht. 1½ Pfund frische oder getrocknete Aprikosen werden in 1 Liter Wasser mit Zucker langsam weich gekocht, durch das Sieb gegeben, mit dem Saft der eingekochten Früchte gemischt. Man mengt nun ¼ Liter dieser Fruchttunke unter die vorbereiteten Früchte und stellt sie warm. Inzwischen rührt man 6 Eigelb mit 125 Gramm Zucker schaumig, gibt 125 Gramm Mehl, 125 Gramm zerlassene Butter und den Schnee der 6 Eier dazu, füllt die Masse in die gebutterte Kuppelform und bäckt sie bei mäßiger Hitze goldgelb. Wenn die Kuppel fertig ist, schneidet man den Boden sorgfältig ab, höhlt das Innere aus, füllt es mit der Fruchtmasse, schließt die Speise wieder mit dem abgeschnittenen Boden, stürzt sie und reicht sie mit Fruchttunke.

826. Nudelteig.

500 Gramm Mehl gibt man auf das Nudelbrett, macht in die Mitte eine Grube und häuft das Mehl ringsherum auf. 4 Eier werden in diese Grube geschlagen und das Mehl nach und nach von außen her in die Eier geknetet, bis diese alles Mehl aufgenommen haben. Der Teig muß fest sein und trocken, und, wenn man ihn mit dem Messer schneidet, Löchlein zeigen. Man schneidet nun Stückchen ab, rollt sie rund und walkt sie so dünn wie möglich zu runden Fladen aus. Zu diesem Zweck kehrt man die Fladen während des Walkens ständig um und streut wieder etwas Mehl auf das Nudelbrett, doch muß man sehr vorsichtig sein, damit nicht zu viel Mehl hineingerollt wird. Fleißiges Wenden ist die Hauptsache, um das Ankleben des Teiges zu vermeiden. Die fertigen Fladen werden an warmem Ort halb getrocknet, dann ganz eng zusammengerollt und während die linke Hand hält, mit der rechten mit einem scharfen Messer in feine Suppennudel oder breitere Bandnudel, je nach Bedarf, geschnitten. Diese schüttelt man auf ein Tuch und läßt sie vor dem Gebrauch ganz austrocknen. Zu Zwetschgenknödeln, Pirogi usw. wird der ausgerollte Teig in Viereckchen geschnitten und verwendet. Ein richtiger Nudelteig muß ganz gleichmäßig und so dünn sein, daß man durchlesen kann. Die im Handel befindlichen Band- und Suppennudeln von Knorr und anderen Firmen sind ebenfalls sehr gut und statt der selbstbereiteten zu verwenden. Für Pirogis, Knödel usw. muß man den Teig natürlich selbst bereiten.

827. Gestutzte Nudeln.

In einen flachen Topf oder in die Pfanne gibt man ½ Liter Milch, ein Stück Butter, 125 Gramm Zucker und etwas Vanillin. Dann streut man 125 Gramm breite Nudeln ein und läßt sie unter öfterem Aufstechen mit dem Backschäufelchen durchkochen, und zwar so lange, bis die Milch eingesogen ist und die Nudeln eine gelbliche Kruste haben. Sie werden mit der Backschaufel herausgenommen und, mit Zucker bestreut, angerichtet. Diese Nudeln können im Ofen oder auf dem Herd gemacht werden.

828. Topfennudeln in der Milch.

Zutaten: 2 Eier, ein Stückchen Butter, $^1/_8$ Liter sauerer Rahm, $^1/_2$ Pfund Topfen, Weinbeeren, Zucker, Vanillezucker.

Man bereitet einen Nudelteig nach Nr. 826 und rollt ihn in tellergroße dünne Fladen aus. Der durch das Sieb gestrichene Topfen wird mit Rahm, Eiern und den übrigen Zutaten vermischt, einige Löffel der Topfenmasse auf jeden Nudelfleck gegeben und diese ganz fest zusammengerollt. In der Porzellanauflaufform läßt man $^1/_2$ Liter gesüßte Milch mit nußgroß Butter heiß werden, legt die Nudelrollen dicht nebeneinander hinein und bäckt die Speise 1 Stunde im Ofen.

829. Grießnocken in der Milch.

125 Gramm Grieß werden in $^1/_2$ Liter Milch mit Zucker, Vanillezucker zu dickem Brei gekocht und, nachdem sie etwas abgekühlt, mit 1—2 Eiern verrührt. Man läßt in der Auflaufform oder einer Bratreine $^1/_2$ Liter gesüßte Milch mit 50 Gramm Butter heiß werden, sticht von dem Grießbrei mit dem Löffel Nocken ab, gibt sie in die Milch und läßt sie langsam bei mäßiger Hitze im Ofen einkochen. Ist die Milch ganz verkocht, sticht man die Nocken heraus und reicht sie mit Vanilletunke, Schokolade- oder Fruchttunke. Man kann sie auch bergartig anrichten und die Tunke darüber gießen.

830. Salzburger Nocken.

1. Man rührt 70 Gramm Butter schaumig, 6 Eier, 6 Löffel Mehl dazu, und zwar immer 1 Ei, 1 Löffel Mehl und ein wenig Milch. Der Teig wird etwas gesalzen, Zucker und Vanillezucker daran gegeben. Man sticht Nocken mit dem

Löffel ab, läßt sie in ½—1 Liter kochender, gezuckerter Milch fertig kochen und richtet sie darin an.

2. Man stellt die wie oben vorbereitete Speise in den Bratofen und läßt die Nocken so lange in ½ Liter Milch mit Butter und Zucker kochen, bis die Milch eingekocht ist und die Nocken eine gelbe Kruste haben. Dann sticht man sie vorsichtig aus dem Topf, legt sie auf eine Platte und reicht Fruchtsaft dazu oder übergießt sie damit. Auch Vanilletunke oder dicker Rahm oder braune Butter kann darüber gegeben werden.

831. Warme Wein- oder Karamelcreme.

Creme nach Nr. 984 oder 974,₃. Die Zutaten werden ohne den Schnee der Eiweiß glatt verrührt und auf dem Feuer zu einer dicken Creme geschlagen. Fängt sie an zu kochen, nimmt man sie rasch vom Feuer, rührt sie noch eine Weile, gießt sie in eine Porzellanschüssel oder Form und läßt sie darin erkalten. 50 Gramm Zucker und Zitronenzucker werden dann unter den ganz steif geschlagenen Schnee gemischt. Diesen streicht man bergartig auf die Creme, besteckt ihn dick mit ungeschälten, feingeschnittenen Mandeln und stellt die Speise bei ganz gelinder Oberhitze in den Backofen, bis der Schnee anfängt gelb zu werden.

Süße Puddings.

832. Gebrannter Zuckerpudding.

1. 35 Gramm Würfelzucker, 30 Gramm Mehl, ¼ Liter lauwarme Milch, 20 Gramm Butter, 3 Eier, etwas Vanille.

Man gibt 35 Gramm Würfelzucker in eine Kasserolle, 1 Löffel Wasser und ein Stückchen Butter dazu und läßt dies dunkelgelb werden. Dann werden 30 Gramm Mehl darangerührt, sowie nach und nach ¼ Liter lauwarme Milch und die Masse auf dem Feuer gekocht, bis sie dick ist. Man läßt sie abkühlen, gibt 20 Gramm schaumig gerührte Butter und die Eigelb und Eischnee mit etwas Vanille hinzu. Die Form wird gut ausgestrichen, mit feinem Zucker bestreut, die Speise eingefüllt und 1 Stunde im Wasserbad gekocht. Man reicht den Pudding mit Karameltunke.

833. Feiner Zuckerpudding.

Zutaten: 2 Löffel Wasser, 130 Gramm Zucker, 50 Gramm zerlassene Butter, 40 Gramm Mehl, 5 Eier, $1/8$ Liter Rahm, Vanillezucker.

Der Zucker wird mit 2 Löffeln Wasser lichtbraun gebrannt. Nachdem er ausgekühlt ist, rührt man die zerlassene Butter, Mehl und $1/8$ Liter Rahm oder Milch dazu, stellt den Teig wieder auf das Feuer, rührt ihn, bis er Blasen wirft, läßt ihn auskühlen, gibt die Eigelb, etwas Vanillezucker und den steifen Schnee der Eier daran und kocht dann die Masse in der vorbereiteten Puddingform 1 Stunde im Wasserbad. Der Pudding wird mit Vanillecreme oder Karameltunke übergossen zu Tisch gebracht.

Tunke: Ein Stückchen Butter, 100 Gramm Zucker, $1/4$ Liter Wasser. Butter, Zucker und die Hälfte des Wassers werden gelb gebrannt, mit dem übrigen Wasser vermischt, aufgekocht und, wenn erkaltet, zum Pudding gereicht.

834. Maispudding.

Zutaten: $5/8$ Liter Milch, 3—4 Eier, 100 Gramm Maismehl, Zucker, Zitronenzucker, Weinbeeren.

Man rührt in die kochende Milch etwas Zucker, Zitronenzucker und das Maismehl, läßt den Brei unter beständigem Rühren 10 Minuten auf dem Feuer kochen und rührt dann fort, bis er abgekühlt ist. Die Speise wird mit den gequirlten Eiern und Weinbeeren vermischt und, weil sie sehr steigt, in der großen, gebutterten Puddingform im Wasserbad oder im Kartoffeltopf gekocht und mit Fruchttunke gegessen.

835. Zitronenpudding.

Zutaten: 65 Gramm Butter, 4 Eigelb, 4 Eiweiß, 65 Gramm

geschälte, geriebene, geröstete Mandeln (nach Belieben weniger), 65 Gramm Zucker, Schale und Saft einer halben Zitrone.

Man rührt Butter und Eigelb schaumig, gibt Mandeln und Zucker dazu, rührt nochmals tüchtig durch, fügt Zitronensaft und -zucker und den Schnee bei, kocht dann die Masse 1½ Stunden in der gebutterten, gestreuten Form und gibt sie nach Belieben mit folgender Tunke zu Tisch.

Tunke zum Pudding: 2 Eigelb, ⅛ Liter Wein, 35 Gramm Wasser werden auf dem Feuer mit der entsprechenden Menge Zucker geschlagen, bis die Tunke anfängt zu kochen. Man reicht sie heiß oder nimmt sie vom Feuer und schlägt sie kühl.

836. Brotpudding.

1. **Einfache Art.** ½ Pfund geriebenes Schwarzbrot oder Sanitasbrot, 100 Gramm Zucker, Rosinen, 1 Liter Milch, 3 Eier, Zitronenzucker, Orangeat, 40 Gramm Butter und nach Belieben 100 Gramm geriebene Schokolade.

Man schneidet das Brot in kleine Stückchen, läßt den Zucker in der kochenden Milch auflösen und gießt die Milch über das Brot. Ist es ganz erweicht, kommt die Butter, die geriebene Schokolade, Zitronenschale, Rosinen, das feingeschnittene Orangeat dazu und werden mit der Brotmasse ganz fein abgeschlagen. Der Pudding wird in der gebutterten, gestreuten Form 1 Stunde im Wasserbad gekocht. Die Schokolade kann auch weggelassen werden.

2. **Mit Schokolade oder Kirschen.** 60 Gramm Butter, 80 Gramm Zucker, Zitronenzucker, etwas Salz, 4 Eier, 40 Gramm geriebene Schokolade oder ½ Pfund entsteinte schwarze Kirschen, 125 Gramm altes, geröstetes, geriebenes Schwarzbrot oder Sanitasbrot, ⅛ Liter süßer Wein (nach Belieben Rum), 20 Gramm Mandeln, Zitronat und Orangeat, alles feingeschnitten, etwas Nelken und Zimt, letztere Zutaten nach Geschmack.

Man rührt die Butter schaumig, gibt Eigelb und alle übrigen Zutaten dazu, zuletzt den Schnee und Wein oder 1 Löffel Rum, füllt die Masse in die gebutterte, gestreute Form und kocht sie im Wasserbad 2 Stunden.

Süße Puddings

3. Mit Weinbeeren. 125 Gramm Schwarzbrot, 60 Gramm Butter, 4 Eier, 100 Gramm Zucker, 30 Gramm Weinbeeren, 40 Gramm Mandeln, etwas Zitronat und Orangeat, feingerieben, Zimt und Nelken nach Belieben.

Die Butter wird schaumig gerührt, mit Eigelb, Zucker, dem geriebenen Brot und den übrigen Zutaten vermischt. Zuletzt kommen einige Eßlöffel Rotwein sowie der steife Schnee der 4 Eiweiß darunter. Der Pudding wird in der gebutterten Form im Wasserbad 2—2½ Stunden gekocht.

837. Brotpudding mit Obstweinmost.

Zutaten: 250 Gramm altbackenes Schwarzbrot, ¼ Liter Wormser Obstmost „Borsdorfer", 100—150 Gramm Butter, 4 Eier, 2 Eßlöffel Zucker, 2 Eßlöffel geriebene Schokolade, einige feingehackte Mandeln, einige Korinthen.

Das Brot wird gerieben und in dem Most aufgeweicht. Indessen rührt man die Butter mit den Eigelb zu Schaum, gibt alles andere und auch das aufgeweichte Brot dazu, rührt alles zusammen gut ab, zieht den Schnee der Eiweiß darunter, füllt mit der Masse die Puddingform und kocht den Pudding in einer Stunde im Wasserbad fertig.

838. Makronenpudding.

Zutaten: 50 Gramm Butter, ½ Liter Milch, 3 Eßlöffel Mehl, ¼ Pfund zerbröckelte Makronen, davon ein Drittel bittere, 30 Gramm geriebene Mandeln, 3 Eigelb, 3 Schnee, Zucker.

Man bereitet aus Butter, Mehl, Makronen einen Brandteig wie zu Nr. 834, gibt in den abgekühlten Teig Mandeln, Eigelb und Eischnee, kocht die Masse in der vorbereiteten Form 1¼ Stunde und reicht sie mit Fruchttunke. Bereitet man den Pudding mit Haselnußmakronen, so sind auch die Mandeln durch Haselnüsse zu ersetzen.

839. Kaffeepudding.

Zutaten: ¼ Liter starker, schwarzer, koffeinfreier Kaffee, 50 Gramm Butter, 70 Gramm Mehl, 4—5 Eigelb, 3 Eiweiß, Zucker, Vanillezucker.

Man rührt unter die heiße Butter Mehl, Kaffeeextrakt, Zucker, dann sehr vorsichtig die Eigelb und zuletzt den Schnee von 3 Eiern und kocht den Pudding 1 Stunde in der vorbereiteten Form. Er wird gestürzt und Vanilletunke dazu gereicht oder abgekühlt und mit Schlagrahm überzogen.

840. Flan.

Zutaten: 4 Eier, ½ Liter Milch, 5 Löffel feiner Zucker, 3 Löffel Staubzucker, Vanillin.

Man läßt die Milch mit dem Zucker aufkochen und gießt sie über die gut verschlagenen Eier. Inzwischen werden 3 Löffel Staubzucker braun geröstet und die kleine Puddingform ganz damit ausgestrichen. Wenn der Zucker erkaltet ist, wird die Eiermasse in die Form gegossen und ½ Stunde im Wasserbad gekocht.

841. Englischer Pudding.

Zutaten: 8 Milchbrötchen, 70—120 Gramm Pflanzenfett (nach Belieben) oder ein Stück Butter, 60 Gramm Weinbeeren, 60 Gramm Sultaninen, ebensoviel feingeschnittenes Zitronat und Orangeat, abgeriebene Schale einer Zitrone, 5—6 Eigelb und Schnee.

Die Brötchen werden in der Milch geweicht und ausgedrückt. Dann verrührt man sie ganz fein mit dem Fett oder gibt beides zusammen durch die Hackmaschine. Die übrigen Zutaten werden dazugemischt, zuletzt der Eierschnee leicht darunter gehoben; dann wird die Masse in die gebutterte, mit Zucker dick ausgestreute Form gegeben und im Wasserbad 2 Stunden gekocht. Man reicht Weintunke dazu.

842. Kirschenpudding.

Zutaten: ¼ Pfund Zucker, 5 Eier, etwas Zimt, 30 Gramm Mehl, 60 Gramm Semmelbrösel und 1 Pfund Kirschen.

Der Zucker wird mit den Eidottern schaumig gerührt, die andern Zutaten beigegeben und gut vermischt, zuletzt der Eischnee darunter gehoben. Die Form wird mit Butter bestrichen, der Pudding 1 Stunde gekocht und beim Anrichten mit Kirschensaft übergossen.

843. Feiner Apfelauflauf oder -Pudding.

Zutaten: 70 Gramm Butter, 70 Gramm geriebene Mandeln (nach Belieben auch weniger), 5 Eier, 2 Pfund Äpfel, Rosinen, Zucker, Weinbeeren, Orangenschale und gewiegte Datteln.

Man rührt die Butter schaumig, gibt 5 Eigelb, Mandeln, die an Zucker abgeriebene Orangenschale, Zucker, sowie die gedünsteten Äpfel, die vorher durch das Sieb gestrichen werden, Rosinen, Weinbeeren, etwas Semmelbrösel und zuletzt den Schnee der 5 Eier darunter. Die Apfelspeise wird entweder in der Auflaufform ³/₄ Stunden gebacken oder 1 Stunde in der Puddingform im Wasserbad gekocht.

844. Schokoladepudding.

1. Zutaten: ½ Liter Milch, 125 Gramm Schokolade, 50 Gramm Butter, 80 Gramm Semmelbrösel, 30—50 Gramm Mandeln, 5 Eier, Zucker.

Man läßt die Schokolade, nachdem sie vorher mit etwas heißem Wasser aufgelöst wurde, in der Milch unter beständigem Rühren aufkochen, gibt Zucker, Brösel, die geschälten, geriebenen Mandeln und die Butter dazu und rührt die Masse auf dem Feuer so lange, bis sie sich vom Topfe löst. Nachdem sie ausgekühlt ist, kommen 5 Eigelb und der Schnee der 5 Eier daran. Man kocht den Pudding in der gut gebutterten, ausgestreuten Form 1 Stunde im Wasserbad und gibt ihn kalt oder warm mit Vanilletunke zu Tisch. Den kalten Pudding kann man mit einer Haube von Schlagrahm überziehen. Auch eine Glasur, die aus 50 Gramm Schokolade, in Zucker und Wasser gekocht, besteht und nach dem Aufstreichen in der Röhre getrocknet wird, verfeinert den kalten oder warmen Pudding.

2. 60 Gramm Butter, 60 Gramm Schokolade, 60 Gramm Zucker, 3 in Milch geweichte und durch das Sieb gestrichene Semmeln, 3 Eier. Man rührt die Butter schaumig, gibt die geriebene Schokolade, Zucker, den Semmelbrei, die Eigelb und den steifen Schnee der 3 Eier darunter, kocht die Speise in der Puddingform ³/₄ Stunden im Wasserbad und gibt sie mit Vanilletunke Nr. 1106 zu Tisch.

3. 30 Gramm Zucker, 4 Eier, 30—50 Gramm geschälte, geriebene Mandeln, 50 Gramm geriebene Schokolade. Man rührt Zucker und Eigelb schaumig, gibt Schokolade und Mandeln dazu, zuletzt den Schnee der Eier und kocht die Masse in der gut ausgebutterten Form ¾ Stunden im Wasserbad.

845. Biskuitpudding.

Zutaten: 125 Gramm Zucker, 6 Eier, 125 Gramm feines Mehl, Zucker, Zitronenzucker.

Der Zucker wird mit 6 Eigelb schaumig gerührt, 125 Gramm feines Mehl, die abgeriebene Schale von ½ Zitrone und der Schnee der Eier darunter gegeben. Man kocht die Masse in der gebutterten Puddingform 1 Stunde und reicht zum Pudding Frucht- oder Weintunke.

2. **Mit Hafermehl.** Man bereitet denselben Pudding mit 125 Gramm Hafermehl.

846. Biskuitpudding ohne Mehl.

Zutaten: 5 Eigelb, 5 Eiweiß, ¼ Pfund feiner Zucker, 1 Eßlöffel Arrak.

Eigelb und Zucker werden ½ Stunde gerührt, mit Arrak und dem steifen Schnee der Eier vermischt und in der gut gestrichenen, mit ganz feinen, gesiebten Semmelbröseln gestreuten Puddingform 1 Stunde im Wasserbad gekocht. (Hier kann Arrak nicht entbehrt werden.)

847. Gekochter Eiweißpudding.

Zutaten: 8 Eiweiß, 150 Gramm Zucker, Vanillezucker.

Man schlägt die Eiweiß zu steifem Schnee, mischt den Zucker und Vanillezucker ganz leicht und schnell darunter und kocht die Masse ¾ Stunden in der gebutterten Puddingform.

848. Schwammpudding.

Zutaten: 40 Gramm Butter, 50 Gramm Mehl, ½ Liter Milch, 3—4 Eier, Zucker.

20 Gramm Butter läßt man heiß werden, rührt das Mehl und die Milch dazu und den Brei so lange auf gelindem Feuer, bis er sich vom Topfe löst. Dann läßt man ihn ein wenig abkühlen und gibt 1 Eigelb daran. 20 Gramm Butter werden nun zu Schaum gerührt, mit 2—3 Eigelb, nach Belieben 1 Teelöffel Arrak und 1½ Löffel Zucker vermischt, unter den erkalteten Brei gegeben. Man hebt zuletzt den Schnee der Eier leicht darunter, füllt die Masse in die gebutterte, gestreute Form und kocht den Pudding im Wasserbad 1 Stunde.

849. Einfacher Brandteigpudding und Brandteigauflauf.

Zutaten: 50 Gramm Mehl, ⅛ Liter Milch, 50 Gramm Butter, 3 Eigelb, 3 Eiweiß, 50 Gramm Zucker.

Man bereitet aus Mehl, Butter, Zucker und Milch einen Brandteig wie zu Nr. 850, gibt, wenn er etwas ausgekühlt ist, Eigelb und Schnee dazu, kocht die Masse in der gebutterten Form 1 Stunde und reicht sie mit Fruchttunke.

Zum **Auflauf** nimmt man ¼ Liter Milch, 4 Eier und 60 Gramm Butter und bereitet ihn wie oben. Der fertige Teig wird in der Form ½ Stunde gebacken.

850. Holländerpudding — Holländerauflauf.

Zutaten: 100 Gramm Mehl, 80 Gramm Butter, 80 Gramm Zucker, knapp ½ Liter Milch, 50 Gramm geschälte, geriebene Mandeln, 6—7 Eier.

Man läßt die Milch kochend werden, gibt Mehl, Butter, Zucker und Mandeln hinein, rührt den Teig, bis er sich vom Topfe löst, rührt in die etwas abgekühlte Masse die Eigelb und zuletzt den Schnee und bäckt die Masse in der gebutterten, gestreuten Auflaufform oder kocht sie als Pudding im Dunst 1 Stunde. Mit Vanillezucker oder abgeriebener Zitronenschale kann gewürzt werden.

851. Kaiserpudding oder Kaiserauflauf.

Dieselbe Brandteigmasse wie für Holländerpudding Nr. 850 wird ohne Mandeln bereitet. Man gibt, nachdem die Eigelb mit dem Teig verrührt sind, vorher gebrühte Sultaninen, feingeschnittenes Zitronat und Orangeat darunter und zieht zuletzt den Schnee unter die Masse.

852. Cerespudding — Ceresauflauf.

Dieselbe Zubereitung wie für Holländerpudding Nr. 850. Nachdem die Eigelb mit der Masse verrührt sind, gibt man feingeschnittene Apfelscheibchen, die ungefähr 1 Stunde mit Zucker bestreut und nach Belieben mit Wein beträufelt gestanden haben, unter die Masse und beendigt wie angegeben.

853. Bananenpudding — Bananenauflauf.

Man gibt unter die bei Holländerpudding Nr. 850 angegebene Teigmasse, nachdem sie mit den Eigelb verrührt ist, feine Bananenscheibchen, die erst einige Zeit mit Zitronensaft beträufelt, mit Zucker bestreut stehen müssen und beendigt den Pudding oder Auflauf wie diesen.

854. Weckpudding oder Weckauflauf.

Zutaten: 50 Gramm Butter, 15 Gramm Weinbeeren, ebensoviel Rosinen und geriebene Mandeln, 3 Eier, 4—5 Milchbrötchen, Zucker.

Man schneidet die abgeriebenen Brötchen in feine Scheiben, läßt sie 1 Stunde in Milch weichen und drückt sie fest aus. Inzwischen wird die Butter zu Schaum gerührt, mit den Eigelb, etwas Zucker und Zitronenzucker, den vorbereiteten Semmeln und den übrigen Zutaten vermischt. Nachdem man den Schnee leicht darunter gehoben hat, bäckt man den Auflauf in der gebutterten, gestreuten Form $1/2$ Stunde oder füllt die Masse in die Puddingform und kocht sie im Wasserbad $3/4$—1 Stunde.

855. Pudding aus gebackenen Semmelschnitten.

Zutaten: 6 Semmeln, etwas Milch, 1 Eigelb, 2 Eier, $1/2$ Liter Milch, Zucker und Vanille, Rosinen, Weinbeeren.

Die abgeriebenen Semmeln werden in fingerdicke Scheiben geschnitten, in 1 Eigelb und etwas Milch geweicht, in heißem Schmalz gebacken. Man legt sie schichtenweise mit Rosinen und Weinbeeren in die vorbereitete Puddingform, verquirlt ½ Liter Milch mit 2 Eiern sowie Zucker und Vanillezucker, gießt es darüber, läßt die Speise einige Zeit weichen und kocht sie dann ¾ Stunden.

856. Nudelpudding oder Nudelauflauf mit Früchten.

Zutaten: 200 Gramm mittelfeine Bandnudeln, 2—3 Eier, Milch, Zucker, Butter, 1 Pfund Pflaumen oder Kirschen usw.

Man kocht die Nudeln in Wasser mit etwas Salz halbweich, läßt sie abtropfen und gibt eine Lage in die gebutterte Form. Darauf kommen entsteinte, nach Belieben geschälte Pflaumen oder schwarze Kirschen, auch Dunstobst, dann eine Lage Nudeln usw. Die Eier werden mit reichlich Zucker, etwas Vanillin und ¼ Liter Milch verquirlt und darübergegossen. Bäckt man die Speise als Auflauf, kommen Butterflöckchen und Semmelbrösel obenauf, kocht man sie als Pudding, werden Butterflöckchen zwischen die Nudeln gegeben. Kochzeit: 1 Stunde.

857. Tapiokapudding.

Zutaten: ½ Liter Milch, 50 Gramm Butter, 120 Gramm Tapioka, 5—6 Eier, Zitronenzucker.

Die Butter wird in der Milch aufgekocht, der Tapioka hineingerührt. Man läßt ihn ganz langsam ½ Stunde quellen und auskühlen, gibt dann die Eigelb, Zucker, Zitronenzucker und den steifen Schnee der 6 Eier unter die Masse, füllt sie in die gebutterte und gestreute Puddingform und läßt den Pudding ¾ Stunden im Wasserbad kochen.

858. Einfachster Reispudding.

Zutaten: 125 Gramm Reis, ¾ Liter Milch, 1 Stück Butter, 1 Ei, 1 Eigelb, 3 Eiweiß, Zucker.

Der Reis wird in der Milch mit der Butter und Zucker, sowie etwas Vanillezucker weich gekocht. Unter den etwas ausgekühlten Brei rührt man ein ganzes Ei, 1 Eigelb, zuletzt den Schnee und nach Belieben gebrühte Sultaninen und Weinbeeren und kocht die Masse in der gebutterten, gestreuten Form 1½—2 Stunden.

859. Feiner Reispudding.

1. Zutaten: 125 Gramm Reis, ½ Liter Milch, gut gemessen, 4 Eier, 50 Gramm Butter, 60 Gramm Zucker, 40 Gramm gewaschene und getrocknete Sultaninen, 30 Gramm Weinbeeren, etwas abgeriebene Zitronenschale und 30 Gramm geriebene Mandeln oder Nüsse.

Der Reis wird in der Milch mit etwas Zucker weich gekocht und ausgekühlt. Dann rührt man die Butter schaumig, gibt die Eigelb, Zucker, Rosinen usw. dazu, rührt nach Belieben noch einige Löffel dicken Rahm unter die Masse, sowie den Schnee der 4 Eiweiß und kocht sie 1¾ Stunden im Wasserbad.

2. Man gibt ungefähr 65 Gramm bittere, zerbröckelte Makronen unter die Reismasse und läßt Rosinen, Mandeln usw. weg.

860. Grießpudding.

Zutaten: 125 Gramm Grieß, ½ Liter Milch, Zucker, etwas Zitronenzucker, 30—50 Gramm Butter, 3—5 Eier.

Der Grieß wird in der Milch weichgekocht, wozu man am besten groben Grieß verwendet; dann rührt man die Butter schaumig, gibt Zucker, Eigelb, den abgekühlten Brei und zuletzt den steifen Schnee der Eier dazu und kocht den Pudding in der gebutterten Form 1½ Stunden. Man reicht ihn mit Fruchttunke oder Kompott.

861. Fadennudelpudding.

1. Zutaten: 70 Gramm Fadennudeln, ½ Liter Milch, 50 Gramm Butter, 3—5 Eier, 1 Eßlöffel Zucker, Zitronenzucker.

Man rührt die Nudeln in die kochende Milch und läßt sie, nachdem sie ganz weich sind, etwas auskühlen. Die Butter wird schaumig gerührt, Eigelb, Zitronenzucker, Zucker, die Nudelmasse und zuletzt der Schnee dazugegeben und der Pudding 1 Stunde in der gebutterten, gestreuten Form gekocht.

2. **Mit Mandeln.** Man gibt unter die Masse 30 Gramm geriebene Mandeln und etwas Muskatblüte.

862. Hefenpudding.

Zutaten: ½ Pfund Mehl, 20 Gramm Butter, 3 Eier, 10 Gramm Hefe, Zucker, etwas Zitronenzucker, Zimt, 50 Gramm Weinbeeren, 20 Gramm Sultaninen, eine Messerspitze Salz.

Man löst die Hefe in etwas lauwarmer Milch auf, gibt ungefähr 60 Gramm Mehl dazu und läßt sie damit gehen. Inzwischen wird die Butter schaumig gerührt, nach und nach Zucker, Eier, die übrigen Zutaten, dann das mit der Hefe vorbereitete Mehl und das übrige Mehl daruntergemischt und die Masse geschlagen, bis sie Blasen wirft. Man läßt sie in der gebutterten Form noch einmal ½ Stunde gehen und kocht sie dann im Wasserbad 1½ Stunden.

863. Kabinettpudding mit Weintunke.

1. Man schneidet abgeriebene Semmeln oder alten Hefenkuchen, auch Zwieback usw. in kleine Stückchen, gibt feingeschnittenes Zitronat, Orangeat, Weinbeeren, Sultaninen dazwischen. Dann bereitet man eine Creme aus ½ Liter Milch, 3 Eigelb, 4 Löffel Zucker und 1 Kaffeelöffel Stärkemehl, die auf dem Feuer so lange geschlagen wird, bis sie anfängt zu kochen, mischt sie unter das vorbereitete Gebäck und kocht die Masse 1 Stunde in der gebutterten Form. Zu dem Pudding wird folgende Tunke gereicht: 3 Eigelb, 100 Gramm Zucker, ¼ Liter Wein, Saft ½ Zitrone werden auf dem Feuer dicklich geschlagen.

2. Statt der Semmeln oder Kuchen kann man auch zerbröckelte **Makronen** verwenden.

3. **Einfache Art.** ½ Pfund Löffelbiskuits, 2—3 Eier, Zucker, ½ Liter Milch, Vanille. Zu diesem Pudding lassen

sich auch alle Arten von Kuchenresten verwenden: Sandkuchen, Biskuitkuchen, besonders gut eignet sich süßer Zwieback. Man füllt mit Biskuits oder Kuchenscheiben oder Zwiebäcken die gebutterte, gestreute Form, verquirlt die Eier mit Zucker und Milch, gibt etwas abgeriebene Zitronenschale oder Vanillezucker daran, gießt es über die Masse (sie muß von der Milch bedeckt sein), läßt den Pudding noch $1/2$—1 Stunde stehen und kocht ihn dann 1 Stunde im Wasserbad.

864. Biskuit-Kabinettpudding.

Zutaten: 100 Gramm Biskuits, 60 Gramm Sultaninen, 50 Gramm ausgesteinte Rosinen, einige Weinbeeren, 30 Gramm kleingeschnittene, geschälte Mandeln, 20 Gramm Zitronat, 20 Gramm Orangeat, Zucker, Vanillezucker, 1 ganzes Ei, 3 Eigelb, $3/8$ Liter Milch.

Man legt die gut gestrichene Form mit Löffelbiskuits aus, streut auf den Boden Rosinen usw. und gibt darüber gebrochene Biskuits, bestreut sie wieder mit den feingeschnittenen Zutaten, legt darauf Biskuits und fährt fort, bis die Form gefüllt ist. Man verquirlt die Eier mit der gezuckerten Milch, gießt sie darüber und kocht den Pudding 1 Stunde im Wasserbad.

865. Butterbrotpudding. — Butterbrotauflauf.

1. Man bestreicht Semmelscheiben ohne Rinde mit Butter, schichtet sie lagenweise mit Sultaninen, Weinbeeren, feingeschnittenen Mandeln, Zitronat und Orangeat in die Form und übergießt sie mit Vanilletunke oder mit Eiermilch nach Nr. 863,$_3$. Kochzeit: 1 Stunde. Ebenso kann der Pudding mit Weißbrot und Nußbutter bereitet werden; auch kann man statt der Sultaninen ausgesteinte schwarze Kirschen zwischen die Lagen von Weißbrot geben.

2. Als Auflauf wird die Speise wie Pudding vorbereitet, kommt sogleich, mit Butterflöckchen belegt, in der Auflaufform in den Backofen und wird $3/4$ Stunden gebacken.

866. Mandelpudding.

Zutaten: 125 Gramm Mandeln, ¼ Liter Milch, 100 Gramm Zucker, etwas Orangeat und Zitronat, 6 Eier.

Die geschälten Mandeln werden geröstet, fein gerieben, in der Milch mit dem Zucker, feingeschnittenen Orangeat und Zitronat zu einem dicken Brei gekocht. Man gibt, wenn er erkaltet ist, die Eigelb und die steifgeschlagenen Eiweiß dazu und kocht den Pudding ¾ Stunden in der gestrichenen Form im Wasserbad. Die Masse kann auch durch ein Sieb gegeben und dann mit den Eiweiß vermischt werden.

867. Nußpudding.

Zutaten: 100 Gramm Butter, 2 in Würfel geschnittene Semmeln, 5 Eier, 50 Gramm geriebene Mandeln, 50 Gramm geriebene Nüsse, 32 Gramm geriebene Schokolade.

Man rührt die Butter schaumig, gibt die 5 Eigelb nach und nach dazu, dann Zucker, Schokolade, die in Milch geweichten und ausgedrückten Semmeln, Mandeln, Nüsse und zuletzt den Schnee der 5 Eier und kocht den Pudding 1½ Stunden in der vorbereiteten Puddingform.

868. Beerenpudding.

Zutaten: 150 Gramm abgeriebenes Weißbrot, 50 Gramm Butter, 3—4 Eier, 50 Gramm geriebene Mandeln, 100 Gramm Zucker, etwas Zitronenzucker, 250 Gramm abgepflückte, gewaschene, reife Johannisbeeren oder Brombeeren, oder Beeren von Weintrauben, auch Himbeeren usw.

Man rührt die Butter schaumig, gibt Eigelb, Zucker, Mandeln, das etwas in Milch geweichte und ausgedrückte Brot, die Beeren und den Schnee der Eier dazu und kocht die gut verrührte Masse 1 Stunde in der gebutterten Form im Wasserbad. Ist sie zu feucht, mischt man etwas Semmelbrösel unter den Teig.

869. Englischer Plumpudding.

Zutaten: 100 Gramm Mehl, 100 Gramm Pflanzenbutter, 100 Gramm Korinthen, 150 Gramm gewiegte Rosinen ohne

Kerne, 30 Gramm Zucker, je 15 Gramm feingeschnittenes Zitronat und Orangeat, etwas Muskat, 1 Löffelchen Rum, etwas Salz, 2 Eier.

Die Zutaten werden miteinander verrührt, die feingewiegte Pflanzenbutter dazu gemischt. Man kocht die Masse in der Puddingform 4 Stunden und serviert mit Weintunke. Der Engländer übergießt seinen Plumpudding mit Arrak, zündet ihn an und bringt den Pudding flammend zu Tisch.

870. Roter Schaumpudding.

Zutaten: ½ Liter Wasser mit ¼ Liter Johannis- oder Himbeersaft gemischt oder ¼ Liter Wasser, ¼ Liter Saft, ¼ Liter Rotwein, 60 Gramm Hoffmanns Stärkemehl, 5 Eier, etwas Zitronensaft, Zucker.

Man läßt Wasser und Saft zum Kochen kommen, verquirlt das in wenig Wasser gelöste Mehl mit den Eigelb, rührt es in die kochende Flüssigkeit und rührt so lange fort, bis es schaumig wird. Nach dem Erkalten wird der Schnee von 5 Eiern darunter gemischt, die Masse in die gebutterte Puddingform gegossen und ½ Stunde im Wasserbad gekocht.

871. Bananenschaumpudding.

Zutaten: 4—5 Bananen, je nach der Größe, 2—3 Eier, 50 Gramm Brösel, 30 Gramm Sultaninen, Saft und abgeriebene Schale ½ Zitrone, ⅛ Liter Wein.

Die Bananen werden durch das Haarsieb gedrückt, mit den Eigelb, Semmelbröseln, Sultaninen und Weinbeeren, Gewürz, Wein und Schnee der Eiweiß vermischt. Ist die Masse zu feucht, gibt man noch etwas Brösel darunter und kocht den Pudding in der gebutterten, gestreuten Form 1½—2 Stunden.

872. Warmer Speisenmehlpudding.

Zutaten: ¼ Liter Milch, 62 Gramm Butter, 62 Gramm Zucker, 80 Gramm Hoffmannsmehl, 4 bittere, einige süße Mandeln, etwas Salz, 4 Eier.

Das in kalter Milch aufgelöste Mehl, die Hälfte der Butter und etwas Salz werden zu einem festen Teig auf dem Feuer abgerührt, 1 Eigelb dazugegeben. Mit dem Rest der Butter werden 3 Eigelb schaumig gerührt, der vorbereitete Teig, die geriebenen Mandeln und zuletzt der Schnee darunter gemischt. Nach Geschmack können kleingeschnittene, eingemachte Früchte unter die Masse gemischt und statt Mandeln Zitronensaft und Zitronenzucker als Würze verwendet werden. Man kocht den Pudding ³/₄ Stunden im Wasserbad oder Dampf in der gebutterten, gestreuten Form und reicht Obst- oder Vanilletunke dazu.

873. Eleonorenpudding.

Man belegt den Boden einer offenen Form mit Löffelbiskuits, gibt Aprikosen- oder andere Marmelade darauf, dann wieder Biskuits und Marmelade usw., bis die Form gefüllt ist; zuletzt kommen Biskuits. Dann übergießt man die Speise mit vier in einem knappen Viertelliter Rahm verquirlten Eiern, läßt sie etwas anziehen und kocht sie dann im Wasserbad im Bratofen ³/₄—1 Stunde.

Warme süße Mehlspeisen.

874. Böhmische Dalken.

Zutaten: 150 Gramm Mehl, 2 Eier, 10 Gramm Hefe, 20 Gramm Butter, alles lauwarm.

Die in lauwarmer Milch aufgelöste Hefe wird mit dem Mehl und den Eigelb gut verarbeitet, mit der zerlassenen Butter, etwas Salz, Zucker und Zitronenzucker, gut gewaschenen Weinbeeren und dem Schnee der beiden Eier vermischt. Der Teig muß gehen und wird dann in der Ochsenaugen- oder Dalkenpfanne oder in den Löchern der Rohrnudelpfanne gebacken. Man gibt in jede Vertiefung etwas

Schmalz oder Pflanzenbutter, läßt es ganz heiß werden und füllt hierauf in die Vertiefung einen Löffel Teig. Die Talken werden, wenn sie auf der unteren Seite hellbraun sind, gewendet, auch auf der anderen Seite gebacken und mit Zucker bestreut zu Tisch gegeben. Oder: Man rollt den Teig ½ Zentimeter dick aus, sticht mit dem Krapfenstecher Küchlein ab, füllt je zwei mit Marmelade, bestreicht die Ränder mit Eiweiß und bäckt die Kuchen in heißem Schmalz.

875. Talken mit saurem Rahm.

1. **Zutaten:** ⅛ Liter saurer Rahm, 4 Eigelb, Schnee von 4 Eiweiß, Salz, 130 Gramm Mehl.

Die Zutaten werden verrührt, wie böhmische Talken, Nr. 874, gebacken und mit Zucker bestreut.

2. **Mit Äpfeln.** Man verrührt 3 Eier, etwas Mehl, einen guten Viertelliter Milch, gibt dickes, vorbereitetes Apfelmus dazu und so viel Brösel, daß es einen dicken Teig gibt und bäckt ihn wie Talken Nr. 874. Sie werden mit Zucker bestreut gereicht.

876. Quarkkrapfen.

Zutaten zur Fülle: ½ Pfund Quark, 50 Gramm Weinbeeren, Rosinen, 50 Gramm geriebene Mandeln, 100 Gramm Zucker, etwas Rahm. Zum Teig: 250 Gramm Mehl, 60 Gramm Butter, 1 Eigelb, etwas Wein und so viel Wasser, daß sich der Teig von der Schüssel löst.

Man verarbeitet den Teig sehr gut, rollt ihn aus und sticht mit einem Glas kleine Kuchen ab. Dann werden die Zutaten der Fülle zusammengerührt und zwischen je 2 der ausgestochenen Kräpflein gestrichen. Damit die Quarkmasse nicht auslaufen kann, bestreicht man die Krapfen mit Eiweiß und bäckt sie sodann in heißem Fett in der Bratpfanne.

877. Böhmische Kollatschen.

Zutaten: 3 Eigelb, 200 Gramm Mehl, 70—100 Gramm zerlassene Butter, nach Belieben noch mehr, 10 Gramm Hefe, ⅛ Liter Milch.

Das Mehl wird in eine tiefe Schüssel gegeben, in die Mitte eine Grube gemacht und die in Milch aufgelöste Hefe hineingegossen. Nachdem es ½ Stunde gegangen ist, mischt man Butter, Eigelb, etwas Zucker und eine Prise Salz, sowie etwas abgeriebene Zitronenschale darunter, schlägt den Teig kurz ab und läßt ihn 1½ Stunden an warmem Ort zugedeckt gehen. Dann wird er so lange tüchtig geschlagen, bis er obenauf Blasen wirft, auf das bemehlte Brett gelegt und mit dem Nudelholz fingerdick ausgewallt. Man sticht Plätzchen mit dem Krapfenstecher oder dem Viertelliterglas aus, läßt sie noch einmal kurze Zeit gehen, macht in die Mitte ein Grübchen, füllt es mit irgendeiner Marmelade und bestreicht die Gollatschen mit Eiweiß und geriebenen Mandeln. Sie werden auf dem Blech im Ofen gebacken.

Der Gollatschenteig eignet sich auch vorzüglich zu Krapfen. In diesem Falle werden die mit dem Krapfenstecher ausgestochenen Stücke in schwimmendem Butterschmalz herausgebacken. Man gibt das Schmalz in einen kleinen Topf und bäckt immer zwei und zwei nacheinander, um Schmalz zu sparen.

878. Orientkipfel.

Zutaten: 200 Gramm Mehl, 100 Gramm Butter, 2 Eigelb, 30 Gramm in etwas Milch aufgelöste Hefe, 2 Eßlöffel Rahm, etwas Salz und Zucker.

Man bereitet den Hefenteig wie Nr. 877, rollt ihn messerrückendick aus und schneidet mit dem Rädchen ungefähr 6 Zentimeter große viereckige Stücke ab, bestreicht sie mit folgender Fülle und bäckt sie auf dem gebutterten Backblech.

Fülle: 120 Gramm Zucker werden in ¼ Liter Wasser gekocht, 100—120 Gramm geriebene Haselnüsse oder Mandeln und 2 Eßlöffel Weißwein darunter gegeben.

879. Faschings-Krapfen.

1. Zutaten zu feinem Teig: 70 Gramm Butter, 4 Eigelb, 1 Löffel Zucker, ½ Pfund Mehl, etwas Milch, 15 Gramm Hefe, etwas abgeriebene Zitronenschale, Salz, alles lauwarm.

2. Zu einfacher Art: 500 Gramm Mehl, 4 Eier, ¼ Liter Milch, 50—70 Gramm Butter, 30 Gramm Hefe, Zucker, Salz.

Butter, Eigelb und Zucker werden schaumig gerührt, dann Zitronenzucker, Mehl, etwas Salz langsam dazu gemischt und zuletzt die inzwischen in der Milch aufgelöste Hefe. Der Teig wird geschlagen, bis er ganz zart ist und Blasen wirft. Dann gibt man ihn auf das bemehlte Brett, rollt ihn mit dem Nudelholz ganz leicht in ungefähr 1 Zentimeter Dicke aus, zeichnet mit dem Krapfenstecher die Krapfen, sticht sie aber noch nicht aus. In die Mitte eines jeden Krapfens macht man eine kleine Vertiefung mit dem Finger, gibt ein Löffelchen Himbeer- oder Aprikosen- oder Orangenmarmelade darauf, sticht dann die Krapfen aus, legt je 2 aufeinander, drückt die Ränder mit den Fingerspitzen fest zusammen, damit die Marmelade eingeschlossen ist. Man legt die Krapfen nicht zu nahe aneinander auf ein erwärmtes Brett und läßt sie, mit einem Tuch zugedeckt, gehen. Sie müssen um die Hälfte größer werden. Nun gibt man in einen ziemlich großen Topf so viel Schmalz, daß er 4 Zentimeter hoch damit gefüllt ist, wirft nicht mehr Krapfen, mit der oberen Seite nach unten, in das siedende Schmalz, als bequem schwimmen können, und läßt sie zugedeckt 3 Minuten kochen. Sie werden dann mit einem Hölzchen umgedreht und im offenen Topf ungefähr 5 Minuten weiter gebacken, bis sie eine schöne gelbbraune Farbe haben. Man legt sie zum Entfetten auf Papier oder Brot und bestreut sie dick mit Zucker. Der Teig darf bei der Bereitung so wenig als möglich mit den Fingern angefaßt werden.

880. Rohrnudeln.

Zutaten: 250 Gramm Mehl, $\frac{1}{10}$ Liter Milch, 15 Gramm Hefe, 1—2 Eier, 20—40 Gramm zerlassene Butter, etwas Zucker, Zitronenzucker.

Man rührt die Hefe und Milch zusammen, läßt es in der Mitte des ebenfalls gewärmten Mehls gehen, mischt Eier, Butter, Zucker, Zitronenzucker und etwas Salz dazu, schlägt den Teig fein ab, gibt ihn auf das Brett und rollt ihn zu einer 3 Zentimeter dicken Wurst aus. Von dieser schneidet man gleichmäßige

Stückchen, formt sie zu kleinen Krapfen, gibt in die Vertiefungen der Rohrnudelform ein wenig Butter und in jede einen Krapfen. In Ermangelung einer solchen Form wird die gestrichene Auflaufform verwendet, doch müssen hier die Nudeln mit Zwischenraum eingesetzt werden. Nachdem sie noch aufgegangen sind, bäckt man sie im Ofen bei guter Oberhitze gelbbraun, gießt dann $1/8$ Liter heiße, mit Zucker und Vanille gemischte Milch darüber und läßt sie noch kurze Zeit backen, bis die Milch eingesogen ist.

881. Dampfnudeln.

Dieselbe Teigbereitung wie für Nr. 880. Man rührt den Teig erst mit der Hälfte der Zutaten und des Mehls ab und läßt ihn gehen, gibt dann Butter, Zucker und das übrige Mehl dazu, läßt ihn wiederum gehen und, nachdem ganz kleine Krapfen geformt sind, zum dritten Male. In einem Dampftopf muß ein Stückchen Butter heiß werden; $1/4$ Liter Milch wird dazu gegossen, ebenso Zucker und Vanillezucker eingestreut. In die kochende Milch legt man die ebenfalls nach Nr. 880 vorbereiteten Nudeln nicht zu dicht, so daß sie noch aufgehen können, wendet sie nach $1/4$ Stunde, wenn die untere Seite braun ist, und läßt sie offen fertig kochen, damit sie auf allen Seiten Kruste bekommen. Wird ein gewöhnlicher Topf oder die Auflaufform verwendet, müssen die Nudeln fest zugedeckt und über den Deckel ein nasses Tuch gelegt werden.

2. **In Fruchttunke.** Man verwendet statt der Milch $1/4$ Liter Himbeer-, Kirsch-, Heidelbeer- oder Johannisbeersaft.

882. Äpfel im Schlafrock.

Zutaten: Butterteig aus 160 Gramm Mehl, 80 Gramm Butter, 40 Gramm Zucker oder Blätterteig Nr. 1111 oder Hefenteig Nr. 1117, Butterteig Nr. 1114.

Die Äpfel werden geschält, ausgestochen und einige Stunden vor dem Gebrauch mit Wein beträufelt und mit Zucker bestreut. Dann füllt man sie mit irgendwelcher Marmelade oder Gelee oder Preiselbeeren oder mit geschälten, geriebenen Mandeln, die heißem Fett braun. Man reicht Fruchttunke, wie Hagebutten-, Aprikosen-, Pflaumentunke dazu.

885. Gefüllte Reisküchlein.

Zutaten: 125 Gramm Reis, ½ Liter Milch, Vanillin und Zucker, etwas Butter.

Man kocht daraus einen steifen Brei, streicht ihn fingerdick auf eine ausgespülte Platte und läßt ihn erkalten. Dann werden mit dem Krapfenstecher Küchlein ausgestochen, mit Eigelb bestrichen und zwischen je zwei derselben Aprikosen-, Zwetschgen- oder eine andere Marmelade gefüllt. Man wendet sie in Ei und Semmelbröseln, bäckt sie in heißem Fett und wendet sie vor dem Anrichten nochmals in grobem Zucker oder in Zucker und in geriebener Schokolade. Statt der Marmelade können sie auch mit (im Ofen ohne Flüssigkeit) geweichter Schokolade gefüllt werden.

886. Reisbirnen.

1. Zutaten: ½ Pfund Reis, 1 Liter Milch, 1—2 Eigelb, Zucker, Zitronenzucker.

Man kocht einen dicken Reisbrei, vermischt ihn mit dem Eigelb, Zucker, Zitronenzucker, läßt ihn auskühlen, aber nicht erkalten, formt Küchlein in der Form von Birnen daraus, gibt ihnen als Stil ein Stückchen Zitronat, als Krone eine Nelke, wendet sie, wenn sie ganz erkaltet sind, in Ei und Semmelbröseln und bäckt sie in heißem Schmalz.

2. Die erkaltete, geformte Reisbirne wird der Länge nach sehr vorsichtig geteilt, mit 4—5 eingemachten, ausgesteinten Kirschen gefüllt; man drückt die beiden Hälften wieder zusammen und beendet wie oben. Oder man füllt mit Gelee.

887. Luftküchlein.

Zutaten: 5 Eßlöffel Mehl, ¼ Liter Milch, 100 Gramm Butter, 6 Eier.

Mehl und Milch werden mit der Butter und etwas Zucker gut verrührt, dann auf dem Feuer geschlagen, bis sich der Teig man mit etwas Milch, Zucker, Weinbeeren, Vanillezucker und nach Belieben etwas zerbröckelten Makronen vermischt. Der zu verwendende Teig wird kaum $^1/_2$ Zentimeter dick ausgerollt und in ungefähr 10 Zentimeter große Vierecken mit dem Rädchen geschnitten. Die Größe der Teigstückchen ist nach der Größe der Äpfel zu richten. Man bepinselt jedes Stückchen mit Eiweiß, legt den Apfel darauf, schlägt die 4 Enden des Teiges darüber zusammen, bestreicht sie mit Eigelb und streut nach Belieben feingehackte Mandeln und Zucker obenauf. Gewöhnlich bestreut man sie nicht. Auf dem Backblech im Ofen werden die Äpfel im Schlafrock bei guter Hitze gebacken.

2. **Kirschen im Schlafrock.** Statt der Äpfel lassen sich eingemachte Kirschen ohne Saft, Marmelade, Preiselbeeren usw. als Fülle verwenden.

883. Holunderstrauben.

Die Holunderblüten werden gereinigt, gut gewaschen und in kleinere Stücke geteilt, doch achte man darauf, daß es immer eine zusammenhängende Blütendolde mit kurzem Stil zum Anfassen bleibt. Die fertigen Strauben sollen ungefähr handgroß sein. Man bereitet dann Ausbackteig Nr. 154 oder Nr. 155 und taucht die Blüten hinein, doch müssen sie nicht in einem Ballen zusammenhängen, sondern die Blütenzweige durch den Teig verteilt sein; dann bäckt man die Strauben am besten in schwimmendem Schmalz und gibt sie dick gezuckert zu Tisch. Wein-, auch Vanilletunke wird dazu gereicht.

884. Reisschnitten.

Zutaten: 125 Gramm Reis, ½ Liter Milch, 1—2 Eier, Zucker, etwas abgeriebene Zitronenschale, eine Prise Salz, ein Stückchen Butter.

Man läßt den Reis in der Milch mit Zucker, Butter und dem Gewürz weich kochen, rührt nach dem Erkalten die Eier darunter und, wenn nötig, etwas Semmelbrösel; doch kann der Teig auch ohne Eier bereitet werden. Aus der ganz erkalteten steifen Masse formt man Kräpfchen oder längliche Küchlein, wendet sie in Ei und Semmelbröseln und bäckt sie in vom Topfe löst. Wenn dieser halb ausgekühlt ist, schlägt man 6 Eier (eines nach dem andern) dazu, sticht mit dem Löffel Küchlein ab und bäckt sie in heißem Schmalz.

888. Windbeutel.

Zutaten: 125 Gramm Mehl, 125 Gramm Butter, ¼ Liter Wasser, 70 Gramm Zucker, 3 Eigelb, 3 Schnee.

Von Butter und Mehl rührt man mit dem kochenden Wasser auf dem Feuer einen Brandteig, fügt dann Eigelb, Zucker und zuletzt den Schnee dazu, setzt Häufchen auf das Blech und bäckt sie im Ofen bei guter Hitze. Sie werden mit Zucker bestreut angerichtet.

889. Windbeutel auf andere Art.

¼ Liter Milch, ¼ Liter Mehl, ein Stückchen Butter werden gekocht, bis sie sich vom Topfe lösen. Dann rührt man 3 bis 4 Eier an den Teig, sticht mit dem Löffel Häufchen ab und kocht sie in schwimmendem Schmalz. Der Teig kann gezuckert oder gesalzen werden, je nachdem man die Windbeutel zu Gemüse oder als Nachspeise mit Zucker bestreut gibt.

890. Windbeutel mit Schlagrahm oder Marmelade.

Zutaten: ¼ Liter Milch, 150 Gramm Mehl, 150 Gramm Butter, 5 Eier, Zucker, Salz.

Man kocht Milch, Butter, Zucker und etwas Salz zusammen auf, rührt das Mehl hinein und kocht die Masse, bis sie sich vom Topfe löst. Nachdem sie ausgekühlt, werden die Eier dazugegeben und mit dem in kaltes Wasser getauchten Löffel Häufchen auf das bemehlte Blech gesetzt. Man bäckt sie sogleich bei guter Hitze. Von den erkalteten Windbeuteln schneidet man ein Deckelchen ab, füllt sie mit Fruchtmarmelade oder Schlagrahm und legt den Deckel leicht oben auf. Oder man füllt sie ganz hoch mit Schlagrahm, der nach Belieben mit Erdbeeren vermischt werden kann, und läßt den Deckel weg.

891. Gebackener Mehlbrei.

Zutaten: ¼ Liter Milch, 30 Gramm Hoffmannsmehl, 2 Eigelb, Vanillin oder Zitronenzucker, Zucker.

Man bereitet steifen Brei wie zu Flammeri Nr. 1001, doch können die Eigelb weggelassen werden, streicht ihn fingerdick auf ein Brett oder eine flache Porzellanplatte und schneidet ihn, wenn er erkaltet ist, in ungefähr 8 Zentimeter lange, 4 Zentimeter breite Stücke. Diese werden wie Grießschnitten in Ei und Semmelbröseln gewendet, in heißem Schmalz gebacken, mit Zucker bestreut.

892. Ertrunkene Jungfern.

1. Man reibt 4—6 Milchbrötchen ab, schneidet sie in Scheiben, legt sie in Milch, drückt sie ganz leicht aus, wendet sie in Ei und Semmelbröseln und bäckt sie in Schmalz oder Pflanzenfett. Dann läßt man Rotwein mit entsprechend Zucker und etwas Zitronenschale siedend werden, legt die gebackenen Brotscheiben hinein, kocht sie darin auf und richtet sie in dem Wein an.

2. Abgeriebene Mundbrote werden jedes in 4 Scheiben geschnitten, 1—2 Eier verquirlt, mit etwas Wein, Zucker und abgeriebener Zitronenschale vermischt und darüber gegossen, damit das Brot durchweicht. Dann legt man die Scheiben auf ein Sieb, damit sie ablaufen, paniert sie mit Ei und Semmelbröseln, spickt sie nach Belieben mit geschnittenen Mandeln und bäckt sie in heißem Schmalz. Man bestreut sie mit Zucker und Zimt und reicht Wein- oder Hagebuttentunke dazu.

893. Pavesen.

Man bereitet sie wie Nr. 892,₂ und gibt sie ohne Weintunke mit Kompott zu Tisch.

2. Man verrührt 1 Ei mit sauerem Rahm, Zucker, geriebenen Mandeln und Vanillezucker, wendet darin die abgeriebenen, in Milch und Ei geweichten Semmelscheiben und bäckt sie fertig.

3. Man verrührt ¼—½ Pfund Walderdbeeren mit 2 Eigelb, Zucker und dem Schnee von 4 Eiweiß, streicht die Masse auf die nach 2. vorbereiteten Schnitten und bäckt diese im Ofen auf dem gebutterten Blech.

894. Gefüllte Pavesen.

1. 5—6 Milchbrötchen vom Tag vorher werden abgerieben, in ½ Zentimeter dicke Scheiben geschnitten, auf einer Seite mit frischem oder Dunstzwetschgenmus bestrichen. Dann legt man je zwei und zwei aufeinander, gibt sie auf eine flache Schüssel, gießt etwas Milch darüber und läßt sie damit anziehen. Nach ungefähr ½ Stunde werden die Schnitten in Ei und Semmelbröseln umgedreht, in heißem Butterschmalz, nach Belieben auch Pflanzenfett (doch werden sie damit nicht so gut), von beiden Seiten gebacken und, dick mit Zucker bestreut, zu Tisch gegeben.

2. Mit Preiselbeeren. Man füllt die Brötchen mit Preiselbeerkompott oder Marmelade, bäckt sie wie 1. oder bestreicht nach Nr. 892,₂ geweichte, gebackene Scheiben damit und gibt sie zu Tisch.

895. Weißbrotschnitten in Wein.

Zutaten zur Mandelmasse: 50 Gramm zerlassene Butter werden mit 90 Gramm geriebenen Mandeln, die vorher mit etwas süßem Rahm verrührt sind, und 60 Gramm Zucker, sowie etwas feingeschnittenem Orangeat und Zitronat vermischt.

Die Brötchen werden abgerieben, in 1 Zentimeter dicke Scheiben geschnitten, zwischen je zwei Zwetschgenmarmelade oder Mandelmasse nach Belieben gefüllt, nur am Rande in Ei und Semmelbröseln eingetaucht und in heißem Schmalz gebacken. Dann legt man sie in eine gebutterte Form dicht nebeneinander, übergießt sie mit gezuckertem Wein oder halb Wasser, halb Wein, daß sie fast bedeckt sind, und läßt sie im Rohr stehen, bis der Wein gut eingesogen ist. Zum Schluß können sie noch mit Zucker bestreut und mit dem glühend gemachten Backschäufelchen leicht gebrannt werden.

896. Arme Ritter.

Zutaten: 6 Milchbrötchen, die sich in der Form gut eignen müssen. Füllung: 130 Gramm, nach Belieben auch weniger Butter, schaumig gerührt, dazu 2 Eigelb, 50 Gramm geröstete, geriebene Haselnüsse oder Mandeln, 50 Gramm Zucker, 2 Schnee.

Oder: steifes Apfelmus von 1½ Pfund Äpfeln mit etwas Zitronenschale, etwas Wein, 6 gestoßenen Makronen vermischt.

Die Brötchen werden abgerieben, in zwei Hälften geteilt, ausgehöhlt und kurze Zeit in Milch geweicht. (Man kann auch einen Deckel abschneiden und dann aushöhlen.) Die herausgenommenen Brosamen mischt man unter die Füllungen, die nach Belieben verwendet werden. Man streicht sie in die Brötchen, gibt den Deckel darauf, bestreicht die Schnittflächen mit Eiweiß und bäckt sie in schwimmendem Schmalz. Fruchttunke wird dazu gereicht.

897. Gebackene Pilze.

Zutaten: 210 Gramm Mehl, ¼ Liter Milch, 3 Eier, 1 Prise Salz, 2 Eßlöffel Kartoffelmehl, Zucker, Vanillezucker.

Alles wird gut verrührt, doch muß man darauf achten, daß die Milch ganz kalt ist. Der Teig wird zweimal über das überall käufliche Pilzeisen gegossen und dann sehr vorsichtig in heißem Schmalz gebacken. Sollen die Pilze als Beilage zu Gemüse verwendet werden, nimmt man etwas mehr Salz und läßt Zucker usw. weg. Als süße Speise können sie noch mit einer beliebigen Glasur, wie Zitronenglasur, überzogen werden.

898. Gebackene Spulen.

Teigbereitung wie Nr. 897. Statt des Pilzeisens benützt man das Spuleneisen.

899. Kräpflein in Schmalz.

Zutaten: 4 Eier, 4 Löffel Zucker, 4 Löffel Mehl.

Eigelb, Zucker, Mehl werden gut vermengt, etwas abgeriebene Zitronenschale daran gegeben und zuletzt der Schnee der 4 Eier. Man sticht mit dem Teelöffel Häufchen ab, legt sie in das schwimmende Schmalz und bäckt sie goldbraun. Dazu Weintunke.

900. Regenwürmer.

Zutaten: ¼ Liter Mehl, Zucker, Wein, 3 Eigelb, 3 Eischnee.

Man bereitet aus diesen Zutaten einen dünnen Teig, mischt den Schnee der 3 Eier dazu, läßt den Teig ganz langsam durch einen Trichter in das siedende Schmalz laufen und gibt dann die goldgelb gebackenen Würmer, dick mit Zucker bestreut, zu Tisch.

901. Schneckennudeln.

Zutaten: 200 Gramm Mehl, 12—15 Gramm Hefe, 2 Eßlöffel Rahm, 2 Eier, etwas Salz, Butter.

Man gibt Mehl, Eier, die aufgelöste Hefe, Rahm, etwas Zucker und abgeriebene Zitronenschale zusammen auf das Nudelbrett und verarbeitet es zu einem geschmeidigen Teig. Dann walkt man diesen, ohne ihn vorher gehen zu lassen, messerrückendick aus, bestreicht ihn dick mit Butter, schneidet mit dem Rädchen ungefähr 3 Zentimeter dicke, 8 Zentimeter lange Streifen ab, rollt jeden einzelnen auf und stellt diese Röllchen nebeneinander in die gebutterte, gestreute Form. Man läßt sie nun zugedeckt an warmem Ort gut aufgehen, gießt dann in die Mitte etwas kochenden, gezuckerten Rahm und bäckt die Nudeln bei mäßiger Hitze ¼ Stunde im Ofen.

902. Gute Kartoffelein.

Man kocht Zucker mit ¼ Liter Wasser zu Faden, gibt Zitronensaft und so viele geschälte, geriebene Mandeln dazu, daß man kleine runde Ballen formen kann, rollt diese in Schokolade und sticht kleine Löcher hinein, um die Kartoffelaugen nachzuahmen.

903. Grießkugeln (auch als Gemüsebeilage).

Man kocht 100 Gramm Grieß in ½ Liter Milch oder Wasser weich, gibt ein Stückchen Butter daran und nach Bedarf Zucker und Zitronenzucker oder Salz und Muskatnuß. Dann läßt man die Masse auskühlen, rührt 1—2 Eier dazu, formt kleine Kugeln und bäckt sie in heißem Schmalz von allen Seiten goldbraun. Werden die Grießkugeln als süße Speise verwendet, gibt man sie dick mit Zucker bestreut zu Tisch.

904. Kastanienschnitten.

Zutaten: 140 Gramm Zucker, 50 Gramm Mehl, 100 Gramm Kastanien, 6 Eigelb, 3 Eiweiß.

Man rührt den Zucker mit 6 Eigelb schaumig, gibt die gekochten, durch die Presse gedrückten Kastanien sowie Mehl und den Schnee von 3 Eiern dazu, streicht die Masse fingerdick auf das Blech und läßt sie lichtgelb backen. Ehe sie ganz kalt ist, schneidet man ungefähr 6 Zentimeter große Vierecke ab und füllt je zwei mit folgender Creme:

120 Gramm Zucker werden mit 120 Gramm Kastanien, die man weich kocht und durch die Presse gibt, verrührt und mit so viel Milch angefeuchtet, daß der Teig sich streichen läßt.

905. Karthäuserknödel.

Zutaten: 8 alte Milchbrötchen, ½ Liter Milch, 1—2 Eier, Schokolade, Zucker.

Die Milchbrötchen werden abgerieben, in 4 Teile geschnitten und in der mit den Eiern verrührten Milch geweicht. Wenn sie gut von der Flüssigkeit durchzogen sind, nimmt man sie heraus, drückt sie leicht aus, taucht sie in die von den Semmeln abgeriebenen Brösel und bäckt sie von allen Seiten gleichmäßig goldbraun. Dann werden sie ganz rasch in geriebener Schokolade und Zucker oder nur Zucker gerollt und sofort mit Wein- oder Vanilletunke zu Tisch gegeben.

906. Topfennudeln.

Zutaten: 50 Gramm Butter, ¼ Pfund gesiebter Topfen, 3 Eier, 20 Gramm Hefe, ¼ Pfund Mehl, Zucker, Zitronenzucker.

Man bereitet aus den Zutaten den Teig nach Nr. 1116, schlägt ihn, bis er Blasen wirft, läßt ihn gehen, formt dünne Stangen, schneidet sie in gleichmäßige Stücke, läßt sie nochmals gehen und kocht sie entweder in süßer Milch, in der man sie auch anrichtet, oder bäckt sie in schwimmendem Schmalz.

907. Russische Topfennudeln.

Zutaten: 1 Pfund Topfen, 2—3 Eigelb, Mehl, Zucker, Vanillin, Salz.

Man rührt den gesiebten Topfen mit den Eigelb, etwas Zucker, Vanillin, etwas Salz und so viel Mehl zusammen, daß sich auf dem bestäubten Brett eine ungefähr 3 Zentimeter dicke Wurst formen läßt. Diese schneidet man in gleichmäßige Stückchen, bäckt sie in heißem Schmalz goldbraun und reicht sie, mit Zucker bestreut, zu Kompott. Oder: Man kocht sie in Dampf oder Salzwasser, nimmt sie heraus und gießt Vanilletunke darüber oder kocht sie in süßer Milch und richtet sie in dieser an.

908. Brandteignocken (auch als Gemüsebeilage).

Zutaten: ¼ Liter Milch, 100 Gramm Mehl, 30 Gramm Butter, 1—2 ganze Eier, 2 Eigelb.

Man läßt die Milch kochend werden, gibt Butter und Mehl hinein und verrührt die Masse ganz glatt. Wenn sie ausgekühlt ist, kommen die Eier und etwas Salz dazu. Eine Messerspitze Backpulver macht den Teig lockerer. Dann sticht man mit dem Eßlöffel Häufchen in das siedende Schmalz, bäckt die Kräpflein goldbraun und gibt sie mit Zitronensaft beträufelt und mit Zucker bestreut zu Tisch als Nachspeise, oder ohne Zucker und Saft als Gemüsebeilage. Man kann auch von demselben Teig Häufchen mit dem Kaffeelöffel abstechen und in süßer Milch kochen lassen. Sie werden dann in der Milch zu Tisch gegeben und eignen sich besonders für Abend.

909. Schwäbische Spätzle (auch als Gemüsebeilage).

Zutaten: 500 Gramm Mehl, 3 Eier, 1 Teelöffel Salz, ¼ Liter Wasser.

Die Zutaten werden ¼ Stunde lang fest geschlagen, der Teig dann auf ein schmales Brett gestrichen, aber er muß so fest sein, daß er nicht mehr läuft. Man nimmt das Spätzlebrett in die linke Hand, schneidet mit dem Holzmesser mit der rechten kleine feine Stückchen ab, läßt sie direkt in das kochende, gesalzene Wasser gleiten und ein paarmal aufkochen; nimmt sie dann mit dem Seiher heraus, legt sie noch kurze Zeit in warmes Wasser, läßt sie gut abtropfen und gibt sie mit gerösteten Semmelbröseln übergossen als Gemüsebeilage oder Nachspeise.

Oder: Man läßt die fertigen Spätzle einige Stunden stehen, röstet sie darauf in heißem Schmalz hellgelb, verrührt 1 bis 2 Eigelb mit ⅛ Liter süßem oder sauerem Rahm und etwas Salz oder Zucker, gibt diese Flüssigkeit über die Spätzle, stellt sie heiß und richtet sie, sobald die Eier angezogen haben, auf heißer Platte bergartig an.

910. Biskuitrolle.

1. Zutaten: 4—5 Eigelb, 4—5 Eiweiß, 100 Gramm Zucker, 120 Gramm Mehl, Obstmarmelade oder Gelee.

Die Eigelb werden ½ Stunde mit dem Zucker gerührt, Mehl, Zitronenzucker und zuletzt der Eierschnee darunter gegeben. Die Masse streicht man ½ Zentimeter stark auf ein gebuttertes Blech und bäckt sie bei Oberhitze (doch nicht zu stark) im Ofen. Sie wird, wenn sie goldgelb gebacken ist, warm mit dem Gelee bestrichen, aufgerollt und, nachdem sie abgekühlt, in gleichmäßige Stücke geschnitten.

2. Statt Marmelade füllt man die Rolle mit **Schlagrahm** und **Erdbeeren.**

3. **Mit Creme:** ¼ Liter Milch, 3 Eigelb, Vanille, Zucker werden auf dem Feuer dicklich geschlagen und, wenn abgekühlt, in die Roulade gefüllt.

911. Brotrolle.

Zutaten: 5 Eigelb und 120 Gramm Zucker, zu Schaum gerührt, dazu 50 Gramm ungeschälte, geriebene Nüsse, 60 Gramm geriebenes Schwarzbrot, etwas Zitronenzucker.

Die Rolle wird wie Biskuitrolle zubereitet und mit einer der angegebenen Füllen bestrichen.

912. Brandteigroulade.

Zutaten: ¼ Liter Milch, 36 Gramm Mehl, 36 Gramm Butter, 36 Gramm Zucker.

Das Mehl wird mit einem Teil der Milch glatt verrührt, die übrige Milch mit der Butter zum Kochen gebracht, das bereits verrührte Mehl und der Zucker dazugerührt. Man läßt es darin kochen, bis es dick wird. Dann wird diese Masse beiseite gestellt und, wenn etwas abgekühlt, die 3 Eigelb und der Schnee der Eiweiß darunter gemischt. Man streicht sie auf das gebutterte Blech und läßt sie bei mäßiger Hitze ¼ Stunde aufziehen. Darnach wird sie mit beliebigem Gelee bestrichen, gerollt, in fingerdicke Streifen geschnitten und sofort angerichtet.

913. Russische Pfad.

Zutaten: 1 Pfund Mehl, ¼ Liter Milch, 15 Gramm Hefe, ¼ Pfund Zucker, ⅛ Pfund geschmolzene Butter, 2 Eigelb, geriebene Mandeln.

Man löst die Hefe auf, bereitet mit den Zutaten einen lockeren Teig, läßt ihn gehen und teilt ihn in zwei Hälften. Diese werden dünn ausgerollt, die eine auf ein gebuttertes Kuchenblech gegeben und mit folgender Fülle belegt: 1—2 Äpfel kocht man mit Zucker- und Himbeer- oder anderem Obstsaft weich, mengt Sultaninen dazu, verdickt das Mus mit Semmelbröseln, streicht es auf den Teig, gibt den übrigen Teig darüber, drückt die Ränder zusammen, bestreicht sie mit Eigelb und bäckt die Speise im Ofen. Auch Mandelfülle Nr. 896 kann gebraucht werden.

914. Cremeschnitten.

Man bereitet Blätterteig nach Nr. 1111 und schneidet ihn vor dem Backen auf dem Blech in ganz gleichmäßige, ungefähr 12 Zentimeter lange, 8 Zentimeter breite Stücke. Zwischen je zwei der gebackenen Stücke wird 2—3 Zentimeter hoch folgende Creme gefüllt: 4 Eigelb werden schaumig gerührt, 60 Gramm Zucker, Zitronenzucker von ½ Zitrone, 1 Eßlöffel Mehl, Saft von 1 Zitrone und 1—2 Eßlöffel Wasser dazugegeben und die Masse auf dem Feuer geschlagen, bis sie dicklich ist; nach dem Erkalten wird sie mit dem Schnee von 2 Eiern durchzogen und verwendet. Man gebe erst den Saft ½ Zitrone an die Creme und versuche dann, damit sie nicht zu scharf wird.

2. **Süße Pastetchen.** Die nach Nr. 295 zubereiteten Pastetchen werden mit Creme Nr. 914 oder Marmelade gefüllt.

915. Grieß mit Früchten.

Zutaten: 125 Gramm mittelfeiner Grieß, ½ Liter Milch, 1 Pfund Obst, Zucker, Zitronenzucker.

Man kocht den Grieß in der Milch, zuckert ihn und formt davon rasch einen Kranz auf einer Porzellanschüssel. Den Kranz belegt man mit frischem oder in Dunst gekochtem Obst, wie Kirschen, Johannisbeeren usw., und gießt den dünnen aber süßen Saft einer anderen Obstart darüber. (Sehr gut mit Aprikosen- oder Erdbeersaft.) Die Speise wird warm zu Tisch gegeben.

Süße Knödel.

916. Gofioknödel.

Zutaten: 120 Gramm Gofio, ¼ Liter Milch, 6—8 Kartoffeln, Nüsse, Butter, Zucker.

Der Gofio wird in ¼ Liter Milch ausgequollen, mit feingewiegten Nüssen, etwas Butter, Zucker, Vanillezucker vermischt und so lange auf dem Feuer gerührt, bis sich die Masse vom Topfe löst. Dann gibt man 6—8 kalte, geriebene Kartoffeln dazu, formt Klößchen und kocht sie in Dampf oder in leicht gesalzenem Wasser. Sie werden mit Kompott oder Vanilletunke gereicht.

917. Obstknödel.

½ Pfund Äpfel oder Birnen oder Pflaumen werden geschält, in ganz feine Scheibchen geschnitten, mit 2 Eiern, geriebenen Mandeln, Zucker und so viel Steinmetz-Athletensuppenmehl vermengt, daß man Knödel formen kann. Man wendet sie in Mehl und bäckt sie in heißem Schmalz.

918. Fruchtknödelchen mit Topfen.

Zutaten: 1 Pfund Topfen, 40 Gramm Butter, 4 Eier, 140 Gramm Mehl, 4 Eßlöffel Milch, etwas Salz.

Der Topfen wird durch das Haarsieb gestrichen, mit der Butter gut verrührt, Eier usw. dazu gegeben; dann rollt man den Teig auf mehlbestäubtem Brett aus, schneidet kleine Vierecke, drückt sie flach, legt auf jedes eine Pflaume ohne Kern oder 2 Orangenschnitten oder $^1/_2$ Aprikose oder 3 Kirschen, wickelt den Teig fest zusammen und bäckt die fertigen Klößchen nebeneinander in einer Bratpfanne, in der man vorher reichlich Schmalz heiß gemacht hat. Die Knödel müssen ganz nahe aneinander liegen. Sie werden dick mit Zucker bestreut zu Tisch gegeben.

919. Zwetschgenknödel.

1. Zutaten: 1 Pfund Kartoffeln, 2—3 Eier, 50—70 Gramm Butter, etwas Salz.

Die Kartoffeln werden gekocht, geschält, heiß durch die Presse gegeben und mit Butter und Eiern zu einem Teig verarbeitet, den man auf bestäubtem Brett auswalkt. Ist er zu locker, gibt man etwas Mehl darunter. Er soll ganz dünn sein und wird dann in ungefähr 6—8 Zentimeter große Viereckchen geschnitten. Auf jedes Stückchen Teig legt man eine frische Pflaume mit Kern oder eine vorher geweichte Dörrpflaume, rollt den Teig fest herum, daß nirgends die Pflaume heraussieht, und kocht die Knödel in Salzwasser fertig. Sie werden in gerösteten Semmelbröseln gewendet und mit Zucker und Zimt bestreut gegessen.

2. 2 Eier, 30 Gramm Butter, 125 Gramm Mehl, 1(Gramm Kartoffeln. Die Bereitung ist wie oben.

920. Zwetschgenknödel mit Hefe.

1. Zutaten: 30 Gramm Butter, 3 Eigelb, 12 Gramm Hefe, etwas Milch, Salz, $^1/_2$ Pfund Mehl.

Man rührt die Butter schaumig, gibt die Eigelb dazu, sowie das vorbereitete Hefendämpfchen (d. h. die in etwas lauwarmer Milch aufgelöste Hefe), schlägt den Teig gut ab, läßt ihn an warmem Ort aufgehen. Dann rollt man ihn $^1/_2$ Zentimeter dick auf dem gut bemehlten Brett aus, und zwar ganz dünn, schneidet kleine Vierecke ab und legt in jedes eine frische Pflaume, oder eine vorher geweichte kalifornische Dörrpflaume oder 3 Kirschen oder einen Orangenschnitz, wickelt die Frucht ganz ein, läßt die Knödel nochmals gehen und kocht sie dann in Salzwasser. Sie werden mit gerösteten Semmelbröseln und Zucker bestreut zu Tisch gegeben.

2. Art. Die Eiweiß werden zu Schnee geschlagen und nebst den Eigelb in den Teig gegeben.

921. Zwetschgenknödel in Nudelteig.

1. Man bereitet einen Nudelteig nach Nr. 826, rollt ihn dünn aus, schneidet Vierecke, legt auf jedes eine Pflaume, schlägt sie fest zusammen und beendet die Klöße wie Nr. 920.

2. **Kirschenknödel.** Werden ebenso zubereitet und in jedes Teigstückchen 2—3 entkernte Kirschen gewickelt. Weitere Zubereitung wie oben.

922. Böhmische Knödel.

Zutaten: 3—4 Eier, Butter, Semmelbrösel.

Weichselkirschen werden entkernt und mit Zucker im eigenen Saft gekocht. Dann verrührt man die Kirschen mit einem Stück zerlassener Butter, mit 3—4 Eiern und so viel Semmelbröseln, daß es einen steifen Teig gibt, formt kleine Knödel und kocht sie in Salzwasser. Sie werden gut abgetropft, mit Zucker bestreut und mit einer Vanilletunke zu Tisch gegeben. Ist der Probeknödel zu fest, gibt man unter den Teig noch etwas Milch, ist er zu dünn, Mehl.

923. Tiroler Knödel.

Zutaten: 5—6 Mundsemmeln, $1/4$ Liter Milch, $1/4$ Pfund Butter, 5 Eier, Zucker nach Belieben, ebenso Sultaninen, Zitronat, Orangeat (fein geschnitten) und etwas abgeriebene Zitrone.

Die Brote werden geschält, in Milch eingeweicht und ausgedrückt; dann $1/4$ Pfund Butter, nach Belieben auch weniger, schaumig gerührt, Eier, Zucker, Sultaninen, Zitronat, Orangeat und die Brote dazu gegeben, Knödel geformt, in Semmelbröseln gewendet und in heißem Schmalz gebacken. Sie werden in Hagebuttentunke Nr. 1096 nochmals aufgekocht und darin zu Tisch gegeben.

924. Serviettenkloß.

Von 4 Semmeln werden die Rinden abgerieben, die Semmeln in Würfel geschnitten und mit $1/4$ Liter heißer Milch übergossen. Dann rührt man 70 Gramm Butter schaumig, Salz und 4 Eigelb dazu, sowie die geweichten Semmeln und läßt den Teig $1/2$ Stunde stehen. Direkt vor dem Kochen wird der Schnee unter die Masse gerührt, ein großer Knödel geformt, in die gebutterte Serviette gebunden und $3/4$ Stunden gekocht. Wenn er fertig ist, wird er herausgenommen, mit heißer Butter übergossen, mit Zucker bestreut und zu Kompott angerichtet.

925. Grieß-Serviettenkloß.

$1/2$ Liter feiner Grieß wird in 1 Liter Milch gekocht; nachdem er gekühlt, mit 4 Eiern, gerösteten Brotwürfeln, etwas Zucker und Zitronenzucker vermischt und wie Nr. 924 fertig gekocht.

926. Knödel als Nachspeise.

Brandteigknödel Nr. 360, Grießknödel Nr. 342, Topfenknödel Nr. 351—353, Buchweizenknödel, Hirseknödel Nr. 355, 356 können mit Fruchtsaft oder Kompott ebensogut als Nachspeise gegessen werden.

Süße Strudel und Schmarren

927. Bereitung des Strudelteigs.

Zutaten: $1/2$ Pfund Mehl, 1—2 Eier, $1/8$ Liter lauwarme Milch, Salz. Oder: 1 Eiweiß, 100 Gramm Mehl, $1/10$ Liter Wasser, Salz.

Aus diesen Zutaten wird ein Teig zusammengewirkt, den man immer wieder mit den Handballen bearbeitet und umschlägt, bis er locker ist. Dann läßt man ihn 1 Stunde unter warmer Schüssel zugedeckt ruhen. Er wird auf dem bemehlten Brett leicht ausgerollt, dann eine große Serviette oder ein Tuch auf den Tisch gebreitet und der Teig darauf gegeben. Nun greift man mit den Händen vorsichtig unter den Teig und zieht ihn von innen nach außen, bis er dünn wie ein Blatt Papier ist und man überall durchlesen kann. Er darf aber keine Löcher haben und keine dickeren Stellen. Das äußerste dickere Rändchen wird weggeschnitten und zu Nudeln verarbeitet. Wenig Geübte tun gut, den Teig in zwei Teilen auszuziehen, jede Rolle für sich zu füllen und fertig zu machen. Die Hälfte der angegebenen Masse reicht für 3—4 Personen. Alle Zutaten müssen vor dem Gebrauch leicht angewärmt werden. Weitere Zubereitung siehe unter Nr. 928.

928. Rahmstrudel.

Der ausgezogene Strudelteig nach Nr. 927 wird mit zerlassener Butter bestrichen; darauf gibt man $1/8$—$1/4$ Liter dicken sauren Rahm und bestreut ihn dann mit ganz feingeschnittenen Apfelscheiben. Auf diese kommen Zucker, Rosinen und Weinbeeren sowie feingeschnittene Mandeln. Nun faßt man das Tuch, auf dem der Strudel liegt, an zwei Enden, hebt es auf und rollt es ein, wodurch sich der Strudel, ohne ihn berühren zu müssen, zu einer Wurst zusammenrollt. Man drückt oben und unten die Enden zusammen, gibt ihn in heiße Butter in die Bratpfanne, brät ihn erst braun an und begießt ihn später mit $1/8$ Liter Milch, in der etwas Butter aufgelöst ist, oder mit Rahm. Backzeit: ½ Stunde.

2. **Ganz feiner Rahmstrudel.** Man streicht auf den ausgezogenen Teig zerlassene Butter, dann sauren Rahm, dann 2—3 verquirlte Eier, feingeschnittene Apfelscheiben, Weinbeeren, Rosinen, feingeschnittene Mandeln, Zucker und Butterstückchen und kann auch in die Milch, mit der der Strudel gebraten wird, noch 1 Ei quirlen.

929. Rahmstrudel mit Semmelfüllung.

Zutaten: 60 Gramm Mehl, 50 Gramm Butter, 1 Eßlöffel lauwarmes Wasser, 1 Eiweiß, wenig Salz.

Von diesen Zutaten wird ein Teig nach Nr. 927 gemacht und auf dem mit Mehl bestreuten Brett gut verarbeitet. Nachdem man ihn $1/2$ Stunde zugedeckt ruhen ließ, wird er auf dem mit Mehl bestäubten Tischtuch ganz dünn ausgezogen, mit sauerem Rahm, Zucker, Korinthen und einigen Löffeln von in Butter gerösteten Semmelbröseln bestrichen, dann vorsichtig gerollt, in eine Form mit $1/2$ Liter lauwarmer Milch, etwas Zucker und Butter gegeben und $1/2-3/4$ Stunden im Rohr gebacken, bis die Milch aufgetrocknet ist.

930. Strudel mit Feigen und Rosinen.

1. Der nach Nr. 927 vorbereitete Strudelteig wird mit feingeschnittenen Mandeln, Zitronat, Orangeat, Sultaninen und Weinbeeren, sowie feingeschnittenen Feigen und Datteln dick belegt, nach Nr. 928 aufgerollt und beendigt.

2. **Mit Kirschen.** 1 Pfund entkernte Weichseln, 50 Gramm geschälte, geriebene Mandeln, 50 Gramm Zucker, 25 Gramm Brösel. Der vorbereitete Strudelteig wird mit den gedünsteten Kirschen ohne Saft und den übrigen Zutaten belegt, zusammengerollt, mit Butter bepinselt und wie angegeben fertig gebacken.

931. Strudel mit Kartoffelfülle.

Zutaten: 150 Gramm Butter, 6 Eigelb, 6 Eiweiß, 100 Gramm Zucker, 250 Gramm kalte, geriebene Kartoffeln, etwas Zitronenzucker, 70 Gramm geschälte, geriebene Mandeln.

Man rührt die Butter schaumig, gibt die Eigelb, Kartoffeln und Zucker dazu und rührt diese Masse $1/2$ Stunde. Dann mischt man etwas Zitronenzucker, 70 Gramm geschälte, geriebene Mandeln und den Schnee der 6 Eiweiß darunter. Die Masse wird messerrückendick auf gewöhnlichen Strudelteig gestrichen (Nr. 927), der Strudel nach Nr. 928 aufgerollt, goldgelb gebacken und gleich zu Tisch gegeben.

932. Weincremestrudel.

Zuerst bereitet man einen Strudelteig, indem man in $1/10$ Liter warmem Wasser 50 Gramm Butter auflöst, damit 1 Ei und 200 Gramm Mehl verrührt. Diesen Teig legt man auf ein mehlbestäubtes Brett, stürzt einen heißen Topf (in dem erst Wasser gekocht hat) darüber und läßt den Teig $1/2$ Stunde so ruhen. Indessen wird folgende Creme bereitet: In $1/2$ Liter Wormser Weinmost „Riesling" quirlt man 4 Eigelb, 2 Eßlöffel Zucker und 1 Eßlöffel Mondamin über gelindem Feuer, bis die Flüssigkeit dick wird, stellt es auf die Seite, mischt noch das zu Schnee geschlagene Weiß der 4 Eier darunter und läßt das Ganze abkühlen. Nun gibt man ein Tuch auf den Tisch, bestäubt es mit Mehl, legt die Hälfte des Teiges darauf und zieht ihn mit mehlbestäubten Händen nach allen Seiten von unten herauf aus, bis er ganz dünn ist. Man besprengt ihn mit zerlassener Butter, überstreut ihn mit geriebenen Nüssen, legt darauf die Hälfte der Creme und einige Korinthen, hebt nun an einer Seite das Tuch hoch, damit sich der Strudel leicht zusammenrollt, gibt ihn auf ein gut gebuttertes Blech, verfährt mit der anderen Hälfte des Teiges ebenso, bestreicht dann beide auch oben mit Butter und bäckt sie hellbraun.

933. Grießstrudel.

Zutaten: 125 Gramm Grieß, $1/2$ Liter Milch, 30 Gramm Butter, 4 Eier.

Man kocht den Grieß in $1/2$ Liter Milch und läßt ihn unter öfterem Rühren auskühlen. Dann wird die Butter schaumig gerührt, mit Zucker, Zitronenzucker, 4 Eiern, ein wenig Salz und der Grießmasse zu einem glatten Teig verarbeitet. Diesen streicht man auf den nach Nr. 927 vorbereiteten Strudelteig, beendigt den Strudelteig wie Nr. 928 und gibt ihn in eine mit Butter gestrichene Bratenreine oder Form. $1/4$ Liter warme Milch wird mit Butterflöckchen vermischt darüber gegossen und der Strudel fertig gebacken.

934. Strudel mit Schokoladefüllung.

Zutaten: 50 Gramm Mehl, ¼ Liter Milch, 70 Gramm Schokolade, 4—5 Eier, Zucker.

Man rührt das Mehl mit ¼ Liter Milch ab, gibt 70 Gramm feingeriebene Schokolade, Zucker, Vanillezucker dazu und läßt den Brei unter beständigem Rühren aufkochen. Dann gießt man ihn in die Rührschüssel und mischt 4—5 Eigelb, sowie den festen Schnee darunter. Die Masse wird auf den nach Nr. 927 vorbereiteten Strudel gestrichen und dieser wie Nr. 928 beendigt.

935. Kartoffelstrudel.

Zutaten: 100 Gramm Mehl, 100 Gramm kalte, geriebene Kartoffeln, 2 Eier und etwas Salz.

Sie werden zu einem feinen Teig abgerührt, den man auf dem Nudelbrett messerrückendick bis ½ Zentimeter dick auswalkt, und in tellergroße Stücke schneidet. Diese werden mit zerlassener Butter bestrichen und mit feingeschnittenen Apfelscheibchen und Mandeln, Rosinen, Weinbeeren belegt. Es ist gut, die Äpfel vorher mit Zucker zu bestreuen und einige Zeit damit stehen zu lassen. Man rollt die Strudel auf dem Nudelbrett zusammen und bäckt sie in heißem Schmalz in der Bratreine oder in der Auflaufform.

936. Feiner Kartoffelstrudel.

Wird wie Nr. 935 zubereitet. Zur Fülle nimmt man die feingeschnittenen Äpfel und Mandeln, vermischt sie nebst Rosinen und Weinbeeren mit 2—3 verquirlten Eigelb und dem steifen Schnee.

937. Mandelstrudel.

100 Gramm Zucker werden mit 100 Gramm geschälten, geriebenen Mandeln und 5 Eigelb schaumig gerührt. Diese Masse streicht man auf den dick mit Butter bestrichenen Strudelteig Nr. 927, der wie Nr. 928 beendigt wird.

938. Gefüllte Strudeln in Wein.

Man rollt den Strudelteig Nr. 927 nicht zu dünn aus, schneidet 10 Zentimeter große, viereckige Stückchen ab, bestreicht sie mit Marmelade oder Milchreis Nr. 742 oder dickem Apfelmus oder Mandelfülle Nr. 937, schlägt sie ganz fest zusammen und bestreicht die Ränder mit Ei. Dann gibt man in die Auflaufform reichlich Wein mit Zucker und, sobald er kocht, die Krapfen hinein. Wenn sie steigen, sind sie fertig, werden herausgenommen, auf eine Platte gehäuft und mit dem Wein, in dem sie gekocht wurden, übergossen. Man kann halb Wasser, halb Wein verwenden.

939. Mehlschmarren mit Äpfeln.

Man bereitet den Schmarrenteig wie für Nr. 378 und nimmt statt Salz und Petersilie Zucker und etwas abgeriebene Zitronenschale. Inzwischen schneidet man $1/2$—1 Pfund Äpfel in feine Scheiben, läßt sie mit Zucker bestreut 1 Stunde anziehen, mischt sie unter den Teig und bäckt ihn wie Nr. 378 fertig oder läßt die Speise im Ofen fest werden und zerreißt sie dann mit der Gabel. Sie wird mit Zucker bestreut angerichtet.

940. Semmelschmarren mit Obst.

Zutaten: 5 Semmeln, 2—3 Eier, ¼ Liter Milch, 2 Löffel zerlassene Butter, Früchte, Zucker.

Man schneidet die Semmeln feinblätterig oder in Würfel, übergießt sie mit den in ¼ Liter Milch verrührten Eiern und läßt sie gut weichen. Dann gibt man die Semmelmasse, die im Sommer mit Kirschen, Beeren usw., im Winter mit Dunstobst vermischt werden kann, in einen flachen Topf in heißes Schmalz und läßt sie im Bratofen fest werden. Der Schmarren wird herausgenommen, mit der Gabel in kleine Stücke zerrissen, gezuckert und auf einer flachen Platte bergartig angerichtet.

941. Semmelschmarren mit Äpfeln.

Zutaten: 5 Milchbrote, 1 Pfund geschälte, in Scheiben geschnittene Äpfel, 20 Gramm Sultaninen, 20 Gramm Weinbeeren, 30 Gramm geschälte, feingeschnittene Mandeln, Zucker, 2 Eier, ³/₄ Liter Milch.

Die Semmeln werden in Scheiben geschnitten, in Milch getaucht und in eine gut gebutterte Pfanne gelegt. Dazwischen streut man lagenweise die 1 Stunde vorher mit Zucker bestreuten Äpfel, Rosinen usw., verquirlt dann die Eier mit der Milch, gießt sie vorsichtig über die Masse, beträufelt diese noch mit zerlassener Butter und bäckt sie auf offenem Feuer goldgelb.

942. Semmelschmarren im Ofen.

Zutaten: 6 Semmeln, ¼ Liter Milch, 2—3 Eier, 2 Löffel zerlassene Butter, etwas Salz und Zucker, 20 Gramm Rosinen, 20 Gramm Weinbeeren, feingeschnittenes Orangeat und Zitronat.

Die Semmeln werden in Würfel geschnitten und in eine Schüssel gelegt. Man quirlt Milch, Eier, Butter und reichlich Zucker gut ab, gießt es über die Semmeln, daß alle angefeuchtet sind und läßt den Teig 2 Stunden ruhen. Dann mischt man die übrigen vorbereiteten Zutaten unter die Masse und bäckt sie in der Bratpfanne in heißem Schmalz im Ofen.

943. Topfenschmarren.

Zutaten: ½ Pfund Topfen, 2 Eier, 3 Eßlöffel Mehl, ⅛ Liter saurer Rahm, Zucker.

Man rührt den Topfen durch das Haarsieb, verrührt ihn dann mit den Eigelb und den übrigen Zutaten, gibt den steifgeschlagenen Schnee dazu und die Masse in die Pfanne in heißes Schmalz. Der Schmarren wird wie Pfannkuchen gebacken, mit der Gabel zerrissen, unter beständigem Wenden ganz knusperig und goldbraun gebacken und, mit Zucker bestreut, angerichtet.

944. Eierschmarren.

Zutaten: 3 Eier, 130 Gramm Mehl, ⅛ Liter Milch, Zucker.

Man rührt Eigelb, Milch und Mehl gut ab, gibt den steifen Schnee der 3 Eier dazu, gießt die Masse in die mit Schmalz oder Butter gestrichene Pfanne und bäckt sie. Dann wird der Schmarren mit der Gabel in kleine Stücke zerrissen und unter beständigem Wenden gebacken, bis die einzelnen Teilchen ganz trocken und knusperig sind, was ziemlich lange dauert. Er wird dick mit Zucker bestreut angerichtet.

945. Grießschmarren.

Zutaten: ¾ Liter Milch, 150 Gramm Grieß, 1—3 Eier, Zucker usw.

Man kocht aus Milch und Grieß mit etwas Butter, Rosinen und Weinbeeren, Zucker und Zitronenzucker einen steifen Brei, läßt ihn abkühlen, rührt nach Belieben 1—3 Eier darunter, gibt ihn in die mit Schmalz gestrichene Pfanne und bäckt ihn. Er wird wie Nr. 944 beendigt.

946. Kaiserschmarren.

Zutaten: ½ Pfund Mehl, etwas Salz und Zucker, 3 bis 4 Eier, ¼ Liter Rahm, 40 Gramm Rosinen und Weinbeeren, geriebene Mandeln, Zitronenzucker.

Man rührt Mehl, Rahm, Eigelb und die übrigen Zutaten zusammen, schlägt den Teig sehr gut ab, mengt den Eischnee darunter, gibt ihn in die Pfanne oder einen flachen Topf in heißes Schmalz, läßt ihn in nicht zu heißem Ofen backen, reißt den Schmarren mit dem Backschäufelchen in Stückchen und bäckt ihn unter beständigem Wenden oben auf dem Herd fertig. Die einzelnen Stückchen müssen von außen knusperig und bräunlich und innen weich sein. Der Schmarren wird mit gewiegten Mandeln und Zucker bestreut und mit Fruchttunke gereicht.

947. Reisschmarren (auch als Gemüsebeilage).

1. Zutaten: 100 Gramm Reis, ½ Liter Milch, 2—3 Eier,

70 Gramm Sultaninen, Mandeln, Zucker, abgeriebene Zitronenschale.

Man bereitet aus dem gebrühten Reis mit der Milch, 30 Gramm geschälten, geriebenen Mandeln, den gewaschenen Sultaninen, etwas Zucker und einer Prise Salz einen Brei, läßt ihn etwas auskühlen, rührt die Eigelb und zuletzt den Schnee darunter, gibt in die große Pfanne reichlich Pflanzenfett oder Schmalz und den Reis hinein, stellt die Pfanne in den Ofen und läßt die Speise bei guter Hitze auf der einen Seite braun backen. Dann wird der Kuchen gewendet, fertig gebacken und mit 2 Gabeln in Brocken zerrissen, dick mit Zucker bestreut und mit Kompott zu Tisch gegeben.

2. Der Brei kann ohne die süßen Zutaten mit Salz, gewiegter Petersilie sowie Zwiebeln gewürzt, wie oben beendigt und mit geriebenem Käse bestreut zu Tisch gegeben werden.

Süße Pfannkuchen.

948. Pfannkuchen als Nachspeise.

Man bereitet die Pfannkuchen nach Nr. 134, bestreut sie mit Zucker und Zimt, gibt etwas Butter in jeden Kuchen und rollt sie zusammen. Auch ein Löffel Marmelade kann als Füllung benützt werden. Reicht man die Pfannkuchen ungerollt zu Kompott, werden sie größer gebacken, dick mit Zucker bestreut und jeder fertige Kuchen sofort angerichtet. Pfannkuchen dürfen nie länger stehen.

2. **Pfannkuchen mit Schnee.** Sie werden wie Nr. 135 bereitet, die Masse mit etwas Zitronenzucker vermischt und gesüßt und der fertige Kuchen mit Zucker bestreut.

949. Pfannkuchen mit saurem Rahm.

Zutaten: 100 Gramm Mehl, 4 Eier, $1/4$ Liter saurer Rahm, Zucker, Zitronensaft.

Man quirlt 4 Eier mit 100 Gramm Kartoffelmehl, etwas Zucker, Zitronenschale und dem Rahm und bäckt von der Masse ganz dünne Pfannkuchen, die man unter beständigem Schütteln nur auf der einen Seite backen läßt. Wenn die obere Seite trocken ist, nimmt man die Kuchen rasch heraus, rollt sie auf und richtet sie nebeneinander auf gut gewärmter Schüssel an. Sie werden mit Zitronensaft beträufelt und dick mit Zucker bestreut.

950. Pfannkuchen im Ofen.

1. Zutaten: Pfannkuchenteig nach Nr. 134, Zwetschgen- oder Apfel- oder Quittenmus usw., gewiegte Mandeln und Zitronat. Man bäckt die entsprechende Anzahl Pfannkuchen, füllt sie ganz nach Belieben mit einem guten Obstmus, dem man noch Mandeln und Zitronat beifügen kann, rollt sie einzeln zusammen, legt sie nebeneinander in die gebutterte Auflaufform, übergießt die Speise mit gezuckerter Milch, gibt noch ein Stückchen Butter und Vanillezucker daran und läßt sie im Ofen fertig backen.

2. Man bäckt von Milch und Mehl ohne Ei ganz dünne Pfannkuchen, füllt sie mit einer Marmelade, rollt sie zusammen, legt sie lagenweise in die gebutterte Form, bestreicht jede Lage dick mit sauerem Rahm, bestreut sie mit Zucker und etwas Vanillezucker und gibt gewaschene Weinbeeren nach Belieben dazwischen. Die Speise wird im mäßig heißen Ofen gebacken.

951. Wein-Pfannkuchen im Ofen.

Man bereitet Pfannkuchen, bestreut jeden mit etwas Zucker und Zimt, rollt sie zusammen, gibt sie in die Auflaufform in kochenden, gezuckerten Weinmost mit etwas Zitronenschale, streut Rosinen und Weinbeeren dazwischen und bäckt sie im Backofen so lange, bis der Wein fast verkocht ist.

2. **Pfannkuchennudeln im Ofen.** Die Kuchen werden, nachdem sie gebacken sind, zusammengerollt, wie Nudeln geschnitten, in die gestrichene Auflaufform gegeben. Man gießt Milch mit einem Stückchen Butter, Zucker und Vanillin gewürzt darüber,

bestreut sie mit Rosinen und Weinbeeren und bäckt die Speise im Ofen, bis die Milch verdunstet ist.

952. Topfenpfannkuchen.

Zutaten: 250 Gramm Topfen, $^1/_2$ Liter Milch, 3 Eier, Salz, 60 Gramm Mehl, 70 Gramm Semmelbrösel.

Die Zutaten werden fein zusammen verrührt und $^1/_2$ Stunde stehen gelassen. In der großen Omelettepfanne läßt man Fett oder Schmalz heiß werden, gibt 3—4 Löffel der Masse hinein, doch so, daß sie sich nicht berühren, und 3—4 handgroße Pfannkuchen entstehen. Nachdem sie auf der einen Seite gebacken sind, werden sie mit der Backschaufel gewendet, fertig gebacken und mit Zucker und Zimt bestreut zu Tisch gegeben. Man kann nach Belieben noch gereinigte Weinbeeren unter den Teig mischen.

953. Französischer Eierkuchen.

Zutaten: $^1/_4$ Pfund Mehl, 3 Eier, 1 Kaffeelöffel Olivenöl, 1 Eßlöffel Wein, $^1/_4$ Liter Milch, Salz.

Man rührt die Zutaten ganz glatt und läßt den Teig eine Stunde ruhen. Dann werden dünne Pfannkuchen aus diesem Teig gebacken und dick gezuckert zu Tisch gegeben.

954. Pfannkuchen mit Topfenfülle (süß oder gesalzen).

Erste Fülle: $^1/_8$ Liter saurer Rahm wird mit 2 Eigelb, etwas Salz verquirlt. Zweite Fülle: Feingewiegte Mandeln oder die feingewiegte Petersilie werden mit etwas Semmelbröseln in Butter gedämpft und mit 150 Gramm gesiebten Topfen verrührt.

Dann bäckt man 4 Pfannkuchen nach Nr. 134, legt einen davon in die gebutterte, gestreute Form, bestreicht ihn mit der vorbereiteten Topfenfülle (2.), legt einen zweiten darauf, gibt auf diesen von der Rahmfülle (1.) und fährt fort, bis die Kuchen zu Ende sind. Obenauf streicht man Topfen und Rahm. Die Speise wird im Wasserbad gekocht, gestürzt, nach Bedarf gezuckert und vor dem Anrichten mit gerösteten Semmelbröseln begossen.

955. Apfel-, Kirschen-, Heidelbeerpfannkuchen.

1. Zutaten zum Teig: 3 Eier, das Weiße zu Schnee geschlagen, 6 Eßlöffel Mehl, 3 Eßlöffel Milch, etwas Zucker und Salz, oder der Pfannkuchenteig wird nach Nr. 134 vorbereitet, kann auch mit Wasser angerührt werden und darf ziemlich dick sein, besonders für Heidelbeermus.

Man läßt die Teigmasse dünn in die heiße Butter laufen, gibt, nachdem der Teig unten anfängt fest zu werden, sogleich das Obst darauf, übergießt es dünn mit Teig, wendet den Kuchen, sobald die obere Teigschicht anzieht, wie jeden anderen Pfannkuchen und bäckt ihn fertig.

Die Äpfel werden vorher in dünne Scheiben geschnitten; sind sie sehr mürbe, nur eingezuckert, sind sie hart, mit etwas Butter und Zucker kurze Zeit gedämpft. Die Kirschen werden entsteint und roh verwendet. Heidelbeeren kocht man kurze Zeit im eigenen Saft.

2. $1/2$ Liter Milch, 3 Eier, 250 Gramm Mehl, 1 Prise Salz, 500 Gramm Äpfel, ein Stückchen Butter und etwas Zucker.

Man läßt die geschälten, in Stücke geschnittenen Äpfel in der Butter und Zucker weich dämpfen, mischt die mit der Milch verquirlten Eigelb, sowie das Mehl und den Schnee der Eier dazu und bäckt die Kuchen in heißem Schmalz.

956. Johannisbeerpfannkuchen.

Zutaten: Pfannkuchenteig, $1/2$ Pfund Beeren.

Die Beeren werden von den Stielen befreit, eingezuckert. Man bereitet den Teig, gießt wie für Apfelpfannkuchenteig erst die eine Hälfte in die Pfanne, läßt sie unten bräunen, gibt die Beeren darüber, dann den anderen Teig, bäckt ihn noch kurze Zeit, wendet ihn und bäckt den Pfannkuchen fertig. Eine Lage Zwieback kann auf die Früchte gestreut werden. Himbeer- und Brombeerpfannkuchen werden ebenso bereitet.

957. Hefenpfannkuchen.

Zutaten: 250 Gramm Mehl, 20 Gramm Hefe, $1/4$ Liter Milch,

etwas Zucker, 2 Eier, 100 Gramm kalte, geriebene Kartoffeln, 50 Gramm Rosinen oder Sultaninen, etwas Salz.

Man löst die Hefe in der Hälfte der lauwarmen Milch auf, läßt sie im Mehl etwas gehen, gibt die Kartoffeln, die übrige lauwarme Milch, die Eier, sowie Zucker hinzu und schlägt den Teig, bis er Blasen wirft. Dann rührt man die Rosinen daran, läßt den Teig an warmem Ort noch 1½ Stunden gehen und bäckt in heißem Schmalz oder Pflanzenfett dünne kleine Kuchen, die mit Zucker bestreut zu Tisch gegeben werden.

958. Hirseplinsen.

Zutaten: 125 Gramm Hirse, 2 Eier, ¼ Liter Milch, Zucker.

Man wäscht die Hirse kalt ab, brüht sie mehrmals mit kochendem Wasser und kocht sie dann in Milch zu einem dicken Brei. Nachdem er erkaltet, rührt man ebensoviel Mehl, 2 Eigelb, Milch und Zucker und zuletzt den Schnee der Eier unter die Masse und bäckt davon handgroße Kuchen. Sie werden mit Zucker bestreut zu Kompott gegessen.

959. Haferplinsen.

Zutaten: ¼ Liter erwärmte Milch, ½ Pfund Hafermehl, 20 Gramm Butter, 15 Gramm Hefe, Salz.

Man gibt in die Milch die Butter, rührt, wenn diese zergangen ist, Mehl und die aufgelöste Hefe dazu, schlägt den Teig ab und läßt ihn 1½ Stunden zugedeckt gehen. Dann bäckt man in der heißen Pflanzenbutter dünne Kuchen und gibt sie gleich, mit Zucker bestreut, zu Tisch.

960. Gerstenmehlpfannkuchen.

Sie werden wie Nr. 140 zubereitet und dick mit Zucker bestreut zu Kompott oder Fruchttunke gereicht.

961. Pfannkuchen von Brandteig.

Werden wie Nr. 141 zubereitet und dick mit Zucker bestreut mit Kompott oder Tunke gegessen.

962. Knorrs Omelette.

Man vermischt den Teig nach Nr. 148 mit Zucker und Zitronenzucker und bäckt die Omelette wie angegeben fertig.

963. Buchweizenpfannkuchen.

Zutaten: 150 Gramm Buchweizenmehl, 30 Gramm Hefe, Salz, ½ Liter Milch oder Buttermilch, 1 Eßlöffel saurer Rahm.

Man kocht die Milch, läßt sie auskühlen, doch soll sie noch lauwarm sein, gibt das angewärmte Buchweizenmehl darunter sowie die aufgelöste Hefe und etwas Salz und Rahm. Der Teig muß 2 Stunden an warmem Ort gehen und wird dann in heißem Fett oder Schmalz zu dünnen Pfannkuchen gebacken und dick mit Zucker und nach Geschmack mit Zimt bestreut.

2. **Buchweizenkuchen ohne Hefe.** 130 Gramm Mehl, ⅜ Liter heißes Wasser, ⅛—¼ Liter saurer Rahm, 1 Ei, Salz, Weinbeeren und Sultaninen. Man rührt alles gut zusammen und bäckt handgroße Kuchen aus dem Teig.

964. Buchweizenpfannkuchen auf andere Art.

Zutaten: 1 Pfund Buchweizenmehl, 1 Teelöffel Backpulver.

Man verrührt das Mehl mit etwas Salz, einer Messerspitze Backpulver und so viel Wasser, daß ein Pfannkuchenteig entsteht, bestreicht eine kleine eiserne Backpfanne mit Butter, gießt den vorbereiteten Teig hinein und bäckt dünne Kuchen auf beiden Seiten knusperig. Sie werden mit Honig oder Butter bestrichen und heiß angerichtet.

965. Omelette aus Monaco.

Zutaten: 6 Eier, 3 Kaffeelöffel Mehl, 150 Gramm Zucker, etwas Salz.

Eigelb und Zucker werden schaumig gerührt, Mehl und der steife Schnee darunter gegeben. Man läßt in der Omeletteform Butter heiß werden, gibt die Masse hinein, bäckt sie im

Rohr lichtbraun, bestreicht die fertige Omelette mit Dunstobst, rollt sie zusammen und verziert sie nach Belieben mit Orangen- oder Aprikosenmarmelade.

966. Gefüllte Eierküchlein.

Man bereitet nach Nr. 137 den Teig, bäckt wie dort kleine Kuchen, doch nur halbfertig, bestreicht sie mit Marmelade, rollt sie auf, legt sie in die gebutterte Form und läßt sie dick mit Zucker bestreut im Ofen aufziehen. Sie können auch wie bei Nr. 137 in der Pfanne fertig gebacken, zusammengerollt, mit Zucker bestreut und gleich zu Tisch gegeben werden.

967. Omelette soufflé.

Man schlägt 3—4 Eigelb mit 4 Löffeln Puderzucker, gibt ein wenig Zitronensaft und Zucker daran, schlägt das Eiweiß zu festem Schnee, mischt beides vorsichtig, gibt es in die Pfanne in die heiße Butter und läßt es auf dem Herde hellgelb werden. Dann schlägt man die Omelette zusammen, legt sie in die Omelettepfanne in heiße Butter, bestreut sie mit Zucker und läßt sie im Ofen steigen. Muß gleich angerichtet werden.

968. Omelette soufflé mit Rahm.

Zutaten: 4 Eier, 2 Eßlöffel dicker Rahm, etwas Orangen- und Zitronenzucker, Zucker nach Belieben.

Man verquirlt die Eigelb mit dem Rahm, zieht 2 Eßlöffel Mehl, Zucker und den Schnee der Eier darunter und gibt die Masse in die gebutterte Omeletteform. Sie wird im Ofen gebacken, aus der Form genommen, mit Marmelade bestrichen, zusammengeschlagen, dick mit Zucker bestreut und sogleich aufgetragen.

969. Aufgezogenes im Ofen (süß oder gesalzen).

1. Zutaten: 1/8 Liter Milch, 2 Eier, 100 Gramm Mehl, Salz oder Zucker, Zitronenzucker.

Man rührt diese Zutaten zusammen, gibt sie in die gut gebutterte größere Auflaufform, stellt sie hoch und bäckt die Masse 10 Minuten bei sehr starker Oberhitze. Diese Speise muß sehr gut im Backen getroffen werden; sie geht bei richtiger Hitze ganz hoch auf und wird dann augenblicklich als Beilage zu Gemüse zu Tisch gegeben, oder, mit Zucker bestreut, zu Fruchttunke als Nachspeise oder des Abends gereicht.

2. 4 Eigelb, 4 Eßlöffel Zucker, 1/4 Stunde schaumig gerührt; Schnee der 4 Eier, 2 Eßlöffel Mehl, Saft 1/2 Zitrone sorgfältig dazu gemischt. Man bäckt diese Masse im warmen, nicht heißen Ofen bei wenig Oberhitze. Die Masse muß hoch aufsteigen, gelbbraune Farbe haben und innen trocken sein.

970. Gebackene Pflaumen.

Zutaten: 1/4 Liter Weißwein, 3 Eier, etwas Zitronenschale, 30 Gramm zerlassene Butter, etwas Salz, 1—2 Löffel Mehl oder Teig Nr. 154.

Man rührt aus diesen Zutaten einen glatten Teig wie Pfannkuchenteig, nimmt aus frischen oder möglichst großen kalifornischen Pflaumen den Kern heraus, steckt statt des Kernes eine geschälte Mandel in die Frucht, befestigt jede einzelne Pflaume auf der Gabel, wendet sie in dem Teig, bäckt sie in heißem Schmalz und taucht sie vor dem Anrichten in geriebene Schokolade und Zucker oder nur in Zucker.

971. Apfelküchlein.

Teig: 1/4 Pfund Mehl, Schnee von 2 Eiweiß, etwas Zucker, 2 Löffel heißes Schmalz, so viel Wein, daß es einen dicken Pfannkuchenteig gibt, oder Pfannkuchenteig Nr. 134 oder Teig Nr. 154.

Die Apfelscheiben werden aus großen, mürben Äpfeln geschnitten, und zwar aus dem ganzen Apfel. Man sticht das Kernhaus heraus, läßt die Scheiben mit Zucker und nach Belieben Zimt bestreut eine Weile stehen, wendet sie in dem vorbereiteten Teig, bäckt sie in heißem, am besten schwimmendem Schmalz goldbraun und bestreut sie dick mit Zucker.

2. **Kirschen im Teig.** Man bindet mehrere zusammen und bereitet sie wie Apfelküchlein. Ebenso wendet man Orangenschnitten in Teig und bäckt sie in heißem Schmalz.

972. Weckschnitten.

Zutaten: 2—3 Löffel Mehl, 1 Ei, etwas Milch, Zucker, Zitronenzucker.

Diese Zutaten werden zu einem dicken Teig gerührt, darin abgeriebene, in Milch geweichte Milchbrotscheiben gewendet und in heißem Schmalz gebacken.

973. Gebackene Bananen.

1. Die Bananen werden geschält, einmal der Länge nach durchgeschnitten; Butter oder Öl wird in einer Pfanne heiß gemacht und die Bananen darin auf beiden Seiten bräunlich gebraten. Man richtet sie auf gedünstetem Reis an.

2. Die vorbereiteten Bananen werden mit Zitronensaft beträufelt, in Pfannkuchenteig oder Teig Nr. 970 gewendet, in heißem Schmalz gebacken und dick mit Zucker bestreut.

Kalte süße Speisen.

974. Karamelcreme.

1. **Einfachste Art:** Man brennt 6 Löffel Zucker mit einem Stückchen Butter hellgelb, gibt ½ Liter Milch dazu und rührt es auf dem Feuer, bis die Masse dicklich ist.

2. **Für Kranke:** 3 große Löffel Zucker, 4 Eigelb, ¼ Liter Milch. Man brennt 1 Löffel Zucker ganz hell, gießt die kalte Milch dazu, läßt sie kochen; dann verrührt man 2 Löffel Zucker und die Eigelb, bis sie weiß sind, gibt 1 Löffel Milch daran und rührt sie zu dem gebräunten Zucker. Das Ganze läßt man auf dem Herde unter öfterem Rühren ziehen, bis die Creme dicklich ist.

3. **Gute Creme:** 6 Eier, 1 Liter Milch, 5 Gramm Hoffmannsmehl oder Mondamin, 1 Stückchen Butter, 6—8 Löffel Zucker.

Zucker und Butter werden leicht gebrannt, die übrigen Zutaten dazugegeben und auf dem Feuer geschlagen oder im Wasserbad gerührt, bis die Creme dicklich wird. Es ist noch besser, von den Eiweiß einen steifen Schnee zu schlagen und, mit Zucker vermischt, zuletzt unter die Masse zu heben. Die Creme wird in Glasschalen gegossen, feine gebrochene Biskuits hineingegeben und so oder mit Schlagrahm verziert gereicht.

975. Vanillecreme.

Zutaten: 4—6 Eier, 1 Liter Milch, Zucker und Vanillezucker nach Geschmack, 5 Gramm Hoffmannsmehl oder Mondamin.

Man quirlt die Zutaten zusammen und schlägt sie auf dem Feuer, noch besser im Wasserbad, bis sie anfangen aufzustoßen. Es können die ganzen Eier verwendet oder die Eiweiß zu Schnee geschlagen und zuletzt darunter gehoben werden. Für kleinere Portionen genügt die Hälfte.

2. **Vanillecreme mit Pfirsichen.** Man vermischt die fertige Creme Nr. 975 mit kleinen oder gebrochenen Biskuits und Stückchen von rohen Pfirsichen oder Dunstpfirsichen ohne Saft. Auch andere Früchte können darunter gegeben werden.

976. Bereitung von Schlagrahm.

Der Rahm für Schlagrahm, der in Städten in jeder Molkerei käuflich ist, auf dem Lande leicht abgenommen werden kann, wird mit Vanille und Zucker nach Geschmack vermischt, kühl gestellt, dann mit dem Schneebesen eine Weile geschlagen oder gestoßen, hierauf in einen Topf mit heißem Wasser gesetzt und fortgeschlagen, bis der Rahm wie Eierschnee steht. Nur kühl geschlagen, wird der Schlagrahm ebenso gut, doch dauert es länger. Wird er gleich gelblich und fett wie Butter, kann man etwas ungekochte Milch daruntermischen.

977. Schokoladecreme.

Zutaten: 130 Gramm geriebene Schokolade, 1 Liter Milch, Zucker, 5 Eigelb, $1/2$ Liter Schlagrahm.

Die Eigelb werden mit etwas kalter Milch gequirlt, mit der geriebenen Schokolade, der übrigen Milch und dem gestoßenen Zucker auf das Feuer gebracht und mit dem Schneebesen so lange geschlagen, bis die Masse zum Kochen kommt. Dann nimmt man sie vom Herde, schlägt sie aber noch, bis sie gänzlich erkaltet ist. Kurz bevor man die Creme zu Tisch bringt, wird der Schlagrahm darunter gemengt.

978. Schokoladecreme auf andere Art.

Zutaten: $1/4$ Pfund Schokolade, Zucker, $3/4$ Liter Milch, 4 Eigelb, 15 Gramm Hoffmannsmehl.

Man löst die Schokolade in der heißen, gezuckerten Milch, gibt Vanillin nach Geschmack dazu, läßt sie abkühlen, vermengt sie mit Eigelb und Mehl, die vorher in wenig Wasser zusammen verquirlt werden, und schlägt die Creme auf dem Feuer, bis sie anfängt dick zu werden. ¼—½ Liter Schlagrahm kann noch an die gekühlte Speise gerührt werden.

979. Zitronencreme.

1. Zutaten: ¼ Liter Wein, 6 Eigelb oder 3 ganze Eier und 15 Gramm Hoffmannsmehl oder Pudermehl, Saft von ½ Zitrone, abgeriebene Schale von ⅓ Zitrone, Zucker.

Nimmt man Mehl, reichen 3 Eier. Man verrührt es in wenig Wasser, mischt alle Zutaten dazu und schlägt es mit dem Schneebesen, bis die Creme anfängt aufzustoßen. Sie wird vom Feuer genommen, noch ein wenig geschlagen, in Champagnergläser oder eine Glasschüssel gegeben und nach Belieben mit Schlagrahm verziert. Nimmt man 6 Eigelb ohne Mehl, kann man das Weiße von 3 Eiern zu steifem Schnee schlagen, gibt geriebene, geschälte Mandeln darunter, streicht ihn bergartig auf die fertige Creme, die in die feuerfeste Schüssel gegossen wird, und läßt die Speise einige Minuten im Ofen trocknen.

980. Creme Nesselrode.

Zutaten: ¼ Liter Milch, 100 Gramm Zucker, 4 Eier, ¼ Pfund kleine Makronen, Sultaninen, gestoßene Mandeln nach Belieben, etwas Vanillin.

Ein knapper Viertelliter Milch wird mit dem Vanillezucker aufgekocht, unterdessen die Eigelb mit dem Zucker schaumig gerührt, die kochende Milch unter beständigem Rühren tropfenweise dazugegeben. Man läßt die ganze Masse bis zum Kochen kommen. Nun wird sie ziemlich lange kalt gerührt, dann die Makronen, Sultaninen, gestoßenen Mandeln und der Schnee der 4 Eiweiß daruntergegeben, das Ganze in eine Glasschale gefüllt und kalt gestellt.

981. Orangencreme.

Zutaten: Saft von 3 Orangen, 1 Zitrone (³/₁₆ Liter Saft), die abgeriebene Schale einer Orange, 3 Eßlöffel Wein oder Wasser und Saft von ½ Zitrone, 60 Gramm Zucker, 25 bis 30 Gramm Hoffmanns Speisenmehl, ³/₈ Liter Schlagrahm.

Die an Zucker abgeriebene Schale der Orangen, der Fruchtsaft und das im Wein aufgelöste Mehl werden in einem engen Töpfchen aufgekocht und fortgerührt, bis die Masse gut abgekühlt ist. Dann gibt man den gesüßten Schlagrahm oder Schnee von 2—3 Eiern darunter und reicht die Speise in Gläsern oder in einer Schüssel oder streicht die Creme auf einen Kuchenboden und verziert mit Schlagrahm.

982. Mexikanische Maiscreme.

Zutaten: 12 Maiskolben, 1 Liter Milch, 200 Gramm Zucker, Nüsse.

Die schon gelben aber noch weich-milchigen Körner von 12 Maiskolben werden durch eine Fleischhackmaschine und dann durch ein feines Sieb getrieben. Beim Durchtreiben gießt man Milch nach, damit alles gründlich durchkommt. Unter fortwährendem Rühren wird die Masse so lange gekocht, bis sie nicht mehr läuft. Dann kommen frische, geschälte, geriebene Nüsse darunter. Man kann die Creme vor dem Servieren in zarte Maisblätter füllen und mit Streifchen von Maisblättern zubinden.

983. Topfencreme.

Zutaten: 250 Gramm Topfen, Zucker, Milch.

Der Topfen wird durch das Haarsieb gegeben, mit Zucker, Vanillezucker und Milch nach Bedarf verrührt. Preisel- oder Johannisbeeren, auch geriebener Pumpernickel darunter gemischt, verbessern noch den Geschmack. Auch Walderdbeeren können verwendet werden.

984. Weincreme.

Zutaten: 2 Eßlöffel Mehl, 6 Eier, 150 Gramm Zucker, abgeriebene Schale und Saft von ½ Zitrone, ½ Liter Weinmost.

Man verrührt das Mehl mit ⅛ Liter Wasser, gibt Eigelb, Zucker, Zitrone und Wein dazu, schlägt die Masse auf dem Feuer zu dicklicher Creme, die, nachdem sie abgekühlt ist, mit den geschlagenen Eiweiß vermischt wird. In einer Glasschale serviert man die Creme und reicht kleines Backwerk oder Knorrsche Haferbiskuits dazu.

985. Einfache Weincreme.

Zutaten: Ein knapper Viertelliter Weißwein, Saft und Schale 1 Zitrone, 125 Gramm Zucker, 3 Eier, 15 Gramm Hoffmannsmehl.

Wein, Eier, Zucker, Zitronenzucker und Saft und das in ein wenig Wasser gelöste Mehl werden so lange auf schwachem Feuer geschlagen, bis die Masse dicklich wird und steigt. Sie wird vom Feuer genommen, kühl geschlagen und in die Glasschale oder in Gläser gegeben.

986. Weincreme mit Früchten.

In eine tiefe Glasschüssel gibt man Dunstobst, wie Kirschen oder Pfirsiche oder irgendwelche Marmelade, bestreut sie mit feingeschnittenen Mandeln oder Nüssen, gibt mit Wein befeuchtete Makronen dazwischen und gießt Weincreme nach Nr. 984 oder 985 heiß darüber. Die Speise wird kalt gereicht und mit Makronen usw. verziert.

987. Stachelbeercreme.

1 Pfund reife, doch noch feste Stachelbeeren werden mit etwas Wasser ganz weich gekocht und durch das Haarsieb gestrichen. Dann mischt man das Mark mit Zucker nach Geschmack sowie 1—2 Eigelb und schlägt die Masse im Wasserbad auf dem Feuer so lange, bis sie anfängt dick zu werden. Die Creme wird in eine Glasschale gegeben, nach dem Erkalten mit ¼ Liter Schlagrahm verziert und mit Backwerk gereicht.

988. Russische Creme.

Zutaten: 4 Eigelb, 4 Eßlöffel Zucker, Vanillezucker, 1 Eßlöffel Arrak, ¼ Liter Schlagrahm.

Eigelb und Zucker werden ½ Stunde gerührt, dann kommt der Arrak dazu und, bevor die Creme aufgetragen wird, der Schlagrahm oder der Schnee der 4 Eier.

989. Gebrannte Mandelcreme.

Zutaten: 3 Eigelb, 100—150 Gramm Zucker, ¼ Liter Milch, Mandeln, Schlagrahm.

Die Eigelb werden mit etwas Milch verquirlt und mit dem Zucker und ¼ Liter Milch auf dem Feuer zu Creme geschlagen. Man läßt in der Pfanne ein Stück befeuchteten Zucker gelb werden, gibt 25 Gramm bittere, 100 Gramm süße Mandeln (nach Belieben auch weniger) hinein, röstet sie hellbraun und zerdrückt sie mit dem Nudelholz, nachdem sie erkaltet sind. Creme, Mandeln und ½ Liter Schlagrahm werden zusammen gemischt und in der Glasschale angerichtet. Die Mandeln können auch zuerst gerieben und dann geröstet werden, doch kleben sie dann leicht zusammen und müssen erst wieder zerdrückt werden. Man reicht dazu Makrönchen.

990. Kaffeecreme.

Zutaten: ⅛ Liter Kaffee, 150 Gramm Zucker, ½ Liter Schlagrahm.

Guter schwarzer koffeinfreier Kaffee wird mit 150 Gramm Zucker zu einem dicklichen Brei gekocht. Nachdem er erkaltet, mischt man den Schlagrahm, mit Zucker und Vanillezucker gemischt, darunter. Die Creme wird in der Glasschale gereicht und mit Schlagrahm verziert.

991. Hexenschnee (Apfelcreme).

Zutaten: 4 gebratene Äpfel, 2—3 Eiweiß, 125 Gramm Zucker.

Die Äpfel werden geschält, durch das Haarsieb gestrichen, mit 125 Gramm Zucker, Saft und abgeriebener Schale ½ Zitrone und den Eiweiß vermischt und ¾—1 Stunde immer nach derselben Stelle gerührt. Diese Masse ergibt eine große Schüssel Creme.

992. Schnellcreme.

Man rührt 1 Löffel Hagebuttenmark, 1 Löffel Zucker und den steifen Schnee von 4 Eiern, bis es doppelt so viel geworden ist.

993. Kastaniencreme.

½ Pfund Kastanien werden geschält, in kochendem Wasser halbweich gekocht, von der zweiten Schale befreit, in gezuckerter Milch fertig gekocht und durch die Presse gegeben. Man läßt sie erkalten, mischt ½ Liter Schlagrahm dazu sowie Zucker und Vanillezucker und gibt sie in einer Glasschale, mit Gebäck verziert, zu Tisch.

994. Creme mit Fruchtunterlage.

Zutaten zum Apfelkompott: ½ Pfund Äpfel, 20 Gramm Mandeln, 10 Gramm Sultaninen, ¼ Liter Wasser, 2 Eßlöffel Weißwein, ½ Teelöffel Zitronensaft, Zucker.

Man kocht die langgeschnittenen Mandeln in ¼ Liter Wasser weich, gibt den Wein, die feingeschnittenen Apfelscheiben und das übrige dazu und kocht ein dickes Mus, das, wenn nötig, mit 5 Gramm Speisenmehl sämig gemacht wird.

Man gibt in die ausgespülte Glasschüssel mit Wein oder Milch angefeuchtete Kinderbiskuits oder Makronen, darauf das Apfelkompott oder irgendwelche eingemachte oder frischgekochte Marmelade; auch können verschiedene zusammen verwendet werden. Die folgende Creme oder Weincreme Nr. 985 wird darüber gegossen und die Speise nach Belieben noch mit Schlagrahm verziert. Creme: Man quirlt 25 Gramm Hoffmannsmehl mit 2 Eigelb und etwas Milch, läßt ½ Liter Milch mit 40 Gramm Zucker und Vanillezucker kochend werden, rührt das gequirlte Mehl ein, kocht unter beständigem Rühren eine Creme, unter die, sobald sie etwas abgekühlt, der Schnee der Eier gegeben wird. (Genaue Anleitung siehe Nr. 1001.)

995. Äpfel oder Birnen mit Creme.

Die Äpfel werden geschält, das Kernhaus herausgestochen, mit Gelee gefüllt und mit etwas Butter und Zucker weich gekocht; die geschälten ganzen Birnen in Wasser und Zucker. Man legt die vorbereiteten Früchte auf eine Lage Biskuits in eine Glasschale und übergießt sie mit folgender Creme:

3 ganze Eier, ½ Liter Milch werden mit Vanille und Zucker auf dem Feuer schaumig geschlagen, oder: die Eiweiß mit Zucker zu Schnee und mit dem übrigen, wenn abgekühlt, vermischt. Wird Birnenkompott verwendet, gibt man, ehe die Creme darüber kommt, etwas Marmelade oder Gelee auf die Früchte. Sie dürfen nur wenig Saft haben.

996. Geisenheimer Speise.

150 Gramm Biskuits werden mit Aprikosenmarmelade bestrichen und je zwei aufeinandergedrückt, dann werden sie lagenweise in eine Glasschale gelegt, auf jedes Biskuit 2—3 saure kandierte Kirschen und darüber eine heiße Vanilletunke gegeben.

Vanilletunke: Gut ¼ Liter Milch, 100 Gramm Zucker, ein Päckchen Vanillin und 4 Eigelb werden auf dem Feuer zu Creme geschlagen und über die Biskuits gegossen. Der festgeschlagene Schnee der 4 Eiweiß wird darübergestrichen, mit Zucker bestreut und mit dem erhitzten Backschäufelchen gebrannt.

997. Hygiamacreme mit gedünsteten Äpfeln.

3—4 geschälte Reinetten werden mit einem Apfelbohrer ausgehöhlt und mit Konfitüre gefüllt. Nachdem der abgeschnittene Deckel mit etwas Eigelb und Mehl wieder aufgeklebt ist, werden die Äpfel gut mit Zitronenwasser befeuchtet, in einer mit Butter ausgestrichenen Schüssel im Ofen weich gebacken, in die Glasschale gelegt und mit folgender Creme übergossen: 1 Tasse Rahm, ein schwacher Eßlöffel voll Hygiama, 1 Teelöffel voll Zucker werden zusammen unter sorgfältigem Schlagen aufgekocht und mit 2 Eigelb abgerührt. Man reicht die Creme mit kleinem Backwerk.

998. Pfirsiche mit Wein.

Frische oder im Dunst gekochte Pfirsiche werden auf die Omeletteform gelegt, mit Wein begossen und warm gestellt. Man schlägt dann 3 Eier auf dem Feuer mit 3 Eßlöffel Zucker und Vanillezucker zu Schaum und gibt die Creme über die Früchte. Man kann auch getrocknete amerikanische Pfirsiche verwenden, die aber vorher geweicht werden müssen.

999. Behälter von Eierschnee — Meringuen.

Zutaten: 5—6 Eiweiß, 300—500 Gramm Zucker, Vanillin.

Man schlägt die Eiweiß zu ganz steifem Schnee, mischt Zucker und Vanille darunter, streicht die zähe Masse ungefähr 1 Zentimeter dick auf ein rundes, gebuttertes Tortenblech, am besten auf den Boden einer Springform, läßt einen Rand frei und belegt diesen mit gleichmäßigen, 3—4 Zentimeter hohen Häufchen, die dicht nebeneinander sein müssen. Sie werden mit der Spritze oder dem Kaffeelöffel aufgesetzt. Auch auf den Boden kann man den Schnee mit der Spritze in schneckenförmigen Ringen auftragen, doch darf sich dann nirgends ein leerer Zwischenraum bilden. Das fertige Gehäuse wird im warmen Ofen, wenn nötig bei offener Ofentüre, mehr getrocknet als gebacken und, nachdem es ausgekühlt, mit Schlagrahm und Früchten oder Weincreme, Zitronencreme usw. gefüllt. Es wird gewöhnlich eine Creme wie Nr. 988, 977, 979 &c gebraucht, zu der man die Eigelb verwenden kann.

2. **Meringuen** werden ebenso vorbereitet. Man setzt mit dem Eßlöffel Häufchen auf das Kuchenblech, gibt ihnen die Eiform, höhlt sie ein wenig aus und füllt sie nach dem Backen ebenfalls mit Creme.

1000. Schneefrüchte.

1. Man legt auf den Boden einer gestrichenen Form eine flache Lage von Kompott, wie Pfirsich-, Aprikosen-, Kirschenkompott, darauf die nach Nr. 999 vorbereitete Eiweißmasse und läßt das Gericht im Ofen trocknen, bis es eine schwach gelbliche Farbe hat.

2. **Dunstkirschen** oder **Walderdbeeren** oder **Himbeeren, Brombeeren** usw. werden unter die geschlagenen, gesüßten Eiweiß gemischt in einem Berg auf eine feuerfeste Platte gehäuft oder auf einen fertigen Butterteigboden gestrichen und wie Nr. 999 gebacken.

1001. Bereitung von Flammeris.

Wasser oder Milch oder Fruchtsaft wird zum Kochen gebracht; Mehl, Grieß usw. in wenig Wasser oder Milch aufgelöst, die Eigelb darunter gequirlt und diese Masse unter beständigem Rühren in die kochende Flüssigkeit gegeben. Man rührt auf schwachem Feuer weiter, bis die Masse klar wird und sich vom Topfe löst. Sie muß etwas auskühlen, ehe die Eischnee ganz vorsichtig daruntergezogen werden. Dann füllt man die Speise in die mit kaltem Wasser gut ausgespülte Form oder in kleine Förmchen, auch in Tassenköpfe, stellt diese in kaltes Wasser an kühlen Ort oder auf Eis und stürzt den Flammeri, sobald er fest geworden ist. Benützt man kleine Formen, werden ungefähr 5 Gramm Mehl weniger verwendet. In jedem Geschäfte, in dem Hoffmanns Speisenmehl verkauft wird, erhält m... Büchlein mit vielen erprobten Rezepten. Hier folgen einige:

1002. Flammeri mit Sultaninen.

Zutaten: ½ Liter Milch, 30 Gramm Zucker, 40 Gramm Hoffmannsmehl, 2 Eiweiß, 20 Gramm Zitronat, 50 Gramm Sultaninen, 1 Teelöffel Vanillezucker, etwas Salz.

Das feingeschnittene Zitronat wird in $3/8$ Liter Milch mit Zucker, Vanille und Salz gekocht, das in $1/8$ Liter Milch aufgelöste Mehl dazugegeben und klar gerührt. Dann werden die in warmem Wasser gereinigten Sultaninen und zuletzt der Schnee der Eiweiß daruntergezogen und die Speise in die ausgespülte Form oder in kleine Förmchen zum Erkalten gegeben.

1003. Gelber Flammeri.

Zutaten: ½ Liter Milch, 40 Gramm Zucker, 30—35 Gramm Hoffmannsmehl, 3 Eigelb, 2 Eiweiß, Vanillin, etwas Salz.

Zubereitung wie 1001. Wird mit Fruchttunke gereicht.

1004. Brombeerflammeri.

1 Liter Brombeeren läßt man im Wasserbad ohne Wasserzusatz Saft ziehen. Dann gibt man zu dem durchgeseihten Saft (½ Liter) Zucker, etwas Zitronensaft, einen knappen Viertelliter Rotwein oder Wasser, läßt die Flüssigkeit ins Kochen kommen und rührt 55 Gramm in etwas Wasser gelöstes Mondamin oder 80 Gramm trockenen Grieß oder 80 Gramm Sago daran und beendet nach Nr. 1001. Man gibt unter die fertige Speise 100 Gramm frische, vorher gezuckerte Beeren und läßt sie in der gespülten Form erkalten. Sie wird mit Schlagrahm oder Vanilletunke gereicht.

Auf dieselbe Weise kann **Himbeer-, Erdbeer-** und **Johannisbeerflammeri** bereitet werden.

1005. Orangenflammeri.

Zutaten: ⅜ Liter Apfelwein, 100 Gramm Zucker, abgeriebene Schale von ½ Orange und etwas Zitronenschale, ⅛ Liter Wasser, 40 Gramm Hoffmannsmehl oder Stärke.

Man bringt den Wein mit dem Zucker, Orangen- und Zitronenzucker zum Kochen und rührt das in Wasser aufgelöste Mehl dazu. Eine ausgespülte Form wird auf dem Boden mit Orangenscheiben belegt, der Flammeri darüber gegossen und nach dem Erkalten gestürzt.

1006. Rhabarberflammeri.

Zutaten: 500 Gramm Rhabarber, 50 Gramm Hoffmannsmehl, Zucker, Zitronenzucker.

Der in Stückchen geschnittene Rhabarber wird mit Zucker, etwas Wasser und Zitronenschale ganz weich gekocht und durch das Haarsieb oder ein Tuch gerührt. Man bringt den durchgeseihten Saft ins Kochen, rührt 50 Gramm in Wasser aufgelöstes Hoffmannsmehl hinein und so lange fort, bis die Masse dick und klar ist. Sie wird in die ausgespülte Form oder in ausgespülte Förmchen gegeben, nach dem Erkalten gestürzt und mit kalter Milch, Rahm oder Schlagrahm gereicht.

1007. Schokoladeflammeri.

Zutaten: ½ Liter Milch, 35 Gramm Hoffmannsmehl, 25 Gramm Schokolade oder Kakao, reichlich Zucker, Vanillezucker, 10 Gramm Butter, 1 Eigelb, 1 Eiweiß.

Die Butter wird in ¼ Liter Milch mit Zucker und Vanille zum Kochen gebracht, das in ⅛ Liter Milch gelöste Mehl und Eigelb und die in ⅛ Liter Milch geweichte Schokolade dazugegeben und die Speise wie oben beendet. Man verziert sie mit Schlagrahm oder reicht Vanilletunke dazu.

1008. Stachelbeerflammeri.

Zutaten: 500 Gramm Stachelbeeren, ¼ Liter Weißwein, 1½ Liter Wasser, 125 Gramm Sago, Wein, Zucker.

Die Stachelbeeren werden gewaschen, gebrüht, mit 1½ Liter kaltem Wasser übergossen, ganz weich gekocht, durch das Sieb gegeben und dann mit dem nötigen Zucker noch einmal aufgekocht. Den Sago läßt man in ¼ Liter Weißwein und ⅛ Liter Wasser mit Zucker aufquellen, rührt ihn in das kochende Stachelbeermark, rührt die Masse noch kurze Zeit und gibt sie dann in die gespülte Form. Sie wird mit Wein oder Vanilletunke gereicht.

1009. Zitronenflammeri.

Zutaten: 40 Gramm Knorrs Maismehl, 80 Gramm Zucker, ¾ Liter Wasser oder ¼ Liter Wein, ½ Liter Wasser, Saft 1 Zitrone und etwas abgeriebene Zitronenschale.

Man verquirlt das Mehl mit 3—4 Eßlöffeln Wasser, läßt ¾ Liter Wasser oder halb Wein halb Wasser mit dem Zucker und Zitronensaft ins Kochen kommen, rührt das Mehl ein und gießt die Masse, nachdem sie noch einige Minuten unter Rühren gekocht hat, in die ausgespülte Form. Der gestürzte Flammeri wird mit Orangenscheiben verziert angerichtet und Weintunke dazu gereicht.

1010. Eierflammeri.

⅜ Liter Milch, 4 Eigelb, 4 Schnee, 50 Gramm Hoffmannsmehl, 50 Gramm Zucker, Vanille oder Zitronenschalen, etwas Salz. Bereitung wie Nr. 1001.

1011. Deutscher Flammeri.

Zutaten: ³/₄ Liter Milch, 60—70 Gramm Hofmannsmehl, Makronen, 15 Gramm Kakao, 2 Eßlöffel Himbeersaft.

Man löst das Mehl in etwas Milch, gibt es mit Zucker und Vanillezucker in die übrige kochende Milch und kocht es unter beständigem Rühren schaumig. Unter ⅓ der Masse rührt man den Himbeersaft und gibt sie in die ausgespülte Form. Darauf kommt ⅓ der Masse, mit zerbröckelten bitteren Makronen gemischt, dann das letzte Drittel, das man mit 1 Eßlöffel in heißem Wasser aufgelöstem Kakao und 1 Eßlöffel Zucker vermischt. Man kann auch jeden Teil für sich bereiten und auf ¼ Liter Milch immer 20 Gramm Mehl, gut gewogen, rechnen. Kann nach dem Stürzen mit Schlagrahm verziert werden.

1012. Grießflammeri mit Früchten.

Zutaten: 1 Liter Milch, 125 Gramm Grieß, 50 Gramm Zucker, 20 Gramm geriebene, geschälte Mandeln, Vanillezucker.

Man kocht aus diesen Zutaten einen dicken Brei, gießt die Hälfte in die gut ausgespülte Form, legt darauf eine Lage Obstmarmelade (am besten Himbeeren oder Johannisbeeren), gibt den übrigen Brei sorgfältig darüber, läßt die Speise erkalten und stürzt sie vor dem Anrichten. Sie wird mit Fruchtsaft zu Tisch gegeben. Statt Marmelade läßt sich auch Dunstobst verwenden. In diesem Falle legt man die Früchte zwischen den Grieß und reicht den Saft dazu.

1013. Einfacher Grießflammeri.

Er wird wie Nr. 1012 zubereitet, aber ohne Fruchteinlage, und nach dem Stürzen mit Fruchttunke gereicht.

1014. Buchweizenflammeri.

Zutaten: 100 Gramm in kaltem Wasser gereinigte Grütze, 50 Gramm Butter, 1 Liter Milch, Zitronenschale, Zucker, etwas Salz.

Man bereitet unter beständigem Rühren oder im Grützenkocher aus diesen Zutaten einen steifen Brei, gießt ihn in die gut ausgespülte Schüssel oder Form, läßt ihn erkalten, stürzt ihn und gibt ihn mit Fruchttunke zu Tisch. Der Brei kann nach Belieben mit dem Schnee von 2 Eiweiß durchzogen werden.

1015. Tapiokamehlflammeri.

Zutaten: 40 Gramm Tapiokamehl, ½ Liter Wasser und ½ Liter Wein oder Fruchtsaft, Schale von 1 Orange und von ½ Zitrone, Zucker.

Man rührt das Mehl in Wasser an, gießt es unter beständigem Rühren in den kochenden Wein oder Saft, fügt den Zitronen- oder Orangenzucker sowie Zucker bei, rührt die kochende Masse 10 Minuten auf dem Feuer, gibt sie in die ausgespülte Form und läßt sie erkalten. Der Flammeri wird mit kalter Wein- oder Fruchttunke gereicht.

1016. Reisflammeri.

135 Gramm gebrühter Reis wird in ½ Liter Rotwein oder Himbeersaft, auch Kirschensaft usw., mit Zucker und etwas Zitronenschale weich gekocht, in die ausgespülte Form gegeben, nach dem Erkalten gestürzt und mit Schlagrahm überzogen.

1017. Gestürzte Weincreme.

Man schlägt eine Creme von 3 Eiern, 160 Gramm Zucker und ³/₈ Liter Weinmost oder alkoholfreiem Apfelwein, Saft 1 Zitrone und abgeriebener Schale ½ Zitrone in einen sehr hohen Topf auf schwachem Feuer, denn die Creme muß sehr steigen können. Wenn sie sich fast verdoppelt hat, gibt man 40 Gramm in Wasser aufgelöste Stärke rasch hinein, rührt die Masse glatt und gießt sie nach einigen Minuten in die ausgespülte Form. Nachdem sie erkaltet, wird sie gestürzt und mit Schlagrahm verziert angerichtet.

1018. Rote Grütze.

1. Zutaten: ⅛ Liter Johannisbeer-, ⅛ Liter Himbeersaft und ¼ Liter Wein oder ¼ Liter Wasser, 60 Gramm Grieß

ober 40—50 Gramm Reisstärke oder 50 Gramm halb Reis-, halb Sagomehl, Zucker, Zitronenzucker.

Grieß oder Mehl werden in ¼ der Flüssigkeit eingerührt, zu der übrigen kochenden Flüssigkeit gegossen und unter beständigem Rühren gekocht, bis die Masse klar ist. Man füllt sie in eine größere ausgespülte Form oder in kleine Porzellanförmchen, auch in Tassenköpfe, und reicht sie nach dem Erkalten mit Vanilletunke, Schlagrahm oder süßer Milch. Der Wein kann durch Wasser ersetzt werden; es wird dann nach Belieben mehr Fruchtsaft verwendet.

1019. Billige Speise.

Zutaten: 500 Gramm sauere Äpfel, Mirabellen oder Pflaumen, Zucker nach Bedarf, 50—60 Gramm Hoffmannsmehl, ¾ Liter Wasser.

Die Früchte werden mit ½ Liter Wasser (Mirabellen brauchen weniger) ganz weich gekocht, durch das Haarsieb gerührt und mit dem in ¼ Liter Wasser gelösten Mehl und Zucker so lange gekocht, bis die Masse dick und ganz klar ist. Weitere Behandlung wie Nr. 1018.

1020. Sagogrütze.

1. Man wäscht 125 Gramm Perlsago oder Tapioka und gibt ihn auf das Sieb; ½ Liter Wein und ½ Liter Wasser und Zucker läßt man mit etwas Zitronenschale kochend werden, rührt den Perlsago ein, der ganz langsam darin ausquellen muß. Die fertige Grütze wird in die gespülte Form gegossen und nach dem Erkalten gestürzt. Man verziert sie mit Schlagrahm oder reicht Vanilletunke oder kalte Milch dazu. Die Grütze kann auch in kleinen Förmchen oder Tassenköpfen fest werden; in diesem Falle nimmt man 100 Gramm Sago auf 1 Liter Flüssigkeit.

2. Man rührt den gewaschenen Sago in ½ Liter Fruchtsaft, ½ Liter Wein oder in ½ Liter Fruchtsaft, ½ Liter Wasser und beendet wie oben.

1021. Sagospeise.

150 Gramm Sago werden in 1 Liter Milch mit Zucker und Vanille ganz langsam gekocht, in eine gespülte Form gegeben und nach dem Erkalten mit ½ Liter nicht zu steif geschlagenem Schlagrahm vermischt. Man reicht die Speise in der Glasschale mit Konfekt.

1022. Kaffeegelee.

Zutaten: ½ Liter koffeinfreier Kaffee, wozu 40 Gramm Bohnen genommen werden, 50 Gramm Zucker, 25—30 Gramm Hoffmannsmehl, Vanillezucker.

Man löst das Mehl in $1/8$ Liter kaltem Kaffee, gibt es in $3/8$ Liter kochenden Kaffee, fügt Zucker usw. hinzu. Die Speise wird in kleinen Glasschalen mit Vanilletunke oder Schlagrahm gereicht.

1023. Kakaogelee.

Zutaten: ½ Liter Wasser, 25 Gramm Kakao, 50 Gramm Zucker, 25—30 Gramm Hoffmannsmehl, Vanillin.

¼ Liter Wasser wird mit dem Zucker zum Kochen gebracht, der Kakao hineingegeben. ¼ Liter Wasser verquirlt man mit dem Mehl, rührt es dazu, läßt alle Zutaten unter beständigem Rühren klar kochen und gießt sie in die ausgespülte Form oder in Tassenköpfe. Wird mit Schlagrahm oder Vanilletunke oder Milch serviert.

1024. Charlotte russe.

Man legt eine gewöhnliche oder Kuppelform, die vorher mit Öl bestrichen wird, ganz mit Biskuits aus, bestreicht diese mit Marmelade und füllt folgende Creme hinein:

4 Eigelb, 80 Gramm Zucker, etwas Vanillezucker und ¼ Liter Milch werden auf dem Feuer geschlagen, bis sie dick werden. Dann rührt man in die etwas gekühlte Masse vorsichtig 6 Gramm in etwas Wasser gelösten Agar und zuletzt ¼ Liter Schlagrahm. Die Speise wird am besten über Nacht kühl gestellt und am folgenden Tag gestürzt. Man kann die Creme auch ohne Biskuits bereiten und die gestürzte Creme von allen Seiten damit belegen.

1025. Karamelpudding.

Zutaten: 4—5 Eigelb, 3 Eischnee, 120 Gramm Zucker, Vanille, ½ Liter Milch, 100 Gramm Zucker und nach Belieben einige zerstoßene Pfirsichkerne.

100 Gramm Zucker werden mit einem Eßlöffel Wasser goldgelb gebräunt, sofort in eine passende irbene Schüssel oder in die Puddingform gegossen und diese ganz damit ausgestrichen. Dann quirlt man 120 Gramm Zucker mit dem Eigelb, gibt Milch usw. und Kerne, die auch wegbleiben können, daran, gießt die Masse in die vorbereitete Form und stellt diese in das Wasserbad oder in den Kartoffelkocher. Wenn die Speise fest geworden ist, nimmt man sie heraus, läßt sie auskühlen und stürzt sie sehr vorsichtig in eine Glasschüssel, damit der flüssige gebrannte Zucker wie eine Tunke darüber kommt.

1026. Schneeeier in Milch.

Zutaten: 1 Liter Milch, 4 Eier, 4 Teelöffel Mehl oder 1 Teelöffel Mondamin, Zucker, Vanillezucker.

Man läßt die Milch ins Kochen kommen, schlägt inzwischen die Eiweiß zu ganz steifem Schnee, mischt etwas Zucker und Vanillezucker darunter, setzt mit dem Eßlöffel möglichst gleichmäßige Häufchen in die Milch. Sie müssen zuerst auf der einen Seite, dann auf der anderen Seite nur ganz kurz kochen, bis sie fest sind. Dann nimmt man sie mit dem Schaumlöffel ganz vorsichtig heraus und läßt sie auf dem großen Seiher abtropfen. Nun verrührt man 2—4 Eigelb mit etwas Zucker, Vanillezucker, dem Mehl und etwas Milch, läßt die Milch, in der die Schneeeier vorbereitet wurden, wieder ins Kochen kommen, rührt die Eigelb usw. hinein und läßt sie unter beständigem Rühren einige Male aufkochen und gießt sie in die Schale, in der das Gericht auf den Tisch gebracht wird. Die vorbereiteten Schneeeier setzt man darauf. Die Speise kann ganz nach Belieben heiß, lauwarm oder kalt gegessen werden. Ein vorzügliches Gericht, namentlich für Kinder als Abendessen.

1027. Hamburger Speise.

Zutaten: 100 Gramm Kinderbiskuits, Creme Nr. 977 oder 978 oder 988 usw., Marmelade, Zucker, Vanillezucker.

Man bestreicht die Biskuits mit Marmelade, legt immer 2 aufeinander, belegt damit den Boden einer Porzellanschale und befeuchtet sie mit Wein. Dann gibt man die vorbereitete Creme darüber, schlägt die von dieser übrig gebliebenen Eiweiß zu steifem Schnee, mischt Zucker und Vanillezucker darunter, streicht ihn auf die Creme, bestreut sie dick mit Zucker und brennt diesen mit einer glühenden Schaufel.

1028. Milch und Früchte.

Man wäscht schöne reife Beerenfrüchte irgendwelcher Art, schüttet sie in eine Glasschüssel, zuckert sie und schüttelt sie von Zeit zu Zeit durcheinander. Nachdem sie ungefähr 1 Stunde gestanden haben, gibt man direkt vor dem Anrichten Schlagrahm, dicken Rahm oder auch nur kalte, ungekochte Milch darüber. Milch und Rahm bleiben ungezuckert, Schlagrahm muß mit etwas Zucker und Vanille vermischt werden. Ein köstliches Abendgericht für heiße Tage.

1029. Makronen-Weinspeise.

Zutaten: ½ Liter Milch, 5 Eier, $1/5$ Pfund Makronen, 3 Eßlöffel guter Wein, 200 Gramm Zucker, Mehl.

Man läßt die Milch kochen, rührt inzwischen etwas kalte Milch und 1 Löffel Mehl zusammen, dann die Eigelb und die siedende Milch, Zucker und Vanillezucker dazu und kocht die Creme unter beständigem Schlagen dick. Die Makronen legt man in eine tiefe Glasschüssel, befeuchtet sie mit Wein, übergießt sie mit der Creme und gibt, sobald die Masse kalt ist, die zu steifem Schnee geschlagenen und mit etwas Zucker vermischten Eiweiß darauf. Sie werden oben nochmals dick mit Zucker bestreut und mit einer glühenden Schaufel gebrannt.

1030. Birnen mit Schokolade.

Zutaten: 2 Pfund Birnen, Zucker, 50 Gramm Schokolade.

2 Pfund geschälte Birnen werden mit entsprechend Zucker weich gekocht, aus dem Saft genommen und in eine Glasschüssel gelegt. Mit dem zurückgebliebenen Saft wird die Schokolade aufgekocht und über die Birnen gegossen. Man gibt die Speise kalt zu Tisch.

1031. Apfelkranz.

Man bereitet ein Apfelmus, das man sehr gut verrührt oder durch das Haarsieb streicht, vermischt es mit 3 Eiern (auf 2 Pfund Äpfel 3 Eier), gibt es in den gebutterten, gestreuten Reisrand, stellt diesen ins Wasserbad und läßt ihn im Ofen kochen, bis die Masse fest geworden ist und sich stürzen läßt. Man richtet den Kranz auf einer flachen Platte an, gibt in die Mitte eine feine Fruchttunke oder Vanillecreme und reicht Biskuitkuchen dazu.

1032. Pfirsichkranz.

Zutaten: 1 Pfund Zucker, 2 Eier, 375 Gramm Reismehl, Pfirsiche.

Der Zucker wird mit 2 Eigelb ¼ Stunde schaumig gerührt, dann gibt man den steifen Schnee und zuletzt das Reismehl dazu nebst etwas Vanille. Der Reisrand wird gut mit Butter ausgestrichen, mit Mehl bestreut, die Masse hineingegossen und bei mäßiger Hitze im Backofen gebacken. Nachdem die Speise gestürzt ist, läßt man sie etwas auskühlen, begießt sie mit Wein oder nur mit Fruchtsaft und belegt sie mit Pfirsichkompott. Ebenso füllt man in das Innere des Randes Pfirsiche, füllt von Zeit zu Zeit von dem Pfirsichsaft über die Speise, und gibt sie erst am folgenden Tag zu Tisch.

1033. Ungekochter Fruchtauflauf.

Drei Obertassen geriebenen Zwieback oder Dr. Kellogs Granose weicht man in 2½ Obertassen Wormser Rotweinmost auf. Dann reibt man ½ Pfund Johannisbrot und ebensoviel Haselnußkerne. Man gibt in eine Glasschüssel erst eine dünne Schicht aufgeweichten Zwieback, streut eine Lage Johannisbrot und Nüsse darauf, belegt diese mit Erdbeeren, Himbeeren, entkernten Kirschen oder anderen Früchten; dann wieder Zwieback und so fort, bis alles aufgebraucht ist. Jede neue Lage drückt man mit einem flachen Holzlöffel leicht fest, besprengt den Auflauf mit etwas Weinmost und läßt ihn vor dem Servieren ½ Stunde stehen.

1034. Mannheimer Speise.

1—1½ Pfund gleichmäßig große Äpfel werden ungeschält abgerieben, das Kernhaus sorgfältig ausgestochen und gefüllt, wie Nr. 659, in die gut gebutterte Form gesetzt, dick mit Zucker bestreut und so im Ofen mit ein wenig Wasser gebraten oder mit dickem Doppelrahm übergossen und damit gebraten, bis sie ganz weich sind. Statt des Gelees können sie mit Mandeln gefüllt werden. Zu diesem Zweck werden ungeschälte, geriebene Mandeln mit etwas Milch und Zucker zu einem dicklichen Brei verrührt. Dann werden die mit Rahm oder mit Butter und Wasser gebratenen Äpfel sorgfältig in die Mitte einer großen, nicht zu tiefen Glasschüssel gelegt. Inzwischen läßt man in Streifen geschnittenes, in Ei geweichtes Weißbrot in heißem Schmalz goldgelb backen, legt es im Kranz um die vorbereiteten Äpfel und gießt über das Ganze mit Wein verdünntes Quitten- oder Aprikosenmark oder irgendeine beliebige, nicht zu dünne Fruchttunke. Auch Vanillecreme oder Weincreme ist gut.

1035. Eierkäse mit Früchten.

Man gibt auf eine Glasplatte mit Wein befeuchtete Biskuits oder Sandkuchen, darauf eingemachte Kirschen, Pfirsiche usw. oder Preiselbeergelee. Nach Nr. 121 von 4 Eiern bereiteter süßer Eierstich wird kalt durch ein Porzellansieb gedrückt, auf das Kompott gehäuft, die Platte ringsum mit Schlagrahm und Gelee verziert und die Eiermasse mit Rotwein oder Fruchtsaft beträufelt. Diese Schüssel ist ein hübsch aussehendes und wohlschmeckendes Gericht.

1036. Eierstich mit oder ohne Kaffee.

Zutaten: 4 Eier, 1 Teelöffel Stärkemehl mit ¼ Liter Milch und 4 Eßlöffel starkem koffeinfreiem Kaffee verrührt, 6 Eßlöffel Zucker.

Man bereitet den Eierstich aus den angegebenen Zutaten nach Nr. 121, gibt die Masse in gestrichene Förmchen oder Tassenköpfe, die vorher auch mit Karamel gestrichen werden können. Zu diesem Zweck läßt man einige Löffel Zucker mit etwas Butter braun werden, streicht mit der heißen Masse die Formen ganz rasch aus, damit der Zucker nicht steif wird. Dann füllt man die Eiermasse ein und kocht sie, wie in Nr. 121 angegeben, fertig. Die gestürzten Kuchen werden auf eine Platte gelegt und mit Schlagrahm verziert zu Tisch gegeben. Der Kaffee kann auch weggelassen werden.

2. **Eierstich mit Kakao.** Man gibt unter die im vorigen Rezept angegebene Masse statt Kaffee Kakaopulver, das nebst Vanillin und Zucker unter ⅜ Liter Milch gerührt wird, und streicht die Förmchen nur mit Butter aus.

1037. Gefüllte Ananas.

Eine große Ananas wird ausgehöhlt, so daß nur die Wände übrig bleiben, das Mark fein gehackt und mit Schlagrahm, Zucker und etwas Vanille vermischt. Man füllt die ausgehöhlte Ananas damit und gibt sie, mit Schlagrahm und Aprikosenmarmelade verziert, zu Tisch.

1038. Gefüllte Melone.

Man schneidet am Stiel der Melone einen Deckel ab, nimmt durch diese Öffnung das Innere heraus und streut die Melone mit Staubzucker aus. Darauf kommt eine Lage Himbeeren oder Wald= oder Gartenerdbeeren, die besonders gut schmecken, dann wieder Zucker und Beeren, bis die Melone gefüllt ist. Nun gießt man sehr vorsichtig so viel Weiß= oder Rotwein hinein, als die Beeren aufnehmen, verschließt die Frucht mit dem abgeschnittenen Deckel, legt noch Pergamentpapier darüber und stellt die Melone eine Nacht und einen Tag in den Keller. Dann wird der Inhalt herausgenommen, in einer Glasschüssel zu Tisch gegeben und kleines Backwerk dazu gereicht.

1039. Schlagrahm mit Früchten.

1. Man kauft ¼ Pfund **kandierte Früchte**, schneidet sie klein, gibt etwas Wein darauf, läßt sie 1 Stunde stehen und mischt sie dann nebst etwas Vanillezucker und entsprechend Zucker unter ½ Liter geschlagenen Rahm.

2. Man gibt unter den Schlagrahm **Walderdbeeren**.

3. Ein **Stachelbeerkompott** wird durch das Haarsieb gegeben und mit Schlagrahm vermischt.

4. **Mit Weichseln.** 1 Pfund große Weichseln werden ausgesteint, in eine Glasschale auf eine Lage Biskuit gelegt, mit Zucker bestreut sowie mit etwas Wein befeuchtet und kalt gestellt. Nach 2—3 Stunden füllt man ½ Liter Schlagrahm mit Vanille und Zucker darauf und verziert ihn mit Weichseln. Süße **Kirschen, Pfirsiche, Aprikosen** werden ebenso verwendet.

1040. Schlagrahm mit Makronen.

Man schlägt ½—¾ Liter Rahm mit Vanille und Zucker, gibt ihn in die Glasschüssel, bestreicht Makrönchen mit Gelee und legt sie dicht nebeneinander mit der bestrichenen Seite nach unten auf den Rahm. Ebenso kann man den Rahm mit 5 Gramm aufgelöstem Agar vermischen, erkalten lassen, stürzen und dann mit den vorbereiteten Makronen belegen.

1041. Schlagrahm mit Bananen.

Die Bananen werden in feine Scheiben geschnitten, mit etwas Zitronensaft beträufelt und mit Zucker bestreut. Man läßt sie 1—1½ Stunden stehen und vermischt sie dann mit dem geschlagenen Rahm. Auf ½ Liter Rahm 2—3 Bananen.

1042. Kastanienberg.

1. Zutaten: 1 Pfund Kastanien, 30 Gramm Butter, 50 Gramm geriebene Mandeln, Zucker.

Die Kastanien werden geschält und mit heißem Wasser ge‍brüht, damit sich das feine Häutchen ablöst, in Zuckerwasser gekocht und warm durch die Kartoffelpresse gegeben oder zweimal durch die Maschine. Dann rührt man die Butter schaumig, mischt die Mandeln und den warmen Kastanienbrei dazu, richtet die Masse bergartig auf einer Platte an und über‍gießt sie mit gesüßtem Schlagrahm.

2. ½ Pfund Kastanien, ½ Liter Schlagrahm, Milch, Zucker, Vanille. Die Kastanien werden wie oben vorbereitet, nur statt in Wasser in gezuckerter Milch gekocht. Den erkalteten Brei mischt man unter den Schlagrahm und gibt die Speise, mit Makrönchen verziert, in der Glasschüssel zu Tisch. Man kann sie auch in die Büchse füllen und gefrieren lassen.

1043. Götterspeise.

1. Man gibt in eine tiefe Glasschüssel Johannisbeer‍kompott mit wenig Saft, mischt unter ½ Liter Schlagrahm Vanille, Zucker und so viel geriebenen Pumpernickel oder Sanitasbrot, daß der Rahm eine braune Färbung bekommt, und gibt ihn über das Kompott.

2. In die Glasschüssel kommt zuerst eine Lage geriebener Pumpernickel mit geriebener Schokolade vermischt, darauf eine Lage Johannisbeerkompott oder ein anderes Kompott. Man läßt die Früchte auf dem Brot einige Zeit stehen, damit der Saft das Brot durchzieht, und gibt vor dem Anrichten den mit Zucker und Vanillezucker vermischten Schlagrahm oben‍auf.

3. 250 Gramm geriebenes Steinmetz-Kraftbrot, ½ Liter Schlagrahm, ½ Liter Preiselbeeren, Zucker, Vanille. Man gibt 4 Stunden vor dem Anrichten auf den Boden einer aus‍gespülten großen Glasschale eine Lage Preiselbeeren, dann eine dünne Schicht Brot, darauf nicht ganz ¼ Liter gesüßten Schlagrahm und auf diesen Preiselbeeren. Obenauf kommt erst vor dem Anrichten der übrige geschlagene Rahm.

Gefrorene süße Speisen.

1044. Reisrand mit Früchten.

1. Zutaten: 125 Gramm Reis (für den kleinen Reisrand), ½ Liter Wasser oder halb Wasser, halb Wein, Zitronensaft und Zucker nach Geschmack.

Der weichgekochte Reis wird in den gut ausgespülten Rand gestrichen, darin halb ausgekühlt, dann gestürzt und mit Dunstobst oder frischem Kompott verziert zu Tisch gegeben. Die Früchte werden als Kranz auf oder um den Rand gelegt, die Brühe in die mittlere Vertiefung gegossen.

2. Eine ausgespülte Form wird mit eingemachten Früchten belegt, darauf eine Lage wie oben in Wein gekochter Reis gegeben, dann wieder Früchte usw. Die Form wird 2 Stunden auf Eis gestellt, gestürzt und mit Fruchttunke angerichtet. Wenn man den Reis sehr steif liebt, kann man noch 5 Gramm Agar-Agar, nach Nr. 1046 vorbereitet, darunter mischen.

1045. Grönlandreis.

Zutaten: ½ Liter Saft, 120 Gramm Reis, gekochte Früchte, Gelee.

Von einem Glas Dunstobst oder von frischgekochtem Obst wird der Saft abgegossen, nach Bedarf mit Wasser oder Wein verdünnt und der gebrühte Reis damit weich gekocht. Man richtet das Obst, von dem der Saft verwendet wurde, in der Mitte einer Platte an, gibt den Reis bergartig herum oder formt ihn im Reisrand und legt ihn dann um das Obst.

1046. Bereitung des Agar-Agar.

Man rechnet ¼ Liter Wasser auf 5 Gramm Agar, stellt es in einem Töpfchen auf eine heiße Herdstelle, bis es aufgelöst ist. Dann gibt man es durch ein Haarsieb oder Tuch in die Speise oder stellt es, wenn es nicht gleich gebraucht wird, warm. Bei Aspic werden 5 Gramm Agar in ½ Liter Wasser aufgelöst.

1047. Reis à la Trautmannsdorf.

Zutaten: 250 Gramm Reis, 1¼ Liter Milch, 80 Gramm Zucker, Vanillezucker, ¼—½ Liter Schlagrahm, 6—8 Gramm Agar, ¼ Liter Wasser, 1 Löffel Maraschino oder ⅛ Liter Himbeersaft.

Der gebrühte Reis wird in der Milch mit Zucker und Vanille weich gekocht und, nachdem er etwas abgekühlt, mit dem in ¼ Liter heißem Wasser aufgelösten Agar und Maraschino oder Himbeersaft vermischt. Wenn er fest zu werden beginnt, gibt man den Schlagrahm dazu, füllt den Reis in eine ausgespülte Form, läßt ihn auf Eis oder in kühlem Raum erkalten, stürzt ihn und garniert die Speise mit kandierten Früchten. Himbeertunke wird dazu gereicht.

1048. Früchtereis.

Zutaten: 180 Gramm Reis, ¾ Liter Milch, Zucker, Vanille, Früchte, ¼ Liter Schlagrahm.

Man kocht den Reis ganz langsam körnig weich und mischt, nachdem er etwas erkaltet, den Schlagrahm darunter. Es wird in die gespülte Form eine Lage Reis gegeben, darauf Aprikosenmarmelade, dann Reis und Himbeermarmelade, wieder Reis und eingemachte Kirschen. Den Schluß muß Reis bilden. Die Früchte können ganz nach Geschmack und Belieben gewählt werden. Es lassen sich z. B. auch frische, durch das Sieb gestrichene Erdbeeren oder dickes Apfelmus, oder Orangenscheibchen von frischen Orangen, auch Orangenmarmelade, verwenden. Der Reis muß auf Eis erkalten und wird in der Glasschale angerichtet.

1049. Reis mit Makronen.

Zutaten: 250 Gramm Reis, 1 Liter Milch, Zucker, Zitronenzucker, etwas Butter, 30 Gramm geriebene, gewiegte Mandeln.

Der Reis wird mit den übrigen Zutaten langsam weich gekocht, doch müssen die Körner ganz bleiben. Dann füllt man eine Lage der Masse in die ausgespülte Form oder in eine tiefe Porzellanschüssel, gibt darauf kleinzerbröckelte bittere

Mandelmakronen, darüber wieder eine Lage Reis und Makronen und fährt so fort, bis die Form voll ist. Den Schluß muß Reis bilden. Der Pudding wird, nachdem er, am besten auf Eis, ganz erkaltet ist, gestürzt und mit Fruchttunke zu Tisch gegeben.

1050. Reisgelee.

Zutaten: 125 Gramm Karolinenreis, 1¼ Liter Wasser, abgeriebene Schale von ½ Zitrone, 150 Gramm Zucker, etwas Wein.

Man kocht den Reis in dem Wasser 2 Stunden ganz langsam, gießt das Wasser ab, mischt es mit Zucker und Zitronenzucker, gibt den Reis und nach Belieben kleingebrochene Makrönchen wieder dazu und läßt ihn weiter kochen, bis alle Flüssigkeit verflüchtigt ist. Er wird dann mit Wein vermischt, in die gut ausgespülte Form gegeben, nach dem Erkalten gestürzt und mit Schlagrahm oder Fruchtsaft gegessen.

1051. Dresdener Pudding.

1. Zutaten: 120 Gramm Reis, ½ Liter Milch, 50 Gramm Schokolade, 5 Gramm Agar, Schlagrahm.

Man kocht den gebrühten Reis in ½ Liter Milch mit Zucker und Vanillezucker weich; inzwischen läßt man die Schokolade in ⅛ Liter Milch dick einkochen, rührt es unter den Reis und, wenn er etwas abgekühlt ist, 5 Gramm in ¼ Liter Wasser gelösten Agar-Agar dazu. Sobald die Speise anfängt fest zu werden, gibt man ¼ Liter Schlagrahm darunter. Sie muß auf Eis, im Schnee oder in kaltem Wasser ganz erkalten. Man verziert sie, nachdem sie gestürzt ist, mit Schlagrahm und Biskuits.

2. Dieselbe Speise kann ohne Agar bereitet und umgestürzt in der Glasschale angerichtet werden.

1052. Maltheserreis.

Zutaten: ¼ Pfund Reis, ½ Liter Wein, auch mit Wasser verdünnt, Saft von 2 Orangen und 1 Zitrone, Zucker, etwas abgeriebene Zitronen- und Orangenschale.

Der Reis wird gebrüht, mit ¼ Liter Wein, dem Saft und etwas Schale der Früchte und ¼ Liter Wasser und Zucker körnig weich, doch ganz dick gekocht, in die mit kaltem Wasser gespülte Form gegeben und auf Eis oder in Schnee gestellt. Ein kühler Keller genügt bei diesen Reisspeisen auch. Wenn er ganz erkaltet ist, stürzt man ihn und gibt ihn mit Orangenscheiben verziert zu Tisch. Wenn nicht fest genug, kann er in der Glasschale gereicht werden.

1053. Ananas-Reispudding.

1. Zutaten: 250 Gramm Reis, 1 Liter Milch, 5 Gramm Agar-Agar, ½ Ananas, ¼—½ Liter Schlagrahm, 150 Gramm Zucker, etwas Vanille.

Der Reis wird körnig weich gekocht, Agar in ¼ Liter Wasser gelöst und die Ananas gewiegt oder durch die Hackmaschine gegeben und mit Reis, Agar, dem Schlagrahm, Zucker und Vanille nach Geschmack gut vermischt. Man spült die Puddingform oder eine andere passende Form mit kaltem Wasser aus, gibt den Reis hinein und läßt ihn im Schnee oder auf Eis erkalten. Er wird gestürzt und mit Schlagrahm, auch Früchten verziert, zu Tisch gebracht.

2. Statt Ananas können zu dem kalten Reispudding ebenso Kirschen, Aprikosen, Pfirsiche, roh oder gekocht, auch in Scheiben geschnittene, von allen Häuten befreite Orangen verwendet werden. Die Früchte werden in diesem Fall mit dem Reis vermischt. Wird die Speise ohne Früchte bereitet, gibt man Fruchttunke dazu.

1054. Exzellenz-Pudding.

Zutaten: 100 Gramm Nußkerne oder Mandeln, ¼ Liter Milch, Agar, Zucker.

Die Nußkerne oder Mandeln werden geschält, gerieben, in ¼ Liter Milch mit Vanille und Zucker gekocht, durch das Sieb gegeben, mit 5—10 Gramm aufgelöstem Agar vermischt und auf dem Eis gerührt, bis die Speise dicklich wird. Dann rührt man Schlagrahm und geriebene Makronen darunter und gibt das Ganze in eine ausgespülte Form. Es wird nach dem Erkalten gestürzt und mit geschnittenen, gerösteten Mandeln verziert. Der Schlagrahm kann auch mit Croquant vermischt werden. Mit 5 Gramm Agar ist die Speise noch leise zitternd, mit 10 Gramm ganz steif.

1055. Cronte Monécasque.

Man bereitet aus 500 Gramm Mehl einen Butterteig nach Nr. 1114, legt eine passende Kuppelform damit aus, füllt sie mit trockenen Erbsen oder Bohnen (damit der Teig die Form behält), und bäckt den Teig im Ofen. Die Erbsen werden herausgenommen und die Pastete, nachdem sie erkaltet, mit folgender Creme gefüllt:
100 Gramm Zucker, 4 Eigelb, ¼ Liter Milch, 1 Kaffeelöffel Maraschino, 5 Gramm Agar-Agar. Eigelb, Zucker, Wein und Milch werden auf dem Feuer geschlagen, bis sie anfangen zu kochen; nachdem sie abgekühlt, mit dem in etwas Wasser aufgelösten Agar und ¼ Liter Schlagrahm vermischt. Diese Creme füllt man in die Pastete, läßt sie darin erkalten und gibt die Speise gestürzt zu Tisch.

1056. Orangen mit Schlagrahm.

Zutaten: 2 Orangen, 1 Zitrone, ¼ Liter Schlagrahm, 5 Gramm Agar-Agar, ¼ Liter Wasser.

Von den Orangen und der Zitrone wird Saft und die Hälfte der abgeriebenen Schalen mit sehr viel Zucker und dem in heißem Wasser aufgelösten Agar vermischt und, nachdem es abgekühlt, unter den steifgeschlagenen Rahm gerührt. Die Speise wird in die ausgespülte Form gegeben und nach dem Erkalten gestürzt. Wird die Creme in der Glasschale angerichtet, genügen 2—3 Gramm Agar und ⅛ Liter Wasser, gut gemessen.

1057. Sauere Milchspeise (8 Personen).

Zutaten: 1 Liter sauere Milch, 150 Gramm Zucker, Zitronenzucker, 10 Gramm Agar-Agar, ¼ Liter Apfelwein.

Die sauere Milch wird schaumig gequirlt, mit Zucker und der auf Zucker abgeriebenen Schale ½ Zitrone vermischt, das mit dem Wein aufgelöste Agar durch ein Sieb dazugegeben und die Masse in die ausgespülte Glasschüssel gegossen. Sie muß vor dem Anrichten 1—2 Stunden kühl stehen.

1058. Morgenröte.

1. Zutaten: 5 Eiweiß, ⅛ Liter Johannis-, Himbeer- oder Weichselsaft, 5 Gramm aufgelöster Agar, Zucker.

Man schlägt das Weiße zu Schnee, gibt Saft, Zucker und Agar daran, füllt die Masse in die Form, läßt sie über Nacht stehen, stürzt sie und reicht die Speise mit Vanilletunke.

2. **Mit Schlagrahm.** ½ Liter Johannisbeeren, Himbeeren oder Brombeeren werden gekocht, durch das Haarsieb gegeben, mit 5 Gramm in ⅛—¼ Liter Wasser aufgelöstem Agar und ¼ Liter Schlagrahm vermischt und nach dem Erkalten gestürzt. Man vermischt zuerst das warme Agar mit dem Beerensaft und gibt den Schlagrahm dazu, wenn der Agar anfängt kühl und fest zu werden.

1059. Erdbeerbombe.

Zutaten: 1 Liter Erdbeeren, 280 Gramm Zucker, 5 Gramm aufgelöstes Agar-Agar, ½ Liter Schlagrahm.

Die Erdbeeren werden gewaschen, mit der Hälfte des Zuckers vermischt und müssen 2 Stunden stehen. Dann streicht man sie durch ein Haarsieb, gibt den übrigen Zucker und Agar dazu und rührt die Speise auf Eis kalt. Sie wird dann mit dem Schlagrahm gemischt, in die Form gefüllt und muß 3—4 Stunden gefrieren.

1060. Meerrettichgelee.

¼ Liter steifgeschlagener Rahm wird mit 20 Gramm geriebenem Meerrettich, Zucker und Zitronensaft nach Geschmack und etwas Salz vermischt. Die Speise wird so gegessen oder in der Büchse einige Stunden gefroren.

1061. Karottengelee.

Zutaten: ½ Pfund Karotten oder zarte frische gelbe Rüben, Zitronenzucker, Zucker, 5 Gramm Agar, ½ Liter Milch, 30 Gramm geschälte, geriebene Mandeln, 1—2 bittere Mandeln, 2 Eierschnee.

Die gelben Rüben werden mit Milch und Mandeln weich gekocht, durch das Haarsieb gestrichen und Zucker, Zitronenzucker, das aufgelöste Agar, sowie der Schnee von 2 Eiern darunter gemischt. Man läßt die Creme in ausgespülten Tassenköpfen oder Porzellanförmchen auf Eis erkalten, stürzt sie und verziert mit Schlagrahm.

1062. Kalter Kabinettpudding.

Zutaten: 6 Eigelb, ¼ Pfund Zucker, ¼ Liter Rahm, 5 Gramm Agar, Zitronat, Orangeat, Biskuits und Makronen, ¼ Liter Schlagrahm, Zucker, Vanille.

Man kocht Zucker, Rahm und Eigelb zu einer Creme, rührt sie kalt, vermengt sie mit dem aufgelösten Agar und den übrigen kleingeschnittenen Zutaten und mischt zuletzt den Schlagrahm darunter. Die Speise wird in die Eisbüchse gegeben, in Eis gestellt oder im Winter in Schnee. Nach einigen Stunden kann sie gestürzt werden.

1063. Aprikosencreme.

Zutaten: 280 Gramm Aprikosenmarmelade, 140 Gramm Zucker, Saft von 4 Orangen und ½ Zitrone, 6—10 Gramm Agar, 5 Eiweiß.

Aprikosenmarmelade, Zucker und der Saft der Orangen werden ½ Stunde gerührt, das vorbereitete Agar und der Schnee der 5 Eiweiß unter die Masse gegeben und diese in die ausgespülte Form gegossen. Nachdem sie erkaltet ist, wird sie gestürzt.

1064. Creme von getrockneten Äpfeln.

Zutaten: 60 Gramm amerikanische Apfelschnitze, ¼ Liter Wasser, ¼ Liter Schlagrahm, 5 Gramm Agar-Agar, Zucker.

Die vorher geweichten Äpfel werden in Wasser mit Zucker und etwas Zitronensaft und -schale weich gekocht, durch das Haarsieb gestrichen, mit dem aufgelösten Agar und etwas Wein vermischt. Nachdem die Speise anfängt fest zu werden, gibt man den Schlagrahm dazu und läßt sie in der Form erkalten.

1065. Diplomatenpudding.

1. Zutaten: Zum Pudding ½ Pfund vorher geweichte kalifornische oder Marmelade von frischen Aprikosen, ½ Pfund Biskuits, ¼ Liter Wein, Zucker.

Die Aprikosen werden in gesponnenem Zucker eingekocht. Man gießt den Wein über die Biskuits, läßt sie kurz weichen, füttert eine gebutterte Form oder Springform ringsum damit aus und füllt in die Mitte die Aprikosen; darüber kommt eine Schicht Biskuits, dann Aprikosen und zuletzt Biskuits. Die Speise wird am Tag vorher gemacht, beschwert, am andern Tag herausgenommen und mit folgender Creme übergossen: 2—3 Eier, etwas Zucker, Vanillin werden im Wasserbad mit ¼ Liter Milch oder Wein bis zum Kochen gequirlt, wieder kalt gerührt und nach Belieben mit einem Gläschen Wein vermischt.

2. 200 Gramm Kinderbiskuits, 125 Gramm Mandelmakronen, Orangenmarmelade, Aprikosenmarmelade usw. Kinderbiskuits und Makronen werden mit Milch oder Wein angefeuchtet und schichtweise in die Form gelegt. Auf den Boden der Porzellanform oder Schüssel kommt eine Lage von den vorbereiteten Biskuits und Makronen; auf die erste Lage: Orangenmarmelade, auf die zweite Lage: Himbeer- oder Brombeer- oder Quittenmarmelade, auf die dritte Lage: Aprikosen; auf diese dann noch einmal Makronen und Biskuits. Die Form wird mit einem Teller bedeckt, dieser mit einem Gewicht beschwert. Am folgenden Tag wird der Pudding gestürzt, mit Eiercreme wie oben zubereitet, zu Tisch gegeben. Die Marmeladen können nach Belieben gewählt werden.

1066. Gefrorener Schlagrahm.

Man bereitet ihn wie in Nr. 976, mischt Mandeln, Früchte oder irgendwelche Zutaten darunter, gibt ihn in die Gefrierbüchse, wozu eigene Büchsen käuflich sind, stellt die Büchse in einen Behälter mit Eis und Viehsalz und läßt sie, in Tücher verpackt, 3—4 Stunden stehen. Das geschmolzene Eis muß von Zeit zu Zeit abgegossen und erneuert werden. Man stellt die Büchse im Sommer in den Keller, im Winter ins Freie. Gefrorener Schlagrahm wird nicht gedreht; sonst nach Nr. 1073 vollendet.

1067. Gefrorener Schlagrahm mit Croquant.

1 Liter mit Zucker und Vanillin geschlagener Rahm wird mit Croquant (das ist eine beim Konditor gekaufte gebrannte Mandelmasse) gemischt, in die Büchse gegeben und im Eis gefroren.

1068. Marmoreis.

Man mischt 1¹/₈ Liter Schlagrahm mit ¹/₂ Pfund Zucker und Vanille, teilt die Masse in 3 Teile, mischt unter den ersten 100 Gramm Kastanienmuß, d. h. weichgekochte, durch die Presse gedrückte Kastanien; unter den zweiten etwas Cochenille, unter den dritten geriebene oder aufgelöste Schokolade. Man füllt die drei Sorten in die Büchse, schüttelt diese, bis sie ganz untereinander sind, und läßt den Rahm im Eis erkalten.

1069. Fürst Pückler.

1 Liter steifgeschlagener Rahm wird mit feingebröselten Makronen, Zucker und Vanillezucker gemischt. Dann teilt man die Masse in drei Teile, gibt unter einen Teil aufgelöste Schokolade, unter den zweiten Erdbeermark oder Himbeersaft und läßt den dritten Teil weiß. In die Gefrierbüchse kommt zuerst der Schokoladenrahm, darauf der weiße und zuletzt der rote Teil. Der Rahm muß 3—4 Stunden in Eis nach Nr. 1073 gefrieren, nach 2 Stunden das Eis erneuert werden.

1070. Rahmgefrorenes mit Schokolade.

1. ¼ Liter Wasser wird mit 200 Gramm Zucker gekocht, bis er Faden zieht, mit 6 Eigelb und Vanillezucker auf dem Feuer zu Creme geschlagen. Nachdem die Creme ausgekühlt, mischt man 1¼ Liter Schlagrahm darunter und läßt die Masse in der Eisbüchse gefrieren. Dann öffnet man den Deckel der Büchse, höhlt das Gefrorene mit 1 Löffel aus, läßt geriebene Schokolade durch einen Papiertrichter hineinlaufen, drückt sie mit dem Löffel fest, legt die herausgenommene Masse als Deckel darauf, schließt die Büchse und läßt sie noch einige Zeit auf Eis stehen.

2. 1 Liter Schlagrahm, 280 Gramm auf warmer Stelle aufgelöste gute Schokolade, Zucker, Vanillezucker. Man mischt Schokolade und Zucker unter den nach Nr. 976 vorbereiteten Rahm und vollendet nach Nr. 1066.

1071. Gefrorener Schlagrahm mit Aprikosen.

Unter ½ Liter steifgeschlagenen Rahm rührt man dickgekochte Aprikosenmarmelade und 5 Gramm in ⅛—¼ Liter Wasser aufgelöstes Agar, gibt die Masse in eine gespülte oder geölte Form und läßt sie auf Eis fest werden. Man verziert mit kandierten Früchten, kleinen Biskuits usw.

1072. Göttereis.

Zutaten: 1 Liter Rahm, 200 Gramm geriebenes Schwarz- oder Sanitasbrot oder Pumpernickel, ¼—½ Pfund Walderdbeeren oder Johannisbeeren, Zucker, Vanillezucker.

Frucht und Brot werden mit dem geschlagenen Rahm, Zucker und Vanillin vermischt und die Masse in der Gefrierbüchse 4 Stunden, wie Nr. 1066 angegeben, gefroren.

1073. Bereitung des Gefrorenen.

Die vorbereitete, sehr süße Creme wird, wenn etwas abgekühlt, in die Gefrierbüchse gegeben und dann nach der jeder Maschine beiliegenden Gebrauchsanweisung weiter behandelt.

Es ist zu beachten, daß die Masse so lange gedreht werden muß, bis die Kurbel sich nicht mehr bewegen läßt. Dann wird diese herausgenommen, das Gefrorene glatt gestrichen, der Büchsendeckel aufgesetzt, die Büchse ringsum mit Eisstückchen umgeben, mit dicken Tüchern zugedeckt und nochmals 1—2 Stunden stehen gelassen. Bei allen Eispackungen, auch für gestürzten Reis, ist es gut, das Eis mit etwas Viehsalz zu mischen. Um es stürzen zu können, muß man die Büchse mit heißen Tüchern umwinden oder einen Augenblick in heißes Wasser halten und die Speise mit einem dünnen Messer lösen. Man tut gut, den Eiskübel nochmals in ein größeres Gefäß, mit Schnee oder Eis gefüllt, zu stellen.

Der in den Rezepten angeführte Schlagrahm kann nach Belieben weggelassen werden.

1074. Vanilleeis — Zitroneneis.

1. **Zutaten:** 8—9 Eigelb, 1 Liter Milch, 250 Gramm Zucker, Vanillezucker oder Zitronenzucker von 1 Zitrone. Man quirlt Eier und Milch usw. zusammen, läßt die Creme unter beständigem Rühren auf dem Feuer dick werden, füllt sie dann nachdem sie ausgekühlt, in die Gefrierbüchse und beendet wie Nr. 1073.

2. **Einfache Art.** 300 Gramm Zucker, 4 Eigelb, 60 Gramm Butter, ³/₄ Liter Rahm oder Milch, Vanillin. Die Eigelb werden in 2—3 Löffeln Wasser verquirlt, mit den übrigen Zutaten vermischt und auf dem Feuer in einem tiefen Topf geschlagen, bis die Masse anfängt dicklich zu werden. Vanillin wird nach Geschmack dazugegeben, doch muß es ziemlich viel sein.

3. **Fürsteneis.** Dieselbe Masse wie 1., untermischt mit ¹/₅ kandierten kleingeschnittenen Früchten und 60 Gramm geschnittenen, geschälten Mandeln oder Haselnüssen.

1075. Schokoladeeis.

Zutaten: 200 Gramm Zucker, ¹/₂ Liter Milch, ¹/₂ Liter Schlagrahm, oder 1 Liter Milch, 200 Gramm Schokolade,

Vanillezucker, 5—6 in etwas Wasser verquirlte Eigelb, etwas Butter.

Man löst die Schokolade in 1 Liter Milch, bei Benützung von Schlagrahm in ½ Liter auf, gibt die übrigen Zutaten dazu, schlägt auf dem Feuer eine dickliche Creme, mischt sie, wenn abgekühlt, unter den Schlagrahm, und füllt die Masse in die Büchse.

1076. Orangeneis.

Zutaten: 200 Gramm Zucker in Stücken, daran die Schale 1 Zitrone und Orange abgerieben, ¼ Liter Rahm, Saft von 4 Orangen, 1 Zitrone, 6 Eigelb, in einer Tasse gut verquirlt, ½ Liter Schlagrahm.

Man bereitet aus Milch, Zucker und Eigelb eine Creme, schlägt sie auf dem Feuer dicklich, gibt in die ausgekühlte Creme den Orangen- und Zitronensaft, doch sehr vorsichtig, damit die Milch nicht gerinnt, und mischt zuletzt nach Belieben Schlagrahm darunter und beendigt nach Nr. 1073.

1077. Mandeleis.

1. 125 Gramm geschälte Mandeln oder Haselnüsse werden in 1 Liter Milch ¼ Stunde gekocht. Man seiht die Flüssigkeit durch das Haarsieb oder ein Tuch, gibt Zucker und Vanillezucker dazu, sowie 6 Eigelb und rührt es auf dem Feuer, bis es dicklich wird. Die erkaltete Creme wird wie angegeben beendigt.

2. **Von gebrannten Mandeln.** Wird wie Nr. 989 zubereitet und in der Eisbüchse 2 Stunden gefroren.

1078. Fruchteis.

Zutaten: 2 Pfund Früchte, ½ Liter Weinmost, Zucker, Zitrone.

Der Saft von den ausgepreßten Früchten, wie Brombeeren, Himbeeren, Erdbeeren, wird mit ungefähr 350 Gramm in etwas kaltem Wasser aufgelöstem Zucker, ½ Liter Weinmost und Saft und Schale ½ Zitrone vermischt und in der Büchse in der Eismaschine wie Nr. 1073 gefroren. Statt Wein kann man Wasser und Zitronensaft nehmen, doch muß dann mehr Obstsaft nach Geschmack verwendet werden. Auch alle Arten von eingekochten Säften, wie Kirsch-, Heidelbeer-, Johannisbeersaft eignen sich zu Fruchteis nach diesem Rezept.

1079. Nesselrodepudding.

Zutaten zur Creme: 190 Gramm Zucker, Vanillezucker, ¼ Liter Milch, 6 Eigelb.

Man schlägt davon eine Creme auf dem Feuer und läßt sie erkalten. Dann wird ½ Liter Rahm, 100 Gramm feinwürfelig geschnittene Makronen, 125 Gramm gereinigte Sultaninen, 100 Gramm feingeschnittenes Zitronat und Orangeat und ⅛ Liter süßer Wein (der auch wegbleiben kann) darunter gemischt. Die Masse muß in der Form mehrere Stunden gefrieren, nachdem sie in der Büchse gedreht wurde.

1080. Kaffeegefrorenes.

Zutaten: 125 Gramm Zucker, ¼ Liter Kaffeeextrakt, 6 Eigelb, Schlagrahm.

Der Zucker wird im Kaffeextrakt gekocht. Man mischt unter den abgekühlten Kaffee 6 verquirlte Eigelb, rührt sie, bis sie anfangen zu kochen, und rührt dann die Creme kalt. Sie wird mit ¼—½ Liter ungeschlagenem Schlagrahm oder Rahm vermischt und in der Form kurze Zeit gedreht, in Eis verpackt und 1—2 Stunden gefroren.

1081. Hygiama-Eiscreme.

Zutaten: ½ Liter Milch, 125 Gramm Zucker, 1 Paketchen Vanillezucker, 4 Eier, 50 Gramm Hygiamapulver.

Man rührt die Milch, den Zucker, Vanillezucker und die 4 Eigelb tüchtig untereinander und fügt alsdann das Hygiamapulver hinzu, welches man aber vorher in ein wenig Milch aufgelöst hat. Hierauf stellt man das Ganze auf ein gelindes Feuer und läßt die Flüssigkeit unter fortwährendem Umrühren fast bis zum Kochen kommen, nimmt aber den Topf vom Feuer weg, ehe sie den Siedegrad erreicht hat. Man rührt weiter, bis die Creme lauwarm geworden ist, und läßt sie dann nach Nr. 1073 gefrieren.

1082. Früchte in Eis.

Kirschen, Stachelbeeren, Johannisbeeren, Erdbeeren oder andere Früchte können nach Wahl verwendet werden. Man läßt Wasser mit Zucker und Vanille unter Rühren ¼ Stunde kochen (auf 1 Pfund Frucht ungefähr ½ Liter Wasser und 50 Gramm Zucker), gießt die dickliche Masse über die in einer Glasschale vorbereiteten Früchte und läßt sie auf Eis, im Schnee oder im Keller erkalten.

1083. Früchte mit Gefrorenem.

Man legt in eine Glasschale gedämpfte, mit Gelee gefüllte Äpfelchen (Nr. 657) oder gekochte Birnen, über die man dick eingekochten Saft oder Orangen-, Aprikosenmarmelade oder Preiselbeeren usw. gibt. Auch rohe Früchte können verwendet werden, z. B. eine Mischung von Erdbeeren, Johannisbeeren, Himbeeren, Kirschen. Die Unterlage ist ganz nach Geschmack herzustellen. Dann bedeckt man die Früchte mit fertig gefrorenem, nicht zu festem Vanilleeis und läßt sie nochmals eine Zeitlang auf Eis gefrieren.

1084. Birnen nach Helenenart.

Man schält 3 schöne Tafelbirnen, kocht sie in Wasser je nach der Art 10—20 Minuten, nimmt sie heraus und kocht sie in aufgelöstem Zucker fertig. Nachdem sie erkaltet, setzt man sie auf Vanilleeis und reicht die Speise mit warmer Schokoladetunke.

1085. Pfirsiche à la Melba.

Zutaten: Vanillegefrorenes nach Nr. 1074, 3 große Pfirsiche, 250 Gramm frische oder Dunsterdbeeren, Zucker, Vanille.

Man legt die Pfirsiche einen Augenblick in heißes Wasser, um sie schälen zu können, und kocht sie dann in Zuckerlösung mit Vanille weich. Sie werden aus dem Saft genommen, in eine Schüssel gelegt, mit 1 Kaffeelöffel Maraschino beträufelt, der auch durch alkoholfreien Wein ersetzt werden kann, zugedeckt und kalt gestellt. Das zubereitete, nicht ganz steifgefrorene Vanilleeis wird mit 2—3 Löffeln Pfirsichsaft vermischt. Die Erdbeeren kocht man weich, treibt sie durch das Sieb und verrührt sie mit dem übrigen Pfirsichsaft zu einer dicklichen Tunke. Nun gibt man in eine auf Eis gekühlte Kristallschale oder in flache Champagnergläser das Gefrorene, legt die halbierten Pfirsiche darauf und übergießt die Speise mit der Erdbeertunke.

2. **Pfirsiche mit Gefrorenem.** Die halbierten, geschälten Früchte werden auf Eis gestellt, wenn sie ganz erkaltet sind, auf einer Platte hübsch geordnet und auf jede der Pfirsichhälften ein Löffel Himbeer- oder Vanille- oder Zitroneneis gefüllt. Auch ganze gedämpfte Äpfel, denen man das Kernhaus ausgestochen hat, können gekühlt und so verwendet werden. Diese Eisfrüchte sind sehr hübsch als Verzierung von Eisbomben. Man stürzt die Bombe auf eine mit grünen Blättern belegte Platte und legt einen Kranz der mit Eis gefüllten Früchte herum.

1086. Eissoufflé mit Vanille.

6 Eigelb werden mit 150 Gramm Staubzucker auf dem Feuer geschlagen, Vanillezucker und 1¼ Liter Rahm oder Milch dazugemischt. Man schlägt die Masse fort, bis sie dicklich wird, läßt sie erkalten, gibt ½ Liter geschlagenen Rahm dazu und füllt sie in eine Porzellanform. Es wird ein breiter Papierstreifen herumgelegt, die Form in Eis gestellt und 3—4 Stunden stehen gelassen, doch soll das Soufflé nicht ganz fest sein.

2. **Mit Schokolade.** Man mischt unter den Rahm 100 Gramm in etwas Milch aufgelöste Schokolade.

Süße Tunken.

1087. Fruchttunken.

Aus Johannisbeeren oder Himbeeren oder Brombeeren, Pflaumen, Pfirsichen, Aprikosen, Stachelbeeren usw. Zutaten:

Zucker nach Geschmack, so viel Wasser, daß die Früchte bedeckt sind, und Wein nach Belieben.

Die Früchte werden, wenn sie sehr wasserhaltig sind, mit wenig Wasser, sonst entsprechend mehr weich gekocht, durch das Haarsieb gestrichen, abgekühlt und zu süßen Aufläufen, Puddings usw. gereicht. Wer die Tunke dicklich liebt, läßt sie noch einmal aufkochen und verdickt sie mit einem Teelöffel in wenig Wasser glattgerührtem Kartoffelmehl.

1088. Fruchttunke aus Marmelade oder Gelee.

4—5 Eßlöffel von irgendwelcher Fruchtmarmelade oder von Gelee werden mit ½ Liter Wasser oder ¼ Liter Wasser und ¼ Liter Wein verdünnt, auf dem Feuer erhitzt und nach Bedarf noch gezuckert.

1089. Fruchttunke aus Fruchtsaft.

Zutaten: ¼ Liter Fruchtsaft, ⅛ Liter Weißwein, Zucker, 6—10 Gramm Hoffmannsmehl, Zitronenzucker nach Geschmack.

Wein, Saft, Zucker werden aufgekocht, das in wenig Wasser gelöste Mehl dazugegeben und unter Rühren gut durchgekocht.

1090. Aprikosentunke.

Zutaten: 14 mittelgroße Aprikosen, ½ Liter Wasser, Saft von ½ Zitrone, ¼—½ Pfund Zucker, ⅜ Liter Wein, 2 Eigelb.

Man schneidet die Früchte auf, kocht sie in ½ Liter Wasser ganz weich und kocht nach Belieben einige Kerne mit. Diese werden herausgenommen, die Früchte durchgegeben und wieder auf das Feuer gesetzt und gesüßt. Man verquirlt Eigelb und Wein mit 1 Teelöffel Mondamin, rührt es in die kochende Flüssigkeit, läßt die Tunke dann abkühlen und reicht sie kalt zu Puddings und Aufläufen.

Die Tunke ist auch von amerikanischen Aprikosen herzustellen, doch muß man diese eine Nacht in Wasser weichen lassen.

1091. Pfirsichtunke.

Man stellt sie wie Aprikosentunke Nr. 1090 her, doch bleiben die Kerne weg.

1092. Aprikosentunke von Marmelade.

Zutaten: Einige Löffel Aprikosenmarmelade werden mit dem Saft von 2 Orangen, ½ Zitrone und entsprechend Wasser und Zucker aufgekocht, abgekühlt und zu Mehlspeisen gereicht.

1093. Heidelbeertunke.

Man gibt 1 Liter rohe Heidelbeeren durch die Fruchtpresse oder drückt sie durch das Sieb, rührt den Saft ¼ Stunde mit 60 Gramm Zucker, verdünnt, wenn nötig, gibt etwas Zitronenzucker dazu und reicht die Tunke zu kalten Mehlspeisen. Man kann eingekochte Heidelbeeren dazu verwenden. Sind die frischen Beeren noch nicht sehr reif, läßt man sie noch einmal im eigenen Saft aufkochen, ehe man sie durch das Sieb gibt.

1094. Pflaumentunke.

Man verdünnt Pflaumenmus mit Wasser, gibt Zucker dazu und rührt etwas mit Wasser angerührtes Kartoffelmehl in die kochende Tunke, um sie sämig zu machen. Sie wird kalt zu Aufläufen, Puddings usw. gereicht.

1095. Fruchttunke mit Schlagrahm.

Man vermischt Apfelgelee oder Aprikosengelee mit Wein, daß es flüssig wird, gibt ¼ Liter ungeschlagenen Schlagrahm dazu und schlägt die Tunke auf dem Feuer, bis sie ganz heiß ist.

1096. Hagebuttentunke.

Hagebuttenmark, 1 Teelöffel Stärkemehl, ⅛ Liter Wein. Das Mark wird zum Kochen gebracht, das Stärkemehl mit dem Wein oder Wasser verrührt, dazugegeben und die Tunke nach Bedarf noch mit Wasser und Zucker verdünnt.

1097. Quittentunke.

3 schöne reife Quitten werden geschält, zerschnitten, mit halb Wasser, halb Wein bedeckt, in etwas Zitronensaft und Zucker

nach Geschmack gekocht und durch ein Sieb gegeben. Dann kocht man sie noch einmal auf und bindet mit einem Teelöffel Stärkemehl. Die Tunke wird ebenso aus Quittenmarmelade hergestellt. Man verdünnt sie mit Wasser oder Wein, setzt sie aufs Feuer, läßt sie ins Kochen kommen und bindet sie mit Mondamin, Maizena oder Stärkemehl.

1098. Kirschentunke.

Die ausgesteinten Kirschen werden in rotem Wein und Zucker gekocht, durch das Sieb gegeben; dann kocht man den Saft noch einmal auf, verdickt ihn mit ein wenig Stärkemehl und reicht die Tunke warm zu Puddings usw.

1099. Aprikosentunke von getrockneten Früchten.

Man weicht ½ Pfund amerikanische Aprikosen 24 Stunden ein, kocht sie am andern Tag ganz weich, gibt sie durch das Sieb und läßt sie mit ¼ Liter Weißwein, Zitronenzucker und Zucker heiß werden, aber nicht kochen.

1100. Dörrpflaumentunke.

Die kalifornischen Dörrpflaumen werden genau wie Aprikosen vorbereitet und mit in etwas Wasser oder Wein aufgelöstem Stärkemehl sämig gemacht, oder wie 1099 angegeben weiter behandelt.

1101. Orangen-, Zitronentunke.

1. ³/₈ Liter Wasser, 40 Gramm Zucker, Saft und abgeriebene Schale einer Zitrone oder Orange, 10 Gramm Maizena- oder Kartoffelmehl, 1 Eigelb. Man verrührt Saft, Ei und Mehl in ¹/₈ Liter Wasser, gibt die auf Stückzucker abgeriebene Schale dazu, läßt die Tunke aufkochen und reicht sie warm oder kalt zu Puddings usw.

2. ¹/₈ Liter Wasser oder Wein, Zucker, Saft von 2 Orangen und 1 Zitrone, Schale von 1 Orange und 1 Zitrone, 10 Gramm Mehl, 1 Eigelb. Zubereitung wie 1.

3. Mit Rahm. Schale einer Zitrone oder Orange auf Zucker gerieben, ½ Liter Rahm oder Milch, 2—3 Eigelb, 10 Gramm Maizena oder Hoffmannsmehl. Man quirlt die Eier mit Milch und etwas Mehl, löst Zitronenzucker in ⅛ Liter des Rahms, den man erhitzt, läßt ihn wieder erkalten, rührt alles zusammen und schlägt es auf dem Feuer bis zum Kochen.

1102. Stachelbeertunke.

½ Liter reife Beeren werden mit etwas Butter und Zucker in Wasser weich gedämpft. Dann rührt man sie durch das Haarsieb, läßt sie noch einmal aufkochen, rührt 1 Teelöffel in Wasser aufgelöstes Stärkemehl daran und verdünnt mit Wein oder Wasser.

1103. Obstweinmosttunke.

¼ Liter Obstweinmost oder Beerenweinmost wird mit ⅛ Liter Wasser aufgekocht. Man verquirlt 10 Gramm Stärkemehl mit etwas Wasser, rührt es an die kochende Flüssigkeit und süßt nach Geschmack. Die Tunke wird warm oder kalt zu süßen Aufläufen gereicht.

1104. Weißweintunke.

Ein Stückchen Butter wird mit 1 Teelöffel Mondamin oder Kartoffelmehl usw. verrührt. Dann gibt man 4 Eigelb, ½ Flasche Weißwein, den Saft einer Zitrone, etwas auf Zucker abgeriebene Schale und Zucker dazu und kocht auf schwachem Feuer unter beständigem Schlagen mit dem Schneebesen eine dicke, schaumige Tunke. Wird sie kalt angerichtet, nimmt man sie vom Feuer und schlägt noch eine Weile fort, bis sie abkühlt.

1105. Einfache Weintunke.

1 Teelöffel Mondamin oder Pudermehl werden mit gut ⅛ Liter Wasser und 2—3 Eiern glatt gerührt und mit ½ Liter Wein oder halb Wein, halb Wasser und Zitronensaft, etwas Butter, Zucker und Zitronenschale auf dem Feuer dicklich geschlagen und kalt oder warm gereicht.

1106. Vanilletunke.

Zutaten: ¼ Liter Milch, 50 Gramm Zucker, Vanillin, 2—3 in etwas Milch verquirlte Eigelb und 1 Teelöffel Stärkemehl.

Man läßt Milch und Zucker ins Kochen kommen, gibt die übrigen zusammengequirlten Zutaten dazu und schlägt die Tunke auf dem Feuer dicklich. Für einfache Tunke genügt 1 Eigelb.

1107. Sagotunke.

Zutaten: 1 Liter Wasser, 50 Gramm vorher geweichter Sago, einige bittere Mandeln, ¼ Liter Rot- oder Weißwein, Saft und Schale von ½ Zitrone und 2 Orangen.

Der Sago wird in heißem Wasser mit den Mandeln ganz weich gequollen und durch das Sieb gestrichen, dann mit Wein, Fruchtsaft und den auf Zucker abgeriebenen Schalen auf das Feuer gesetzt und aufgekocht. Ist die Tunke zu dick, gießt man Wein oder Wasser nach. Zuerst nehme man die Schale einer Orange und versuche; zwei könnten einen zu herben Geschmack geben.

1108. Schokoladetunke.

Zutaten: ½ Liter Milch, 130—150 Gramm Schokolade, Zucker, 1—2 Eigelb, 6 Gramm Hoffmannsmehl.

Man gibt die Schokolade und Zucker in die Milch, läßt sie damit ins Kochen kommen, gießt, wenn sie ganz aufgelöst ist, die mit etwas Wasser und dem Mehl gequirlten Eigelb dazu, läßt die Tunke unter Rühren noch kurze Zeit kochen und dann erkalten. Schmeckt die Schokolade nicht sehr nach Vanille, fügt man noch Vanillezucker hinzu. (Bis zum Erkalten noch öfter umrühren.) Die Tunke ist zu weißen Flammeris besonders gut.

1109. Mandeltunke mit Wein oder Milch.

1. Man röstet 1 Eßlöffel Zucker mit etwas Butter braun, gibt 60 Gramm geriebene Mandeln, 1 Eßlöffel Brösel, ¼ Liter Wein oder Milch oder Wasser und etwas Zitronenschale dazu, zuckert nach Geschmack, kocht die Tunke unter beständigem Rühren kurze

Zeit, gibt sie durch das Sieb und reicht sie zu Aufläufen und anderen süßen Beispeisen.

2. Unter die nach 1. (aber ohne Brösel) bereitete und erkaltete Mandelmilch mischt man ganz reife, durch das Sieb gedrückte Pfirsiche und kocht sie mit der Tunke.

1110. Eierschaum.

Zutaten: ¼ Liter Weißwein oder Milch, 3 Löffel Zucker, 3 gequirlte Eigelb, 3 Eßlöffel dicker, süßer Rahm.

Man gießt diese Zutaten in einen hohen Topf und schlägt sie auf mäßigem Feuer mit der Rute, bis sie ganz schaumig sind, aber nicht kochen. Die Tunke muß sogleich zu Tisch gebracht werden.

Torten.

1111. Blätterteig.

Zutaten: ½ Pfund Mehl, 40 Gramm Butter, ½ Pfund Butter, etwas Salz.

Mehl, 40 Gramm Butter, Salz werden mit so viel kaltem Wasser vermischt, daß es einen festen, trockenen Teig gibt, der mit kalten Händen gewirkt, dann ausgewalkt werden muß, und nur an kühlem Ort ruhen soll. Die übrige Butter schneidet man in 3—4 Teile, preßt sie mit dem Nudelholz zu dünnen Scheiben. Nun gibt man den Teig auf das bestäubte Brett, legt eine der kalten Butterplatten darauf, schlägt den Teig wie ein Briefkouvert darüber zusammen und walkt ihn zu einer dünnen Platte aus. Dann wird die zweite Butterscheibe darauf gelegt, der Teig genau wie das erstemal behandelt, hierauf die dritte und zuletzt die vierte. Man stellt ihn kalt bis zum Gebrauch, am besten bis zum anderen Tag. Er wird nun ½ Zentimeter dick ausgewalkt, noch ein- bis zweimal zusammengeschlagen und wieder gewalkt und dann verwendet. Im Sommer muß man den Teig im Keller oder auf dem Eisschrank bereiten und die Hände immer wieder kühl machen.

1112. Einfacher Blätterteig.

Zutaten: 1 Pfund Mehl, 100 Gramm Butter, Salz, Wasser.
Der Teig wird wie jeder Blätterteig zubereitet und vier bis fünfmal ausgerollt. Man verarbeitet zuerst das Mehl mit 20 Gramm Butter, Salz und Wasser, rollt den Teig 1 Zentimeter dick aus, stellt ihn kalt und gibt nach 1 Stunde die Hälfte der übrigen Butter darauf. Er wird zusammengeschlagen, mit dem Nudelholz ausgerollt, mit der zweiten Hälfte der Butter belegt, gerollt und kühl gestellt. Vor dem Gebrauch kann man ihn noch zwei bis dreimal ausrollen, ehe eine ½ Zentimeter dünne Platte ausgewalkt wird. 1 Backpulver kann diesem Teig noch beigegeben und mit dem Mehl verrührt werden.

1113. Butterteig aus Pflanzenbutter.

Zutaten: 340 Gramm Mehl, 260 Gramm Pflanzenbutter, wie Nuro, Palmin, Palmesta usw., oder 100 Gramm Butter, 100 Gramm Pflanzenbutter, 1 Ei, $1/_8$ Liter saurer Rahm, etwas Zitronensaft, etwas Backpulver.

Man mischt den dritten Teil des Mehles unter die zerlassene Pflanzenbutter, so daß ein Brei entsteht, der kühl gestellt wird. Dann schlägt man das übrige Mehl mit den anderen Zutaten ab und stellt sie zugedeckt kalt. Sie werden nach 1 Stunde ausgewalkt, mit der zuerst vorbereiteten Fettmasse bestrichen, zusammengeschlagen und mit dem Walker wie Blätterteig ziemlich dünn ausgerollt. Man schlägt diese Platte dreimal der Länge, dreimal der Breite nach ein, rollt sie wieder aus und faltet sie dann wie ein Taschentuch zusammen. Der ganz kalt gewordene Teig wird dann ausgerollt und zu Kuchen usw. verwendet.

1114. Butterteig zu Obstkuchen.

1. Zutaten: 80 Gramm Butter, 150 Gramm Mehl, 100 Gramm Zucker, Zitronenzucker oder Vanille, oder:

2. Zutaten: 100 Gramm Butter, 100 Gramm Zucker, etwas Zitronenzucker, 300 Gramm Mehl, 3 Eier, oder:

3. Zutaten: 130 Gramm Butter, 200 Gramm Mehl, 1 Ei, 70 Gramm Zucker. Oder 50 Gramm Butter, weiß gerührt, 1 Ei,

3 Löffel sauerer Rahm, Salz und so viel Mehl, daß man auswalken kann.

Man verarbeitet die Zutaten mit kühlen Händen, rollt einen dünnen Boden aus, gibt ihn in die gebutterte Springform, läßt ihn halbfertig backen (für Marmelade ganz fertig), nimmt ihn aus dem Ofen, legt das vorbereitete Obst darauf und bäckt ihn fertig. Es ist sehr gut, den Teig ein bis zwei Tage vor Gebrauch zu machen und an kühlem Ort aufzubewahren, da er durch Liegen geschmeidiger wird. Tortenboden können in Vorrat gebacken und lange Zeit in Blechbüchsen aufbewahrt werden. Beim Gebrauch belegt man sie dann mit Obst oder Marmelade.

1115. Butterteig mit Backpulver.

Zutaten für einen Kuchen: 65 Gramm Butter, 1 Ei, 50 Gramm Zucker, 150 Gramm Mehl, etwas Salz, ¼ Päckchen Oetkers Backpulver.

Man verrührt das Ei mit dem Zucker, gibt Backpulver und 100 Gramm Mehl dazu. Dann wird die kalte Butter in kleinen Stückchen darunter gewirkt und zuletzt das übrige Mehl. Der Teig wird ½ Zentimeter dick auf dem bestäubten Nudelbrett ausgewalkt; ist er zu fett, mit noch etwas Mehl vermischt. Weitere Behandlung wie 1114. Backzeit ½ Stunde bei mäßiger Hitze.

2. **Einfacheres Rezept.** 250 Gramm Mehl, ½ Päckchen Pulver, 1 Ei, 50 Gramm Butter, 3 Löffel Milch, Salz, Zucker. Bereitung wie oben.

1116. Bereitung des Hefenteigs.

Alle Zutaten müssen lauwarm sein und vor Zugluft geschützt werden. Die Hefe verrührt man mit etwas Milch und Mehl, läßt sie an warmem Ort gehen, bis sie steigt (süddeutsch Dämpfchen genannt). Inzwischen gibt man das Mehl, die verquirlten Eigelb, die zerlassene Butter, etwas Salz in eine große Rührschüssel, mischt die gegangene Hefe dazu und schlägt den Teig ab, d. h. drückt etwas davon mit dem Löffelrücken gegen die Schüsselwand und mit jedem Löffelschlag wieder etwas, bis der ganze Teig auf einer Seite ist. Dann wendet man die Schüssel, die man am besten zwischen den Knien hält, schlägt den Teig ebenso auf die andere Seite und so fort, bis er Blasen wirft und sich von Schüssel und Löffel löst. Er wird zugedeckt, „zum Gehen" warm gestellt, dann in die Kuchenform gegeben oder zu Küchlein geformt oder als Tortenboden ausgewalkt und gleich auf das Backblech gelegt, immer noch einmal zum Aufgehen warm gestellt und dann nach dem betreffenden Rezept weiter behandelt. Reicht die Zeit nicht, genügt ein einmaliges Aufgehen in der Form.

1117. Hefenteig für Obstkuchen.

1. 100—140 Gramm Butter werden schaumig gerührt, mit 3 bis 4 Eigelb und etwas Zucker vermischt. Dann gibt man nach und nach 500 Gramm Mehl, 2 Eßlöffel Rahm und zuletzt 20 Gramm aufgelöste Hefe dazu, schlägt den Teig, bis er ganz zart ist, mischt den Schnee von 2 Eiweiß darunter und läßt ihn gehen. Er eignet sich besonders als Boden für Obstkuchen.

2. **Einfacher Hefenteig zu Napfkuchen.** 1 Pfund Mehl, 2 bis 3 Eier, 100 Gramm Butter oder halb Butter, halb Pflanzenbutter, 25 Gramm Hefe, ¼ Liter Milch. Die Butter wird zerlassen an den Teig gegeben; Gewürze, wie Zitronensaft und Schale — Einlagen, wie Rosinen nach Belieben.

1118. Warmer Zuckerguß.

1. Zutaten: 180 Gramm Puderzucker, Vanillezucker, 2 bis 3 Eßlöffel kaltes Wasser oder 3 Eßlöffel Himbeersaft oder Zitronensaft.

Der noch einmal gesiebte Puderzucker wird im Wasser aufgelöst, der Topf mit der Zuckerlösung ins Wasserbad gestellt und so lange erwärmt, bis diese glänzt. Dann nimmt man den Guß vom Feuer und rührt ihn, bis er ein Häutchen bekommt, streicht ihn sofort und ganz schnell auf die Torte oder den Kuchen und läßt diese noch einmal 5 Minuten im Ofen trocknen.

2. **Mit Schokolade.** 150 Gramm Puderzucker, 40 Gramm geriebene Schokolade, etwas Vanille, 2—3 Löffel Wasser.

Man kocht alles, bis der Zucker Faden zieht, nimmt es vom Feuer und rührt weiter. Wenn abgekühlt, läßt man die Glasur einige Minuten ruhen, gießt sie dann über den Kuchen und vollendet nach 1.

1119. Zitronenguß (kalt).

Zutaten: 50—100 Gramm Puderzucker, ½ Eiweiß, 1 Eßlöffel Zitronensaft.

Man rührt Saft und Eiweiß tropfenweise unter den Zucker, was ungefähr 5—10 Minuten in Anspruch nimmt. Der Guß muß so dick sein, daß die aufgespritzten Verzierungen nicht auseinanderlaufen. Man verwendet dazu die Blechspritze mit Stofftüte oder eine selbstgedrehte Tüte aus Pergamentpapier. Will man die Glasur aufstreichen, mischt man, wenn sie zu dick ist, gekochten Zucker dazu. Himbeerguß wird mit ½ Löffel Himbeersaft ebenso bereitet. Schokoladeguß mit ½ Teelöffel Kakao.

1120. Guß zu Obstkuchen.

1 Eigelb, 50 Gramm Zucker, 15 Gramm Mehl, 15 Gramm Butter, ¼ Liter Milch, ein wenig abgeriebene Zitrone. Man schlägt die Zutaten auf dem Feuer, bis die Creme dicklich wird, nimmt sie vom Feuer, mischt den Schnee von 4 Eiweiß darunter, streicht die Masse auf den fertigen Kuchen und läßt sie im Ofen bei ganz mäßigem Feuer trocknen.

2. $1/8$—¼ Liter saurer Rahm, 3—4 kalte, geriebene Kartoffeln, 3 Eigelb, Zucker, 3 Eischnee. Eigelb und Zucker werden schaumig gerührt, Kartoffeln, Rahm und zuletzt der Schnee darunter gegeben. Weitere Behandlung wie oben.

1121. Einfacher Obstkuchen.

Die Früchte werden dicht nebeneinander auf Butter- oder Hefenteig gelegt, mit Zucker, nach Belieben noch mit feingewiegten Mandeln bestreut und der Kuchen auf dem Kuchenblech gebacken. Man kann den Butterteigboden halbfertig backen und dann belegen oder bei sehr saftreichen Früchten ganz fertig backen. Außerdem ist es bei diesen gut, erst Semmelbrösel auf den Teig zu streuen. Man belegt den Boden:

1. **Mit Johannisbeeren.** Sie werden erst mit Zucker bestreut, einige Stunden stehen gelassen, dann dicht nebeneinander aufgelegt.
2. **Mit Aprikosen.** Die entkernten, halbierten Früchte werden so gelegt, daß eine Hälfte die andere deckt.
3. **Mit Trauben.** Man legt die einzelnen Traubenbeeren nebeneinander.
4. **Mit Kirschen.** Schwarze, sehr süße Kirschen legt man wie Johannisbeeren.
5. **Mit Walderdbeeren.** Sie werden wie Johannisbeeren gelegt.
6. **Stachelbeeren** werden erst halbweich gekocht und dann mit viel Zucker verwendet.

Der fertige Kuchen kann mit Guß Nr. 1120 bestrichen werden.

1122. Zwetschgenkuchen.

Dieser, besonders in Süddeutschland sehr beliebte Kuchen wird vorzüglich auf Butterteig- und Hefenteigboden bereitet. Man wäscht die Zwetschgen, viertelt sie und belegt den Kuchenboden (den runden Boden kranzförmig) damit, so daß immer ein Viertel zur Hälfte auf das nächste Viertel zu liegen kommt. Je dichter die Zwetschgen, desto feiner und besser der Kuchen. Man darf nichts mehr vom Teig sehen. Zwetschgenkuchen wird gewöhnlich ohne Guß gegessen, doch kann man sowohl Schlagrahm- als Guß Nr. 1120, 1135 dazu verwenden. Wird der Kuchen ohne Guß hergestellt, muß man die Früchte dick mit Zucker bestreuen.

1123. Kuchen mit Marmelade.

Man gibt den nach Nr. 1114 vorbereiteten Butterteig in die Springform, legt einen schmalen Rand herum und bestreicht das Innere mit Aprikosen- oder Himbeer-, Brombeer-, Erdbeer-, Johannisbeermarmelade. Darüber wird ein Gitter nach Nr. 1126 gelegt und der Kuchen fertig gebacken. Es ist gut, den Teig mit Bröseln zu bestreuen, ehe die Marmelade aufgestrichen wird.

1124. Preiselbeerkuchen.

Man bereitet ihn wie Nr. 1123 mit Preiselbeermarmelade, die noch mit Zucker bestreut und mit zerlassener Butter bestrichen wird. Die Gitter können hier wegbleiben.

1125. Dörrpflaumenkuchen.

Die großen kalifornischen Pflaumen werden geweicht, gekocht, entsteint, durch die Maschine oder das Sieb gestrichen. Dann gibt man den Saft, in dem sie gekocht wurden, dazu, verdickt die Marmelade auf dem Feuer mit Semmelbröseln, süßt und gibt nach Belieben geschälte, geschnittene Mandeln dazu. Die Marmelade wird, nachdem sie abgekühlt ist, auf Hefen- oder Butterteig gestrichen und der Kuchen wie Nr. 1121 beendigt.

1126. Obstkuchen mit Gitter.

Jeder Obstkuchen von frischen Früchten oder von Marmelade auf Butter- und Blätterteig kann mit dünnen, ausgerabelten Streifen des verwendeten Teiges gitterartig belegt werden. Man muß dann von der Teigmasse die Hälfte mehr machen.

1127. Weintraubentorte.

Zutaten: 240 Gramm Mehl, 150 Gramm Butter, 50 Gramm Zucker, 1 Ei. — Zur Fülle: 100 Gramm geschälte, geriebene Mandeln, ½ Pfund Zucker, 1 Pfund Weintraubenbeeren, Schnee von 6 Eiweiß.

Mehl, Butter und Zucker werden auf das bestreute Brett gegeben, leicht abgebröselt, d. h. zwischen den Fingern verarbeitet, bis sich die Zutaten vermischt haben, mit 1 Ei, Zitronensaft und -zucker und 1 Löffel Milch vermischt. Der gut verarbeitete Teig wird messerrückendick ausgerollt und in die gebutterte, gestreute Springform oder auf das Blech gelegt; die Weintraubenbeeren mit den vorbereiteten Mandeln, dem Zucker und Schnee der Eiweiß vermischt, auf den Teig gestrichen. Die Torte muß langsam backen.

1128. Rhabarberkuchen.

Der Boden der Springform wird mit Butterteig belegt, der rohe Rhabarber in Stückchen geschnitten und, nachdem man den Kuchenboden mit Semmelbröseln bestreut hat, dick darauf gelegt. Man quirlt 1—2 Eigelb, gießt sie darüber, streut nochmals Semmelbrösel und Zucker auf den Kuchen und bäckt ihn. Die Eiweiß können zu Schnee geschlagen, mit Zucker und Mandeln vermengt, als Guß verwendet werden.

1129. Heidelbeerkuchen.

Tortenboden von Butterteig nach Nr. 1114 oder von Hefenteig nach Nr. 1116 oder 1117. Der Boden wird mit einem Rand versehen, mit Butter bestrichen, dick mit sauber gewaschenen und verlesenen Heidelbeeren gleichmäßig belegt. Man gibt Semmelbrösel, Butterflöckchen und Zucker darüber und bäckt den Kuchen bei guter Hitze im Ofen. Oder man bestreicht ihn mit folgendem Guß, wenn er fast fertig gebacken ist, und gibt ihn damit nochmals kurze Zeit in den Bratofen. ¼ Liter sauerer Rahm wird mit 3 Eigelb und 80 Gramm Zucker gut verrührt und gleichmäßig auf den Kuchen gestrichen.

1130. Apfelkuchen.

Man belegt ein Kuchenblech mit Blätterteig oder Butterteig. Äpfel werden geschält, vom Kernhaus befreit, in 8 Teile geschnitten, dicht nebeneinander auf den Kuchenboden gelegt, mit Zucker und Zimt bestreut und bei guter Hitze gebacken. Sind die Äpfel nicht sehr mürbe, läßt man sie erst mit Zucker bestreut 1 Stunde stehen.

1131. Apfelkuchen mit Gitter.

Man belegt den nach Nr. 1114 oder 1116 vorbereiteten Boden mit feinem Apfelmus, schneidet von dem Teig mit dem Rädchen schmale, dünne Streifen und belegt den Kuchen gitterartig.

1132. Feiner Apfelkuchen.

Man bereitet ein Apfelmus aus 1 Pfund Äpfeln, rührt 4 Eigelb, etwas Milch und den festen Schnee der Eier darunter und streicht das Mus auf den vorbereiteten Kuchenboden nach Nr. 1111 oder 1117. Sind die Äpfel nicht säuerlich, gibt man etwas Zitronensaft und -schale an das Mus. Man belegt den Kuchen mit Butterflocken und bäckt ihn bei guter Hitze.

1133. Butter-Apfelkuchen.

Zutaten: 100 Gramm Butter, 3 Eier, etwas Zimt, 100 Gramm Zucker, 12 Äpfel, Butterteig nach Nr. 1114.

Man schneidet die geschälten Äpfel in Viertel, verrührt Eier, Zimt und Zucker mit der zerlassenen Butter und taucht die Apfelschnitze in diese Masse. Die Springform wird mit Butterteig ausgelegt, die Äpfel werden daraufgelegt und mit der übrigen Buttermasse übergossen. Zuletzt streut man feingeschnittene Mandeln über den Kuchen und bäckt ihn ¾ Stunden bei guter Hitze.

1134. Gesundheitskuchen mit Äpfeln.

Zutaten: 250 Gramm Mehl, ¼ Liter lauwarme Milch, 2 Eigelb, 1 Eischnee, etwas Salz, 3 Löffel Zucker, 5 Gramm kohlensaures Natron, 10 Gramm Weinsteinsäure.

Man verrührt alles gut, gibt zuletzt den Schnee dazu und den Teig in die gebutterte Springform. Er wird mit feingeschnittenen Apfelscheiben belegt, mit etwas Arrak beträufelt, mit Zucker bestreut und 1 Stunde im Ofen gebacken.

1135. Schwedischer Apfelkuchen.

Zutaten: Butterteig, 1½ Pfund Äpfel, 3—5 Eiweiß, Zucker.

Die Äpfel werden geschält, in Scheiben geschnitten und mit Zucker, etwas Zitronenzucker (auch die auf Zucker abgeriebene Schale einer drittel bis halben Orange schmeckt sehr gut an Apfelmus) und nach Belieben mit einigen Löffeln Wein, Sultaninen und feingeschnittenen Mandeln langsam weich gedämpft. Man bestreicht den inzwischen vorbereiteten und gebackenen Teigboden mit dem Mus und überzieht den Kuchen mit folgendem Guß, den man im Ofen gelb werden läßt:

3—5 Eiweiß, auf jedes Eiweiß 50 Gramm Zucker, Vanille- oder Zitronengeschmack. Die Eiweiß werden zu ganz festem

Schnee geschlagen und der Zucker nach und nach möglichst leicht darunter gehoben. Man darf ihn nicht darunter rühren, da sonst der Schnee seine Leichtigkeit verliert. Den Guß kann man entweder einfach auf die Äpfel streichen oder nach Konditorart gitterartig oder in schönen Verzierungen darauf geben.

Die vorher beschriebenen Obstkuchen lassen sich ebenso mit Eierschneeguß herstellen.

1136. Einfacher Kirschenkuchen mit Weißbrot.

1. Zutaten: 50 Gramm Butter, 4 Eigelb, 4 in Wasser eingeweichte und ausgedrückte Semmeln, 30 Gramm geriebene Mandeln, 500 Gramm schwarze Kirschen, der Schnee der Eier.

Man rührt die Butter schaumig, alles übrige dazu und bäckt den Kuchen in der Springform.

2. Mit Grieß. 300 Gramm Zucker, 6 Eigelb, Schale und Saft ½ Zitrone, 60 Gramm Mandeln, 150 Gramm Grieß, 6 Schnee, 500 Gramm entsteinte Kirschen. Zucker und Gelb rührt man schaumig, gibt alles übrige der Reihe nach darunter und bäckt die Masse in der gebutterten Springform. Die Kirschen können ebensogut weggelassen werden.

1137. Feiner Kirschenkuchen mit Weißbrot.

Zutaten: 1 Pfund Herzkirschen, 6—7 abgeriebene Milchbrötchen, 100 Gramm Butter, 5 Eier, Zitronenzucker, Zucker.

Die Butter wird schaumig gerührt, mit Zucker, Eigelb, dem in Milch geweichten und sehr fest ausgedrückten Brot und zuletzt mit den süßen Kirschen und Eischnee vermischt. Man bäckt den Kuchen in der Springform.

1138. Biskuit-Kirschenkuchen.

Die Biskuitkuchenmasse Nr. 1206 wird vorbereitet, mit 1 Pfund schwarzen Herzkirschen vermischt und in der Springform gebacken.

1139. Mandel-Kirschenkuchen.

Zutaten: 200 Gramm Zucker, 200 Gramm geschälte, geriebene Mandeln, 6 Eigelb, Schnee von 4 Eiern, 4 Eßlöffel Semmelbrösel.

Eigelb und Zucker werden schaumig gerührt, Mandeln, Semmelbrösel und der Schnee der Eier darunter gemischt. Die Hälfte der Masse wird in die Springform gegeben, mit ausgesteinten Kirschen oder Weichseln belegt, die zweite Hälfte des Teiges darauf gestrichen und nochmals mit Kirschen belegt. Man bäckt den Kuchen bei langsamer Hitze und verziert ihn nach Belieben mit Guß Nr. 1120 oder 1135 oder 1140.

1140. Obstkuchen mit Schlagrahm.

Zutaten: Teig nach Nr. 1114, Aprikosen, Kirschen, Johannisbeeren oder Marmelade von diesen Früchten, ¼ bis ½ Liter Schlagrahm mit Zucker und Vanillezucker gemischt.

Verwendet man Kernobst, werden die Früchte gewaschen, Stiele und Kerne entfernt, geviertelt und dicht nebeneinander auf den Teig gelegt. Beeren braucht man nur waschen und von den Stielen befreien, Kirschen nur auskernen. Dann bäckt man den Kuchen im Ofen bei guter Hitze, nimmt ihn aus dem Ofen, läßt ihn erkalten und gibt den Schlagrahm darüber. Man kann diesen auch mit der Spritze in schönen Mustern aufspritzen. Verwendet man Marmelade zum Kuchen, streicht man sie auf den fertigen Teigboden und den Schlagrahm gleich darüber. Zu diesen Kuchen kann auch jedes andere beliebige Obst und irgendwelche Marmelade genommen werden.

1141. Erdbeerkuchen mit Schlagrahm.

Man bereitet den Teig nach Nr. 1114, bäckt ihn, vermischt die rohen Walderdbeeren mit Schlagrahm und streicht die Masse auf den Tortenboden.

1142. Obstkuchen mit Schlagrahm auf andere Art.

Man gibt auf den Boden der gebutterten Springform dünn ausgerollten Butterteig, schneidet von dem Teig einen 2 Zentimeter breiten Streifen, belegt damit den Rand der Springform und klebt Rand und Boden durch Bestreichen mit Eiweiß zusammen. Man füllt das Innere der Form mit gelben Erbsen oder Bohnen aus und bäckt den Teig im Ofen fertig. Nach dem

Abkühlen nimmt man jene heraus und belegt den ganz erkälteten Tortenboden mit Johannisbeeren oder Walderdbeeren oder Kirschen usw. und gibt darüber ¼—½ Liter Schlagrahm, je nach der Größe der Torte. Und diesen kann nebst Zucker und Vanille etwas roter Fruchtsaft gemischt werden, um damit zu färben. Man kann den Tortenboden auch größer auswalken, den Rand umbiegen und auf dem Kuchenblech backen.

1143. Obstkuchen mit Creme.

Zutaten: Butterteig, Früchte. Guß: 2 Eier, 30 Gramm geriebene Mandeln, etwas Zitronenzucker, 70 Gramm Zucker, ¼ Liter Rahm.

Eine gebutterte Springform wird mit Butterteig ausgelegt, ein Rand vom Teig gebildet, der Boden mit frischen Johannisbeeren, Kirschen, Stachelbeeren, Heidelbeeren oder Erdbeeren belegt. Auch Apfelmus oder irgendeine Marmelade kann verwendet werden. Dann rührt man ¼ Liter dicken Rahm mit 2 Eiern, Mandeln, Zucker, Zitronenzucker, gießt diese Creme über die Früchte und bäckt den Kuchen im Ofen.

1144. Fruchtkuchen mit Eischwerteig.

Zutaten: 4 Eier, 4 Eischwer Zucker, 4 Eischwer Mehl, 4 Eischwer Butter.

Man rührt die Butter schaumig, gibt die übrigen Zutaten in kleinen Teilen abwechselnd dazu, den Teig in die Springform und belegt ihn mit frischem oder gekochtem Obst mit etwas Saft. Der Kuchen wird ganz langsam ¾ Stunden gebacken und kann noch mit Schlagrahm überstrichen werden.

1145. Schmalzkuchen mit Früchten.

Zutaten: 125 Gramm Butterschmalz, 125 Gramm feingeriebene Mandeln, 125 Gramm Zucker, 1½ Ei, 130 Gramm Mehl.

Man rührt das Schmalz schaumig, rührt nach und nach Zucker, Mandeln, Eier und zuletzt das Mehl dazu und streicht die Masse auf das mit Schmalz bestrichene Backblech fingerdick auf. Sie wird mit frischen oder eingemachten Kirschen oder Johannisbeeren belegt, dick gezuckert und bei mäßiger Hitze gebacken.

1146. Topfentorte.

Zutaten: 150 Gramm Mehl, 70 Gramm Butter, 35 Gramm Zucker, 1 Eigelb.

Man rührt die Butter schaumig, gibt ein Ei, Butter, Mehl dazu und schneidet den gut verarbeiteten Teig in zwei ungleiche Hälften. Die größere wird ganz dünn ausgewalkt und die gebutterte Springform damit belegt, die kleinere zu Stänglein gedreht.

Füllung: 150 Gramm Topfen, 150 Gramm Butter, 50 Gramm geschälte, geriebene Mandeln, 180 Gramm Zucker, 4 Eier. Nachdem Butter, Eier und Zucker ganz fein verrührt sind, gibt man den durch das Haarsieb gerührten Topfen, etwas Zitronenzucker, Vanille und zuletzt den Schnee der 4 Eier dazu, füllt die Masse auf die dünne Teigunterlage und ordnet die vorbereiteten Stangen kreuzweise darüber. Backzeit: 1 Stunde.

1147. Mandel-Topfentorte.

Zutaten: 100 Gramm Butter, schaumig gerührt, 100 Gramm Zucker, 3 Eigelb, 60 Gramm geschälte, geriebene Mandeln, 20 Gramm Semmelbrösel, 250 Gramm durch das Sieb gestrichener Topfen, etwas abgeriebene Zitronenschale und Vanillin.

Die Zutaten werden der Reihe nach gut verrührt und in der kleinen gebutterten Springform ½ Stunde lang in heißem Ofen gebacken. Die fertige Torte muß 1 Tag stehen.

1148. Käsekuchen auf Blätterteig oder Butterteig.

Zutaten: 1 Pfund Topfen, 1 Ei, 60 Gramm heiße Butter, 60 Gramm Zucker, 60 Gramm Mehl.

Der Topfen wird durch das Haarsieb gestrichen, mit den übrigen Zutaten vermischt, auf den vorbereiteten Blätterteig- oder Butterteig- oder Hefenteigboden gegeben, mit Weinbeeren bestreut und zuletzt mit verquirltem Eigelb bestrichen. Man bäckt ihn auf dem gebutterten Blech im Ofen.

1149. Bayerischer Käsekuchen.

Zutaten: 60 Gramm Butter, 500 Gramm Topfen, 60

Gramm Zucker, 3—4 Löffel sauerer Rahm, 4 Eigelb, 4 Schnee, 100 Gramm Rosinen und Weinbeeren.

Man rührt die Butter schaumig, fügt Eigelb, Zucker, Topfen usw. dazu, streicht die Masse auf einen vorbereiteten Butter- oder Hefen- oder Blätterteigboden und bäckt den Kuchen in der Springform oder auf dem Tortenblech. Backzeit: 1 Stunde.

1150. Apfeltorte mit Grieß.

1 Kilogramm Äpfel, 60 Gramm Zucker, 40 Gramm Butter, 4 Eier, Grieß, abgeriebene Schale von ¼ Zitrone.

Die Äpfel werden geschält, in feine Scheiben geschnitten, mit Butter und Zucker erhitzt, bis sie anfangen weich zu werden; dann verquirlt man die Eier, rührt die Äpfel und zuletzt Grieß nach Bedarf dazu. Der Kuchen wird in der großen Springform gebacken und muß, wenn er fertig ist, sehr vorsichtig aus dem Reifen gehoben werden, damit er nicht zerfällt.

1151. Sauere Rahmtorte.

Zutaten: Blätterteig, $1/8$ Liter sauerer Rahm, $1/8$ Liter süßer Rahm, 3 Eier, 100 Gramm Zucker, 50 Gramm Sultaninen, einige Weinbeeren.

Man belegt den Boden der Springform mit Blätterteig, rührt Rahm, Eigelb, Zucker und die übrigen Zutaten zusammen, gibt den Schnee der Eier dazu, die Masse auf den Teig und besteckt den Kuchen vor dem Backen mit geschälten, feingeschnittenen Mandelstiften.

1152. Mohr im Hemd (für 8 Personen).

Zutaten: 50 Gramm Butter, 70 Gramm Zucker, 70 Gramm geriebene Schokolade, 70 Gramm geriebene Mandeln, 4 Eier, ¼ Liter Schlagrahm mit Zucker und Vanille.

Man rührt die Butter schaumig, gibt den Zucker, 1 Eigelb nach dem anderen, die Schokolade, Mandeln und zuletzt den Schnee darunter. Der Kuchen wird in der gebutterten, gestreuten Springform gebacken und, nachdem er erkaltet ist, mit dem Schlagrahm überstrichen.

1153. Saurer Milchkuchen.

Zutaten zum Guß: ³/₈—½ Liter saure Milch, 4—5 Eier, ½ Pfund Zucker, ¼ Pfund Mehl, Rosinen, Weinbeeren.

Man nimmt den Rahm von der sauren Milch ab, mischt ihn unter das Mehl, verrührt dieses gut mit Eiern und Zucker und mischt zuletzt die ganz schaumig gequirlte saure Milch darunter. Vorher bereitet man einen beliebigen Teig zum Boden, streicht ihn dünn auf das gebutterte Kuchenblech, belegt ihn dick mit Rosinen und Weinbeeren, gibt den Guß sofort darauf und stellt den Kuchen schnell in den Backofen, damit der Guß nicht Wasser zieht.

1154. Reiskuchen.

Zutaten: 100 Gramm Reis, ½ Liter Milch, 60 Gramm Butter, etwas Zimt und abgeriebene Zitronenschale nach Belieben, 3 Eier, 20 Gramm geschälte, süße Mandeln, 2 Gramm bittere Mandeln (feingeschnitten), Sultaninen, Weinbeeren, 50 Gramm Zucker.

Der Reis mit Zimt und etwas Zitronenzucker, Mandeln, Sultaninen usw. wird in der Milch gekocht, die Butter zu Schaum gerührt, mit Eigelb, Zucker und dem Reis vermischt, der Schnee darunter gegeben und die Masse in der gebutterten gestreuten Auflauf- oder Springform 1 Stunde im Ofen gebacken. Man kann dem Teig noch 1 Eßlöffel Semmelbrösel zufügen, wenn er zu feucht sein sollte. Der Kuchen wird gestürzt angerichtet.

1155. Reiskuchen auf Butterteig.

Zutaten: Butterteig, 100 Gramm Reis, 2 Eier, ¼ Liter ungeschlagener Schlagrahm, ½ Liter Milch.

Man kocht den Reis in der Milch zu einem dicken Brei mit etwas Vanille und Zucker, läßt ihn auskühlen und verrührt ihn dann mit 2 Eigelb, dem ungeschlagenen Rahm und dem Schnee der Eiweiß. Die gut gebutterte Springform wird mit Butterteig belegt, die Reismasse darauf gegeben und der Kuchen 1 Stunde im Ofen bei guter Hitze gebacken.

1156. Feiner leichter Reiskuchen.

Man legt eine Tortenform mit einem feinen Kuchenteig aus, macht einen 2 Finger hohen, etwas festen Rand, gibt nachstehende Fülle hinein und bäckt den Kuchen im mittelheißen Ofen schön braun.

Fülle: 125 Gramm Reis werden mit ¾ Liter Milch während 25 Minuten weich gekocht; unterdessen werden 6 Löffel kalte Milch mit 1 Kaffeelöffel Kartoffelmehl glatt angerührt, auf dem Feuer mit dem Schneebesen bis zum Kochen geschlagen. Dann verrührt man 125 Gramm gestoßenen Zucker mit 5 ganzen Eiern, gießt dies unter stetem Schlagen in die kochende Milch und mischt den gekochten Reis dazu. Beigabe von gestoßenem Zimt, Vanillin, abgeriebener Zitronenschale oder Sultaninen nach Geschmack.

1157. Kartoffeltorte.

Zutaten: 250 Gramm kalte, geriebene Kartoffeln, 5 Eier, 1 Eßlöffel Zitronensaft, etwas Zitronenzucker, 150 Gramm Zucker, 50 Gramm geschälte, geriebene Mandeln, 2—3 bittere.

Eigelb und Zucker werden 20 Minuten gerührt, die Kartoffeln dazugegeben und nochmals 10 Minuten gerührt. Dann fügt man die weiteren Zutaten und den Schnee darunter, füllt die Masse in die gebutterte, gestreute Springform, bäckt sie ¾—1 Stunde und reicht die Torte mit süßer Tunke. Nach Belieben können dem Teig noch 30 Gramm feingeschnittenes Zitronat und ebensoviel Orangeat beigefügt werden.

1158. Grießtorte.

Zutaten: 300 Gramm Zucker, 7 Eier, 200 Gramm Grieß, 60 Gramm geschälte, geriebene Mandeln.

Der Zucker wird mit den Eigelb sehr schaumig gerührt; dann gibt man die abgeriebene Schale von ½ Zitrone, die Mandeln, 200 Gramm französischen Grieß und den Schnee der Eier dazu, füllt die Masse in die gestrichene, gestreute Form und bäckt sie bei mäßiger Hitze ¾—1 Stunde. Sie wird mit eingemachten Früchten, wie Kirschen, Nüssen und in Streifchen geschnittenem Zitronat, Mandeln usw. hübsch verziert oder mit einem Schokolabeguß bestrichen und dieser noch einmal im Ofen getrocknet.

1159. Sagokuchen.

Zutaten: 1 Liter Milch, 200 Gramm Sago, 30 Gramm Butter, 5 Eier, 125 Gramm Zucker, Vanille, 30 Gramm Mandeln.

Man kocht die Milch mit der Butter, rührt den Sago hinein, läßt ihn langsam aufquellen, bis der Brei ganz steif und klar ist und gibt diesen zum Erkalten in eine tiefe Schüssel. Dann vermischt man ihn mit den Eigelb, Zucker, Vanille, den geschälten, geriebenen Mandeln, rührt den Teig ¼ Stunde, zieht zuletzt den Schnee der Eiweiß darunter, gibt die Masse in die vorbereitete Springform und bäckt sie bei guter Hitze 1 Stunde. Es wird Fruchttunke dazu gereicht.

1160. Kastanientorte.

1. Zutaten: 1 Pfund Kastanien, 5 Eigelb, 100 Gramm Mandeln, 200 Gramm Zucker.

Zucker und Eigelb werden mit dem Schneebesen schaumig geschlagen. Dann gibt man die geschälten, geriebenen Mandeln, die vorher weichgekochten und warm durch die Presse oder die Hackmaschine gedrückten Kastanien, sowie den Schnee der 5 Eier dazu und bäckt die Torte bei langsamer Hitze. Die fertige Torte kann entweder mit Himbeerguß Nr. 1119 oder mit Marmelade und darüber Zitronenguß Nr. 1119 bestrichen werden; der Guß muß dann noch im Ofen trocknen.

2. **Mit Schokolade.** 1 Pfund Kastanien, 150 Gramm geriebene Schokolade, 3 Eier, 200 Gramm Zucker. Bereitung wie oben. Guß von Schlagrahm.

3. 1 Pfund Kastanienmark, 280 Gramm Zucker, 5 Eiweiß, zu Schnee geschlagen, abgeriebene Schale 1 Orange. Der fertige Kuchen wird mit Zitronenglasur bestrichen.

1161. Mandeltorte.

Zutaten: 9 große Eier oder 10 kleine, 500 Gramm ungeschälte, geriebene Mandeln, 500 Gramm Zucker, die abgeriebene Schale ½ Zitrone.

Zucker und Eigelb werden zusammen ganz schaumig gerührt, dann das übrige dazugemischt. Die Torte, die sehr lange aufbewahrt werden kann, wird in der Springform gebacken.

1162. Marientorte.

Zutaten: 6 Eiweiß, 50 Gramm Haselnüsse, 50 Gramm Mandeln, 100 Gramm Zucker.

Mandeln und Haselnüsse werden ungeschält auf der Reibmaschine gerieben, Eiweiß und Zucker ganz schaumig verrührt, mit den Mandeln und Nüssen vermischt und in der gebutterten Springform in lauwarmem Ofen gebacken. Man kann den Kuchen mit Zitronenglasur überstreichen.

1163. Linzer Torte.

Zutaten: ½ Pfund Mehl, 70 Gramm Butter, 70 Gramm Zucker, Zitronat, Orangeat (feingeschnitten), 50 Gramm feingeschnittene oder geriebene Mandeln, 3 Eigelb, etwas Zimt.

Man gibt das Mehl auf das Brett, arbeitet die in kleine Stückchen geschnittene Butter darunter, bröselt den Teig gut mit den Fingern ab, mischt den zu Faden gekochten Zucker dazu, die Eigelb und etwas Zitronenschale, Mandeln, Zimt, Zitronat und Orangeat; macht rasch den Teig fertig, rollt die Hälfte ganz dünn aus, legt sie auf den Boden der gut gebutterten Springform und bestreicht sie mit Marmelade. Am beliebtesten ist Himbeermarmelade. Die andere Hälfte wird zu dünnen Stenglein gedreht und die Marmelade gleichmäßig gitterartig damit belegt. Außen herum werden die Stangen in ungefähr 3 Zentimeter Höhe dicht nebeneinander aufgestellt und mit Eiweiß bestrichen, damit sie zusammenhalten. Dann kommt der Reif der Springform um die Torte, die bei mäßiger Hitze backen muß.

1164. Österreichische Mohntorte.

Zutaten: 100 Gramm Butter, 4 Eier, 240 Gramm Mehl, Saft und abgeriebene Schale 1 Zitrone, feingeschnittenes Zitronat, ¼—½ Liter feingestoßener Mohnsamen, etwas geriebene Mandeln, Zucker.

Man rührt die Butter schaumig, mischt Eigelb, Zucker, Mehl, Saft und die Schale der Zitrone, Mohnsamen und Zitronat, sowie den Schnee von 5 Eiern darunter. Die Torte wird in der Springform gebacken und mit geriebenen Mandeln und kleingeschnittenem Zitronat bestreut.

1165. Feine Bröseltorte.

Zutaten: 200 Gramm Butter, 200 Gramm Mehl, 100 Gramm Zucker, 100 Gramm feingeschnittene, geschälte Mandeln, 1 Eigelb.

Das Mehl wird mit der Butter mit den Fingern gebröselt. Wenn Butter und Mehl auf dem bemehlten Brett gut vermischt sind, gibt man Zucker, 1 Eigelb und Mandeln darunter, teilt den Teig genau in 3 Teile, rollt sie messerrückendick mit dem Nudelholz aus und bäckt sie einzeln nacheinander in der gebutterten Springform. Zwischen die Tortenböden wird Aprikosen-, Dreifrucht- oder Himbeermarmelade gegeben und die Torte zuletzt mit Zitronenglasur bestrichen.

1166. Ottotorte.

Zutaten: 5 Eiweiß, 120 Gramm Zucker, 120 Gramm ungeschälte, geriebene Mandeln, 50 Gramm feingeschnittenes Zitronat, Saft und Schale einer halben Orange.

5 Eiweiß werden mit Zucker, Mandeln, Zitronat, dem Saft und der auf Zucker abgeriebenen Schale der Orange tüchtig verrührt. Dann legt man diese Masse auf den Boden der gebutterten und gestreuten Springform, bäckt sie bei langsamer Hitze und überzieht sie, nachdem sie ausgekühlt ist, mit folgendem Guß: Der Saft einer halben Orange wird mit so viel Puderzucker verrührt, als er aufnimmt, dann über die Torte gestrichen und diese im Ofen getrocknet.

1167. Datteltorte.

Zutaten: 140 Gramm Datteln, 140 Gramm Zucker, 140 Gramm Mandeln, 4 Eiweiß, 4 Eßlöffel Semmelbrösel.

Der steifgeschlagene Schnee wird ¼ Stunde lang mit dem Zucker gerührt und hierauf mit den geschälten, geriebenen Mandeln, den feingeschnittenen oder gewiegten Datteln, sowie den Bröseln vermischt und in der gebutterten Springform ¼ Stunde bei mäßiger Hitze gebacken.

1168. Datteltorte mit Nüssen.

Zutaten: 210 Gramm Zucker, 210 Gramm Nüsse, 210 Gramm Datteln oder Feigen, Schnee von 9 Eiern.

Die Zutaten werden fein gewiegt, mit dem Zucker verrührt und der Schnee darunter gehoben. Man bäckt die Torte in der gebutterten Springform.

1169. Orangentorte.

Zutaten: 200 Gramm Zucker, 4 Eier, 2 Orangen, 60 Gramm Brösel, 20 Gramm Mandeln.

Man reibt die Orangenschale an Zuckerstückchen ab, schabt sie unter 180 Gramm feinen Zucker, rührt ihn mit 4 Eigelb schaumig, gibt den Saft der 2 Orangen, die Brösel, die geschälten geriebenen Mandeln, zuletzt den steifen Schnee dazu und bäckt die Masse in der Springform bei ganz langsamer Hitze. Am nächsten Tag wird die Torte durchschnitten und mit folgender Orangen- oder Vanillecreme gefüllt: 1 Kaffeelöffel Stärkemehl wird mit 3 Eigelb fein verrührt, ¼ Liter Milch und Vanillezucker oder Orangenzucker (d. h. die auf Zucker abgeriebene Schale einer Orange) dazugegeben und das Ganze auf dem Feuer langsam gerührt, bis die Masse aufkocht; dann wird sie warm zwischen die beiden Tortenblätter gefüllt. Die Torte wird kalt gegessen.

1170. Wiener Torte.

Zutaten: 3 Eigelb, 175 Gramm Zucker, 250 Gramm Butter, 250 Gramm Hoffmannsmehl, 1 Eßlöffel Zitronenzucker.

Man rührt die Butter schaumig, gibt abwechselnd Eigelb und Zucker dazu, dann Zitronenzucker und zuletzt das Mehl. Von dieser Masse bäckt man 3 gleich große Platten in der gebutterten Springform. Nach dem Erkalten bestreicht man sie mit dieser Creme: 100 Gramm Butter werden schaumig gerührt; ¼ Liter Wasser mit ¼ Liter Zucker zu Sirup gekocht, Schokolade nach Geschmack dazugegeben. Man rührt den Sirup, nachdem er erkaltet ist, tropfenweise in die Butter und mischt beides gut zusammen. Die Schokolade muß man vorher im Rohr ohne Flüssigkeit erweichen. Die Torte wird mit Zitronen- oder Schokoladeglasur bestrichen und noch einen Augenblick im Ofen getrocknet.

1171. Blitztorte.

1. Zutaten: 150 Gramm Zucker, 6 ganze Eier, 40 Gramm zerlassene, warme Butter, 75 Gramm Pudermehl, 75 Gramm feinstes Weizenmehl, Saft und abgeriebene Schale ½ Zitrone.

Man schlägt Eier und Zucker auf schwachem Feuer, bis die Masse dicklich wird, doch darf sie nicht kochen, mischt ganz langsam die Schale und Saft ½ Zitrone, Butter, Pudermehl sowie das gesiebte Weizenmehl darunter, gibt den Teig in die gut gebutterte, mit Mehl bestäubte Springform, besteckt ihn obenauf mit feingeschnittenen Mandeln und bäckt den Kuchen bei schwacher Hitze.

2. 150 Gramm Zucker, 5 Eigelb, 150 Gramm Butter, 150 Gramm Mehl, 5 Schnee, 1 Backpulver. Immer 1 Löffel Zucker, 1 Eigelb zusammenrühren, dann Butter, Mehl, Schnee und Pulver dazumischen und wie oben beenden.

1172. Idealtorte.

Zutaten: 5 Eier, ¼ Pfund geriebene Schokolade, ¼ Pfund Zucker, ¼ Pfund geschälte, geriebene Mandeln, ¼ Pfund Butter, etwas Vanille.

Zu der schaumig gerührten Butter gibt man je 1 Eigelb, je 1 Löffel Zucker, bis die 5 Eigelb und Zucker daruntergemischt sind; dann Mandeln, Schokolade und den Schnee der 5 Eier. Die Torte wird langsam in der Springform gebacken, dann die obere Seite mit Himbeermarmelade belegt, weißer Zuckerguß (Nr. 1135) darauf gestrichen oder in Verzierungen gespritzt und dann noch einmal in der Röhre getrocknet. Statt der Marmelade kann auch ¼ Liter mit Zucker und Vanille geschlagener Rahm auf den fertigen Tortenboden gegeben werden.

Oder: die Torte wird am Vortag gemacht, dann dreimal durchschnitten und mit verschiedenen Marmeladen bestrichen, z. B. erstes Blatt Orangen-, zweites Himbeer-, drittes Aprikosenmarmelade. Sie werden dann übereinander gelegt und obenauf gezuckert oder mit Schlagrahm verziert.

1173. Brottorte mit oder ohne Kirschen.

Zutaten: 120 Gramm Zucker, 7 Eigelb, etwas Zimt, etwas geriebene Schokolade nach Geschmack, 40 Gramm feingeschnittenes Zitronat und Orangeat, 7 Eischnee, 120 Gramm geriebenes Schwarzbrot, 1 Pfund Kirschen.

Man rührt die Butter schaumig, fügt die Eigelb, den Zucker und die übrigen Zutaten, sowie das vorher im Ofen getrocknete und geriebene Schwarzbrot hinzu, befeuchtet die Masse nach Belieben mit ein wenig Wein oder Fruchtsaft, mischt den Schnee darunter und bäckt die Torte im Ofen in der gebutterten Springform. Werden schwarze Kirschen unter den Teig gemischt, nimmt man keinen Wein. Nach Belieben Zuckerguß Nr. 1135 und Verzierung nach Nr. 1175.

1174. Pommerische Apfeltorte.

Zutaten: 6—7 große Äpfel, ein kleiner Teller geriebenes Schwarzbrot, 60 Gramm Zucker, etwas Zimt, 50 Gramm feingeschnittenes Orangeat und 50 Gramm Zitronat.

Man bereitet ein dickes Apfelmus und streicht es durch das Haarsieb. Das Brot wird mit dem Zucker und Zimt ohne Butter unter öfterem Wenden lichtgelb geröstet, in eine tiefe Schüssel gegeben und mit Zitronat und Orangeat vermischt. In die gebutterte, gestreute Springform gibt man zuerst eine Lage Brot, darauf Apfelmus und so fort, solange der Vorrat reicht. Man beschließt mit Brot, legt Butterstückchen auf den Kuchen und bäckt ihn ¾ Stunden im Ofen. Schlagrahmverzierung nach Belieben.

1175. Schokoladentorte.

Man legt eine Springform mit feinem Butterteig aus, gibt darauf eine dünne Lage Aprikosen- oder Hagebuttenmarmelade und belegt die Marmelade mit folgendem Guß: 3 Eiweiß werden zu Schnee geschlagen, 7 Eigelb und 200 Gramm Puderzucker ½ Stunde damit gerührt, dann der Schnee von 4 Eiweiß, 125 Gramm Mehl und 125 Gramm geriebene Schokolade, sowie Saft und abgeriebene Schale ½ Zitrone dazu gemischt. Die Torte wird bei mäßiger Hitze gebacken, vorsichtig herausgenommen, mit Schokoladeglasur bestrichen, im Ofen getrocknet und mit kandierten Früchten und feingeschnittenen Mandeln oder mit Mandeln allein verziert. Nimmt man nur Mandeln, legt man sie auf den Guß und läßt sie im Ofen mit dem Guß trocknen.

1176. Rochedale.

Zutaten: 80 Gramm Butter, 1 Eigelb, 2 Eier, 80 Gramm Zucker, Vanillezucker, 120 Gramm geriebene, geröstete Haselnüsse, 200 Gramm Löffelbiskuits.

Die Butter wird schaumig gerührt, Eigelb und Eier sowie die gerösteten Haselnüsse werden dazu gemischt. Man belegt den Boden einer ausgespülten Schüssel oder Form mit Biskuits, gibt eine Lage der Fülle darüber, dann wieder Biskuits und Fülle und schließt mit Biskuits. $1/8$ Liter dicker Rahm wird darüber gegossen und die Speise, die auch in der Springform bereitet und als Torte gegeben werden kann, mit einem Teller gut beschwert. Sie wird am nächsten Tag gestürzt und mit Schlagrahm (nach Belieben) bedeckt, den man mit geriebenen Haselnüssen, Zucker und Vanillin vermengt.

1177. Gelbrübentorte.

Zutaten: 90 Gramm Kartoffelmehl, 2 Pfund gelbe Rüben, 4 Eier, 100 Gramm Zucker, 100 Gramm Butter.

Man rührt die Butter schaumig, gibt Zucker, Mehl, Eigelb, sowie die gekochten, durch die Hackmaschine gerührten Rüben und zuletzt den Schnee der Eier dazu, und bäckt die Masse in der gut gebutterten Springform 1 Stunde. Vor dem Anrichten überstreut man die Torte mit Zucker oder gibt Guß nach Nr. 1119, 1120, 1135 darauf.

1178. Gelbrübentorte mit Mandeln.

Zutaten: 250 Gramm geriebene, ungeschälte Mandeln, 250 Gramm geriebene rohe gelbe Rüben, abgeriebene Schale von ½ Zitrone, 4—5 Eier, 15 Gramm Mondamin, 250 Gramm Zucker.

Eigelb und Zucker werden ½ Stunde gerührt; die Mandeln, Rüben, Zitronenschale und zuletzt der Schnee dazu gemischt. Backzeit: 1 Stunde in der vorbereiteten Springform.

1179. Zwiebelkuchen.

1. Zutaten: Einfacher, gesalzener Hefenteig, 1 Pfund Zwiebeln, 70 Gramm Schmalz, ein wenig Kümmel.

Die Zwiebeln werden in feine Ringe geschnitten, in heißem Schmalz mit Salz und nach Belieben etwas Kümmel nicht zu weich gedünstet. Man läßt sie abkühlen und legt sie dann dick auf den vorbereiteten Teig, der so dünn als möglich ausgewalkt werden muß, und beendet nach Nr. 1117.

2. **Feiner Zwiebelkuchen.** ¼ Liter sauerer Rahm wird mit 3 gelben, in Ringe geschnittenen Zwiebeln, 3 Eiern, etwas Salz verrührt und auf den Hefenteig Nr. 1117 gestrichen und gebacken.

Kaffeekuchen und Teegebäck.

1180. Roggenbrot.

5 Pfund Roggenmehl werden in einer großen Schüssel etwas erwärmt. Man macht in die Mitte des Mehls eine Höhlung, gibt 20 Gramm in etwas Wasser aufgelöste Hefe hinein, macht davon einen Vorteig und läßt ihn zugedeckt 20 Minuten gehen. Dann schüttet man ¾—1 Liter Wasser und Milch (lauwarm) dazu, knetet die Masse gut ab, salzt sie, formt 1—2 längliche Wecken daraus und legt sie in eine gebutterte Brotform, läßt sie ¾ Stunden mit einem Tuch bedeckt gehen und schließlich 1½ Stunden im Backofen backen. Vor dem Backen bestreicht man das Brot auf der Oberseite mit Wasser und streut nach Geschmack Kümmel darauf.

1181. Ceres-Schrotbrot.

Zutaten: 3 Pfund Steinmetz-Weizenschrot, 1 Pfund Steinmetz-Weizenmehl, 2—3 geriebene, gekochte Kartoffeln, 1 Liter lauwarme Milch oder Wasser, oder halb Milch, halb Wasser, 10 Gramm Hefe, einige Rosinen und Weinbeeren.

Man macht mit der aufgelösten Hefe einen kleinen Vorteig, läßt ihn an warmem Ort eine gute Stunde gehen, knetet dann das andere Mehl, Milch und etwas aufgelöstes Salz dazu, sowie Kartoffeln und Rosinen, bis es ein fester Teig ist. Nun formt man ein längliches Brot, gibt es in die mit Butter ausgestrichene lange Brotblechform und bäckt es, nachdem es aufgegangen, was mindestens ½ Stunde dauert, bei guter Ofenhitze 1¼—1½ Stunde.

1182. Grahambrot.

2 Liter Weizenschrot, ½ Liter Weizenmehl werden mit 30 Gramm aufgelöster Hefe, etwas Salz und lauwarmem Wasser zu einem festen Teig gewirkt, zu 2 Wecken geformt. Man bestreicht sie mit Wasser, läßt sie eine Stunde gehen, streicht sie noch einmal und bäckt dann das Brot bei guter Hitze im Brotkasten oder auf dem Backblech.

1183. Englisches Brot.

Zutaten: 5 Pfund Weizenmehl, 20 Gramm in Milch aufgelöste Hefe, 1½—2 Liter lauwarme Milch, Salz.

Die Bereitung ist dieselbe wie Nr. 1180.

1184. Weißbrot mit Backpulver.

Zutaten: 50 Gramm Butter, 2 Eier, etwas Salz, 500 Gramm Mehl, 1 Päckchen Dr. Oetkers Backpulver, ¼ Liter Milch.

Man rührt die Butter schaumig, gibt Eigelb, Salz und Milch, sowie das mit dem Backpulver gemischte Mehl dazu. Es wird aus dem Teig ein länglichrunder Laib geformt, mit Eiweiß bestrichen und ¾ Stunden auf dem gebutterten Blech gebacken. Noch besser werden Semmeln. Man rollt den Teig daumendick aus, formt 6—7 Zentimeter lange und rund 2 Zentimeter breite Streifen, die mit Wasser oder Eiweiß gestrichen und auf dem gefetteten Blech ½ Stunde gebacken werden.

1185. Weizenbrot nach Flosch.

Zutaten: 2½ Pfund Steinmetz-Weizenkraftmehl, nußgroß Preßhefe, ¾ Liter lauwarmes Wasser, Salz.

Man löst die Hefe in ¾ Liter Wasser auf, mischt sie langsam unter ständigem Rühren mit dem Mehl, knetet den Teig so lange, bis er nicht mehr an den Händen haftet, formt einen glatten, länglichen Laib und legt ihn in die gut gebutterte, schmale, hohe Blechform. Das Brot muß 1½ Stunden gehen. Dann wird es bei guter Hitze 1½—2 Stunden gebacken. Probe: Man klopft mit dem Knöchel darauf; klingt es hohl, ist es durchgebacken.

1186. Einfacher Gugelhopf.

Zutaten: 140 Gramm Butter, 2 Eier, ¼ Pfund gestoßener Zucker, etwas abgeriebene Zitronenschale, ein wenig Salz, 2 Pfund Mehl, 50 Gramm Hefe.

Von der aufgelösten Hefe macht man ein Dämpfchen nach 1116 und, nachdem die Butter abgerührt ist, verrührt man sie und alles andere mit der nötigen Milch zu einem festen Teig, schlägt ihn ab, läßt ihn in der gut gestrichenen Form aufgehen und bei guter Wärme im Bratrohr backen.

1187. Georgs Gugelhopf.

Zutaten: 4 Eigelb, 2 Schnee, 120 Gramm Butter, 40 Gramm Zucker, 300 Gramm Mehl, ¼ Liter Milch, 20 Gramm Hefe, geschnittene Mandeln, Rosinen, Weinbeeren, etwas Salz.

Man bereitet den Teig aus Butter, Mehl, Zucker, ¼ Liter lauwarmer Milch, den Eigelb, etwas Zitronenzucker und dem Hefendämpfchen (siehe Nr. 1116), gibt noch Rosinen und Weinbeeren daran, schlägt ihn 20 Minuten lang gut ab, vermischt ihn mit dem Schnee von 2 Eiweiß und läßt ihn in der gebutterten, bemehlten, mit feingeschnittenen Mandeln ausgestreuten Form so lange gehen, bis die Masse sich fast verdoppelt hat. Der Kuchen wird langsam gebacken und noch heiß mit Zucker gemischt, mit Vanillezucker bestreut oder mit Schokoladeglasur bestrichen und nochmals im Ofen getrocknet; in diesem Falle wird die Form nicht mit Mandeln ausgestreut.

1188. Gesundheitskuchen.

Zutaten: 100 Gramm Butter, 4 ganze Eier, 250 Gramm Mehl, ⅛ Liter Milch, ¼ Pfund Zucker, Zitronenzucker und Saft einer Zitrone.

Man rührt die Butter schaumig, gibt die übrigen Zutaten darunter, rührt den Teig ¼ Stunde, mischt ganz zuletzt ein Päckchen Oetkers Backpulver dazu, gießt dann gleich die Masse in die gebutterte, gestreute Kuchenform und bäckt den Kuchen hellbraun.

2. 125 Gramm Butter schaumig gerührt, 4 Eigelb, 250 Gramm Zucker, ⅜ Liter ganz lauwarme Milch, 1 Pfund Mehl, abgeriebene Schale ½ Zitrone. Man schlägt diese Zutaten ab, bis der Teig Blasen wirft, rührt dann 15 Gramm Weinsteinsäure, 10 Gramm Natron und zuletzt den Schnee der 4 Eier leicht darunter. Weitere Bereitung wie oben.

1189. Pfingstkuchen.

Zutaten: 250 Gramm Butter, 500 Gramm Zucker, 500 Gramm Mehl, 6 Eier, 1 Päckchen Vanillinzucker, 3 Eßlöffel Kakao, 1 kleine Tasse Milch, 1 Päckchen Dr. Oetkers Pulver.

Die Butter wird schaumig gerührt, Zucker, Eigelb, Vanillezucker, Milch, Mehl mit dem Backpulver vermischt dazugegeben, zuletzt der Schnee darunter gehoben. Man teilt die Masse, mischt die eine Hälfte mit dem Kakao und gibt abwechselnd eine Lage braungefärbten, eine Lage ungefärbten Teig in die gebutterte Gugelhopfform. Backzeit: 1 bis 1½ Stunden. Der Kuchen wird mit Schokoladeglasur überzogen.

1190. Kranzkuchen.

Zutaten: 1 Pfund Mehl, ¼ Liter Milch, 60 Gramm Butter, 20 Gramm Hefe, etwas Zucker und abgeriebene Zitronenschale.

Man rührt die Hefe mit etwas Wasser an, läßt sie gehen, verrührt sie mit einem Teil des Mehls, mischt, wenn sie aufgegangen, die übrigen Zutaten dazu und schlägt einen glatten, blasigen Teig ab. Nachdem er gegangen, teilt man ihn auf dem bemehlten Brett in 3 Teile, rollt 3 gleichmäßig lange Streifen von ungefähr 4—6 Zentimeter Breite aus, die zu einem Zopf geflochten werden. Auf dem gestrichenen Blech wird der Zopf so gebacken oder zum Kranz gelegt, mit Ei bestrichen und mit feingeschnittenen, geschälten Mandeln bestreut gebacken. Vor dem Backen muß er nochmals gehen.

1191. Eischwerkuchen.

Zutaten: 4 ganze Eier, ebenso schwer Zucker, ebenso schwer Mehl, doch dieses knapp gemessen, 60 Gramm geschälte, geriebene Mandeln, etwas feingeschnittenes Zitronat und kleine Weinbeeren.

Eier und Zucker werden ¾ Stunden gerührt; das Mehl hebt man leicht darunter, ebenso die übrigen Zutaten und gibt die Masse in die längliche, gut ausgebutterte Kuchenform. Backzeit: ¾ Stunden.

1192. Küsterkuchen.

Zutaten: 250 Gramm Butter, 250 Gramm Mehl, 125 Gramm Zucker, 125 Gramm geschälte, geriebene Mandeln.

Man rührt die Butter schaumig, gibt Zucker, Mandeln und zuletzt das Mehl dazu und rührt den Teig ¾ Stunden. Er wird fingerdick auf ein mit Butter gestrichenes Blech ohne Rand gestrichen, hellbraun gebacken, mit Butter bepinselt, mit Zucker bestreut und noch einmal im Ofen getrocknet — ganz gelassen oder noch warm in Streifen geschnitten. Ebenso kann der Teig in 2 Teilen in der Springform gebacken werden. Zwischen diese streicht man dann Gelee und gibt zuletzt auf den Kuchen Glasur oder Zucker.

1193. Plum-Cake.

Zutaten: 335 Gramm Butter, 4 Eier, 225 Gramm Zucker, etwas Salz, 335 Gramm Mehl, 450 Gramm Korinthen, 15 Gramm gemischte Gewürze, aus pulverisierten Nelken, Muskat und Zimt bestehend, 100 Gramm feingeschnittenes Zitronat, ebensoviel Orangeat, 100 Gramm geschälte, geriebene Mandeln, die auf 2 Stückchen Zucker abgeriebene Schale von 2 Orangen.

Man rührt die Butter schaumig, mischt zuerst den Schnee der 4 Eier, dann die Eigelb dazu, dann der Reihenfolge nach alle übrigen Zutaten und rührt den Kuchen ¾ Stunden. Die längliche Kuchenform wird mit zweifach zusammengelegtem, gebuttertem Papier ausgelegt, der Teig hineingegeben, mit vierfach gelegtem Papier bedeckt. Man bäckt den Kuchen bei mäßiger Hitze auf dem Dreifuß 1½ Stunden.

1194. Seed-Cake (Kümmelkuchen).

Zutaten: 160 Gramm Butter, 330 Gramm Mehl, etwas Salz, 140 Gramm Zucker, 2 Teelöffel Kümmel, 1 Messerspitze Natron in 1 Teelöffel heißer Milch aufgelöst, 2 Eier.

Butter und Mehl werden zusammen geknetet, Zucker, Salz, Kümmel beigefügt; das aufgelöste Natron mit den verquirlten Eiern vermischt und dazugegeben. Man bäckt die Masse in der gebutterten Form 30—40 Minuten.

1195. Schokoladekuchen.

Zutaten: 100 Gramm Butter, 100 Gramm Zucker, 4 Eier, 170 Gramm Schokolade, abgeriebene Schale von ½ Zitrone, Vanillezucker, 70 Gramm Mehl.

Man rührt die Butter schaumig, gibt unter beständigem Rühren Zucker, Eigelb, die im Ofen aufgelöste Schokolade usw., Mehl und den Schnee der Eier dazu, füllt die Masse in die gestrichene Springform, doch soll sie nur 3—4 Zentimeter hoch stehen, und bäckt den Kuchen. Wenn er aus dem Ofen kommt, bestreicht man ihn mit Schokoladeglasur und läßt diese trocknen.

1196. Mandelkuchen.

Zutaten: 4 hartgekochte, durch das Sieb geriebene Eigelb, 250 Gramm ungeschälte, geriebene Mandeln, 50 Gramm Butter, Saft von ½ Zitrone, abgeriebene Schale von ¼ Zitrone, 20 Gramm Mehl.

Die Butter wird schaumig gerührt, Eigelb, Mandeln usw. werden dazugegeben, ½ Stunde gerührt. Man bäckt die Masse in der Springform, nachdem sie mit geschnittenen Mandeln und Zucker bestreut wurde.

1197. Sandtorte.

Zutaten: 250 Gramm Butter, 125 Gramm Hoffmannsmehl, 125 Gramm Weizenmehl, 250 Gramm Zucker, 5 Eier, 1 Eßlöffel Arrak, abgeriebene Schale von ½ Zitrone.

Die Butter wird schaumig gerührt, Eigelb und Zucker nach und nach dazugegeben, dann löffelweise das Mehl und das Hoffmannsmehl, zuletzt Arrak, Zitronensaft und der steife Schnee. Man füllt die Masse in die gut gestrichene Springform und bäckt sie 1 Stunde bei mäßiger Hitze.

1198. Sandtorte auf andere Art.

Zutaten: 4 Eischwer Butter, 4 Eischwer Zucker, 4 Eischwer Stärkemehl, 5 Eigelb, 5 Eiweiß, abgeriebene Schale ½ Zitrone.

Die Butter wird schaumig gerührt, mit Zucker, Eigelb, Mehl, etwas Zitronenzucker und dem Eischnee gemischt. Dann backt man die Torte wie Nr. 1197.

1199. Sandtorte mit Hafermehl.

Zutaten: 4 Eischwer Butter, 4 Eischwer Zucker, 4 Eischwer Hafermehl, 5 Eigelb, 5 Eiweiß, abgeriebene Schale ½ Zitrone.

Wird wie Nr. 1198 zubereitet.

1200. Aletzenkuchen.

Zutaten zum Hefenteig: 2 Pfund Mehl, 50 Gramm Hefe, etwas Butter, 2 Eier, ¼ Liter Milch. Es müssen alle Zutaten, auch die Früchte, vorgewärmt werden.

250 Gramm große Dörrpflaumen, 250 Gramm getrocknete Birnen, 250 Gramm Feigen, 100 Gramm Orangeat, 125 Gramm entsteinte Rosinen oder Sultaninen, 125 Gramm Weinbeeren, alles fein geschnitten, geriebene oder feingeschnittene Nüsse oder Pistazien oder Mandeln. Statt der Birnen kann man Datteln, statt der Weinbeeren am Tag vorher geweichte Malagatrauben verwenden. Preßfeigen werden besser sein als Kranzfeigen. Wer den Kuchen nicht zu süß liebt, kann Zitronensaft darunter mischen. Sämtliche Zutaten werden unter den nach Nr. 1116 vorbereiteten Teig gemischt; man läßt ihn damit nochmals gehen, formt einen länglichen Stollen und bäckt ihn auf dem Blech im Ofen bei guter Hitze.

1201. Bayerisches Klotzenbrot.

Zutaten: 500 Gramm kalifornische Dörrpflaumen, 500 Gramm getrocknete Birnenschnitze, 100 Gramm Nußkerne, 100 Gramm Mandeln, 100 Gramm Preßfeigen, 60 Gramm Datteln, 30 Gramm Orangeat, 30 Gramm Zitronat, ½ abgeriebene Orangen-, ½ Zitronenschale, 130 Gramm entkernte Rosinen.

Die Birnen werden in grobe Schnitze geschnitten und halbweich gekocht, die Pflaumen, nachdem sie halbweich gekocht sind, entkernt. Man gießt die Birnenbrühe und Zwetschgenbrühe ab und stellt sie zurück. Das Obst kommt in eine Schüssel, die gewaschenen, in Wein gequollenen Rosinen, die grob geschnittenen Mandeln, Nüsse, Feigen, Datteln, sowie die feiner geschnittenen übrigen Zutaten dazu. Man gibt 1½ Pfund Weizenmehl in eine große erwärmte Schüssel, macht aus 20 Gramm Preßhefe, die in etwas Wasser gelöst wurde, und einem kleinen Teil dieses Mehls in die Mitte der Schüssel einen Vorteig. Ist dieser gegangen, kommen nochmals 18 Gramm aufgelöste Hefe, etwas Salz und Zucker und so viel Zwetschgenbrühe hinzu, daß man einen festen Teig abschlagen kann, den man mit allen Zutaten vermischt, tüchtig abschlägt und zugedeckt gehen läßt. Man formt aus dem fertigen Teig einen langen Wecken oder noch besser 3—4 kleine schmale Stollen, die man auf dem gestrichenen, bemehlten Blech nochmals gehen läßt. Sie werden mit geschälten, der Breite nach halbierten oder geviertelten Mandeln und Zitronenstreifchen hübsch verziert, indem man Sternchen oder andere Figuren von den Mandeln darauf legt und ein wenig in den Teig drückt. Man bestreicht sie noch mit Zwetschgen- oder Birnenbrühe, bäckt sie bei guter Hitze und streicht sie dann nochmals mit Zwetschgenwasser und Zucker. Zum guten Gelingen müssen auch alle Früchte gut vorgewärmt sein, ehe sie in den Teig kommen.

1202. Leipziger Stollen.

Zutaten: 500 Gramm Mehl, 140 Gramm zerlassene Butter, 50 Gramm Zucker, 60 Gramm Rosinen, 50 Gramm Weinbeeren, 35 Gramm feingeschnittenes Zitronat, 30 Gramm länglich geschnittene Mandeln, etwas Zitronenzucker, 35 Gramm aufgelöste Hefe, etwas Salz.

Von diesen Zutaten wird ein fester Teig gearbeitet, den man gut abschlägt und gehen läßt. Aus der Masse formt man zwei Stollen, läßt sie nochmals gehen und bäckt sie langsam. Dann bestreicht man sie mit Butter und bestreut sie dick mit Zucker.

1203. Bischofsbrot.

1. Zutaten: 4 Eigelb, 130 Gramm Mehl, 130 Gramm Zucker, 50 Gramm feingeschnittenes Zitronat, abgeriebene Schale von ½ Zitrone, 100 Gramm geschälte, geriebene Mandeln.

4 Eigelb werden mit 130 Gramm Zucker eine Stunde gerührt; 130 Gramm Mehl, die vorher gerösteten Mandeln, Zitronat und Zitronenzucker dazu gemischt, zuletzt der Schnee der Eier leicht darunter gehoben. Man bäckt den Kuchen in der gebutterten, länglichen Kuchenform einen Tag vor dem Gebrauch.

2. **Mit Rosinen.** 3 Eier, ¼ Pfund Zucker werden schaumig gerührt, ¼ Pfund ungeschälte, geriebene Mandeln, ¼ Pfund Mehl, ¼ Pfund entkernte Rosinen und Weinbeeren dazugegeben und wie oben gebacken. Der Kuchen kann nach dem Backen mit weißem Guß Nr. 1204 glasiert werden.

1204. Bischofsbrot auf andere Art.

Zutaten: 3 Eier, ebenso schwer Zucker und Mehl, halb so schwer Butter, ein klein wenig Arrak, etwas Zitronenzucker.

Man rührt die Butter schaumig, gibt Eier, Zucker, Mehl usw. hinzu und bäckt die Masse in der gebutterten länglichen Kuchenform. Der Kuchen wird, nachdem er gebacken ist, mit folgendem Guß bestrichen: Man rührt ¼ Pfund Puderzucker mit dem Saft einer halben Zitrone ganz fest und schaumig, streicht es mit einem Pinsel auf den Kuchen und läßt den Guß einfach in der Luft trocknen.

1205. Vanillebrot.

Zutaten: 375 Gramm Mehl, 250 Gramm gestoßener Zucker, 4 Eier und ein Päckchen Vanillin.

Man rührt Zucker und Eier ununterbrochen ½ Stunde lang, fügt dann unter Rühren das Mehl (feingesiebt) und Vanillin hinzu, gibt die Masse rasch auf ein Nudelbrett, formt einen langen Wecken, bestreut das Backblech mit Mehl und läßt den Wecken bei guter Hitze im Rohr ungefähr ½ Stunde backen.

1206. Biskuitkuchen.

Zutaten: 250 Gramm Zucker, 4 Eidotter, 250 Gramm trockenes feines Mehl, etwas Vanillin, etwas Natron.

Der Zucker wird mit den Eidottern ½ Stunde gerührt, dann kommt das Vanillin und Natron dazu, sowie das Mehl. Man streicht die Form mit Butter, bestreut sie mit feinen Semmelbröseln, füllt die Masse ein und läßt sie gut ausbacken.

1207. Hannoverscher Butterkuchen ohne Hefe.

Zutaten: 250 Gramm Mehl, 125 Gramm Butter, 2 Eßlöffel feiner Zucker, etwas Salz, ½ Tasse süßer Rahm.

Dies alles wird zu einem festen Teig verarbeitet, sofort ungefähr messerrückendick ausgerollt, auf ein bestrichenes Backblech gelegt, mit kleinen Butterstückchen und Zucker nach Belieben überstreut und gleich gebacken. Dieser Kuchen muß, sobald er aus dem Ofen kommt, rasch in Stücke geschnitten werden.

1208. Hannoverscher Butterkuchen mit Hefe.

Zutaten: 1½ Pfund Mehl, 125 Gramm Butter, 125 Gramm Zucker, etwas Salz und die abgeriebene Schale einer halben Zitrone, ¼ Liter Milch, 40 Gramm aufgelöste Hefe, etwas feiner Zimt.

Man bereitet davon einen festen Teig und stellt ihn an einen warmen Ort zum Aufgehen. Dann wird der Teig ungefähr 2 Zentimeter dick ausgerollt, auf ein bestrichenes Backblech gelegt, mit kleinen Butterstückchen und Zucker nach Belieben überstreut, nochmals zum Aufgehen hingestellt und ½ Stunde in einem mittelheißen Ofen gebacken.

1209. Luganer Kuchen.

Zutaten: 7 Eier, 200 Gramm Zucker, 140 Gramm Kartoffelmehl, Zitronenschale.

Die Eiweiß werden zu Schnee geschlagen, dann mischt man ben Zucker barunter, fügt als britte Zutat die Eigelb, Zitronenzucker und schließlich das Mehl bei. Der Teig muß ganz langsam auf warmem Platz gerührt und Eier usw. nach und nach bazugegeben werden. Das Mehl wird nur leicht barunter gehoben. Man bäckt den Kuchen in der gebutterten Springform, schneidet ihn, wenn er fertig ist, in der Mitte durch, gibt eine ungefähr ½ Zentimeter dicke Lage Gelee oder Marmelade, auch Schokolade-, Buttercreme usw. bazwischen und setzt die andere Hälfte wieder barauf.

Eine gute Füllung ist auch: 100 Gramm Butter, schaumig gerührt, mit 100 Gramm Zucker, 1 Eigelb vermischt, und 2 bis 3 Eßlöffel (aus 35 Gramm Kaffee hergestellten) Kaffeeextrakt tropfenweise beigegeben.

1210. Geschnittene Hasen oder Krausgebackenes.

Zutaten: 60 Gramm Zucker, 120 Gramm Butter, 1 Pfund Mehl, 4—5 Eier.

Diese Zutaten werden so rasch als möglich zusammengewirkt, auf dem bestäubten Nudelbrett ganz bünn ausgerollt, in schmale, lange Streifen mit dem Rädchen geschnitten und diese in kochendem Schmalz rasch gebacken. Man wendet sie heiß in Zucker und gibt sie entweder als Nachspeise zu Creme oder als Teegebäck. Sie schmecken vorzüglich.

1211. Spritzgebackenes.

250 Gramm Butter wird ½ Stunde schaumig gerührt; 125 Gramm Zucker, 1 Ei, 70 Gramm geschälte, geriebene Mandeln, 250 Gramm Mehl, Vanille werden dazu gemischt. Der Teig muß bis zum nächsten Tag ruhen. Dann spritzt man ihn durch eine Spritze in das siedende Schmalz und bäckt davon kleine lichtbraune Kuchen.

1212. Baseler Leckerli.

Zutaten: ½ Pfund Honig, ½ Pfund Zucker, ⅓ Pfund Mandeln, ½ Pfund Mehl, 30 Gramm feingeschnittenes Orangeat und Zitronat, abgeriebene Zitronenschale, 1 Teelöffel Arrak, etwas Muskatnuß.

Der Honig wird auf dem Feuer flüssig gemacht; man rührt Zucker, Mandeln und nach und nach die übrigen Zutaten darunter und verarbeitet sie im Topfe zu einem geschmeidigen Teig, der zugedeckt 1 Woche ruhen soll. Dann rollt man ihn 1 Zentimeter dick aus, bäckt ihn auf dem bestrichenen Backblech bei sehr guter Hitze und schneidet ihn noch warm in ungefähr 5 Zentimeter breite, 10 Zentimeter lange Stücke, die nach Belieben mit Glasur Nr. 1204 oder 1249 bestrichen werden können.

1213. Frankfurter Brenten.

Zutaten: 250 Gramm Zucker, 375 Gramm geschälte, geriebene Mandeln, 2 Eiweiß, 1 Löffel Rosenwasser, 125 Gramm Zucker, 30 Gramm Zitronat und Orangeat, fein geschnitten.

250 Gramm Zucker werden in Wasser geläutert und dann mit den Mandeln so lange auf dem Feuer gerührt, bis sich die Masse vom Löffel löst und nicht mehr klebt. Man schüttet sie zum Erkalten auf das mit Mehl und Zucker bestreute Brett, knetet sie mit 2 Eiweiß, dem Rosenwasser, Zucker usw. durch und walkt den Teig ungefähr ½—1 Zentimeter dick aus. Es werden mit dem Messer oder der Form kleine Lebkuchen ausgestochen, auch Figurenförmchen kann man zum Ausstechen benützen. Die Brenten werden bei mäßiger Hitze auf dem gestrichenen oder bemehlten Blech gebacken.

1214. Lebkuchen.

Zutaten: 250 Gramm Zucker, 2 Eier, abgeriebene Schale von ½ Zitrone, 30 Gramm Zitronat, 30 Gramm Mandeln, 30 Gramm Zimt, ½ Pfund Mehl.

Zucker und Eier werden 1 Stunde gerührt, mit dem Mehl und den übrigen in feine Streifchen geschnittenen Zutaten vermischt. Dann walkt man den Teig auf bemehltem Brett fingerdick aus, schneidet längliche Vierecke davon, ungefähr 10 Zentimeter lang, 6 Zentimeter breit, und bäckt sie langsam braungelb auf dem gestrichenen Blech. Nach dem Backen können die Lebkuchen mit weißem Zuckerguß Nr. 1119, Nr. 1250, auf den man noch farbige, überall käufliche Zuckerkügelein streut, bestrichen und im Ofen getrocknet werden.

1215. Weiße Nürnberger Lebkuchen.

Zutaten: 250 Gramm Zucker, 5 Eigelb, 5 Eiweiß, 70 Gramm länglich feingeschnittene Mandeln, etwas Zimt und gestoßene Nelken, etwas Kardamome, 100 Gramm Orangeat, 100 Gramm Zitronat, feingeschnitten, ein wenig Zitronenzucker, 250 Gramm Mehl.

Zucker und Eigelb werden schaumig gerührt, dann der Schnee der 5 Eier, Mandeln usw. der Reihenfolge nach und zuletzt das Mehl löffelweise dazugegeben.

Man streicht die Masse fingerdick auf 10 Zentimeter lange, 6 Zentimeter breite Oblaten, drückt in die 4 Ecken und in die Mitte ein Scheibchen Zitronat, läßt die Lebkuchen erst trocknen und bäckt sie dann im Ofen. Vor dem Backen werden sie nach Belieben mit Eiweiß gepinselt.

1216. Farinelebkuchen.

Zutaten: 7 Eiweiß, 1 Pfund Farinzucker, die abgeriebene Schale einer Zitrone, etwas Kardamome und Nelken, etwas Muskatnuß, 10 Gramm Zimt, 100 Gramm feingeschnittenes Orangeat und 100 Gramm Zitronat, 1 Pfund feingestoßene, ungeschälte Mandeln.

Der Schnee der Eiweiß wird mit dem Zucker ½ Stunde gerührt, alles andere dazugetan und gut vermischt; diese Masse auf runde Oblaten gestrichen und leicht gebacken. Sind die Lebkuchen fertig, werden sie mit einem Guß von Eiweiß und Zucker (siehe Nr. 1204) überzogen, mit Zuckerkügelchen bestreut und im Rohr getrocknet.

1217. Waffeln.

1. Sie werden in einem sogenannten, in jedem einschlägigen Geschäfte käuflichen Waffeleisen gebacken; am besten sind die Eisen mit mehreren, nicht zu flachen Vertiefungen, die von selbst wenden, wenn eine Seite gebacken ist. Man gibt in jede Form ein wenig Butter, dann einen kleinen Schöpflöffel Teig und hält das Eisen eine kleine Weile ins Feuer, bis die Waffeln auf beiden Seiten fertig sind. Sie werden mit Zucker bestreut gereicht.

2. Waffeln mit sauerem Rahm. 250 Gramm Mehl, ³⁄₈ Liter Rahm, 6 Eier, 1 Löffel Rum, abgeriebene Zitronenschale, Zucker. Der Rahm wird schaumig geschlagen; Zucker und Eigelb, eines nach dem andern, und das Mehl nebst Rum und Zitrone darunter gerührt und zuletzt der Schnee zu dem Teig gemischt.

1218. Einfache Zimtwaffeln.

Zutaten: 100 Gramm Butter, 50 Gramm Zucker, 180 Gramm Mehl, ¼ Liter Milch, 2 Eigelb, 2 Schnee, 12 Gramm Zimtpulver.

Man rührt die Butter schaumig, gibt Zucker, Eigelb und das mit dem Zimt verrührte Mehl dazu, zuletzt den Schnee und bäckt die Waffeln wie angegeben.

1219. Hefenwaffeln.

Zutaten: 500 Gramm Mehl, 20 Gramm Hefe, 5 Eier, etwas Salz, ½ Liter Milch, etwas abgeriebene Zitronenschale.

Man bereitet einen Hefenteig nach 1116, läßt ihn mehrere Stunden, am besten über Nacht, an nicht zu kaltem Ort ruhen und bestreut die nach Nr. 1217 fertig gebackenen Waffeln dick mit Zucker.

1220. Rosette-Waffeln.

Mit den neu in den Handel gekommenen Rosette-Waffeleisen werden die Waffeln genau nach den den Eisen beiliegenden Rezepten gebacken und als Teegebäck, Nachspeise oder Gemüsebeilage verwendet.

1221. Granosekuchen (siehe Bezugsquellen).

Zutaten: ¼ Pfund Granoseflocken, 60 Gramm Bromose, ⅛ Liter Milch, 1 Ei, Zucker, Vanillezucker, etwas Salz.

Die Bromose wird in lauwarmer Milch aufgelöst, abgekühlt, mit 1 Eigelb, Zucker, Salz und den Flocken vermischt. Man mengt alles sehr gut zusammen, gibt das steifgeschlagene Weiß von 1—2 Eiweiß dazu, sticht mit dem Teelöffel Häufchen ab, legt sie auf das gebutterte Blech und bäckt sie 10 Minuten im Ofen bei mäßiger Hitze.

1222. Anisplätzchen.

Zutaten: 3 Eier, 250 Gramm Mehl, 250 Gramm Zucker, Anis oder abgeriebene Zitronenschale, Arrak.

Zucker und Eier werden schaumig gerührt, Mehl, ½ Eßlöffel Arrak, Anis oder Zitronenschale dazugegeben und von der Masse mit dem Kaffeelöffel Häufchen auf das gestrichene Backblech gesetzt. Man läßt sie über Nacht oder wenigstens einige Stunden ruhen, dann erst werden sie bei sehr mäßiger Hitze gebacken. Nimmt man etwas Hirschhornsalz oder Natron dazu, bildet sich ein Rand.

1223. Pomeranzenbrot.

Zutaten: 125 Gramm Zucker, 2 Eier, 2 Eigelb, 140 Gramm Mehl, Zitronenschale, Zitronat, Orangeat nach Geschmack.

Man schneidet Zitronat und Orangeat in feine Streifchen, ebenso etwas ganz fein abgeschälte Zitronenschale, mischt diese Zutaten mit Mehl, Eiern und Zucker zusammen, formt ungefähr 10 Zentimeter lange, 3—4 Zentimeter breite Kuchen und bäckt sie auf dem gebutterten Blech schön gelb.

1224. Maultaschen.

Zutaten: 180 Gramm Butter, 300 Gramm Mehl, Zucker, 2 Eigelb.

Butter, Mehl und Eigelb werden mit dem nötigen Zucker auf dem Nudelbrett verarbeitet; man walkt den Teig messerrückendick aus, schneidet mit dem Rädchen ungefähr 10 Zentimeter große Stückchen ab, bestreicht sie mit zerlassener Butter und füllt sie mit irgend einer Marmelade oder folgender Fülle: 100 Gramm geschälte, geriebene Mandeln werden mit 100 Gramm Staubzucker, etwas abgeriebener Zitronenschale, 2 Eiern, 30 Gramm Butter vermengt. Auf jedes Viereck kommt ein Teelöffel der Masse, dann schlägt man zwei Ecken darüber, bestreicht sie mit verquirltem Ei, biegt ebenso die 3. und 4. Ecke zusammen und streicht nochmals Ei darüber. Die Taschen werden auf dem gestrichenen Blech gebacken.

1225. Gefüllte Plätzchen.

Zutaten: 120 Gramm Zucker, 120 Gramm Mehl, 5 Eier, etwas Vanillezucker.

Zucker und Eigelb werden schaumig gerührt, Mehl und Schnee dazugegeben. Man walkt den Teig dünn aus, sticht mit dem Weinglas Plätzchen aus und bäckt sie auf dem gestrichenen Blech. Dann bestreicht man sie mit etwas Aprikosenmarmelade, legt je zwei zusammen und überzieht sie nach Belieben mit Zitronen- oder Schokoladeglasur. Die Glasur muß im Ofen ganz kurz trocknen.

1226. Gebackene Mandelschnitten.

Zutaten: 125 Gramm Mehl, 60 Gramm Zucker, 60 Gramm geriebene, geschälte Mandeln, 2 Eßlöffel zerlassene Butter, 1 Löffel saurer Rahm, 1 Ei, etwas abgeriebene Zitronenschale.

Man knetet aus diesen Zutaten einen Teig, rollt ihn dünn aus, schneidet mit dem Rädchen ungefähr 10 Zentimeter lange, 3 Zentimeter breite Stückchen ab, bäckt sie in heißem, am besten schwimmendem Schmalz.

1227. Zimtsterne.

Zutaten: 9 Eiweiß, 1 Pfund Mehl, 200 Gramm Zucker, der Saft einer Zitrone, 30 Gramm Zimt, 560 Gramm mit der Schale geriebene Mandeln.

Man schlägt die Eiweiß zu Schnee, vermischt sie mit Zucker und Zitronensaft, rührt sie gut ab und behält ein Täßchen für die Glasur davon zurück. Der Schnee wird mit Mehl, Zimt und Mandeln vermischt, dünn ausgerollt, mit den Blechformen ausgestochen, auf dem gebutterten Blech gebacken und glasiert.

1228. Braune Nürnberger Plätzchen.

Zutaten: 4 ganze Eier, 1 Pfund Zucker, 2 Eßlöffel Honig, 500 Gramm Mehl, Zimt und Nelken nach Geschmack, 125 Gramm grobgewiegtes Orangeat.

Diese Zutaten werden auf dem Nudelbrett zu einem schönen Teig verarbeitet, den man ziemlich dick ausrollt. Dann sticht man mit einem Weinglas oder Blechförmchen Plätzlein aus, die auf dem gestrichenen Blech bei mäßiger Hitze hellgelb gebacken werden.

1229. Pomeranzenküchlein.

Zutaten: 250 Gramm Zucker, 4 Eigelb, 2 Eiweiß, 200 Gramm Mehl, 30 Gramm Orangeat, 30 Gramm Zitronat, abgeriebene Schale von ½ Zitrone.

Man verarbeitet alle diese Zutaten zu einem Teig, mischt Orangeat und Zitronat ganz fein geschnitten, die abgeriebene Zitronenschale und den Schnee der beiden Eiweiß darunter. Dann setzt man von der Masse kleine Häufchen auf das gebutterte Blech. Die Küchlein werden bei mäßiger Hitze gebacken.

1230. Butterbrezeln.

Zutaten: 250 Gramm Zucker, 125 Gramm Butter, 1 Ei, 1 Löffel Rahm, ½ Pfund Mehl.

Man verarbeitet alle diese Zutaten zu einem schönen Teig, formt auf dem bestäubten Brett Brezeln, bestreicht sie mit Eigelb oder verziert sie nach Nr. 1231 und bäckt sie im Ofen auf dem gebutterten Blech bei mäßiger Hitze.

1231. Süße Brezeln.

Zutaten: 230 Gramm Mehl, 50—70 Gramm Butter, 80 Gramm Zucker, etwas Vanillezucker, 2 Eier.

Man verarbeitet die Zutaten zu einem geschmeidigen Teig, schneidet Stückchen ab, rollt Stangen aus, biegt sie zu Brezeln und bestreicht diese mit verquirltem Ei. Sie werden mit feingeschnittenen Mandeln und grobem Grießzucker bestreut und auf dem gestrichenen Blech gebacken. Oder man bestreicht sie mit Schokolade- oder Zitronenglasur Nr. 1119, bestreut sie mit farbigen Zuckerkügelein und läßt sie damit noch einmal im Ofen trocknen.

1232. Vanillehörnchen.

Zutaten: 50 Gramm Zucker, 50 Gramm geschälte, geriebene Mandeln, 200 Gramm Mehl, 180 Gramm Butter.

Alle Zutaten werden zusammengeknetet, auf dem bestäubten Brett zu Hörnchen geformt, die man auf dem gestrichenen Blech langsam im Ofen backen läßt und noch heiß in Vanillezucker wendet. Man benützt dazu Staubzucker mit Vanillezucker gemischt.

1233. Vanilleguß-Schnitten.

Zutaten: 125 Gramm Butter, 375 Gramm Mehl, 4 Eigelb, 100 Gramm Zucker, 200 Gramm geriebene Mandeln, Vanillezucker.

Butter, Mehl, Eigelb, etwas Milch und Zucker werden zusammengewirkt, 1 Zentimeter dick ausgewalkt, in Vierecke von ungefähr 10 Zentimeter Länge geschnitten. Dann schlägt man die Eiweiß zu Schnee, rührt 250 Gramm Zucker dazu, sowie die geschälten, geriebenen Mandeln und Vanillezucker nach Geschmack, bestreicht mit dem Guß die Schnitten und bäckt sie in mäßig heißem Ofen auf dem gestrichenen Backblech.

1234. Butterbögen.

Zutaten: 100 Gramm Butter, 140 Gramm Mehl, 140 Gramm Zucker, 2 Eigelb.

Man bereitet von Butter, Mehl und Zucker einen geschmeidigen Teig, rührt 2 Eigelb daran und rollt den Teig messerrückendick mit dem Nudelholz aus. Dann legt man ihn auf das Blech, bäckt ihn, schneidet ihn sogleich in 10 Zentimeter lange, 3 Zentimeter breite Streifen, die noch heiß rasch über das Nudelholz gezogen werden.

1235. Mandelbögen.

Zutaten: 70 Gramm Butter, 2 Eier, 2 Eigelb, 140 Gramm Zucker, 140 Gramm Mehl, 4 Eiweiß, Mandeln.

Die Butter wird schaumig gerührt, mit den Eigelb und den ganzen Eiern vermischt, Zucker, Mehl und Schnee dazugegeben und die Masse auf ein mit Butter oder Wachs bestrichenes Blech ½ Zentimeter dick aufgestrichen. Man bestreut sie mit Zucker und dick mit geschälten, feingeschnittenen Mandeln, bäckt sie rasch hellbraun bei sehr mäßiger Hitze, schneidet den fertigen

Kuchen ganz schnell in ungefähr 5 Zentimeter breite, 10 Zentimeter lange Stücke, die man noch heiß über ein Nudelholz biegt und dann erkalten läßt.

1236. Spekulatius.

Zutaten: 500 Gramm Mehl, 500 Gramm Zucker, 250 Gramm Butter, 3 Eier, abgeriebene Schale 1 Zitrone oder Vanillin, 1 Teelöffel Backpulver nach Belieben.

Die Butter wird in Stückchen geschnitten, mit dem Mehl vermischt und, wenn beides gut verknetet ist, Eier, Zucker und Zitronenzucker dazugegeben. Man läßt den Teig 1 Nacht an kühlem Ort ruhen, gibt dann das Backpulver dazu und walkt ihn auf bemehltem Brett ganz dünn aus. Dann sticht man mit Blechförmchen Figuren aus oder mit dem Weinglas Plätzchen, bepinselt sie mit verquirltem Ei und bestreut sie nach Belieben mit feingeschnittenen Mandeln oder farbigen Zuckerschäufelchen oder Kügelchen. Für den Christbaum eignet sich dieses Gebäck besonders gut und können die verschiedensten Verzierungen und Glasuren verwendet werden. Z. B. Schokoladeglasur mit geschnittenen Mandeln, auch mit Zuckerkügelein bestreut, oder Zitronenglasur mit oder ohne Verzierung. Für den gewöhnlichen Gebrauch wird der fertige, noch warme Spekulatius nur mit Eigelb bestrichen. Die Figuren werden auf dem Blech im Ofen gebacken.

1237. Kränzlein.

Zutaten: 120 Gramm Butter, 170 Gramm Mehl, 100 Gramm Zucker.

Die Zutaten werden mit den Fingerspitzen zusammen gebröselt, auf dem bemehlten Brett dünn ausgewalkt, mit dem Krapfenstecher ausgestochen und in der Mitte mit etwas Quitten- oder anderer Marmelade bestrichen. Man bäckt sie auf dem Blech im Ofen.

1238. Knüpperchen.

Zutaten: 250 Gramm Butter, 2 ganze Eier, 125 Gramm Zucker, 375 Gramm Mehl, 125 Gramm Mandeln.

Die schaumig gerührte Butter wird mit Zucker, Eiern und Mehl nach und nach vermischt. Dann bestreicht man ein Backblech ohne Rand mit etwas Butter und streicht die Masse möglichst gleichmäßig messerrückendick, am besten mit einem breiten Messer auf. Sie wird dick mit den geschälten, feingeschnittenen oder gestoßenen Mandeln und Zucker bestreut, im Ofen hellbraun gebacken und noch heiß in Vierecke oder Stangen geschnitten.

1239. Erlanger Brezeln.

Zutaten: 500 Gramm Mehl, 35 Gramm Hefe, 125 Gramm Zucker, 250 Gramm Butter.

Man bereitet von Mehl, Butter, der in etwas Milch aufgelösten Hefe und Zucker einen sehr festen Teig, formt davon kleine Brezeln, läßt sie auf dem gebutterten Blech ½ Stunde gehen und dann im Rohr bei mäßiger Hitze backen.

1240. Anisschnitten.

5 Eier werden mit 250 Gramm Zucker ¾ Stunden schaumig gerührt, 3 Gramm Anis, etwas Zitronensaft und 250 Gramm Mehl nach und nach dazugegeben. Man füllt die Masse in die gestrichene, gestreute, längliche Form 2—3 Zentimeter hoch ein und bäckt sie im Ofen. Nachdem sie gebacken ist, wird sie gestürzt und in möglichst gleichmäßige, 10 Zentimeter lange Schnitten geschnitten, die man rasch auf dem Blech gelb röstet.

1241. Hohlhippen mit Schlagrahm.

Zutaten: 4 ganze Eier, 4 Eischwer Zucker, etwas abgeriebene Zitrone, 2 Eischwer Mehl.

Man vermischt die Eier mit dem Zucker und der abgeriebenen Zitronenschale, schlägt die Masse mit dem Schneebesen dick und schaumig und rührt das Mehl dazu. Dann wird immer ein Teelöffel von dem Teig auf ein mit Wachs bestrichenes Backblech ganz dünn gestrichen und langsam gebacken. Sind sie gelb, werden sie, solange sie noch heiß sind, auf dem Blech in gleichmäßige, viereckige Stückchen geschnitten und zu kleinen Tüten zusammengerollt. Sollten einige unterdessen kalt werden, stellt man sie wieder in den heißen Ofen, denn kalt lassen sie sich nicht rollen, sondern brechen. Erkaltet werden sie mit Schlagrahm, der mit Zucker und Vanille vermengt ist, gefüllt.

1242. Hygiamabiskuits (nach Hanneman).

Zutaten: 130 Gramm Zucker, 4 Eier, 300 Gramm Hygiama, 50 Gramm Mondamin, 1 Kaffeelöffel Zimt.

Eier und Zucker werden ¼ Stunde schaumig gerührt, dann der gestoßene Zimt, das mit dem Mondamin vermischte und gesiebte Hygiama beigefügt und 5 Minuten gerührt. Man setzt auf ein mit Butter bestrichenes Blech von der Masse kleine Häufchen und läßt sie bei gelinder Hitze einige Minuten im Ofen backen.

1243. Eischwer-Biskuits.

Zutaten: 5 Eier, 3 Eischwer Mehl, 5 Eischwer Zucker, etwas Zitronenzucker.

Man rührt Eigelb und Zucker ganz schaumig, gibt Mehl, Zitronenzucker und zuletzt den Schnee der 5 Eier dazu, formt aus der Masse längliche Biskuits und bäckt sie bei mäßiger Hitze. Sie werden dann mit Schokoladeglasur Nr. 1119 bestrichen und im Ofen getrocknet.

1244. Kakes.

Zutaten: 45 Gramm Butter, ⅛ Liter saurer Rahm, 2 Eier, 5 Gramm Natron, 250 Gramm Zucker, 500 Gramm Mehl.

Es wird alles zu einem Teig tüchtig verarbeitet, messerrückendick ausgewellt, dann mit einem Glas- oder Krapfenstecher ausgestochen und ein Reibeisen darauf gedrückt, um das übliche Kakesmuster zu erhalten. Man legt die Kakes auf ein mit Butter bestrichenes Blech und läßt sie schön gelb backen.

1245. Grahamplätzchen.

Zutaten: Rahm, 125 Gramm Weizenschrot, 125 Gramm Weizenmehl, Zucker.

Das Weizenschrotmehl und ebensoviel Weizenmehl werden mit Zucker, Vanillezucker und einigen Löffeln süßem oder sauerem Rahm gut verarbeitet und durchgeknetet. Dann rollt man den Teig gut aus, sticht mit dem Krapfenstecher Plätzchen aus, drückt mit dem Reibeisen ein Muster auf und bäckt sie wie Nr. 1244 bei mäßiger Hitze.

1246. Englische Teebiskuits.

Zutaten: 50 Gramm Butter, 250 Gramm Zucker, 1/8 Liter sauerer Rahm, 4—500 Gramm Mehl, 1 Ei, etwas abgeriebene Zitrone oder Vanillin, ein wenig Natron.

Dies wird zu einem Teig verarbeitet, auf dem Nudelbrett ganz dünn ausgewalkt, in ungefähr 10 Zentimeter lange, 2 Zentimeter breite Streifen zerschnitten oder mit dem Rädchen zerteilt und bei mäßiger Hitze gebacken.

1247. Tutti-Biskuits.

Zutaten: 3 ganze Eier, 100 Gramm Zucker, 100 Gramm Mehl, Schlagrahm.

Die Eier werden mit dem Zucker schaumig gerührt und das Mehl dazugemischt. Man bäckt die Masse in der länglichen gut ausgebutterten Kuchenform und schneidet sie, wenn erkaltet, in 1 Zentimeter dicke, 10 Zentimeter lange Scheiben. Zwischen je zwei und zwei wird Schlagrahm gefüllt. Der Kuchen darf nur bei ganz mäßiger Hitze gebacken werden.

1248. Anisbrot.

Zutaten: 250 Gramm Zucker, 250 Gramm Mehl, 6 Eier, abgeriebene Schale von 1/2 Zitrone, 160 Gramm Anis, 100 Gramm geriebene Mandeln.

Zucker und Eier werden 1/2 Stunde bis 3/4 Stunden gerührt, die übrigen Zutaten dazu gemischt und in der gebutterten länglichen Kuchenform goldgelb gebacken. Man kann den Kuchen so verwenden oder am andern Tag in gleichmäßige Stücke schneiden und diese als Zwieback im Ofen auf dem Backblech bei sehr mäßiger Hitze mehr trocknen als backen.

1249. Zwieback.

Zutaten: 2 Pfund Mehl, 30 Gramm Hefe, 4 Eier, 125 Gramm Zucker, 125 Gramm Butter, ½ abgeriebene Zitronenschale, Salz.

Man löst die Hefe in etwas lauwarmer Milch auf, läßt sie gehen, wirkt sie mit Mehl, Eiern, der aufgelösten Butter, Zucker usw. zu einem festen Teig zusammen, der tüchtig abgeschlagen werden und dann an warmem Ort gehen muß. Man formt zwei lange Stollen, läßt sie nochmals gehen und bäckt sie auf gebuttertem Blech. Am andern Tag schneidet man die Stollen in gleichmäßig dicke Streifen, wendet diese in Staubzucker und bäckt sie im Ofen hellbraun.

Guß: Die Zwiebackschnitten sind mit folgendem Guß bestrichen noch besser: man rührt 150 Gramm Puderzucker mit 2 Eiweiß und etwas Vanillezucker, mischt 70 Gramm geschälte, geriebene Mandeln darunter oder etwas geriebene Schokolade. Man streicht den Guß auf die Schnitten und läßt sie im warmen, nicht heißen Ofen trocknen.

1250. Zwieback auf andere Art.

Zutaten: 1½ Pfund Mehl, 1 Ei, 125 Gramm Staubzucker, 50 Gramm Zitronat und Orangeat, fein geschnitten, 30 Gramm Weinbeeren, 20 Gramm Hefe.

Man macht mit der Hefe und der nötigen Milch ein Dämpfchen, wirkt darn einen festen Teig, etwas fester als Kuchenteig, und läßt ihr gut gehen. Dann formt man einen länglichen Wecken, läßt ihn nochmals gehen und bäckt ihn auf dem bebutterten Kuchenblech. Am nächsten Tag wird er in Scheiben geschnitten, mit Milch bestrichen und mit Zucker bestreut auf einem Blech im Rohr getrocknet.

1251. Haselnußschnitten.

Zutaten: 130 Gramm feingeriebene Haselnüsse, 2 Eiweiß, 200 Gramm Zucker, 20 Gramm feines, trockenes Weizenmehl.

Man rührt die Nüsse mit den Eiweiß, gibt Zucker und Mehl dazu und streicht die Masse ½ Zentimeter dick auf Oblaten. Sie wird auf dem Blech bei nicht zu starker Hitze gebacken und noch heiß in ungefähr 10 Zentimeter lange, 3 Zentimeter breite Streifen geschnitten.

1252. Haselnußkonfekt.

250 Gramm Zucker, 4 Eier, 125 Gramm Haselnüsse, 125 Gramm Mandeln, Vanille.

Zucker und Eier werden mit etwas Vanillezucker ganz schaumig gerührt, die geschälten, geriebenen Nüsse und Mandeln mit dem Teig vermischt. Man formt Würstchen daraus oder Hörnchen und bäckt sie auf dem gebutterten Blech.

1253. Haremskonfekt.

Zutaten: 500 Gramm zerlassene Butter, 500 Gramm Zucker, 2 Pfund Mehl, 1 Teelöffel Kognak.

Die geschmolzene Butter wird weiß und schaumig gerührt und Zucker, Kognak und zuletzt das Mehl unter beständigem Rühren beigefügt. Man formt von dem Teig Brezeln, Ringe usw., bäckt sie auf dem Blech bei sehr mäßiger Hitze und wendet sie dann in Puderzucker, der mit Vanillezucker gemischt ist. Das vorzügliche Gebäck muß eine weiße Farbe haben.

1254. Englisches Konfekt.

Zutaten: 6 Eiweiß, 250 Gramm Zucker, Saft und abgeriebene Schale ½ Zitrone oder Orange.

Man schlägt die Eiweiß zu Schnee, gibt diesen in einen Topf, fügt die übrigen Zutaten hinzu, stellt den Topf in ein Gefäß mit kochendem Wasser und schlägt die Masse so lange, bis sie zäh ist. Dann gibt man feingeschnittene oder geriebene Mandeln darunter, setzt davon mit dem Teelöffel Häufchen auf das gebutterte Backblech und bäckt sie bei ganz mäßiger Hitze, wenn nötig mit geöffneter Ofentüre, hellgelb.

1255. Feines Fruchtkonfekt.

Man verquirlt 1 Eßlöffel Wasser und 1 Eiweiß; dann werden sie mit so viel Zucker, als sie fassen, weiter gequirlt und feingeriebene Nüsse oder Mandeln dazugemischt. Man rollt die fertige Masse leicht aus, schneidet Stückchen je nach der Größe der Frucht ab, umhüllt damit Datteln oder Feigen oder Walnüsse, rollt sie dann in Kristallzucker und trocknet sie.

1256. Makronen.

Zutaten: 6 Eiweiß, 500 Gramm Zucker, 500 Gramm geschälte, geriebene Mandeln, etwas Vanillin.

Die Eiweiß werden mit dem Zucker fein verrührt, die Mandeln und Vanillin dazugegeben, die Masse auf Oblaten gesetzt und gebacken.

1257. Zwiebackmakronen.

Zutaten: 4 Eiweiß, 250 Gramm Zucker, 125 Gramm geschälte, geriebene Mandeln, 125 Gramm geriebener Zwieback, das Abgeriebene einer Zitrone.

Die Eiweiß werden zu Schnee geschlagen und mit dem Zucker ½ Stunde gerührt, dann kommen die Mandeln, der Zwieback und die Zitrone dazu. Nun wird die Masse mit einem Kaffeelöffel in Häufchen auf ein mit Wachs bestrichenes Blech gesetzt und in nicht zu heißem Ofen gebacken.

1258. Schokoladenmakronen.

Zutaten: 250 Gramm Mandeln, 125 Gramm Schokolade, 200 Gramm Zucker, 2—3 Eiweiß.

Die Mandeln werden gut abgewischt, mit der Schale in ganz feine lange Streifchen geschnitten und mit 100 Gramm Zucker und 2—3 Eßlöffeln Wasser auf dem Feuer geröstet. Man schlägt die Eiweiß zu Schnee, rührt sie mit 100 Gramm Zucker 10 Minuten auf Dampf, gibt die vorbereiteten Mandeln, sowie die geriebene Schokolade dazu, setzt von der Masse kleine Häufchen auf ein gebuttertes Blech, läßt sie noch eine Weile ruhen und bäckt sie dann bei mäßiger Hitze ¾ Stunden im Ofen.

1259. Hygiamamakronen.

Zutaten: 250 Gramm Zucker, 4 Eiweiß, 100 Gramm Hygiamapulver, Vanillezucker, 250 Gramm feingeschnittene, geschälte Mandeln.

Man rührt den Zucker mit dem Eiweiß ¼ Stunde lang zu einer steifen Masse, fügt das Hygiamapulver, den Vanillezucker und die Mandeln hinzu und mischt das Ganze recht tüchtig untereinander. Hierauf setzt man die Masse in kleinen Häufchen auf Oblaten und bäckt sie bei gelinder Hitze.

1260. Eiweißplätzchen.

Zutaten: 250 Gramm Zucker, 6 Eischnee, 125 Gramm Mehl, abgeriebene Schale von ½ Zitrone.

Man rührt Zucker und Eischnee zusammen, gibt Mehl und Zitronenschale dazu, formt mit dem Teelöffel Häufchen, setzt sie auf das bemehlte Blech und bäckt sie bei mäßiger Hitze bei offener Ofentüre. Alle aus Eiweiß bereiteten Plätzchen läßt man, nachdem sie auf das Blech gesetzt sind, an kühlem Ort einige Zeit trocknen, ehe sie im Ofen nachgetrocknet werden.

1261. Schokoladeschaumplätzchen.

Zutaten: 3 Eiweiß, 200 Gramm Zucker, 100 Gramm geriebene Schokolade, etwas Vanillezucker.

Man schlägt die Eiweiß ganz steif, schlägt den Zucker darunter, dann die Schokolade, setzt Häufchen mit dem Löffel oder der Spritztüte auf das mit Wachs gestrichene Blech und läßt sie erst in der Luft gut trocknen, ehe sie im Ofen leicht gebacken werden.

1262. Mandelkonfekt.

Zutaten: 3 Eiweiß, 150 Gramm Zucker, 180 Gramm ungeschälte, geriebene Mandeln, etwas Zitronensaft.

Bereitung wie oben. Das Konfekt wird auf das gestrichene Blech oder auf Oblaten gesetzt.

1263. Braune Gewürzplätzchen.

Zutaten: 2 ganze Eier, 3 Eiweiß, 280 Gramm Zucker, 280 Gramm mit der Schale geriebene Mandeln, 125 Gramm Schokolade, etwas geriebene Nelke und Zimt nach Geschmack.

Eiweiß, Eier und Zucker werden tüchtig gerührt, die Mandeln, die geriebene Schokolade, sowie Nelke und Zimt daruntergegeben;

man rollt diesen Teig ziemlich dünn aus, sticht mit dem Weinglas oder dem Krapfenstecher Plätzlein aus und bäckt sie bei mäßiger Hitze auf dem gebutterten Blech.

1264. Spanisch Wind.

Man rührt den festen Schnee von 1 Eiweiß mit 2 Eßlöffeln Zucker, bis die Masse dick und schaumig ist, gibt etwas Vanillezucker darunter und spritzt sie dann auf das gebutterte Kuchenblech oder setzt mit dem Teelöffel Häufchen auf. Feingeschnittene Mandeln oder geriebene Schokolade können dazugegeben werden, doch muß man in diesem Falle die Häufchen immer mit dem Teelöffel auf das Blech setzen. Die Plätzchen müssen in ganz lauwarmem Ofen mehr getrocknet als gebacken werden. Spanisch Wind eignet sich besonders zur Verzierung von Torten.

1265. Schokoladeschnitten.

Zutaten: 3 Eiweiß, 280 Gramm Zucker, 280 Gramm geschälte, geriebene Mandeln, 150 Gramm feingeriebene Schokolade.

Man rührt das zu steifem Schnee geschlagene Eiweiß mit dem Zucker ½ Stunde, gibt die vorbereiteten Mandeln, sowie die Schokolade dazu, rollt mit ganz wenig Mehl einen dünnen Teig aus, sticht ihn mit Blechformen aus und bäckt die Stückchen bei guter Ofenhitze.

1266. Kaffeeschaumplätzchen.

Man bereitet aus 35 Gramm koffeinfreiem Kaffee 3 Eßlöffel Extrakt, gibt Kaffee, 3—4 Eiweiß, 260 Gramm Zucker und etwas Vanillezucker in einen Topf und stellt diesen in ein lauwarmes Wasserbad auf das Feuer. Dann schlägt man die Masse, bis sie ganz steif und schaumig, nimmt sie vom Feuer und schlägt weiter, bis sie ausgekühlt ist. Man setzt mit dem Löffel Häufchen auf das gebutterte Blech und verziert sie mit nicht zu feingeschnittenen Mandel- oder Nußstückchen. Die Plätzchen sind noch feiner, wenn man Oblaten auf das Blech legt und sie darauf setzt. Sie werden bei ganz lauer Hitze gebacken.

1267. Getrocknete Nußplätzchen.

Zutaten: 500 Gramm geriebene Nüsse, 500 Gramm Puderzucker, 60 Gramm feingeschnittenes Zitronat, 15 Gramm Zimt, abgeriebene Schale und Saft einer Zitrone, 3 ganze Eier.

Diese Zutaten werden gut verrührt; dann setzt man mit dem Kaffeelöffel Häuflein auf Oblaten und läßt sie über Nacht trocknen.

1268. Gebackene Nußplätzchen.

Zutaten: 560 Gramm gestoßener Zucker, 3 Eier, 500 Gramm feingewiegte Nußkerne, etwas abgeriebene Zitronenschale.

Der Zucker wird mit den 3 Eiern ½ Stunde gerührt, dann werden die Nußkerne und die abgeriebene Zitrone darunter gemischt. Man setzt Häufchen auf Oblaten und bäckt sie auf dem Blech schön gelb.

1269. Überzogene Himbeerplätzchen.

Zutaten: 105 Gramm Zucker, 1 Eiweiß, 1 Kochlöffel Mehl.

Man rührt den Zucker mit dem Schnee vom Eiweiß 10 Minuten, dann das Mehl darunter, gibt auf Oblaten etwas Himbeermarmelade und etwas Teig darüber und bäckt die Plätzchen bei mäßiger Hitze.

1270. Quittenschaum.

Zutaten: 140 Gramm Quittenmark, 280 Gramm Zucker, 2 Eiweiß.

Man verrührt das Mark mit dem Zucker, mischt den Schnee von den 2 Eiweiß darunter, läßt es ½ Stunde stehen, macht dann auf Oblaten kleine Häufchen und bäckt sie.

1271. Glasierte Datteln.

Man mischt geriebene Mandeln mit ebensoviel Zucker, gibt etwas Orangenblütenwasser daran, trocknet die Masse in einem Töpfchen auf dem Feuer, bis sie nicht mehr klebt, formt davon längliche Stückchen in Größe und Form von Dattelkernen und steckt sie in entkernte Datteln. Dann befestigt man jede Dattel auf einem spitzen Hölzchen, taucht sie in Zucker, der bis zum Bruch gekocht ist, läßt sie abtropfen und steckt sie in die Löcher eines umgekehrten Siebes zum Erkalten. Statt der Mandelmasse kann man auch 1—2 geröstete Mandeln in jede Dattel stecken.

1272. Hermanns Häuschen.

Zutaten: 200 Gramm Mehl, 200 Gramm Zucker, 100 Gramm Butter, 4 ganze Eier.

Man schlägt Eier und Zucker auf dem Feuer, bis es steigt, zieht den Topf zurück und schlägt die Masse weiter, bis sie erkaltet ist, worauf man die zerlassene und wieder erkaltete Butter dazu rührt. Auf das gut bestrichene Backblech wird weißes Papier gelegt, die Masse ganz dünn darauf gestrichen und bei sehr mäßiger Hitze gebacken. Dann schneidet man sie in vier Stücke, 18 Zentimeter lang und 12 Zentimeter breit, wovon zwei 12 Zentimeter lange und 12 Zentimeter hohe Tafeln für die Seitenwände, klebt die Wände mit Marmelade zusammen, befestigt das Dach auf dieselbe Weise, setzt von der Masse noch einen Kamin darauf. Ehe das Dach aufgesetzt wird, füllt man das Innere mit Schlagrahm, der entweder mit geriebener Schokolade oder gerösteten Mandeln oder Erdbeeren usw. gemischt wird. Das Häuschen läßt sich noch schön verzieren, indem man die Fensterstöcke, Dachziegel usw. durch Schlagrahm oder Spanisch Wind Nr. 1264 markiert. Dazu muß der Schlagrahm durch die Spritze gegeben werden.

1273. Käsestangen mit Rahm.

Zutaten: 100 Gramm geriebener Käse, 120 Gramm Mehl, 60 Gramm Butter, 5 Eßlöffel saurer Rahm, Salz, Kümmel.

Man wirkt aus diesen Zutaten einen Teig, schneidet kleine Stücke ab und rollt davon mit dem Handballen dünne, ungefähr 10 Zentimeter lange Stängchen; sie werden mit Eigelb bestrichen, mit Kümmel und Salz bestreut und auf gestrichenem Blech gebacken.

1274. Käsestangen aus Brandteig.

Zutaten: ¼ Liter Wasser, 60 Gramm Butter, 140 Gramm Mehl, 2—3 Eier, 100 Gramm Parmesankäse, 100 Gramm Schweizerkäse.

In das kochende Wasser gibt man Butter, Mehl, etwas Salz, verarbeitet alles zu einem glatten Teig, setzt den Topf auf das Feuer, rührt, bis sich der Teig vom Topfe löst, läßt ihn etwas auskühlen, gibt nach und nach die Eigelb, den geriebenen Parmesankäse und den in kleine Stückchen geschnittenen Schweizerkäse daran, zuletzt den Schnee der Eier, formt kleine Stangen aus der Masse und bäckt diese auf dem gestrichenen Blech im Ofen bei mäßiger Hitze.

1275. Käsebiskuits.

Zutaten: 65 Gramm Mehl, 65 Gramm Käse, Butter, Salz. Füllung: 65 Gramm Butter, 65 Gramm Käse.

Man wirkt die Zutaten gut zusammen, rollt einen dünnen Teig aus, sticht mit dem Weinglas oder Krapfenstecher Plätzchen aus und bäckt sie bei Mittelhitze auf dem Blech goldgelb. Zur Füllung rührt man die Butter schaumig, gibt den Käse dazu und streicht sie dann zwischen je zwei der erkalteten Plätzchen.

Getränke.

1276. Gewöhnliche Zitronenlimonade.

Man gibt auf ¼ Liter heißes oder kaltes Wasser den Saft ½ Zitrone und Zucker nach Bedarf und trinkt die fertige Limonade sogleich.

1277. Englische Zitronenlimonade.

Die Schale von 2—3 Zitronen wird ganz dünn ohne das Weiße abgeschält und mit ½ Liter kochendem Wasser übergossen. Man gibt Zucker nach Bedarf dazu, deckt den Topf sofort zu, damit der Dampf nicht entweichen kann. Wenn das Zitronenwasser kalt ist, wird es mit dem Saft der Zitronen vermischt und durch ein Tuch geseiht.

1278. Orangenlimonade aus Schalen.

Zutaten: 12 Orangen oder Zitronen oder 6 Orangen, 6 Zitronen, 3 Kilogramm Zucker, 30 Gramm kristallisierte Zitronensäure, 2 Liter Wasser.

Die Früchte werden auf dem Zucker abgerieben und ausgepreßt, die aufgelöste Zitronensäure dazu gemischt und alles gut verrührt. Einige Tage bewahrt man die Limonade an kühlem Ort zugedeckt auf, rührt sie täglich mehrere Male um, damit sich der Zucker vollständig auflöst, läßt sie dann durch ein Filtriertuch laufen und füllt sie in Flaschen. Die Limonade kann sehr lange aufbewahrt werden. Beim Gebrauch rechnet man 1 Löffel Saft auf ein Glas Wasser.

1279. Apfelmostmolke.

Zutaten: 2 Teile Apfelmost, 1½ Teile Milch, ½ Teil Wasser, Zucker.

Most, Milch und Wasser werden gemischt, erhitzt, bis sie gerinnen, gesüßt und kühl aufbewahrt.

1280. Molke

bereitet man, indem man frische Milch kochen läßt und dann langsam nach und nach Zitronensaft hineintropft, bis die Milch gerinnt. Sie wird geseiht und getrunken.

1281. Mandelmilch.

100 Gramm geschälte, geriebene Mandeln werden mit einigen bitteren in ½ Liter Wasser oder Milch gegeben, damit einige Zeit gekocht, durch das Sieb gegossen und gezuckert.

1282. Limonade aus verschiedenen Fruchtsäften.

Himbeersaft oder Kirschensaft oder Brombeersaft oder Heidelbeersaft wird mit Wasser oder Sodawasser verdünnt, mit Zitronensaft und Zucker gewürzt. Der Saft von Rhabarberkompott, so zubereitet, gibt ebenfalls eine vorzügliche Limonade.

1283. Schorlemorle.

¼ Liter Weißweinmost wird mit ebensoviel Sodawasser vermischt.

1284. Erdbeerbowle.

Man läßt die gewaschenen Beeren mit Zucker bestreut mehrere Stunden stehen und übergießt sie dann mit 1 Teil Wasser und 2 Teilen Wein. Die Erdbeeren bleiben in der Bowle.

1285. Waldmeisterbowle.

In die Bowlenschüssel gibt man 3 Flaschen weißen Weinmost, ½—¾ Pfund Zucker, die Schnitze von 2 Orangen und ein Büschelchen Waldmeister. Man läßt die Bowle zugedeckt

½ Stunde ziehen und vermischt sie vor dem Gebrauch mit Wasser oder Sodawasser.

1286. Orangenbowle.

Man reibt die Schale von 1 Zitrone und 1—2 Orangen auf Zucker ab, schneidet 4 Orangen in Scheiben, nimmt die Kerne heraus und läßt die Scheiben einige Stunden mit Zucker bestreut stehen. Dann mischt man sie mit 2 Flaschen weißem Weinmost, gießt 2 Fläschchen Selterswasser dazu, Orangenschale und Zucker nach Bedarf und, wenn nötig, den Saft 1 Zitrone.

1287. Ananasbowle mit Weinmost.

Man bestreut die in Scheiben geschnittene Ananas mit Zucker und läßt sie stehen, bis sich Saft gebildet hat. Dann gießt man auf 1 Teil Wasser oder Selterswasser 2 Teile Riesling oder Liebfrauenmilch zu dem Ananassaft und reicht die Bowle mit kleinem Gebäck.

1288. Ananasbowle mit Früchten.

½ Ananas wird in feine Scheiben geschnitten, ebenso 5 Pfirsiche. Man vermischt sie mit Johannisbeeren, Himbeeren und Kirschen, zuckert die Früchte und gibt den Wein, Selterswasser wie bei Nr. 1287 und Saft von 1 Orange dazu. Die Früchte können in der Bowle bleiben.

1289. Ei mit Fruchtsaft.

1 Ei wird so lange geschlagen, bis ein Viertelliterglas fast damit gefüllt werden kann, mit Fruchtsaft vermischt und gereicht.

1290. Tisane.

Man trocknet Feigen, Dörrpflaumen und Birnen, bis man sie durch die Maschine geben kann, reibt sie, läßt sie dann in heißem Wasser mehrere Stunden ziehen und gibt die Brühe durch das Haarsieb. Sie wird mit etwas Zitronensaft und Zucker gemischt.

1291. Eierwein.
Man rührt 2—3 Eigelb mit Zucker ganz schaumig und gibt löffelweise ¼ Liter Riesling oder roten Weinmost dazu.

1292. Glühwein aus Wormser Weinmost.
Zutaten: 1 Liter Burgunder oder Portugieser, ½ Liter Wasser, 6—7 Eßlöffel Zucker.
Man läßt alle Zutaten zum Sieden kommen, füllt sie in erwärmte Gläser und gibt in jedes Glas 1 Stückchen Zimt und ein Scheibchen Zitrone ohne Schale.

1293. Heißer Eierwein.
Man verrührt 2 Eier mit Zucker, gibt ¼ Liter Weiß- oder Rotwein, 2 Löffel Himbeersaft, etwas Zitronenschale und ¼ Liter Wasser dazu und schlägt alles auf dem Feuer bis zum Sieden.

1294. Hafer mit Wein.
Man kocht 1 Löffel Hafermehl in ½ Liter Wasser ¼ Stunde. Dann schlägt man 1 Eigelb mit Zucker schaumig, rührt ein Glas Portugieser Weinmost und den durch das Sieb gegebenen Haferschleim dazu.

1295. Gerstenwasser.
125 Gramm Gerstengraupen müssen in 1½ Liter Wasser langsam ausquellen. Man gießt die Brühe dann durch das Haarsieb, gibt 2 Löffel Zitronensaft und Zucker dazu. Die Graupen werden noch einmal aufgekocht und das durchgeseihte Graupenwasser wiederum zu Limonade wie Nr. 1294 verwendet.

1296. Gerste mit Fruchtsaft.
1 Eßlöffel Gerstenmehl wird im Teetopf mit kochendem Wasser übergossen und vor dem Trinken mit Himbeersaft gemischt.

1297. Reiswasser für Kranke.
Zutaten: 60 Gramm Reismehl, 1 Liter Wasser, Zucker.
Der Reis wird, nachdem er fertig gekocht ist, heiß durch ein Tuch gedrückt, vor dem Gebrauch beliebig verdünnt und gesüßt.

1298. Apfeltee.

Dresdener Original-Apfeltee wird nach der auf den Paketen befindlichen Gebrauchsanweisung hergestellt.

1299. Zitronentee.

„Lemo" wird heiß oder kalt nach den Gebrauchsvorschriften zubereitet.

1300. Hagebuttentee.

2—3 Eßlöffel Hagebuttenkerne, 1½ Liter Wasser. Man läßt die Kerne ½ Stunde kochen und wenn möglich, an warmer Stelle, z. B. im Ofen, einige Stunden ziehen. Der Tee wird mit Milch und Zucker wie schwarzer Tee getrunken.

1301. Lindenblütentee

wird ebenso zubereitet.

1302. Friedensauer Familientee (siehe Bezugsquellen),

aus verschiedenen Blättern zusammengesetzt, ist, namentlich mit Honig gesüßt, ein vorzüglicher Ersatz für schwarzen Tee. Zubereitung auf dem Paket angegeben.

1303. Erdbeer-, Brombeerblättertee

aus getrockneten Blättern wird wie schwarzer Tee zubereitet und mit oder ohne Milchzusatz getrunken.

1304. Kathreiners Malzkaffee.

1. Man brüht 2½ Lot (50 Gramm) mit 1 Liter kochendem Wasser wie Bohnenkaffee.
2. 40 Gramm (2 Lot) grobgemahlener Malzkaffee werden mit 1 Liter kaltem Wasser angesetzt, einige Minuten gekocht und durchgeseiht.
3. Von dem gemahlenen Kathreiners Malzkaffee setzt man die eine Hälfte mit kaltem Wasser an, läßt sie mehrere Minu-

ten kochen und überbrüht dann mit der kochenden Flüssigkeit langsam die andere Hälfte gemahlenen Kathreiners Malzkaffee.

1305. Kathreiners Malzkaffee.

a) Mischung mit Kakao:
Man kocht mit 1 Liter Wasser 1 Lot Kathreiners Malzkaffee, wie in Rezept Nr. 1304,a beschrieben, seiht ihn durch und rührt damit 2 gehäufte Kaffeelöffel Kakao an.

b) Mischung mit Bohnenkaffee:
1 Lot Kathreiners Malzkaffee mit 1 Liter kaltem Wasser ansetzen, einige Minuten kochen lassen, und dann mit dem kochenden Malzkaffee langsam 1 Lot gemahlenen Bohnenkaffee überbrühen.

1306. Cerealkaffee.

Friedensauer Cerealkaffee (Getreide mit Obstzusatz) wird mit kochendem Wasser übergossen und aufgekocht und muß dann ¼ Stunde ziehen.

1307. Seeligs Kornkaffee.

1. In sprudelnd kochendes Wasser tut man den kurz zuvor gemahlenen Kaffee, zwei gehäufte Eßlöffel voll auf 1 Liter Wasser (1 Pfund genügt für 65 bis 70 Tassen), nehme sofort den Kochtopf vom Feuer und lasse den Kaffee zugedeckt auf einer heißen Stelle, auf der er nicht zum Kochen kommt, ¼ Stunde lang ziehen. Da der Kaffee durch Aufwärmen nicht verliert, kann er auf Vorrat zubereitet und aufbewahrt werden.

2. Gerstenkaffee. Die gebrannte Gerste wird wie Bohnenkaffee zubereitet; nachdem sie gemahlen ist, wird sie mit sprudelndem Wasser übergossen.

1308. Feigenkaffee.

Kranzfeigen werden gewaschen, auf das Sieb gelegt, getrocknet, geschnitten und einmal durch die Maschine gegeben. Dann trocknet man sie auf einem Blech wie Dörrobst ganz langsam unter häufigem Wenden; sie brauchen 6—7 Stunden, bis sie ganz trocken und dunkelbraun sind. Nachdem sie erkaltet, werden sie durch die Reibmaschine gegeben und zum Gebrauch wie Kaffee gemahlen und zubereitet. An kühlem, trockenem Ort aufbewahrt, halten sie sich jahrelang.

1309. Hygiama.

1. **Mit Ei.** 2 Kaffeelöffel voll Hygiama werden mit heißem Wasser angerührt und mit stark ¼ Liter Wasser unter fortwährendem Rühren aufgekocht; 1—2 mit Zucker verquirlte Eigelb damit abgerührt.

2. **Mit Milch.** 2 gehäufte Kaffeelöffel Hygiama werden in die Tasse gegeben, mit kochender Milch unter beständigem Rühren übergossen. Man reicht das Getränk so oder läßt es noch einmal aufkochen. Zucker nach Belieben.

3. **Mit Hafermehl.** 1 Kaffeelöffel Hafermehl und 1 Kaffeelöffel Hygiama werden in ¼ Liter Milch aufgekocht und mit Zucker und etwas Vanillezucker gesüßt.

1310. Haferkakao.

Man rechnet auf die Tasse 1 Kaffeelöffel Haferkakao, rührt ihn mit ⅛ Liter kalter Milch an, gibt ihn in ¼ Liter kochende Milch und kocht den Kakao 2 Minuten mit Zucker nach Bedarf auf.

1311. Dr. Lahmanns Nährsalzkakao.

Gebrauchsanweisung auf den Paketen.

1312. Sauere Milch.

Man gießt die frische Milch in nicht zu tiefe Ton- oder Glas- oder Porzellanschalen, die ungefähr ½ Liter fassen, stellt die Milch an einen gleichmäßig warmen Ort mit 15—17 Grad Reaumur Temperatur auf. Sie ist verwendbar, wenn sie fest gestockt ist und obenauf ein glattes Häutchen hat. Wird dieses runzelig und grau, ist sie zu alt und gesundheitsschädlich. Die Milch wird entweder aus der Schüssel mit Zucker, Zimt und geriebenem Brot bestreut gegessen oder in einen hohen Topf gegossen, schaumig gequirlt, gesüßt und in Gläsern zu Tisch gegeben.

1313. Joghurd-Milch, Joghurd-Käse, Joghurd-Speise.

Die Joghurdpräparate werden am besten fertig gekauft. Wo sie nicht erhältlich sind, bediene man sich des St. Natura-Maja-Ferments, aus dem die Joghurdmilch mit Hilfe eines eigenen Apparates hergestellt wird. In allen Reformhäusern käuflich.

1314. Kefirmilch (siehe Bezugsquellen).

1. Die in jeder Apotheke erhältlichen Kefirkörner werden, in ein Mullläppchen gebunden, 24 Stunden in sehr warmem Wasser, das einmal gewechselt wurde, geweicht, dann abgespült, in warme Milch gegeben, die man mehrmals wechselt. Die Körner werden, so oft man die Milch erneuert, abgewaschen. Nach 10—12 Tagen, wenn die Körner gelb geworden sind und in der Milch an die Oberfläche steigen, sind sie gebrauchsfertig.

2. Nun gibt man sie in ¼ Liter gekochte, auf ungefähr 16 Grad Celsius abgekühlte Milch, stellt sie 12 Stunden damit auf und schüttelt sie öfter um. Die Körner werden dann abgespült und für weitere Bereitung aufgehoben. Sie halten 1 Jahr.

3. Man füllt in große Literflaschen gekochte, gekühlte Milch, dazu nicht ganz $1/8$ Liter von der nach 2. bereiteten Gärungsmilch. Die Flaschen, die nicht ganz voll sein dürfen, werden in einem Raum von mittlerer Temperatur aufbewahrt und öfter geschüttelt. Nach 24 Stunden ist schwacher Kefir trinkfertig. Wer ihn stärker liebt, läßt den Kefir nochmal so lange liegen. Er kann 8 Tage aufbewahrt werden.

Diätspeisen

(nach Dr. M. Bircher-Benner*).

1315. Diätspeise aus Äpfeln (für 1 Person).

1 glatt gestrichener Löffel voll Haferflocken wird in 2 Löffel Wasser 1—2 Stunden eingeweicht. Kurz vor dem Essen vermischt man diese Haferflocken mit 1 Löffel kondensierter Milch und dem Saft ¼ Zitrone, rührt alles zusammen tüchtig ab, ehe man vermittels einer Apfelraffel (Reibeisen für Apfel, in den Küchengeschäften erhältlich) 2—3 gewaschene, ungeschälte, aber von Stiel und Blüte befreite Apfel hineinreibt. Nach Belieben kann man 1 Löffel voll geriebener Nüsse, Haselnüsse oder Mandeln darunter mengen.

2. **Aus getrockneten Pflaumen.** Im Frühling, solange weder Apfel noch Beeren zu bekommen sind, macht man die Diätspeise aus den Dörrpflaumen. Diese werden gewaschen, dann 24 Stunden eingeweicht, entsteint, durch die Hackmaschine getrieben und mit der Hafermischung vermengt. Ist die Speise zu trocken, gibt man noch etwas von dem übrig gebliebenen Einweichwasser dazu.

3. **Aus Beeren.** Man gibt unter die Mischung von eingeweichten Haferflocken usw. (wie oben) ein Tellerchen mit Beeren, z. B. Heidelbeeren, Himbeeren, Johannisbeeren oder Erdbeeren, die man mit Hilfe eines Kartoffelstampfers etwas zerdrückt.

Natürlich kann nach Geschmack und nach der verschiedenen Säure der Früchte etwas mehr oder weniger Zitronensaft und kondensierte Milch beigefügt werden.

---

* Aus Grundzüge der Ernährungstherapie von Dr. med. M. Bircher-Benner und diätetische Speisezettel von Alice Bircher.

Hundert Speisefolgen für den feinen Tisch*

Mittag

1.
Grünkernflockensuppe,
Kartoffeln mit Senfbutter,
Gemüsepfannkuchen mit Dilltunke,
Gelberübenkompott,
Dampfnudeln mit Vanilletunke,
Obst.

2.
Brotsuppe mit Schlagrahm,
Setzeier auf Brotschnitten,
Leipziger Allerlei mit Reisküchlein,
Zwetschgenkompott mit Wein,
Mandelstrudel.

3.
Reisflockensuppe,
Gefüllte weiße Rüben mit Bechameltunke,
Vegetarischer Hackbraten mit gemischtem Salat,
Schneckennudeln mit Eierschaum,
Apfelkompott.

4.
Tomatentapiokasuppe,
Kartoffeleierkuchen mit Erbsen in Rahm,
Linsen-Timbale,
Exzellenzpudding mit Schokoladentunke,
Obst.

5.
Wirsingsuppe,
Gefüllte Weintraubenblätter mit Zitronentunke,
Grießknödel mit Mangoldstielen,
Gemischtes Kompott,
Morgenröte.

Abend

1.
Polenta mit Zwiebeltunke in Wein,
Artischocken-Trüffelsalat,
Aprikosencreme mit Knorrs Haferbiskuits.

2.
Gebratene Kohlrabischeiben mit Kartoffelmus,
Grieskugeln mit Fruchtsaft,
Käse und Butter.

3.
Gelbe Rübenbrötchen und Kopfsalat mit harten Eiern,
Reisgelee,
Kompott.

4.
Oeufs frits auf Tomaten,
Gebackener Mehlbrei,
Kompott.

5.
Gebackene Stänglein mit Meerrettichgemüse,
Tapiokamus mit Dörrobst,
Käse und Butter.

---

* Kartoffelgerichte können den Speisefolgen nach Belieben beigefügt werden.

6.
Tomatensuppe,
Blaukraut mit gebrat. Kastanien,
Gemüsepastete mit Zwiebeltunke,
Mirabellenkompott,
Fruchtcreme.

7.
Juliennesuppe,
Spinat mit Spiegeleiern und Bratkartoffeln,
Gefülltes Weißkraut mit Buttertunke,
Kompott,
Topfenstrudel.

8.
Reissuppe,
Gebackene Schwarzwurzeln mit grünem Salat,
Gedämpfte Auberginen mit Käse-Kartoffelauflauf,
Preiselbeeren,
Schokoladepudding.

9.
Schwarzbrotsuppe mit Ei,
Grüne Bohnen mit Croutons,
Nudelauflauf mit Tomatentunke,
Mus von Preiselbeeren und Äpfeln,
Russische Creme.

10.
Panadelsuppe,
Semmelklöße mit Gemüseragout,
Artischocken mit Buttertunke,
Kalifornische Aprikosen,
Malteserreis.

11.
Erbsensuppe mit Butterklößchen,
Blumenkohlpudding mit Holländertunke,
Roter Rübensalat mit geback. Eiern,
Biskuitroulade,
Obst und Nüsse.

12.
Zwiebelsuppe,
Karotten à la crème,
Sauerkraut mit Kartoffelauflauf,
Ganze gedünstete Äpfel,
Scheiterhaufen.

6.
Käseauflauf in Muscheln,
Sagobrei mit Saft,
Obst und kleines Gebäck.

7.
Rahmnocken in Pilztunke und Kartoffelmus,
Obstomelette,
Käsestangen.

8.
Weiche Eier mit gerösteten Kartoffeln und Salat,
Zwetschgenreis,
Butter und Käse.

9.
Haferflockenkotelettes mit Wirsing,
Arme Ritter mit Fruchttunke,
Kompott.

10.
Rührei mit Kartoffelsalat,
Haferauflauf mit Kompott,
Rettiche mit Butter.

11.
Grießspatzen mit Käse und Schwarzwurzeln in Tunke,
Gebratene Äpfel,
Käse und Butter.

12.
Vegetarisches Ragout mit Reis,
Brandteigauflauf mit Vanilletunke,
Radieschen mit Butter.

13.
Quittensuppe,
Teltowerrübchen mit Pfannkuchen,
Sauerer Rahmpudding mit Tomatentunke und Kopfsalat,
Birnenkompott,
Karamelpudding.

14.
Tapiokasuppe,
Gebackene Eiermilch und grüne Erbsen,
Kölnerschnitzel mit Blaukraut und Bratkastanien,
Diplomatenpudding,
Obst.

15.
Brennsuppe mit gerösteten Brotwürfeln,
Bohnen mit Reisklößchen,
Nudelplatz mit Krautsalat,
Dunstobst,
Feiner Apfelauflauf.

16.
Russische Roterübensuppe,
Kastaniengemüse mit engl. Schnitten,
Grüner Salat mit harten Eiern und Savojardenkartoffeln,
Rhabarbermus,
Schokoladenflammeri.

17.
Sauerkrautsuppe mit Butternocken,
Blumenkohl auf polnische Art,
Mehlklöße mit Pilzgemüse,
Stachelbeerenkompott,
Apfelküchlein.

18.
Grießsuppe mit Julienne,
Salatgemüse mit Kartoffelknödeln,
Grünkernpudding mit geschlagener Kapernuntunke,
Windbeutel mit Marmelade,
Obst.

13.
Gemüseschnitten mit Salat und Kartoffelmus,
Omelette-Soufflé,
Obst und Nüsse.

14.
Spinat mit Makkaroni in Wurzelbrühe,
Mandeln im Rohr,
Käse und Butter.

15.
Gedämpfte Finocchi,
Serviettenkloß mit Dörrobst,
Selleriestangen.

16.
Reisrand mit Champignontunke und grünen Bohnen,
Bananen m. Schlagrahm,
Radieschen und Butter.

17.
Spinatpudding mit feiner Buttertunke,
Karlsbadermus mit Apfelmus,
Käsestangen.

18.
Krautwickel mit Tunke,
Grießnocken mit Fruchtsaft,
Käsebrötchen.

19.

Gelbe Erbsensuppe mit Fadennudeln
Risotto molto bene mit Pilztunke
und Rosenkohlsalat,
Gemüsetimbale,
Kompott,
Apfel im Schlafrock.

20.

Gelbe Rübensuppe mit Butterklößchen,
Gefüllter Sellerie und Kartoffeltunke,
Wirsing nach süddeutscher Art mit
rohen Kartoffelklößen,
Engl. Pudding,
Obst.

21.

Pariser Suppe,
Pichelsteiner und Fleurons,
Finocchi mit Kräutertunke und Käse-
kugeln,
Birnenkompott,
Sagospeise.

22.

Schwarzwurzelsuppe m. geb. Erbsen,
Falscher Hase mit brauner Tunke und
Bohnengemüse,
Buchweizenpfannkuchen mit Kopfsalat,
Kompott,
Apfelchalotte.

23.

Linsensuppe mit Spätzchen,
Gemüsebombe,
Makkaronikrapfen mit Spargeln in
Tunke,
Kastanienberg,
Obst.

24.

Schleimsuppe mit Rahm,
Blätterteigpastetchen mit Karotten u.
Erbsen gefüllt,
Krautrollen auf Sauerkraut und Kar-
toffelmus,
Orangensalat,
Kaffeepudding.

19.

Tomateneier mit Kartoffelmus und En-
diviensalat,
Russische Topfennudeln m. Apfelkompott,
Käseplatte aus verschiedenem Käse,
Sanitasbrot, Radieschen, Butter x.
bestehend.

20.

Makkaronipudding garniert,
Hirsebrei mit Hagebuttentunke,
Käsestangen.

21.

Tomatenpudding mit Bechameltunke und
Kartoffeln,
Polnischer Reis,
Obst.

22.

Welsh Rarebits,
Spinat à la crème u. Salzkartoffeln,
Schneeeier in Milch.

23.

Nudeln mit brauner Butter und roter
Rübensalat mit Mayonnaise,
Gefüllte Pfannkuchen,
Radieschen.

24.

Polenta mit Bohnen auf italienische
Art,
Kaiserschmarren mit Bananenkompott,
Käse und Butter.

25.
Buttermilchsuppe,
Russische Eier garniert,
Karottenpudding mit Kaperntunke und
                Kartoffelpasteten,
Rote Birnen,
Marmoreis.

26.
Suppe von rohen Kartoffeln mit ge-
              röstetem Brot,
Pirogi und Blaukrautsalat,
Reisrand mit Rosenkohl,
Süße Gurken,
Böhmische Golatschen.

27.
Hafergrützsuppe,
Omelette mit Spargelspitzen,
Bohnenkräpfchen mit vierfarbigem Mus
              und Dillkrauttunke,
Kirschenkompott,
Bayerische Bavesen.

28.
Pilzsuppe,
Käsebrötchen und Brennesselgemüse,
Reisflockenknödel und Eier in brauner
              Tunke,
Rhabarberkompott,
Datteltorte.

29.
Maissuppe,
Gebackene Bohnenkerne mit Salat von
    grünen Bohnen u. hart.Eiern garniert,
Sauerampfergemüse mit Topfenklößen,
Holunderstrauben mit Weintunke,
Obst.

30.
Lauchsuppe mit Rollgerstelklößchen,
Gefüllte Schalkartoffeln und Spinat
              in Rahm,
Grießklöße mit brauner Butter und
            verschiedenen Salaten,
Melonenkompott,
Karottengelee.

25.
Makkaronipudding und Tomaten mit
              Salatfülle,
Apfelkranz,
Rahmkäse.

26.
Buchweizenschnitten mit Selleriesalat,
Rote Grütze mit Milch,
Rettiche mit Butter.

27.
Reis mit Tomaten und geriebenem Käse,
Apfelauflauf,
Joghurtkäse.

28.
Salatgemüse mit gefüllten Kartoffeln,
Schmarren von Reisflockenknödeln,
Prünellen,
Tomatenbrötchen.

29.
Gemüseschnitzel à la Holstein garniert
            und Bratkartoffeln,
Reisbirnen mit Johannisbeeren,
Edamer Käse.

30.
Wecksschnitten mit Rhabarbergemüse,
Karamelcreme,
Butter, Käse.

31.
Brunnenkreßsuppe,
Makkaroni mit Tomaten und Gurkensalat,
Gedämpftes Weißkraut mit gefüllten Kartoffelknödeln,
Himbeerkompott,
Biskuitpudding mit Fruchttunke.

32.
Weinsuppe,
Selleriegemüse à la crème mit Kartoffelkugeln,
Polentaschnitten mit gelbem Rübensalat,
Pflaumenkompott,
Mandelspeise.

33.
Frühlingssuppe,
Salatauflauf mit Brot und Champignon-Weintunke,
Topfenspeise mit Bohnensalat,
Dreifruchtkompott,
Rhabarberauflauf.

34.
Himbeersuppe,
Kohlrabi in Tunke mit Kartoffeln in Förmchen,
Semmelpudding mit Pilzgemüse,
Kompott,
Aufgezogenes mit Stachelbeeren.

35.
Geröstete Grießsuppe,
Stachys in Tunke mit Kressebrötchen,
Sauerkrautauflauf mit Auberginen-Trüffelgemüse,
Pfirsichkompott,
Reiskuchen.

36.
Mangoldsuppe,
Meerrettich mit Hefenknödeln,
Sauerampferpudding mit Hopfensalat,
Weinbeerenkompott,
Strudel mit Feigen und Datteln.

31.
Gestürzter Gemüsereis,
Apfelpfannkuchen,
Topfencreme.

32.
Gefüllte Tomaten mit gerösteten Kartoffeln,
Brotrolle,
Brot und Topfen mit Kümmel.

33.
Weißkrautschüssel mit Kapernbutter,
Zitronenreis,
Platte mit verschiedenen belegten Brötchen.

34.
Nudelplatz mit warmer Senftunke,
Flammeri mit Sultaninen,
Obst.

35.
Gemüseklößchen mit Zitronentunke und Kartoffelschnee,
Gedünstete Äpfel mit Hygiamamakronen,
Käseplatte.

36.
Erdbeerkaltschale mit Mandelklößchen,
Gefüllte Semmeln mit Dilltunke und grünem Salat,
Käse mit Pumpernickel und Butter.

37.
Bohnensuppe mit Kartoffeln,
Kestotennockerln mit Spargelsalat,
Vegetarischer Hackbraten mit Löwenzahngemüse,
Gemischtes Kompott,
Brotpudding mit Weintunke.

38.
Bunter Salat mit Mayonnaise,
Sauere Rahmknödel mit Mairüben,
Käsekartoffeln mit Lauchgemüse,
Kirschenkuchen,
Obst.

39.
Reissuppe mit Makkaroni,
Zichoriengemüse und Käsepastetchen,
Kartoffelcroquetten mit Brunnenkressesalat,
Johannisbeerkompott,
Maizenapudding mit Schokoladentunke.

40.
Weinkaltschale,
Radieschengemüse und Schneeballen,
Reispudding mit Lauchtunke,
Gefüllte Kräpflein mit Wein,
Obst.

41.
Endiviensuppe m. geröstet. Brotwürfeln,
Bunter Salat mit Butterteigküchlein,
Kartoffelserviettenkloß mit Käsetunke und gebratenen Pilzen,
Schwedischer Apfelkuchen.

42.
Einlaufsuppe mit Croutons,
Zwiebelstrudel mit Spargeln,
Blumenkohl im Bratofen mit Fenchelwurzelsalat,
Mirabellenkompott,
Reis mit Schokolade und Schlagrahm.

37.
Kartoffelschnitten mit Kopfsalat,
Billige Speise mit Vanilletunke,
Obst und Nüsse.

38.
Setzeier auf Artischockenböden und Schweizerkartoffeln,
Kaffeegelee,
Käsestangen.

39.
Schalkartoffeln mit Schnittlauchtunke, Käse und Radieschen,
Brotkoch mit Tunke oder Kompott,
Obst.

40.
Brandteigpudding mit verschiedenem Salat garniert,
Quarkkrapfen und Kompott.

41.
Reisschnitten mit italienischer Tunke und Endiviensalat,
Zwetschgenknödel,
Käse, Butter.

42.
Wirsing mit Pommes frites.
Götterspeise,
Obst und kl. Gebäck.

43.
Tomatenflockensuppe,
Gedünstete Rettiche mit gebackenen Topfenknödeln,
Grießauflauf mit Kräutertunke und Kopfsalat,
Herbstmus,
Makronenkuchen.

43.
Kalte Senftunke mit harten Eiern,
Schalkartoffeln und rohe Brunnenkresse,
Topfenschmarren und Apfelmus,
Obst.

44.
Geröstete Hafergrützsuppe,
Artischocken in Öl und Kartoffeln à la maître d'hôtel,
Spargelpudding mit Salatgarnitur,
Kirschenmichel,
Obst.

44.
Salatgemüse mit Eierstich,
Sauere Milchspeise,
Luganerkuchen und Aprikosenkompott.

45.
Linsensuppe mit Spatzen,
Spinatomelette mit Kartoffelsalat,
Weißkrautstrudel mit Erbsenmus,
Nudelauflauf und Saft,
Orangen, Datteln und Feigen.

45.
Kartoffel-Timbale mit Salat,
Topfennudeln in der Milch,
Butter und Käse.

46.
Tapiokasuppe,
Rettichsalat mit Parmesankrapfen,
Vegetarische Knödel und Rosenkohl,
Vanilleauflauf,
Obst.

46.
Einfacher Semmelschmarren,
Spiegeleier und Bohnen,
Grießflammeri mit Saft,
Kräuterbrötchen.

47.
Einlaufsuppe,
Bohnenpudding mit Sauerkraut,
Blumenkohl mit Haferplinsen,
Apfelmus,
Rahmauflauf.

47.
Italienischer Salat,
Kaiserschmarren m. gemischt. Kompott,
Käsestangen.

48.
Spargelsuppe mit Croutons,
Grießauflauf mit Wirsinggemüse,
Linsenkoteletten mit rotem Rübenmus und Kartoffeln,
Kürbiskompott,
Karthäuserklöße mit Saft.

48.
Kartoffelnudeln m. Grünkohl oder Salat,
Ganze gedünstete Äpfel und Sandtorte.

49.
Grünkernsuppe mit Grießspatzen,
Gebackene Hopfensprossen mit Löwenzahnsalat,
Gemüsekrapfen mit braunem Kartoffelgemüse,
Heidelbeerkompott,
Zwetschgenkuchen.

50.
Käsesuppe,
Aufgezogenes mit Gurkengemüse,
Kartoffelpudding mit Sauerkraut mit Rahm,
Süßer Salat,
Schokoladentorte.

49.
Kalter Aufschnitt von Gemüsekrapfen mit belegten Brötchen, Radieschen, Kopfsalat, Salzgurken usw. garniert,
Reisauflauf mit Makronen,
Rahmkäse.

50.
Sauere Milch mit Zimt, Zucker und geriebenem Brot,
Omelette aus Monaco,
Obst und Pomeranzenküchlein.

Hundert Speisefolgen für den einfachen Tisch*

Mittag

1.
Rollgerstensuppe,
Krautwickel mit gebratenen Kartoffeln und Eiersalat,
Holunderkompott,
Grießauflauf mit Fruchtsaft.

2.
Kerbel-Hafergrützsuppe,
Semmelknödel mit Kohlrabigemüse,
Bohnenkernsalat,
Ertrunkene Jungfern mit Weintunke,
Obst, Nüsse.

3.
Buttermilchsuppe,
Pichelsteiner mit Makkaroni,
Kürbis mit Ingwer,
Schwarzbrotpudding mit Saft.

Abend

1.
Weiche Eier mit gemischtem Salat,
Johannisbeerpfannkuchen,
Käse, Butter.

2.
Rote Rüben und␀elleriesalat mit Salzkartoffeln,
Buchweizenschnitten mit Kompott.

3.
Reis mit Tomatentunke,
Bavesen mit Kompott.

---

* Kartoffelgerichte können den Speisefolgen nach Belieben beigefügt werden.

für den einfachen Tisch

4.
Gerstenschleimsuppe,
Oberfränkische Kartoffelknödel mit Zwiebeltunke und gedämpftem Wirsing,
Vogelbeerkompott,
Salzburgernocken.

5.
Grießsuppe mit Wein,
Makkaroniauflauf mit Sauerkraut,
Pflaumenkompott,
Topfenstrudel.

6.
Sagosuppe mit Kerbel,
Tomatenreisauflauf mit Morcheln in Wein,
Zwetschgenknödel.

7.
Weiße Zwiebelsuppe,
Sauerkrautauflauf mit Kartoffelmus und brauner Tunke,
Grüner Bohnensalat m. Eiern garniert,
Reis à la Trautmannsdorf.

8.
Kartoffelsuppe mit Milch,
Zwiebelstrudel mit Grünkohl,
Äpfel in Aspic,
Goßoauflauf mit Saft.

9.
Gerstensuppe mit Brühe und Croutons,
Schwarzwurzelpudding mit Kopfsalat und Bechamelkartoffeln,
Creme mit Frucht und kleines Gebäck,
Orangen, Datteln, Nüsse.

10.
Blumenkohlsuppe,
Spinatpudding mit gebratenen Tomaten garniert, mit Holländertunke und Kartoffelcroquettes,
Gemischtes Kompott,
Gestutzte Nudeln.

4.
Nudelplatz mit Salat,
Zitronenauflauf.

5.
Omelette mit Spinat und gerösteten Kartoffeln,
Orangenflammeri.

6.
Käserand mit Blumenkohl,
Hexenschnee,
Obst.

7.
Wirsing mit Mehlschnitten,
Rote Grütze mit Milch,
Belegte Brötchen.

8.
Tomaten mit Semmelfülle und Endivensalat,
Kaiserschmarren mit Kompott.

9.
Kartoffelauflauf mit Käse und Salat,
Regenwürmer mit Kompott.

10.
Grießspatzen mit Käse und Tomatensalat,
Stachelbeercreme,
Obst.

11.
Suppe von Gemüseresten,
Pilze in Öl mit feinen Semmelknödeln,
Kohlrabisalat,
Weincreme.

12.
Pariser Suppe,
Gemüsevögerl mit hellem Kartoffelgemüse,
Orangensalat,
Reispudding mit Dörrpflaumen.

13.
Haferschleimsuppe mit Rahm,
Gelber Rübenpudding mit gerösteten Kartoffeln, Bechameltunke und Salat,
Himbeerkompott,
Bayerischer Käsekuchen.

14.
Pilzsuppe mit Brotklößchen,
Makkaroniträpflein mit Blumenkohl in Tunke,
Selleriesalat,
Apfelpfannkuchen.

15.
Tapiokasuppe mit gebackenen Erbsen,
Salat von roten Rüben und Endivien,
Pilzragout mit Rahmnocken,
Gestürzter Apfelauflauf mit Weintunke,

16.
Reissuppe,
Brennesselgemüse mit gefüllten Eiern und Bratkartoffeln,
Rohrnudeln mit Vanilletunke,
Obst.

17.
Selleriesuppe,
Kartoffel-Timbale mit Kaperntunke und Artischocken in Öl oder gemischt. Salat,
Brombeerenkompott,
Rhabarberkuchen.

11.
Finocchi auf englische Art mit Käsebrötchen,
Tapiokapudding mit Kirschsaft,

12.
Süße Buchweizenpfannkuchen mit Kompott und Vanilletunke,
Rettiche, Käse und Butter.

13.
Spiegeleier auf Käse und Spinatgemüse mit Rahm,
Grießschmarren mit Kompott.

14.
Geröstete Kartoffeln und Rosenkohlsalat,
Hirsebrei mit Apfelkompott,
Kräuterbrötchen.

15.
Weckschnitten mit Tomatentunke und grünen Bohnen,
Flammeri mit Sultaninen,
Käse und Butter.

16.
Eierküchlein mit Blattsalat,
Grieß mit Früchten,
Radieschen und Butter.

17.
Wachsbohnen mit sauerem Rahm und Kartoffelcroquettes,
Strubel mit Schokoladefüllung.

18.
Reissuppe mit Tomaten,
Omelette mit weißen Rüben oder Endiviensalat,
Fruchtkuchen auf Eischwerteig,
Obst und kleines Gebäck.

19.
Gurkensuppe,
Gefüllte Auberginen mit Buttertunke und Kartoffelmus,
Süße Tomaten,
Kürbisauflauf mit Weinmost.

20.
Kerbelsuppe mit Gokiklößchen,
Vegetarischer Braten mit Karotten und Erbsen,
Dunstreineclauden und Pfirsiche,
Karamelpudding.

21.
Linsensuppe mit Nudeln,
Lauch mit Neapolitaner Tomatensoufflé,
Dreifrucht,
Zitronencreme und Kränzlein.

22.
Grüne Erbsensuppe mit Butternocken,
Reistomaten in Tunke mit Weißkraut,
Gelber Rübensalat,
Gelber Flammeri mit Schokoladentunke,

23.
Sauere Milchsuppe,
Zuckererbsen mit einfachsten Eierkuchen und Kopfsalat,
Cremeschnitten,
Obst und Nüsse.

24.
Tomatengrießsuppe,
Weißkrautschüssel mit Kopfsalat,
Biskuit-Kirschenkuchen,
Käse, Butter.

18.
Grießserviettenkloß mit Dörrobst,
Butter, Käse und Radieschen.

19.
Grünkernschnitten und Kartoffelsalat mit sauerem Rahm,
Äpfel, Nüsse, Datteln und Butterbögen.

20.
Reisauflauf mit Rosenkohl,
Gebackene Pflaumen,
Käsebiskuits.

21.
Pilzküchlein mit Mangoldstielgemüse,
Küsterkuchen mit Kirschen.

22.
Schrotbrotknödel mit Zwiebeltunke,
Kompott und Anisplätzchen.

23.
Topfennudel in der Milch,
Gebackene Bananen,
Apfelmus.

24.
Kartoffeleierkuchen mit Wirsinggemüse,
Gefüllte gebratene Äpfel.

25.
Reisjuliennesuppe mit gerührten Nocken,
Vegetarischer Gänsebraten mit Gemüse-
  garnitur,
Rhabarberkompott,
Sauere Rahmspeise.

26.
Sagosuppe,
Spinatkrapfen mit Kopfsalat, Kartoffel-
  mus und gebratenen Tomaten,
Gefüllte Äpfel mit Creme.

27.
Zitronensuppe,
Selleriesalat mit Mayonnaise,
Spargel mit Butter und französischem
  Eierkuchen,
Rahmstrudel.

28.
Suppe von rohen Kartoffeln,
Ceres-Beefsteak mit Mangoldgemüse
  und Pommes frites,
Rote Birnen,
Topfentorte.

29.
Kohlrabisuppe mit Eierwürfeln,
Reispastete mit Käsespinat,
Kartoffel- und Selleriesalat,
Heidelbeerpfannkuchen.

30.
Kraftbrühe mit Butternocken,
Nuttolinpastete garniert, mit Käsetunke,
  Stachys und geb. Stänglein,
Gefüllte Äpfel mit Creme.

31.
Wurzelbrühe mit Rollgerstelklößchen,
Brandteigpudding mit Mangold und
  Salzkartoffeln,
Eiersalat,
Orangeneis.

32.
Kaiser-Friedrich-Suppe,
Bohnenschnitten mit Erdkohlrabi und
  gebratenen Kastanien,
Biskuitkuppel mit Früchten.

25.
Reissalat mit Mayonnaise,
Omelette soufflé und Kompott,
Käse, Butter.

26.
Aprikosenkaltschale mit Schaumklößchen,
Semmelschmarren mit Käse,
Obst.

27.
Oeufs à la trippe auf Pilzfarce,
Weckbrei,
Kompott.

28.
Grüne Bohnen mit Reisrand und Peter-
  silltunke,
Butter, Käse und Rettiche,
Obst und kleines Gebäck.

29.
Kartoffel und Äpfel,
Zitronenauflauf,
Käsestangen.

30.
Vegetarisches Ragout mit Brotklößchen,
Kakaogelee mit Vanilletunke.

31.
Irish Stew und Aufgezogenes von Kar-
  toffeln,
Pfirsichkompott mit kleinem Gebäck.

32.
Reisschmarren und Artischockensalat,
Gebackene Kirschen.

für den einfachen Tisch

33.
Grießsuppe mit Spinatklößchen,
Gebackene Topfenknödel mit englischer, gelber Rübentunke u. Löwenzahnsalat,
Rosettewaffeln mit Orangenmarmelade.

34.
Tapiokasuppe mit gelben Rüben,
Falscher Hase mit Kräuterspinat und Rahmkartoffeln,
Pflaumenmus,
Gestürzte Weincreme.

35.
Tomatensuppe mit Wurzeln,
Gefüllte Kohlrabi mit gebratenen Tomaten und Schalkartoffeln,
Holländerpudding mit Fruchttunke.

36.
Salatsuppe mit Reis,
Englische Gemüsepastete mit feiner Buttertunke und Bratkastanien,
Brennesselsalat,
Beerenpudding.

37.
Gelbe Rüben-Suppe mit Grießspatzen,
Tomaten nach Florentiner Art,
Gurkensalat mit sauerem Rahm u. Käse,
Kastanienschnitten.

38.
Sauerkrautsuppe mit Brotwürfeln,
Sellerie mit Linsenfüllung und Kartoffelschnitten,
Stachelbeermus,
Schokoladenauflauf mit Vanilletunke.

39.
Quittensuppe,
Weißkrautpudding mit Kartoffelkräpfchen und feiner Pilztunke,
Zichoriensalat,
Gefüllte Pfannkuchen im Ofen.

40.
Schwarzwurzelsuppe,
Kölnerschnitzel mit gedämpftem Endiviengemüse u. Kartoffeln in Förmchen,
Eleonorenpudding.

33.
Russische Buchweizengrütze mit Lauchtunke,
Pflaumen in Honig,
Rettiche, Butter und Pumpernickel.

34.
Maissterz mit Salzgurken in Öl,
Zitronenflammeri.

35.
Pastetchen mit Spinat,
Eierkäse mit Früchten.

36.
Einfache Grießschnitten mit Steinpilzragout,
Rote Grütze mit Vanilletunke.

37.
Gestürzter Reis mit Gurkengemüse in Wein,
Eingemachte Walnüsse mit Haremskonfekt.

38.
Spiegeleier mit Semmeltomaten,
Kompott,
Käse, Butter.

39.
Käsekugeln mit Zwiebelmus,
Schneefrüchte,
Obst.

40.
Risi-Pisi,
Pommersche Apfeltorte.

41.
Tomatensuppe mit Tapioka,
Gefüllte Krapfen mit Tunke und Blaukrautsalat auf Sauerkrautart,
Feiner Reispudding mit Fruchtsaft.

42.
Pfannkuchensuppe,
Florentiner Bohnenpudding mit geschlagener Weintunke und Pirogi mit Zwiebelfülle,
Orangencreme.

43.
Suppe von Gemüseallerlei,
Auberginengericht mit weißem Bohnenmus,
Rote Rüben und Selleriesalat,
Plumpudding.

44.
Brotsuppe mit Zwetschgen,
Erbsenauflauf mit Petersiliengemüse,
Orangenkompott,
Erdbeerkuchen mit Schlagrahm,
Äpfel, Datteln, Nüsse, Orangen.

45.
Lauchsuppe mit Kartoffeln,
Käsepudding und Steinpilzgemüse,
Preiselbeermus,
Strudel mit Schokoladefüllung.

46.
Wintergemüsesuppe mit Butterklößchen,
Gesunder Kraftbraten mit Selleriemus und brauner Tomatentunke,
Feldsalat,
Talken mit sauerem Rahm.

47.
Hafermehlsuppe mit gebackenen Erbsen,
Krautkugeln mit Tunke und Bohnenkernen à la Bretonne,
Butterbrotpudding.

41.
Kartoffelpfannkuchen und rotes Rübenmus,
Cremeschnitten,
Obst.

42.
Reismuscheln und Grünkohl mit Rahm,
Luftküchlein mit Kompott.

43.
Spargelspitzen auf Rosettewaffeln mit Zitronentunke
Schwammpudding.

44.
Eierstich mit Kartoffelragout,
Gebratene Äpfel mit Brot.

45.
Grießkugeln mit Meerrettich,
Pfirsichkranz.

46.
Eierkartoffelauflauf und Estragontunke,
Steinmetzkuchen,
Rahmkäse.

47.
Käsekeulchen mit grünen Erbsen,
Hagebuttenpudding,
Obst.

für Festmahlzeiten

48.
Heidelbeersuppe,
Sagoschnitten mit Frühlingsgemüse,
Bunter Salat,
Reisauflauf mit Haselnüssen,
Obst.

49.
Kraftbrühe mit Fadennudeln,
Gerstenkrapfen mit Spargeln in Senf
Melonenkompott,
Kirschpolster.

50.
Grünkohl-Hasergrützsuppe,
Linsensoufflé mit Kardonen in Tunke und
Bratkartoffeln,
Rapünzchensalat,
Schwarzbrottorte.

48.
Wachsbohnen auf polnische Art und gutes
Kartoffelgericht,
Mirabellenkompott,
Käsestangen.

49.
Rosenkohl mit Eiern und Risolles,
Pflaumenspeise.

50.
Eier in brauner Tunke mit gebratenem
Blumenkohl,
Reiskuchen,
Obst.

Speisefolgen für Festmahlzeiten

1.
Kaiser-Friedrichsuppe.
Italienischer Salat,
Tomaten nach Florentinerart.
Ceres-Beefsteak mit Trüffeltunke und
Sauerkraut mit feinen Kartoffelkugeln,
Pfirsichkompott,
Rahmgefrorenes mit Schokolade und
Waffeln,
Käsestangen — Obst.

2.
Kraftbrühe mit Butternocken,
Gebackenes Rührei mit grünen Erbsen,
Spargel mit Butter,
Grünkernpudding mit Salatgarnitur,
Kaperntunke und Pommes frites,
Erdbeerkompott,
Pudding Nesselrode,
Käse und Butter — Obst.

3.
Schleimsuppe mit Rahm und gebackenen
Erbsen,
Russische Eier garniert,
Kartoffelpastetchen und Tomatentunke
mit Rahm,
Falscher Hase nach der „Ceres" mit gebackenen Stänglein und Spinat à la
crême,
Orangensalat,
Charlotte russe,
Käseplatte — Grape fruit.

4.
Tomatensuppe mit Pilzauflauf,
Karotten in Bechameltunke mit Käsekugeln,
Gemüsepudding m. verschiedenen Salaten
und Pommes frites garniert,
Eingemachte Walnüsse,
Croute Monecasque,
Feines Konfekt und Südfrüchte — Käse

5.

Weinsuppe mit gebackenen Eierwürfeln,
Gefüllte Tomaten in Aspic,
Italienische Omelette mit gedünsteten Artischockenböden,
Vegetarischer Gänsebraten mit Blumenkohl in Sauce polonaise und Bratkartoffeln,
Mirabellenkompott in Wein,
Pfirsiche à la Melba,
Käse — Obst.

6.

Maissuppe mit Eierstich und gerösteten Brotwürfeln,
Italienischer Nußfleischsalat,
Gebackene Schwarzwurzeln und Spinat,
Krauttorte, Weintunke mit Champignons und vierfarbiges Mus,
Bratäpfel mit Rahm,
Roter Schaumpudding,
Käsebiskuits — Obst und Konfekt.

7.

Erdbeersuppe mit Vanille-Eiweiß,
Eierkuchen mit Pilzfarce,
Käserand mit Bohnen in Eiertunke,
Blumenkohlpudding mit Salatgarnitur,
Birnen mit Schokolade,
Wienertorte,
Platte mit belegten Brötchen und Selleriestangen,
Calvilleäpfel

8.

Linsensuppe mit Weinmost und poschierten Eiern,
Gemischter Salat mit Schnittlauchtunke,
Königspastete,
Gefüllte Sellerie mit Holländer Rahmtunke und Fingernudeln,
Dreifrucht,
Reis à la Trautmannsdorf,
Käse — Fruchtkonfekt.

9.

Käsesuppe,
Gemüse in Aspic,
Gefüllte Champignons mit Tunke und Risolles,
Feiner Spinatpudding mit glasierten Zwiebeln, Bratkastanien, Kartoffelcroquettes und gebratenen Tomaten garniert,
Gefüllte Melone,
Feiner Zuckerpudding mit Vanillecreme,
Käse, Butter — Spanische Trauben.

10.

Minestrasuppe,
Dänischer Salat mit Mayonnaise,
Spargelspitzen auf Rosettewaffeln,
Frikandellen mit Ei, Weißkraut mit sauerem Rahm und Aufgezogenes von Kartoffeln,
Süßer Salat,
Rochedale,
Welsh Rarebits — Nüsse.

11.

Wintergemüsesuppe mit Brotklößchen,
Poschierte Eier mit Trüffeln,
Artischocken in Eiertunke mit Pirogi,
Schnitzel à la Holstein mit Salatgarnitur und Kartoffeln in Förmchen,
Birnen auf Helenenart,
Obst und feines Konfekt — Käseplatte.

12.

Risi-Pisisuppe,
Käseauflauf in Muscheln,
Stachys im Teig und Salatplatte, bestehend aus: Kopfsalat, Gurkensalat mit sauerem Rahm und Tomatensalat,
Zwiebelstrudel mit Kartoffeln in Wein,
Eingemachte Melonen,
Kalter Kabinettpudding,
Käsestangen — Erdbeeren u. Konfekt.

13.
Artischockensuppe,
In Rahm gesetzte Eier,
Semmelpudding mit Champignons delicieuses,
Reisflockenkotelettes mit Kräutertunke,
Kugelerbsen in Butter und Kopfsalat,
Pflaumen in Wein,
Fürsteneis mit Waffeln,
Käse und Butter — Feines Obst.

14.
Sauerampfersuppe mit sauerem Rahm und Croutons,
Bananen in Tomatentunke,
Gebackene Eiermilch mit Leipziger Allerlei,
Gefüllte Auberginen mit Rotweintunke und Fondue,
Stachelbeersalat,
Marmoreis mit Gebäck,
Käse — Obst.

15.
Aprikosenkaltschale mit Mandelklößchen,
Reissalat,
Tomatenpudding mit Frühlingsmus,
Makkaronikräpflein mit Topinambur in Zwiebeltunke und Spargeln,
Quittenkompott,
Mohr im Hemd,
Südfrüchte — Käseplatte.

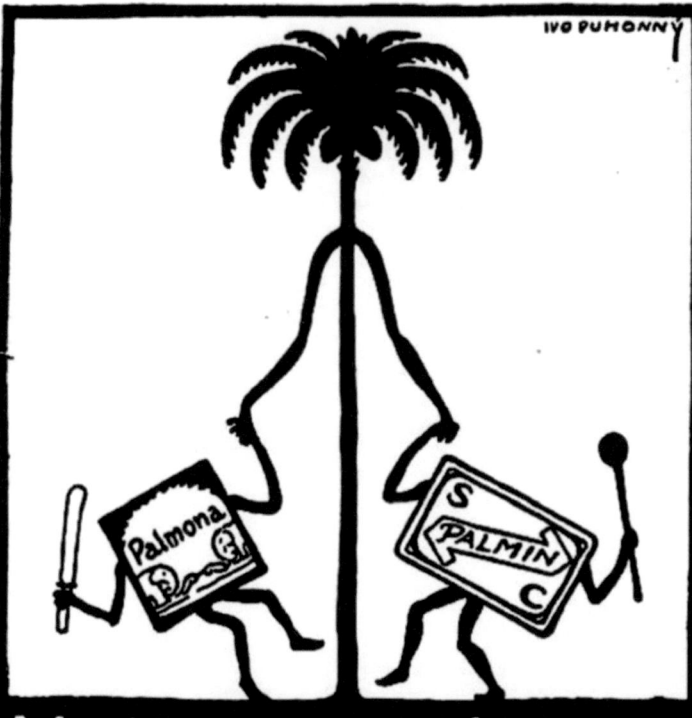

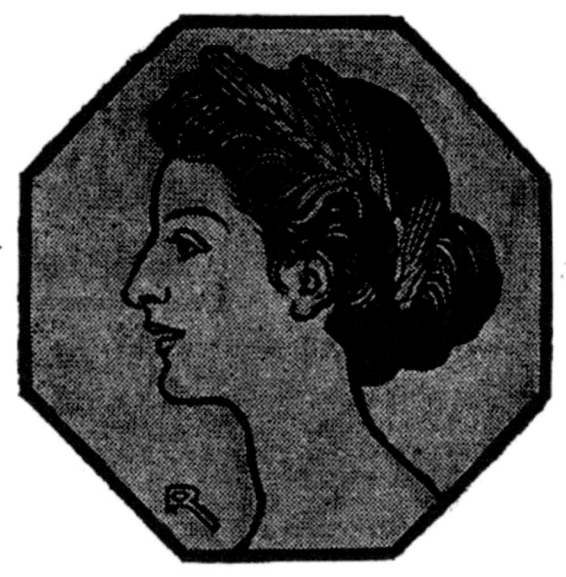

CERES

Veget. Reform-Restaurant

Telephon 4018 **München** Löwengrube 8

Altrenommiertes Haus mit gemütlichen, rauchfreien, vornehm ausgestatteten Räumen

Die Münchener Ceres ist allbekannt durch ihre hervorragenden Leistungen in der feinen vegetarischen Kochkunst. Zur Bereitung der Speisen wird ausschließlich nur feinste Süßrahm-Centrifugen-Tafelbutter verwendet.

Eigene Konditorei und Bäckerei.

Spezialität: Diät-Vollbrot (Ceres-Graham-Brot), ärztlich empfohlen. Selbsteingemachte Früchte (System Weck) von unerreichter Güte.

Hauptniederlage alkoholfreier Wormser Nektar-Weine. Ärztlich anerkannt die edelsten und besten Marken. Als Kur- und Erfrischungsgetränke von hohem gesundheitlichem Werte.

Engros- u. Detailverkauf zu Keltereipreisen bei **Carl Belz, München**.

Gute gesunde Küche

 MAGGIs **Würze**
mit dem Kreuzstern

Einzig und unerreicht!

"Maggis Würze gibt schwachen Suppen, Gemüsen, Salaten usw. durch einen kleinen Zusatz augenblicklich kräftigen Wohlgeschmack und fördert Appetit und Verdauung, ohne irgend welche schädlichen Nebenwirkungen, wie Reizungen des Magens oder des Darmes, der Nieren oder der Blase u. a. m., im Gefolge zu haben, wie die Untersuchungen zahlreicher Autoritäten dartun. Maggis Würze enthält nicht nur reichlich Nährsalze und Extraktivstoffe frischer Suppenkräuter, sondern auch deren aromatische Bestandteile."

Aus „Vegetarische Speisezettel"
aus dem Sanatorium Ulm von Dr. med. Hartmann, physiatr. Arzt.

In Originalfläschchen von 10 Pfg. an.
Vorteilhaftester Bezug in großen Flaschen Nr. 5 zum Selbstnachfüllen.

 MAGGIs **Suppen**
mit dem Kreuzstern

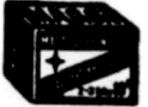 enthalten die natürlichen Bestandteile hausgemachter Suppen und geben nur durch Kochen mit Wasser in kurzer Zeit wohlschmeckende, nahrhafte und leichtverdauliche Suppen.

1 Würfel für 2—3 Teller 10 Pfg.

Warnung vor Nachahmungen!
Man verlange ausdrücklich:

 MAGGIs **Produkte**
mit dem Kreuzstern.

Register

Nr.		Seite
1046	Agar-Agar, Bereitung des	356
519	Allerlei, Leipziger	187
1288	Ananasbowle mit Früchten	431
1287	„ „ Weinmost	431
1037	Ananas, gefüllte	353
1053	Ananas-Reispudding	359
1248	Anis-Brot	420
1222	„ -Plätzchen	413
1240	„ -Schnitten	418
659	Äpfel, ganze, gefüllt	229
822	„ gebratene mit Brot	278
657	„ gedämpfte	228
820	„ gefüllte, mit Creme	277
882	„ im Schlafrock	301
660	„ in Aspic	229
995	„ mit Creme	340
760	Apfel-Auflauf, gestürzter	258
1031	„ -Kranz	351
971	„ -Küchlein	331
1130	„ -Kuchen	383
1132	„ -Kuchen, feiner	383
1131	„ -Kuchen mit Gitter	383
1135	„ -Kuchen, schwedischer	384
767	„ -Michel	260
1279	„ -Most-Molke	430
656	Apfelmus	228
656,2	„ v. geschälten Äpfeln	228
761	„ -Chalotte	258
955	Apfel-Pfannkuchen	327
843	„ -Pudding, feiner	287
766	„ -Schaum	260
758	„ -Soufflé	257
1150	„ -Torte mit Grieß	389
1174	„ -Torte, pommerische	397
1298	„ -Tee	433
1063	Aprikosen-Creme	362

Nr.		Seite
678	Aprikosen, kalifornische	234
65	„ -Kaltschale	45
710	„ -Marmelade im Dunst	243
1090	„ -Tunke	371
1099	„ -Tunke von getrockneten Früchten	373
1092	„ -Tunke v. Marmelade	372
436	Artischocken-Böden, gedünst.	164
437	„ in Öl	164
438	„ in Wein	164
435	„ mit Eiertunke	164
584	„ -Salat	201
589	„ -Salat m. harten Eiern	209
584,2	„ -Salat m. Topinamburs	208
41	„ -Suppe	37
444	Auberginen (Eierfrüchte) i. Öl	165
442	„ gedämpfte	165
315	„ gefüllte	128
515,3	„ gebratene	186
225	„ -Gericht	107
316	„ mit Semmelfülle	128
444	„ mit Tomaten	166
969	Aufgezogenes im Ofen (süß oder gesalzen)	330
235	„ von Karotten	100
563	„ von Kartoffeln	200
572	„ v. Kartoffelrest.	204
811	„ v. Stachelbeer.	275
814	Auflauf, feiner	276
240	„ von Erbsen und gelben Rüben	101
818	„ von gefüllten Äpfeln	277
789	„ von Suppennudeln (süß)	268

B

Nr.		Seite
154,1	Backteig mit Hefe	73
154,2	„ mit Wein	73
154,3	„ mit Öl	73
858	Bananen-Auflauf	290
973	„ gebacken	332
329	„ in Tomatentunke	133
714	„ -Mus	244
853	„ -Pudding	290
675	„ -Salat	233
871	„ -Schaumpudding	296
773	„ -Speise	262
1212	Baseler Leckerli	409
893	Bavesen	305
894	„ gefüllte	306
894,2	„ „ m. Preisel-beeren	306
629	Bechamel-Tunke	221
999	Behälter von Eierschnee	341
868	Beeren-Pudding	295
678	Birnen, kalifornische	234
683	„ im Dunst	236
995	„ mit Creme	340
1030	„ mit Schokolade	350
1084	Birnen nach Helenenart	369
663	„ rote	230
1203	Bischofsbrot	407
1204	„ auf andere Art	407
823	Biskuit-Auflauf	279
824	„ mit Kirschen	279
1138	„ -Kirschenkuchen	385
1206	„ -Kuchen	408
825	„ -Kuppel mit Früchten	279
864	„ -Kabinettpudding	294
845	„ -Pudding	288
846	„ -Pudding ohne Mehl	288
910	„ -Rolle	311
910,2	„ „ mit Creme	311
910,3	„ -Rolle mit Schlag-rahm u. Erdbeeren	311
1111	Blätterteig	376
1112	„ einfacher	377
295	„ -Pastetchen, Bereitung von	120
798	„ -Pastete	271
486	Blaukraut	177
487	„ im Dampf	177

Nr.		Seite
583,2	Blaukraut-Salat (Gem. Salat)	207
597	„ „ auf Sauer-krautart	210
1171	Blitztorte	396
471	Blumenkohl auf polnische Art	173
515,a	„ gebraten	186
469	„ im Bratofen	172
467	„ in Butter	172
258	„ in Muscheln	108
466	„ in Tunke	171
470	„ -Mus	173
279	„ -Pudding	114
583,2	„ -Salat,(Gem.-Sal.)	207
43	„ -Suppe	38
457,2	Bohnen à la Bretonne	169
453	„ à la Tourangelle	167
451	„ grüne	167
451,3	„ auf südd. Art	167
452	„ in der Milch	167
454	„ in Eiertunke	168
458	„ m. Bohnenk.	169
451,1	„ m. Butter auf engl. Art	167
455,2	„ mit Dill	168
455	„ mit Kräutern	168
454,2	„ m. Tomaten-Tunke	168
457	„ -Kerne	169
460	„ „ gebacken	169
459	„ „ weiße u. Äpfel	169
285	„ -Pudding	116
281	„ „ Florentiner	115
163	„ -Schnitten	76
38	„ -Suppe m. Kartoffeln	47
849	Brandteig-Auflauf, einfacher	289
806	„ m. Früchten	273
360	„ -Knödel	143
908	„ -Nocken	310
272	„ -Pudding (gesalz.)	112
272,2	„ „ m. Gem.	112
849	„ „ einf. (süß)	289
912	„ -Roulade	311
658	Brat-Äpfel	229
658,2	„ „ mit Rahm	229
528	„ -Kartoffeln	190
530	„ „ v. roh. Kartoff.	190
397	Brennessel-Gemüse	153

Nr.		Seite
590,¹	Brennessel-Salat (grün)	209
1213	Brenten, Frankfurter	410
1239	Brezeln, Erlanger	118
1231	„ süße	415
1165	Brösel-Torte, feine	394
382	Brötchen, belegte	149
1004	Brombeer-Flammeri	343
697,²	„ -Marmelade	240
70	„ -Suppe	47
1303	„ -Blättertee	433
759	Brot-Auflauf mit Äpfeln	257
1183	„ englisches	100
64	„ -Kaltschale	45
97	„ -Klößchen	55
757	„ -Koch	257
146	„ -Pfannkuchen	70
836	„ -Pudding	284
836,²	„ „ mit Kirschen	284
837	„ „ m. Obstweinmost	285
836,²	„ „ m. Schokolade	284
836,³	„ „ m. Weinbeer.	285
911	„ -Rolle	311
75	„ -Suppe m. Schlagrahm	48
76	„ -Suppe m. Zwetschgen	48
1173	„ -Torte	397
1,²	Brühe zu Suppen u. Tunken	24
396	Brunnenkreß-Gemüse	153
39	„ -Suppe	37
1247	Bubi-Biskuits	420
1014	Buchweizen-Flammeri	345
738	„ -Grütze	251
738,²	„ -Grütze, russische	252
356	„ -Knödel a. Mehl	142
356,²	„ a. Grütze	142
963	„ -Pfannkuchen	329
964	„ -Pfannkuchen auf andere Art	329
963,²	„ -Pfannkuch. ohne Hefe	329
143	„ -Plinsen	69
175	„ -Schnitten	80
776	Burgunder-Auflauf m. Apfelsinen	262
1133	Butter-Apfelkuchen	384
1234	„ -Bögen	416
1230	„ -Brezeln	415
865	Butterbrot-Auflauf	294

Nr.		Seite
865	Butterbrot-Pudding	392
81	Butter-Klößchen	50
1208	Butterkuchen, hannoversche, mit Hefe	409
1207	„ hannoversche, ohne Hefe	408
96	Butter-Nocken	55
78	Buttermilch m. Schwarzbrot	47
15	„ -Suppe m. Hafergrütze	28
1113	Butterteig a. Pflanzenbutter	377
1115	„ mit Backpulver	378
1114	„ zu Obstkuchen	377
194	„ -Küchlein	85
632	Buttertunke, feine	222
631	„ geschlagene	221
619	„ pikante	218

C

1244	Cakes	419
1024	Charlotte russe	348
852	Ceres-Auflauf	290
159	„ -Beefsteaks	74
852	„ -Pudding	290
1181	„ -Schrotbrot	399
1306	Cerealkaffee	434
502	Champignons delic.	182
317	„ gefüllte	129
319	„ „ mit Tunke	129
503	„ -Gemüse	182
642	„ -Tunke	225
642,²	„ „ mit Gurken	225
646	„ -Weintunke	226
994	Creme mit Fruchtunterlage	339
980	„ -Nesselrode	335
988	„ russische	338
914	„ -Schnitten	312
1064	„ von getrockn. Äpfeln	362
1055	Croute monécasque	360
78	Croutons	49

D

| 881 | Dampfnudeln | 301 |
| 1271 | Datteln, glasierte | 426 |

Nr.		Seite
1167	Datteltorte	394
1168	„ mit Nüssen	394
1315	Diätspeisen (nach Dr. M. Bircher-Benner)	437
639,1	Dillkrauttunke . . .	224
1065	Diplomaten-Pudding . .	363
1125	Dörrpflaumen-Kuchen . .	382
1100	„ -Tunke	373
665	Dreifrucht	231
718	„ -Saft	245
702	Drei-Mus	241
913	Dslad, russische . . .	312
669	Dunst-Erdbeeren . . .	232
666	„ -Obst mit Wein . .	231
681	„ -Reineclauden u. Pfirsiche	232

E

Nr.		Seite
249	Eier à l'aurore	104
129	„ auf Tomaten-Tunke .	65
132	„ gebackene	66
113	„ „ mit Tunke .	60
124	„ gefüllte	63
126,2	„ „ mit Pilzen oder Tomaten	65
107	„ harte	58
127	„ in Rahm gesetzte . .	65
128	„ in Senftunke . . .	65
340	„ in Tunke	136
1289	„ mit Fruchtsaft . .	431
117	„ mit Gemüsen . . .	61
126	„ mit Semmelhülle .	65
110	„ pochierte (verlorene) .	59
112	„ pochierte, m. Trüffeln	60
111	„ pochierte, in Wein .	59
125	„ russische	64
131	„ und Pilze	66
110	„ verlorene (s. pochierte)	59
107	„ weiche	58
469,3	„ -Blumenkohl . . .	173
1010	„ -Flammeri	344
566	„ -Kartoffelauflauf . .	202
1035	„ -Käse mit Früchten .	352
137	„ -Küchlein	68
138	„ „ gefüllte (gesalz.)	68

Nr.		Seite
966	Eier-Küchlein, gefüllte (süß)	330
123	„ -Kuchen, einfacher (ges.)	63
953	„ „ franz. (süß)	326
197	„ -Milch, gebacken . .	86
1110	„ -Schaum	376
370	„ -Schmarren (gesalzen)	166
944	„ „ (süß) .	323
121	„ -Stich	62
122,3	„ „ mit Gemüsen .	63
122	„ „ mit Kräutern .	63
1036	„ „ mit od. ohne Kaffee	353
122,1	„ „ mit Käse . .	63
1036,3	„ „ mit Kakao .	353
1291	„ -Wein	432
1293	„ Wein, heißer . . .	432
80	„ -Würfel, gebackene .	49
3	Einlauf-Suppe	25
765	Eischwer-Auflauf . . .	259
1243	„ -Biskuits . . .	419
1191	„ -Kuchen . . .	403
1086,2	Eissoufflé mit Schokolade	370
1086	„ mit Vanille . .	370
1260	Eiweiß-Plätzchen . . .	424
847	„ -Pudding, gekochter .	288
873	Eleonoren-Pudding . . .	297
395	Endivien-Gemüse . . .	153
395,2	„ „ gedämpft	153
242	„ „ in der Form	102
581	„ -Salat	207
241	Erbsen-Auflauf	101
77	„ gebackene . . .	49
511	„ getrocknete . . .	184
420	„ grüne, mit Karotten	160
162	„ -Koteletts . . .	75
25,1	„ -Mus	33
25,2	„ -Suppe	33
440	Erdartischocken (siehe Topinamburs)	165
1059	Erdbeer-Bombe	361
1284	„ -Bowle	430
1141	„ -Kuchen mit Schlagrahm	386
67	„ -Suppe	46
1303	Erdbeerblättertee . . .	433
440	Erdbirnen (s. Topinamburs)	165
415	Erdkohlrabi	158
639,4	Estragontunke	224
1054	Exzellenzpudding . . .	359

Fadennudelpudding—Gemüsereis

Nr.		Seite
	F	
861	Fadennudelpudding	292
1302	Familientee, Friedenauer	433
1216	Farinlebkuchen	411
879	Faschingskrapfen	299
1308	Feigenkaffee	434
590,1	Feldsalat (grüner Salat)	209
639,2	Fencheltunke	224
428	Fenchelwurzel (s. Finocchi)	162
557	Fingernudeln	198
428	Finocchi	162
583,4	Finocchisalat (Gemüsesalat)	207
595	" mit Ei	210
1001	Flammeri, Bereitung von	342
1011	" deutscher	345
1003	" gelber	342
1002	" mit Sultaninen	342
840	Flan	286
79	Fleurons	49
341	Fondue	136
168	Frikandellen (Gesunde Kraft)	77
168,2	" mit Ei	78
682	Früchte, Einmachen der	235
678	" getrocknete	234
1083	" mit Gefrorenem	369
821	" mit Guß	278
1082	" in Eis	369
1048	Früchtereis	357
409	Frühlingsmus	157
605	Frühlingssalat	212
762	Fruchtauflauf	258
1033	" ungekochter	351
1078	Frucht-Eis	367
918	" -Knödelchen m. Topfen	313
1255	" -Konfekt, feines	422
1144	" -Kuchen auf Eischwerteig	387
796	" -Pastete	270
766	" -Schaum	260
1087	" -Tunken	370
1089	" " aus Fruchtsaft	371
1088	" " aus Marmelade od. Gelee	371
1095	" " mit Schlagr.	372
1074,2	Fürsteneis	366
1069	Fürst Pückler	364

Nr.		Seite
	G	
203	Gänsebraten, vegetarischer	88
590	Gartenkressesalat (grüner Salat)	209
1073	Gefrorenes, Bereitung von	365
421	Gelbe Rüben (Karotten)	160
672	" " als Kompott	233
684	" " im Dunst	236
424	" " in Karamel	161
257	" " in Muscheln	107
421,2	" " in Rahmtunke	160
87	" " -Klößchen	51
422	" " mit Äpfeln	161
421,2	" " mit Kräutern	160
1178	" " mit Mandeln	398
46	" " -Suppe	39
1177	" " -Torte	398
654	" " -Tunke engl.	228
234	Gelber-Rüben-Auflauf	99
278	" " -Pudding	114
583,2	" " -Salat, (Gemüsesalat)	207
996	Geisenheimer Speise	340
722	Gelee, Bereitung von	246
724	" aus Apfelschalen und Quitten	246
723,6	" aus Brombeeren	246
723,5	" aus Johannisbeeren	246
723,3	" aus Preiselbeeren	246
723	" aus reifen Äpfeln	246
723,2	" aus unreifen Äpfeln	246
723,4	" aus Vogelbeeren	247
239	Gemüseallerlei, in der Form	101
	Gemüse, Bereitung des	151
682	" Einmachen der	235
155	" gebackene	73
515	" gebratene	185
525	" in Aspic	180
99	" -Klößchen	55
365	" -Knödel	144
2	" -Kraftbrühe	24
170	" -Krapfen	78
470	" -Mus	173
298	" -Pastete, englische	121
273	" -Pudding	112
232	" -Reis, gestürzt	99

Nr.		Seite	Nr.		Seite
514	Gemüse-Reste, gebackene in Tunke	185	751	Grieß-Brei	254
613	„ -Salate m. Mayon.	215	1013	„ -Flammeri	315
68	„ -Spatzen	52	1012	„ „ mit Frücht.	345
50	„ -Suppe	40	342	„ -Knödel	342
250	„ -Timbale	105	903	„ -Kugeln	308
174	„ -Vögerl	80	829	„ -Nocken in der Milch	281
1307,2	Gersten-Kaffee	134	860	„ -Pudding	292
181	„ -Krapfen	82	263	„ „ einfach	109
140	Gerstenmehlpfannkuchen (gesalzen)	69	373	„ -Schmarren (gesalzen)	146
960	„ „ (süß)	328	945	„ „ (süß)	323
1296	Gerste mit Fruchtsaft	432	366	„ -Serviettenkloß	145
14	Gersten-Schleimsuppe	28	925	„ „ (süß)	361
10,2	„ -Suppe mit Brühe	27	89	„ -Spatzen	52
10	„ „ „ Milch	26	253	„ „ mit Käse	106
1295	„ -Wasser	132	80	„ „ „ Rahm	53
209	„Gesunde Kraft"-Braten	91	89,2	„ „ von ungekocht. Grieß	53
314	„ „ als Gemüsefülle	128	190	„ -Schnitten, einfache	84
1188	Gesundheitskuchen	402	933	„ -Strudel	319
1134	„ „ m. Äpfeln	384	18	„ -Suppe, geröstete	30
1263	Gewürzplätzchen, braune	424	20,	„ „ m. gelb. Rüben	30
1292	Glühwein aus Wormser Weinmost	432	18,2	„ „ mit Wein	30
749	Glutenbrei	254	1158	„ -Torte	391
750	Gluten mit Äpfeln	254	786	„ -Mehlauflauf mit Hygiama	267
1043	Götter-Speise	355	1045	Grönlandreis	356
1072	„ -Eis	365	206	Grünkern-Braten	89
794	Gošo-Auflauf	269	7	Grünkernflocken-Suppe	26
101	„ -Klößchen	56	358	„ -Knödel	143
916	„ -Knödel	313	13	Grünkern-Grützsuppe	28
180	„ -Röllchen	81	166	„ -Kotelettes	77
877	Gollatschen, böhmische	298	12	„ -Mehlsuppe	28
531	Gourmandkartoffeln	190	271	„ -Pudding	111
531,2	„ „ m. sauer. Rahm	191	167	„ -Schnitten	77
1182	Graham-Brot	400	495	Grünkohl (Winterkohl)	180
1245	„ -Plätzchen	419	11,2	„ -Hafergrützsuppe	27
1221	Granosekuchen	112	497	„ mit Hafergrütze	180
189	Grieß, gebacken, mit Käse	84	496	„ „ Rahm	180
293	„ in Förmchen	120	1018	Grütze, rote	346
915	„ mit Früchten	313	1186	Gugelhopf, einfach	401
755	„ „ Molke	256	1187	„ Georgs	401
783	„ -Auflauf	265	515,2	Gurken, gebraten	185
262	„ „ einfacher	109	728	„ eingemachte, süße	248
785	„ „ mit Äpfeln	266	307	„ gefüllte	125
784	„ „ „ Früchten	266	309	„ auf and. Art	126
			403	„ -Gemüse	155
			405	„ in Wein	155
			404	„ mit brauner Tunke	155

Gurken—Johannisbeermarmelade

Nr.		Seite
403,2	Gurken mit Tomaten	155
518	„ -Ragout mit Pilzen	187
579	„ -Salat	206
580	„ „ mit s. Rahm	206
308	„ -Tunke	186
1120	Guß zu Obstkuchen	380

H

204	Hackbraten, vegetarischer	89
815	Haferauflauf	276
737	Haferflocken-Brei	251
6	„ -Suppe	25
753	Hafergrütze	255
753,1	„ mit Äpfeln	255
753,2	„ „ Pflaumen	255
11	Hafergrützsuppe	27
11,2	„ geröstete	27
74	„ m. Äpfeln od. Prünellen usw.	48
1310	Hafer-Kakao	435
12	„ -Mehlsuppe	28
1294	„ mit Wein	332
142	Haferplinsen (gesalzen)	69
959	„ (süß)	328
774	Hagebutten-Auflauf	262
715	„ -Marmelade	244
774	„ -Pudding	262
71	„ -Suppe	47
1300	„ -Tee	433
1096	„ -Tunke	372
1253	Haremskonfekt	422
1210	Hasen, geschnittene (Krausgebackenes)	409
208	Hase, falscher, nach der Ceres	90
1252	Haselnuß-Konfekt	422
1251	„ -Schnitten	421
606,4	Haus-Mayonnaise	213
354	Hefen-Knödel	141
957	„ -Pfannkuchen	327
862	„ -Pudding	293
1116	Hefenteig, Bereitung des	378
1117	„ für Obstkuchen	379
1219	Hefenwaffeln	412
640	Heidelbeeren	238
678	„ getrocknete	234
1129	Heidelbeer-Kuchen	383

955	Heidelbeer-Pfannkuchen	327
717	„ -Saft	245
66	„ -Suppe	45
1093	„ -Tunke	372
708	Herbstmus	242
709	„ auf andere Art	242
1272	Hermanns Häuschen	427
991	Hexenschnee	338
725	Himbeer-Gelee	246
698	„ -Mark	240
697,2	„ -Marmelade	240
1269	„ -Plätzchen, überzog.	426
716	„ -Saft	244
70	„ -Suppe	47
736	Hirse	251
355	„ -Knödel	141
958	„ -Plinsen	328
1241	Hohlhippen mit Schlagrahm	418
850	Holländer-Auflauf	289
850	„ -Pudding	289
468	„ -Tunken (zu Spargel usw.)	172
69	Holunder-Suppe	46
883	„ -Strauben	302
462	Hopfensprossen als Gemüse	170
583,2	„ -Salat (Gem.salat)	207
1242	Hygiama-Biskuits (n. Hannemann)	419
997	Hygiama-Creme m. gedünst. Äpfeln	340
786	Hygiama-Grießmehlauflauf	267
1081	„ -Eiscreme	368
1259	„ -Makronen	423
1309,1	„ mit Ei	435
1309,2	„ „ Hafermehl	435
1309,3	„ „ Milch	435

J

1172	Idealtorte	396
523	Irish Stew	188
1313	Joghurd-Käse	436
1313	„ -Milch	436
1313	„ -Speise	436
723,4	Johannisbeer-Gelee	247
697	„ -Marmelade	239

30

Nr.		Seite
768	Johannisbeer-Michel	260
956	„ Pfannkuchen	327
717	„ Saft	245
70	„ Suppe	47
36	Julienne-Suppe	36
892	Jungfern, ertrunkene	305

K

Nr.		Seite
863,¹	Kabinett-Pudding, einf. Art	293
1062	„ „ kalter	362
863	„ „ m. Weintunke	293
816	Kaffee-Auflauf	276
990	„ -Creme	338
1022	„ -Gelee	348
1080	„ -Gefrorenes	368
839	„ -Pudding	285
1266	„ -Schaumplätzchen	425
851	Kaiser-Auflauf	289
4	„ -Friedrichsuppe	25
851	„ -Pudding	289
377	„ -Schmarren (gesalzen)	147
946	„ „ (süß)	323
1023	Kakaogelee	348
628	Kapern-Butter	220
626	„ -Tunke	220
627	„ „ geschlagene	220
587	Kapuzinersalat	208
974,¹	Karamel-Creme, einf. Art	333
974,²	„ „ für Kranke	333
974,³	„ „ gute	333
831	„ „ warme	282
1025	„ -Pudding	349
445	Kardonen	166
421	Karotten (siehe gelbe Rüben)	160
1061	„ Gelee	362
156,²	„ im Teig	73
423	„ , Spargel u. Erbsen in Tunke	161
905	Karthäuser-Knödel	309
902	Kartoffeln, gute	308
533	„ à la maître d'hôtel	191
570	Kartoffeln, gefüllte	203
570,²	„ a. and. Art	203
573	„ geröstete	204

Nr.		Seite
526	Kartoffeln in der Schale	189
567	„ in Förmchen	202
552	„ in Wein	197
532,²	„ mit Buttermilch	191
536	„ m. Fench., Estrag. oder Pfefferminz	192
546	Kartoffeln m. Pflaumen oder Dörrobst	195
532	Kartoffeln mit Rahm	191
537	„ „ Sellerie	192
544	„ und Äpfel	195
801	Kartoffelauflauf (süß)	271
804	„ mit Frucht	272
217	„ m. Gemüsen	94
803	„ mit Hefe	273
216	„ m. od. ohne Käse	93
802	Kartoffelauflauf mit sauerem Rahm	272
215	„ -Aufl. m. Steinpilz.	93
555	„ -Croquettes	198
133	„ -Eierkuchen	66
540	„ -Gemüse, braunes	193
541	„ „ helles	194
548	„ -Gericht, gutes	196
345	„ -Knödel aus gekocht. Kartoffeln	138
346	Kartoffel-Knödel, gefüllte	138
345,²	„ „ mit Grieß	138
347	„ „ mit Hefe	139
350	„ „ oberfränk.	140
560	„ -Kräpfchen m. Hefe	200
556	„ „ m. Tom.	198
554	„ -Kugeln, feine	197
553,²	„ „ ohne Ei	197
553	„ „ v. w. od. k. Kart.	197
574	„ -Mansch	204
538	„ -Mus	193
545	„ „ mit Äpfeln	195
538,²	„ „ m. Buttermilch	193
559	„ -Nocken	199
564	„ -Pastete	201
568	„ -Pastetchen	202
292	„ „ gefüllte	119
144	„ -Pfannkuchen	70
561	„ -Pudding	200
145	„ -Puffer	70

Nr.		Seite	Nr.		Seite
542	Kartoffel-Ragout	194	1273	Käse-Stangen mit Rahm	427
571	„ -Reste, Verwend. von	204	634	„ -Tunke	222
575	Kartoffelsalat	205	499	Kastanien, gebratene . .	181
576,²	„ mit Äpfeln	205	499,²	Kastanien, gebrat., im Ofen	181
612	„ „ Mayon.	215	498,²	„ „ i. Dampf	181
576	„ „ Pilzen	205	1042	„ -Berg	354
577	„ „ Sellerie	205	993	„ -Creme	339
577,²	„ „ Tomat.	206	498	„ -Gemüse . . .	181
369	Kartoffel-Schmarren . . .	146	501	„ -Mus mit Kartoff.	181
529	„ -Schnee . . .	190	501,²	„ „ „ Rosenkohl	182
551	„ -Schnitten . . .	196	500	„ „ „ Sellerie .	181
547	„ -Schweizer . . .	195	904	„ -Schnitten . . .	309
367	„ -Serviettenkloß	145	1160	„ -Torte	392
535	„ -Speise i. Bechamelt.	192	1160,²	„ -Torte mit Schokol.	392
935	„ -Strudel . . .	320	1314	Kestrmilch	436
936	„ „ feiner	320	558	Kestenocknerl	199
17	Kartoffelsuppe	29	11,⁴	Kerbel-Hafergrützsuppe .	27
17,²	„ mit Äpfeln	29	678	Kirschen, getrocknete . .	234
17,⁴	„ „ g. Rüben	29	882	„ im Schlafrock	303
17,²	„ „ „ Milch	29	971,²	„ „ Teig	332
562	Kartoffel-Timbale . . .	200	706	„ u. Johannisbeeren	242
1157	„ -Torte . . .	391	765	Kirschenauflauf . . .	259
635	„ -Tunke . . .	222	770	„ Zeller .	261
543	„ und Zwiebelgericht	194	1136,²	Kirschenkuchen einf. m. Grieß	385
210	Käse-Auflauf	91	1136	„ einf. m. Weißbr.	385
256	„ in Muscheln .	107	1137	„ feiner mit Weißbrot	385
1275	„ -Biskuits	428	768	Kirschen-Michel . . .	260
238	„ -Blumenkohl . .	101	955	„ -Pfannkuchen . .	327
388	„ -Creme	150	842	„ -Pudding . . .	286
158	„ gebackener . . .	74	769	„ -Polster . . .	260
549	„ -Kartoffeln . . .	196	1098	„ -Tunke	373
565	„ -Kartoffelauflauf .	201	717,²	Kirschsaft	245
193	„ -Keulchen . . .	85	1201	Kletzen-Brot, bayerisches .	406
83	„ -Klößchen . . .	50	1200	„ -Kuchen . . .	405
349	„ -Knödel	140	165	Klops (Grünkern, Linsenschrot, Bohnen)	76
1148	„ -Kuchen auf Blätterteig	388	428	Knödel oder Klöße . . .	137
1149	„ „ bayerischer .	388	926	„ als Nachspeise . .	316
251	„ „ Emmentaler .	105	359	„ aus Kast. und Kart.	143
192	„ -Kugeln	85	922	„ böhmische . . .	315
158	„ -Omelette . . .	84	398	„ -Reste, Verwend. v.	145
289	„ -Pastetchen . . .	118	364	„ vegetarische . . .	144
269	„ -Pudding . . .	111	1238	Knüpperchen	417
336	„ -Rand	135	306	Kohlrabi, gefüllte . . .	124
231	„ -Reis	98	412	„ -Gemüse . . .	158
252	„ -Semmel . . .	105	414	„ in brauner Tunke	158
394	„ -Spinat	153	412	„ „ Holländertunke	158
57	„ -Suppe	43			
1274	„ -Stangen aus Brandteig	428			

Nr.		Seite
583	Kohlrabi - Salat, (Gemüse-Salat)	207
413	„ -Scheiben, gebrat.	412
680	Kompott, gemischtes	235
664	„ von Äpfeln und Orangen	231
661	„ „ frischen Frücht.	230
681	„ „ getrockn. Feigen	235
1254	Konfekt, englisches	422
287	Königspastete	117
578	Kopfsalat	206
582	„ mit grün Bohnen	207
578,1	„ „ Kräutern	206
580	„ „ sauer. Rahm	206
1307	Kornkaffee (Seeligs)	434
182	Kotelettes von Haferflocken	82
183	„ „ Reisflocken	82
1190	Kranzkuchen	402
1237	Kränzlein	417
899	Kräpflein in Schmalz	307
195	Krapfen gefüllte, m. Tunke	56
1210	Krausgebackenes (s. geschn. Hasen)	409
383	Kräuter-Brötchen	149
386	„ -Butter	150
84	„ -Klößchen	50
391	„ -Spinat	152
649	„ -Tunke, kalte	226
648	„ „ warme	226
650	„ „ mit Wein	227
491	Kraut, braunes	178
225	„ -Kuchen	96
173	„ -Kugeln	79
300	„ -Rollen	122
173	Kraut-Wickel	79
302	„ „ auf Sauerkraut	123
224	„ -Torte	96
385	Kressebrötchen	150
1123	Kuchen mit Marmelade	381
419	Kugelerbsen, gr.(Schotenerbs.)	159
419,1	„ „ in Rahm	160
771	Kürbis-Auflauf m. Weinmost	298
434	„ Genfer	163
687	„ in Ingwer	237
686	„ „ Zitronensaft	237
667	„ -Kompott	231
699	„ -Marmelade	240
1192	Küsterkuchen	403

Nr.	L	Seite
236	Lauch au gratin	110
406	„ -Gemüse	156
408	„ griechischer	156
407	„ mit Kartoffeln	156
54	„ -Suppe mit Grieß	42
55	„ „ „ Kartoff.	42
651	„ -Tunke	227
1214	Lebkuchen	410
1215	„ Nürnberger	411
1282	Limonade a. versch. Fruchts.	430
1301	Lindenblütentee	433
512	Linsen-Mus	185
207	„ -Soufflé	90
30	„ -Suppe	34
32	„ „ m. Suppennud.	35
31	„ „ mit Weinmost	34
205	„ -Timbale	89
655	„ -Tunke	228
513	„ und Dörrpflaumen	185
1163	Linzer Torte	393
398	Löwenzahn-Gemüse	154
590,2	„ -Salat (grüner Sal.)	209
887	Luftküchlein	303
1209	Luganer Kuchen	408

Nr.	M	Seite
212	Mais-Auflauf	92
982	„ -Creme, mexikanische	336
737	„ -Flockenbrei	251
485	„ frischer	177
484	„ -Kolben(Ung. Nat.-Ger.)	177
834	„ -Pudding	283
328	„ -Sterz	133
51	Mai-Suppe	41
809	Maizena-Auflauf	274
330	Makkaroni (Spaghetti)	133
334	„ auf ital. Art	134
331	„ in Butter	133
332	„ in Wurzelbrühe	133
333,1	„ mit Rahm	134
333,2	„ „ Semmelbrös.	134
333,3	„ „ Tomaten	134
335	„ „ Tunke u.Tom.	134
213	„ -Auflauf	93

Makkaroniauflauf—Mus

Nr.		Seite
808	Makkaroni-Auflauf m. Äpfeln	274
808,¹	„ „ m. Aprik.	274
808,²	„ „ m. Pflaum.	274
213,²	„ „ m. Tomat.	92
214	„ „ mit sauer. Rahm	92
214,²	„ „ m. Sauerkraut	93
124	„ -Kräplein	83
165	„ -Pudding (gesalz.)	110
610	„ -Salat	215
185	„ -Schnitten	83
268	„ -Timbale	110
1256	Makronen	423
788	„ -Kuchen	267
838	„ -Pudding (süß)	285
1029	„ -Weinspeise	350
1304	Malzkaffee, Kathreiners	433
1305	„ mit Kakao	434
606	Mayonnaise, Bereitung der	213
606,²	„ feine	213
608	„ warm bereitete	214
608,²	„ „ mit Mehl	214
1235	Mandel-Bögen	416
989	„ -Creme, gebrannte	338
1077	„ -Eis	367
1077,²	„ „ v. gebr. Mandeln	367
105	„ -Klößchen	57
1262	„ -Konfekt	424
1196	„ -Kuchen	404
1139	„ „ mit Kirschen	385
1281	„ -Milch	430
866	„ -Pudding	295
1226	„ -Schnittchen, geback.	414
937	„ -Strudel	320
1147	„ -Topfentorte	388
1161	„ -Torte	392
1109	„ -Tunke mit Milch	375
1109	„ „ „ Wein	375
782	Mandeln im Rohr	265
410	Mangoldblätter	157
583,²	Mangoldsalat (Gem. Sal.)	207
411	Mangoldstiele	157
411,²	„ mit Rahm	157
764	Marienauflauf	259
696	Marmeladen von Stein- und Kernfrüchten	239
1068	Marmor-Eis	364
1224	Maultaschen	413
1060	Meerrettich-Gelee	361
446	„ -Gemüse	166
448	„ „ mit Mandeln	166
447	„ „ Schlagrahm	166
600	„ -Salat	211
647	„ -Tunke	226
732	Mehl-Brei	250
891	„ „ gebacken	305
362	„ -Knödel	143
378	„ -Schmarren	147
939	„ „ m. Äpfeln	321
199	„ -Schnitten	87
668	Melone	232
1038	„ gefüllt	353
688	„ im Dunst	237
999	Meringuen	341
751,²	Milchgrieß	255
751,⁴	„ als Gemüsebeil.	255
1153	Milch-Kuchen, saurer	390
742	„ -Reis	253
1312	„ saure	435
1057	„ -Speise saure	360
59	„ -Suppe, „	43
73,²	„ „ saure, m. Zucker	48
1028	Milch und Früchte	350
23	Minestra	32
516	Mischgemüse mit Klößchen	186
1164	Mohntorte, österreichische	393
1152	Mohr im Hemd	389
1280	Molke	430
734	Mondaminbrei	250
318	Morcheln, gefüllte	129
509	Morchel-Gemüse	184
510	„ in Wein	184
297	„ -Pastetchen	121
1058	Morgenröte	361
1058,²	„ mit Schlagrahm	361
735	Mus, Karlsbader	251
703	„ v. Äpfeln, Birnen usw.	241
705	„ v. Preißelbeeren, Birnen usw.	242
483	„ von roten Rüben	176
482	„ „ weißen Rüben u. Kartoffeln	163
539	„ vierfarbiges	193
747	Mush, amerikanisches	254

Nr.		Seite
	N	
1211	Nährsalzkakao (Dr. Lahmann)	435
1079	Nesselrodepudding	368
254	Nioquis, Pariser	106
93	Nocken, gerührte	54
95	„ von Gemüseresten	54
830	„ „ Salzburger	281
220	Nudelauflauf (gesalzen)	95
807	„ „ (süß)	273
808	„ „ mit Äpfeln	274
808,₁	„ „ „ Aprikosen	274
856	„ „ „ Früchten	291
808,₂	„ „ „ Pflaumen	274
827	Nudeln, gestutzte	280
108	Nudel-Klößchen	56
147	„ -Platz	70
856	„ -Pudding mit Frücht.	291
337	„ -Rand	135
826	„ -Teig	280
267	„ -Timbale	110
164	Nußbohnenschnitten	76
616	Nußfleischsalat, ital.	217
1268	Nuß-Plätzchen	426
1267	„ „ getrocknete	426
867	„ -Pudding	295
286	Nuttolin-Pastete	117

	O	
819	Obst-Auflauf m. Weincreme	277
666	Obst, frisches, mit Wein	231
917	Obst-Knödel	313
1121,₂	Obstkuchen, einf. m. Aprik.	381
1143	„ mit Creme	387
1126	„ „ Gitter	382
1121,₁	„ einf. mit Johannisbeeren	381
1121,₄	„ „ m. Kirschen	381
1121,₆	„ „ „Stachelb.	381
1121,₃	„ „ „Trauben	381
1121,₅	„ „ „Walderdbeeren	381
1140	„ mit Schlagrahm	386
1142	„ „ auf andere Art	386
717	Obst-Saft	245

Nr.		Seite
60	Obst-Suppen	44
1103	„ Weinmosttunke	374
115	Oeufs frits	61
114	„ à la trippe	60
965	Omelette aus Monaco	329
152	„ aux fines herbes	72
150	„ ital. mit Gemüsen	72
148,₂	„ Knorrs (gesalzen)	71
962	„ „ (süß)	329
148	„ soufflé (gesalzen)	71
967	„ „ (süß)	330
968	„ „ m. Rahm	330
775	Orangen-Auflauf	262
1286	„ -Bowle	431
981	„ -Creme	336
1076	„ -Eis	367
1005	„ -Flammeri	343
674	„ -Kompott	233
1278	„ -Limonade a. Schal.	429
718	„ -Marmelade	243
1056	„ mit Schlagrahm	360
721	„ -Sirup	246
1169	„ -Torte	395
1101	Orangen-Tunke	373
1101,₁	„ „ mit Rahm	374
878	Orientkipfel	299
1166	Ottotorte	394

	P	
201	Parmesankrapfen	87
296,₂	Pastetchen mit Gemüsen	121
296	„ „ Pilzen	121
296,₃	„ „ „ Spinat	121
914,₂	„ süße	312
797	Pastete, englische (Pie)	270
288	„ gefüllt	118
433	Pastinakwurzeln	163
515,₂	„ gebraten	185
583,₂	„ -Salat (Gemüse-Salat)	207
474	Petersilien-Gemüse	174
639,₁	„ -Tunke	224
583,₁	Petersilwurzelsalat (Gem.-Salat)	237
948	Pfannkuchen als Nachspeise	324
134	„ einfacher	67

Pfannkuchen—Rahmstrudel   471

Nr.		Seite
950	Pfannkuchen im Ofen	325
141	„ mit Brandteig	69
136	„ „ Gemüsefüllung	68
135	„ „ Schnee (gesalzen)	67
948,²	„ „ Schnee (süß)	324
949	„ „ sauer. Rahm	324
954	„ „ Topfenfülle	326
961	„ von Brandteig	328
951,¹	„ -Nudeln i. Ofen	325
1189	Pfingstkuchen	402
1085	Pfirsiche à la Melba	369
678	„ kalifornische	234
1032	„ -Kranz	351
670	„ -Kompott	232
1085,²	„ mit Gefrorenem	370
998	„ „ Wein	341
1091	„ -Tunke	371
970	Pflaumen, gebackene	331
679	„ getrocknete	234
730	„ in Honig	249
700	Pflaumen-Mus	240
777	„ -Speise	263
701	„ und Birnen	241
1094	„ -Tunke	372
520	Pichelsteiner	187
897	Pilze, gebackene	307
515,¹	„ gebratene	185
507	„ gedämpfte	183
695	„ im Dunst	239
291	„ in Förmchen	119
504	„ in Öl	182
171	Pilz-Küchlein	78
506	„ -Mus	183
520	„ -Ragout mit Kartoffeln	188
521	„ „ pikantes	188
583,²	„ -Salat (Gem.-Salat)	207
381,¹	„ -Strudel	148
640	„ -Tunke	224
643	„ „ feine	225
821	Pirogi	130
822	„ in Nudelteig	130
1225	Plätzchen, gefüllt	414
1228	„ Nürnberg, braune	414
1193	Plum-Cake	403
869	„ -Pudding, englischer	295
739	Polenta-Grieß	253

Nr.		Seite
327	Polenta (ital. Bauernger.)	132
199	„ -Schnitten	87
1223	Pomeranzen-Brot	413
1229	Pomeranzen-Küchlein	413
534	Pommes frites	191
790	Pommes Marteau	268
689	Preiselbeeren	237
1124	Preiselbeer-Kuchen	382
176,²	Protose-Croquettes	80
177	„ -Kartoffelcroquettes	81
176	„ -Schnitten	80
678	Prünellen	234
855	Pudding aus geb. Semmelschnitten	290
1051	Pudding, Dresdener	358
841	„ englischer	286
264	„ v. geröstet. Grieß	109
262	„ s. Anrichten	109

Q

748	Quacker-Oats	254
876	Quark-Krapfen	298
712	Quitten-Marmelade	243
1270	„ -Schaum	426
72	„ -Suppe	47
1097	„ -Tunke	372

R

582,²	Radieschen-Salat (Gem.-Salat)	208
450	„ -Gemüse	167
339	Ragout fin	136
261	„ in Muscheln	108
517	„ vegetarisches	186
799	Rahm-Auflauf, saurer	271
1070	„ -Gefrorenes mit Schokolade	365
361	„ -Knödel, sauere	143
94	„ -Nocken	54
290	„ -Pastetchen	118
270	„ -Pudding, sauerer	111
188	„ -Schnittchen von saurem Rahm	84
812	„ -Speise, sauere	275
928	„ -Strudel	317

Nr.		Seite
928,2	Rahm-Strudel, ganz feiner	317
929	„ „ mit Semmelfüllung	318
1151	„ -Torte, sauere	389
622	„ -Tunke, „	219
590,2	Rapunzchensalat (grüner Salat)	207
900	Regenwürmer	307
671	Reineclauden und Pfirsiche	232
1047	Reis à la Trautmannsdorf	357
226	Reisauflauf (gesalzen)	97
778	„ „ (süß)	263
778,1	„ „ m. Äpfeln oder Aprikosen	263
227	„ „ mit Gemüsen	97
780	„ „ „ Haselnüssen	263
778,4	„ „ „ Kirschen	263
780,2	„ „ „ Makronen	263
227,2	„ „ „ Pilzen	92
228	„ „ „ Rosenkohl	97
228,2	„ „ „ Wirsing o. Weißkraut	98
886	Reis-Birnen	303
745	„ -Brei mit Äpfeln	253
745,2	„ mit Kürbissen	253
1016	„ -Flammeri	346
1050	„ -Gelee	358
741	„ gekochter	252
324,2	„ gestürzter	131
24	„ -Juliennesuppe	32
85	„ -Klößchen f. d Suppe	51
885	„ -Küchlein, gefüllte	303
1154	„ -Kuchen	390
1155	„ „ auf Butterteig	390
1156	„ „ feiner, leichter	391
1052	„ Maltheser	358
744	„ mit Dörrpflaumen	253
1044	„ „ Früchten	356
227	„ „ Gemüsen	97
1049	„ „ Makronen	357
779	„ „ Schokolade	264
260	„ -Muscheln	108
299	„ -Pastete	122
746	„ polnischer	254
265	„ -Pudding (gesalzen)	109
858	„ „ einfacher	291
859	„ „ feiner	292
326	„ -Rand	132

Nr.		Seite
947	Reis-Schmarren	323
371	„ „ mit sauer. Rahm	146
191	„ -Schnitten (gesalzen)	84
884	„ „ (süß)	302
191,2	„ „ mit Käse	85
611	„ -Salat	215
781	„ -Speise v. Eier	265
21	„ -Suppe	31
22	„ „ mit Makkaroni	31
22,2	„ „ „ Wirsing	31
312	„ -Tomaten in Tunke	127
1297	„ -Wasser für Kranke	432
737	Reisflocken-Brei	251
357	„ -Knödel	142
733	Reismehlbrei	250
449	Rettiche, gedünstete	167
583,2	Rettichsalat	207
685	Rhabarber	236
772	„ -Auflauf	261
1006	„ -Flammeri	343
401	„ -Gemüse	154
662	Rhabarber-Kompott	230
1128	„ -Kuchen	383
704	„ -Marmelade, engl.	241
524	Risi-Pisi	189
22,2	„ -Suppe	31
323	Risolles	130
325	Risotto molto bene	131
325,2	„ „ mit Spinat	131
325,4	„ „ m. Tomaten	131
325,3	„ „ mit Wirsing	131
896	Ritter, arme	306
1176	Rochedale	398
1180	Roggenbrot	399
880	Rohrnudeln	300
740	Rollgerste mit Dörrpflaumen	252
472	Rosenkohl	173
473	„ mit Eiern	174
1220	Rosette-Waffeln	412
482	Rote Rüben als Gemüse	176
156,4	„ „ im Teig	73
592	„ -Salat	209
583,3	„ „ (Gem.-Salat	207
593	„ „ m. Kartoff.	209
592,2	„ „ mit Meerrettich	209

Rote Rüben-Salat—Schokoladecreme

Nr.		Seite
593,2	Rote Rüben-Salat mit Sellerie	210
40	" " -Suppe, russische	37
486	Rotkraut (siehe Blaukraut)	177
644	Rotweintunke	225
426	Rüben, bayerische	162
424	" " in Karamel	161
515,1	" " gebraten	186
156,4	" " im Teig	73
425	Rübchen, braune, in Tunke	161
119	Rührei	62
120	" gebacken m. Gemüsen	62

S

791	Sago-Auflauf	268
1020	" -Grütze	347
82	" -Klößchen	50
1159	" -Kuchen	392
178	" -Schnitten	81
1021	" -Speise	348
19	" -Suppe m. Kerbel usw.	30
1107	" -Tunke	375
233	Salat-Auflauf	99
615	" bunter	216
602	" dänischer	211
614	" gemischter	216
402	" -Gemüse	155
601	" italienischer	211
47	" -Suppe	39
677	" süßer	234
594	" von Bohnenkernen	210
588	" " harten Eiern	208
156	Salbeiblätter im Teig	73
729	Salzgurken	249
604	" in Öl	212
527	Salzkartoffeln	190
527,1	" m. Pfefferminze	190
1197	Sandtorte	405
1198	" auf andere Art	405
1199	" mit Hafermehl	405
338	Sauce polonaise	135
399	Sauerampfer-Gemüse	154
590,1	" u. Kerbel-Salat (gr. Salat)	209
275	" -Pudding	113
42	" -Suppe	38

Nr.		Seite
638	Sauerampfer-Tunke	223
219	Sauerkraut-Auflauf mit Kartoffelmus	94
218	" " m. Rahm	94
493	" -Gemüse	179
493,4	" " m. Fenchel oder Dill	179
494	" " mit Kartoffeln	180
493,3	" " m. Rahm	179
493,2	" " mit Tomaten	179
596	" -Salat	210
49	" -Suppe	40
550	Savoyardenkartoffeln	196
569	Schalkartoffeln, gefüllt	203
106,2	Schaum-Klößchen	57
870	" -Pudding, roter	296
756	Scheiterhaufen	256
976	Schlagrahm, Bereitung von	334
1066	" gefrorener	364
1071	" " mit Aprikos.	365
1067	" " mit Croquant	364
1041	" mit Bananen	354
1039	" " cand. Früchten	354
1040	" " Makron.	354
1039,2	" " Stachelbeerkomp.	354
1039,3	" " Walderdb.	354
1039,4	" " Weichseln	354
9	Schleimsuppe mit Rahm	26
1145	Schmalzkuchen mit Früchten	387
901	Schneckennudeln	308
196	Schneeballen	86
1026	Schneeeier in Milch	349
1000	Schneefrüchte	341
992	Schnellcreme	339
624	Schnittlauchtunke	219
160	Schnitzel à la Holstein	75
169	" Kölner	78
92	Schnitten, englische	53
813	Schokolade-Auflauf	275
787	" m. Grieß	267
977	" -Creme	334
978	" " aufanb. Art	334

Nr.		Seite	Nr.		Seite
1075	Schokolade-Eis . . .	366	941	Semmel-Schmarren m. Äpf.	322
1007	„ -Flammeri .	344	374	„ „ „ Käse .	146
1195	„ -Kuchen . .	404	940	„ „ „ Obst .	321
1258	„ -Makronen .	423	366,2	„ -Serviettenkloß .	145
844	„ -Pudding . .	287	887	Senf-Butter	150
1261	„ -Schaumplätzchen	424	607,2	„ -Tunke, gequirlte	213
1265	„ -Schnitten . .	425	607	„ „ kalte . .	213
1175	„ -Torte . . .	397	621	„ „ warme . . .	213
1108	„ -Tunke . . .	375	621,2	„ „ „ (f. Art)	219
1283	Schoriemorie	430	924	Serviettenkloß . . .	316
419	Schotenerbsen (s. Kugelerbs.)	159	925	„ mit Grieß .	316
363	Schrotbrotknödel . . .	144	108	Setzeier	58
848	Schwammpudding . . .	288	118	„ auf Brotschnitten .	62
27	Schwarzbrotsuppe . .	33	149	Soufflé mit Gemüsen .	71
465	Schwarzwurzeln . . .	171	330	Spaghetti (s. Makkaroni)	133
258	„ in Muscheln	108	1264	Spanisch Wind . . .	425
280	„ -Pudding	114	463	Spargel	170
583,1	„ -Salat .	207	258	„ in Muscheln .	108
515,4	„ -Stückchen,		464	„ „ Senf .	171
	gebraten	186	463,2	„ mit Bechameltunke	170
45	„ -Suppe . .	39	280	„ -Pudding . . .	111
1194	Seed-Cake	404	583,2	„ -Salat (Gem.-Sal.)	207
475,2	Sellerie à la creme .	175	258	„ „ in Muscheln	108
476	„ gedünstet . . .	175	44	„ -Suppe . . .	38
304	„ gefüllt . . .	124	515,4	„ -Stückchen, gebraten	186
475	„ -Gemüse . . .	175	909	Spätzle, schwäbische .	310
156,2	„ im Teig . . .	73	1019	Speise, billige . . .	347
259,2	„ in Muscheln .	108	1027	„ Hamburger . .	350
172	„ -Küchlein . . .	79	1034	„ Mannheimer . .	352
305	„ mit Linsenfüllung	124	763	„ Schweizer . .	259
477	„ -Mus m. Kartoffeln	175	872	Speisenmehlpudding . .	296
613	„ -Salat m. Mayon.	215	1236	Spekulatius	417
583,2	Selleriestangensalat (Gem.-		108	Spiegeleier	58
	Salat)	207	109,2	„ mit Käse . .	58
583,3	Selleriewurzelsalat (Gem.-		109,4	„ „ Spinat . .	59
	Salat)	207	109,3	„ sauer. Tunke	59
320	Semmeln, gefüllte . .	129	109	„ Tomaten . .	58
211	Semmel-Auflauf mit Käse	92	393	Spinat à la creme . .	152
104	„ -Klößchen, einfache .	57	392	„ auf ital. Art . .	152
102	„ „ m. Käse .	56	389	„ -Gemüse	151
343	„ -Knödel	137	294	„ in Förmchen . .	120
344	„ „ feine . . .	138	259	„ in Muscheln . .	108
343,2	„ „ m. Spinat	138	348	„ -Kartoffelknödel . .	139
274	„ -Pudding	113	98	„ -Klößchen . . .	55
376	„ -Schmarren, einfach	147	390	„ mit Rahm . . .	152
375	„ „ i. Ofen		151	„ -Omelette . . .	72
	(gesalzen)	147	276	„ -Pudding . . .	113
942	„ „ i. Of. (süß)	322	277	„ „ feiner . .	113

Spinatsalat—Topfenbereitung 475

Nr.		Seite
590,1	Spinat-Salat (grün. Salat)	209
1211	Spritzgebackenes	409
898	Spulen, gebackene	307
987	Stachelbeer-Creme	337
1008	„ -Flammeri	344
727	„ in Flaschen	248
711	„ m. Saft u. Wein	243
707	„ -Mus	242
676	„ -Salat	233
1102	Stachelbeer-Tunke	374
427	Stachys	162
515,1	„ gebratener	186
157	„ im Teig	74
427,2	„ in Tunke	162
686	„ -Salat	208
186	Stänglein, gebackene	83
793	Steinmetzkuchen	269
505	Steinpilze als Gemüse	183
522	„ -Ragout	188
1202	Stollen, Leipziger	406
938	Strudel gefüllter, in Wein	321
927	„ -Teig, Bereitung des	316
931	„ mit Kartoffelfülle	318
934	„ „ Schokoladefüllg.	320
29	Suppe eingebrannte	34
33	„ von Bohnenkernen	35
25	„ „ frischen ob. getrockneten Erbsen	32
52	„ „ Frühlingskräut.	41
56	„ „ Gemüseallerlei	42
56,2	„ „ Gemüseresten	43
16	„ „ Kartoffeln	28
28	„ Panadel	34
26	„ Pariser	33
48	„ Pilz-	40
58	„ Pfannkuchen-	43
100	„ -Klößchen von Rollgerste	36

T

874	Talken, böhmische	297
875	„ mit sauerem Rahm	298
792	Tapioka-Auflauf	269
1015	„ -Flammeri	346
752	„ -Mus	255
857	„ -Pudding	291
20	„ -Suppe m. gelb. Rüb.	30

Nr.		Seite
1246	Teebiscuits engl.	420
426	Teltower Rüben	162
515,1	„ „ gebraten	186
424	„ Rübchen i. Karamel	161
923	Tiroler Knödel	315
1290	Tisane	431
243	Tomaten-Auflauf	102
244	„ au gratin	102
237	„ -Blumenkohl	100
694	„ eingemachte	239
116	„ -Eier	61
8	„ -Flockensuppe	26
417	„ gebratene	159
311	„ gefüllte	127
618,2	„ „ in Aspic	217
726	„ -Gelee	248
116	„ -Gericht	158
418	„ grüne	159
692	„ im Dunst	238
693	„ -Mark	238
246,2	„ m. Bohnenkernen u. grünen Bohnen	103
130	„ „ Ei	65
617,2	„ „ Mayonnaise	217
617	„ „ Salatfülle	217
313	„ „ Semmelfülle	127
247	„ nach Florentinerart	104
139	„ -Pfannkuchen	69
283	„ -Pudding	115
229	„ -Reis	98
230	„ -Reisauflauf	98
583,2	„ -Salat (Gem.-Sal.)	208
245	„ -Soufflé, Neapolit.	103
248	„ -Speise	104
84	„ -Suppe	35
34,2	„ „ mit Grieß	35
34,3	„ „ „ Reis	35
34,4	„ „ „ Rollgerste	36
34,5	„ „ „ Tapioka	35
35	„ „ „ Wurzeln	36
636	„ -Tunke	223
636,2	„ „ braune	223
637	„ „ mit Pilzen	223
637,2	„ „ Rahm	223
246	„ u. grüne Bohn. usw.	103
800	Topfen-Auflauf	271
754	„ Bereitung des	256

Nr.		Seite
983	Topfen-Creme	336
351	„ -Knödel	140
353	„ „ gebackene	141
352	„ „ mit Grieß	141
200	„ -Nudeln (gesalzen)	87
906	„ „ (süß)	309
828	„ „ in der Milch	281
200,₁	„ „ russ. (gesalz.)	87
907	„ „ (süß)	309
952	Topfen-Pfannkuchen	326
943	„ -Schmarren (süß)	322
372	„ „ (gesalzen)	146
221	„ -Speise	95
379	„ -Strudel	148
1146	„ -Torte	388
439	Topinamburs (Erdbirne, Erdartischocke)	165
439,₁	„ in der Tunke	165
440	„ in Wein	165
441	Topinambur-Mus	165
283	„ -Pudding	116
586	„ -Salat	208
720	Träublessaft	246
508	Trüffel-Gemüse	184
508,₁	„ m. Aubergin.	184
598	„ -Salat	210
598,₁	„ m. Artischocken	210
641	„ -Tunke	225
599	„ und Topinambursalat	211
630	Tunke, braune	221
623	„ holländische	219
633	„ italienische	222
625	Tunke mit Öl	220
73	„ zu Krautkugeln	79

V

817	Vanille-Auflauf	276
1205	„ -Brot	407
975	„ -Creme	333
975,₁	„ „ mit Pfirsichen	334
1074	„ -Eis	366
106	„ -Eiweiß	57
1233	„ -Gußschnitten	416
1232	„ -Hörnchen	415
1106	„ -Tunke	375

Nr.		Seite
	W	
456	Wachsbohnen	456
456,₁	„ auf poln. Art.	456
456,₂	„ m. sauern Rahm	456
1217	Waffeln	411
1285	Waldmeisterbowle	430
691	Walnüsse, eingemachte	238
324	Wasserreis	131
854	Weck-Auflauf	290
731	„ -Brei	250
854	„ -Pudding	290
972	„ -Schnitten (süß)	332
187	„ „ (gesalzen)	84
179	Weibertreukotelettes	81
719	Weichselsaft	245
673	Weinbeerenkompott	233
984	Wein-Creme	336
985	„ „ einfach	346
1017	„ „ gestürzte	337
986	„ „ mit Früchten	337
932	„ -Strudel	319
831	„ warme	283
63	„ -Kaltschale	45
951	„ -Pfannkuchen im Ofen	325
795	„ -Speise	270
62	„ -Suppe	44
1105	„ -Tunke, einfache	374
645	„ „ geschlagene	226
61	Weinmostsuppe	44
301	Weintraubenblätter, gefüllte	123
1127	Weintraubentorte	382
1184	Weißbrot mit Backpulver	400
895	„ -Schnitten in Wein	306
223	Weißkraut-Auflauf m. Wein	96
492	„ gedämpft	179
492,₁	„ mit Eiertunke	179
303	„ gefüllt	123
487	„ im Dampf	177
489,₁	„ mit Kümmel auf bayer. Art	178
489	„ mit sauer. Rahm	178
490	„ „ Wein	178
86	„ -Klößchen	51
284	„ -Pudding	116
582,₁	„ -Salat (Gem.-Salat)	207

Weißkrautsalat—Zwiebeltunke

Nr.		Seite
597	Weißkraut-Salat a. Sauerkrautart	210
222	„ -Schüssel	95
380	„ -Strudel	148
429	Weiße Rüben	162
310	„ „ gefüllt	126
434	„ „ in Karamel	161
430	„ „ Senftunke	163
431	- „ „ junge	163
1104	Weißweintunke	374
1185	Weizenbrot (nach Stosch)	401
384	Welsh-Rare-bit	149
810	Wickelmus	274
1170	Wiener Torte	395
888	Windbeutel	304
889	„ auf andere Art	304
890	„ mit Schlagrahm oder Marmelade	304
53	Wintergemüsesuppe	41
495	Winterkohl (siehe Grünkohl)	180
603	Wintersalat, gemischter	212
488	Wirsing a. südd. Art	178
492	„ gedämpft	179
492,²	„ m. Eiertunke	179
487	„ im Dampf	177
583,²	„ -Salat (Gem.-Salat)	207
198	Wunderschnitten	87
161	Würstchen, vegetarische	75
202	Wurst	88
1,²	Wurzel-Brühe	24
609	„ -Salat m. Mayonn.	214
5	„ -Suppe	25

Z

400	Zichorien-Gemüse	154
591	„ -Salat	209
1227	Zimt-Sterne	414

Nr.		Seite
1218	Zimt-Waffeln	412
805	Zitronen-Auflauf	272
979	„ -Creme	335
1074	„ -Eis	366
1009	„ -Flammeri	344
1119	„ -Guß	380
1277	„ -Limonade, engl.	429
1276	„ „ gewöhnl.	429
835	Zitronen-Pudding	283
743	„ -Reis	253
68	„ -Suppe	46
1299	„ -Tee	433
620	„ -Tunke (gesalzen)	218
1101	„ „ (süß)	373
1101,²	„ „ mit Rahm	374
461	Zuckererbsen	170
1118,²	Zuckerguß mit Schokolade	379
1118	„ warmer	379
832	Zucker-Pudding, gebrannter	282
833	„ feiner	283
919	Zwetschgen-Knödel	314
920	„ mit Hefe	314
921	„ „ i. Nudelteig	315
1122	„ -Kuchen	381
1249	Zwieback	421
1250	„ auf andere Art	421
1257	„ -Makronen	423
481	Zwiebeln aus Oporto	176
478	„ glasiert	175
479	Zwiebel-Gemüse	175
480	„ -Mus	176
1179	„ -Kuchen	399
1179,²	„ „ feiner	399
37,²	„ -Suppe, braune	37
37	„ „ weiße	36
381	„ -Strudel	148
652	„ -Tunke	227
653	„ „ mit Wein	227

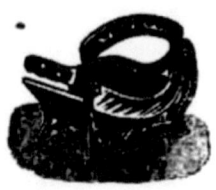

Zuverlässige Stützen der Hausfrau

sind die bewährten

Alexanderwerk- Haushalt- Maschinen und Geräte

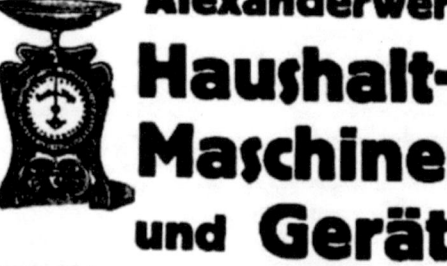

Brotschneider
Haushaltwagen
Frucht- u. Saftpressen
Reibemaschinen
Eismaschinen
Hackmaschinen
Kaffeemühlen
Messer- und Gabelputzmaschinen
Rührgläser, Schaumschläger
Zitronenpressen, Bohnenschneider
Obstentkerner, Wasch- und Wringmaschinen usw.

ᗞᗞ

Alexanderwerk-Maschinen sind in jedem einschlägigen Geschäft erhältlich.

ᗞᗞ

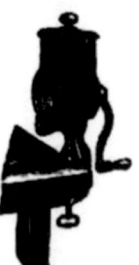

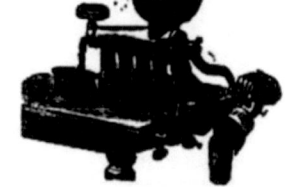

Achten Sie genau auf die Bezeichnung „Alexanderwerk" und diese Schutz- Marke.

ᗞᗞ

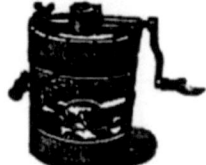

Alexanderwerk
A. von der Nahmer, Akt.-Ges.

1800 Arbeiter **Remscheid** 1800 Arbeiter

HYGIAMA

Wohlschmeckend! Leichtverdaulich! Billig! ○○○○○

Ein konzentriertes, diätetisches

Nähr- und Kräftigungsmittel

welches infolge seiner großen Vorzüge, wie Leichtverdaulichkeit, hohen Nährkraft, angenehmen Geschmack und vielseitiger Zubereitung (siehe Prospekt, welcher jeder Büchse beiliegt) in keinem Haushalte fehlen sollte. Bestgeeignetes Frühstücks- und Abendgetränk für Gesunde, Kranke und Rekonvaleszenten jeden Alters bis herab zu 2 Jahren, hauptsächlich für die

**heranwachsende Jugend ::
geistig angestrengt Arbeitende
werdende und stillende Mütter.**

Für letztere ist Hygiama unentbehrlich, da es das Erbrechen lindert und die Milchabsonderung günstig beeinflußt, so daß das Stillen nicht nur erleichtert, sondern in vielen Fällen sogar ermöglicht wird. Vorzügliche Bereicherung der Krankenkost und deshalb seit 23 Jahren von ersten Ärzten empfohlen bei:

Bleichsucht, Blutarmut, Magen- und Darmstörungen, Nerven- und Lungenleiden, fieberhaften Erkrankungen etc.

═══ **Preis der Büchse à 500 g Mk. 2.50** ═══

Vorrätig in den meisten Apotheken und Drogerien.

INFANTINA

(Dr. Theinhardts lösliche Kindernahrung)

Zuverlässigster Zusatz zur verdünnten Kuhmilch für die Ernährung von Säuglingen in gesunden und kranken Tagen.
Seit über 23 Jahren von ersten Pädiatern vorzugsweise angewandt bei:

**Brechdurchfall :: sommerlichen Diarrhöen
Skrophulose :: Rhachitis :: Anaemie etc.**

═══ **Preis der Büchse à 500 g Mk. 1.90** ═══

Die in den Apotheken und Drogerien gratis erhältlichen Broschüren: „Ratgeber für die Ernährung in gesunden und kranken Tagen" (Hygiama betr.)
sowie
„Der jungen Mutter gewidmet" (Infantina betreffend),
werden der besonderen Beachtung der verehrlichen Leserinnen empfohlen.

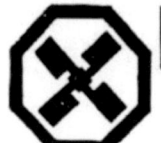 # Friedensauer Nährmittel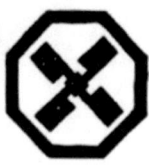

(mehrfach preisgekrönt)

ermöglichen eine vollständige vegetarische Lebensweise. Aber auch zum Übergang von der animalischen Kost zur rein pflanzlichen Ernährung sind sie bestens zu empfehlen. In Friedensauer Nährmittel sind alle den Körper aufbauende und erhaltende Grundnährstoffe, wie Eiweiß, Fett, Kohlehydrate und Nährsalze in genügender Menge enthalten und durch hohe Backprozesse für die Verdauung in weitester Weise vorbereitet. Als in vielen Sanatorien und Heilanstalten bestens erprobten und bewährten Fleischersatz empfehlen wir:

Protose

(Nußfleisch) sieht gehacktem Hühnerfleisch ähnlich und kann gerade so wie Fleisch in vielfacher Art bereitet werden.

Vegetabilischer Aufschnitt

ist als kalter Belag auf Butterbrot oder allein gegessen, auch mit Mayonnaisensauce, eine Delikatesse.

Weitere empfehlenswerte Nahrungsmittel:

Nuttolin :: Granola :: Granoseflocken und Bromose

letztere besonders für Blutarme.

Friedensauer Nährmittel sind trotz ihres hohen Nährwertes sehr leicht verdaulich und aus reinen Naturprodukten hergestellt, ohne Beimischung von Chemikalien und Essenzen. — Aufklärende Preisliste umsonst und portofrei.

Alleinfabrikanten Deutschlands:

Deutscher Verein für Gesundheitspflege
FRIEDENSAU Nr. 60
(Post Grabow, Bez. Magdeburg)

Allgemein besonders geschätzt:

Ries-Tee

Ries-Malzkaffee

Ries-Fruchtsäfte

Ries-Apfelwein

und Apfelsaft

Ries-Heidelbeerwein

Importeur und Hersteller:

Heinrich Ries □ **München und Nürnberg**

Kgl. Bayer. Hoflieferant und Hoflieferant I. I. K. K. H. H. der
:: Prinzen Luitpold, Ludwig und Ruprecht von Bayern ::

„Nuxo" Nuß-Nahrungsmittel

sind unentbehrlich für alle, die vorübergehend zur Kur oder für immer aus gesundheitlichen, wirtschaftlichen oder ethischen Gründen sich **der Fleischnahrung enthalten** wollen. Diese Erzeugnisse sind rühmlichst bekannt und ärztlich empfohlen, naturrein, leicht verdaulich, höchst spannkräftig, ein schmackhafter, vollwertiger Ersatz für Tierfleisch und Tierfett, dabei preiswert. :-:
Interessante Schriften umsonst erhältlich

Nuxo-Werke, Rothfritz & Co., Hamburg 118.

Vegetarische Speisehäuser, Restaurants und Pensionen

C = Café, G = Gasthaus, H = Heilanstalt, M = Mittagstisch, P = Pension, S = Speisehaus

I. Deutschland

Aachen, „Quisisana", C. Droullier, Harskampstraße 74
Augsburg, J. Vest, Ecke Grottenau-Fuggerstraße D 202
Baden-Baden, Dr. Selz und Frau P.; Markgrafenstraße
-Lichtental, B. Binswanger; HPS
Bad Nauheim, Veget. Ref.-Restaurant, Fürstenstraße 26
Berlin, Karl Behnke, Friedrichstraße 151
Emilie Dannenberg, Holzmarktstraße 73 I
Emma Hoffmann, Kirchstraße 5, part.
Arth. Kämmerer, Kronenstr. 47 I S
Geschw. Klinkisch, Veg. Speisehaus, SW, Friedrichstraße 21 I
Ernst Millradt, Veget. Restaurant, Friedrichstraße 160 I
Uhlisch, Dresdenerstraße 29
Anton Becke, Chausseestr. 117 I
Otto Dannenberg, Wallstr. 81 I, Ecke Neue Roßstraße
Aug. Greiling, O, „Quisisana", Kottbuserstraße 15 p.
Karl Homann, W, Potsdamerstraße 32 I
Else Howaldt, Kommandantenstraße 41 I
Rud. Kronberg, NW, Prinz-Louis-Ferdinandstraße 2 I
Friedrich Meinung, C, Neue Schönhauserstraße 10 I
Reinhold Scheibchen, Prinzenstraße 83 I, Moritzplatz
Joseph Schmelz, „Ceres", Paulstraße 2 I, Moabit
Gg. Steinhoff, C, Königstr. 29 I (Nähe Alexanderplatz)
Adolf Weber, SW, Mauerstraße 66/67 I
Friedrich Wolf, Seidelstr. 29 part.
Fritz Zimmermann, N, Friedrichstraße 125 I
Benneckenstein, „Erholungsheim Ebert" (Südhochharz)
Blankenburg a. H., Heinrichsweg 6, P
Bonn, P. Gollmann, Gangolfstr. 3
Reformhaus Unger, Am Hof 7
Braunfels, Lahn (Luftkurort), L. & E. Törner, P
Bremen, K. Hauffen, Am Brill 5
Breslau, „Pomona", CS, Albrechtstraße 44/45 I
„Quisisana", SC, An der Magdalenenkirche 6 I
Paul Rümpler, Altbüßerstr. 59
Carlshagen auf Usedom, Pension Sommerheim, Besitzer Athmer-Scheffer
Charlottenburg, Fr. Götze, Bismarckstraße 8, „Freya"
Fr. Klang, „Iduna", Berlinerstraße 119 I
Chemnitz, Max Winter, CS, Annabergerstraße 27

Darmstadt, Joh. Horn, „Thalysia, Alexanderstraße 4 I

Dresden, „Pomona", Grunaerstraße 31 (Fr. Schmidt)
A. Rokohl, Moritzstraße 14 I, „Eintracht"
Rokohl, Wettinerstraße 5, „Vegetarierheim"
M. Sohrmann, Ferdinandstr. 18
Fr. Wickel, Schloßstraße 14

Düsseldorf, J. F. Beckmann, Ecke Ost- und Grupelostraße 1 part.
„Ceres", Charlottenstr. 36, Geschw. Wilmsmeyer

Düsseldorf, J. Mohr, Kaiser Wilhelmstraße 44 a, „Quisisana"

Eberswalde, Sanat. Drachenkopf, ärztlich geleitet

Elberfeld, H. Lovis, Veget. Kurrestaurant und Café, Herzogstraße 25 I

Elsterberg-Sippe, „Pomona", Pensionspreis 4—6 M.

Essen (R.) Dilgers, B., „Thalysia", Bornstraße 16 I

Finkenmühle b. Mellenbach, Stat. Zirkel, Thür. Wald. Dr. W. Hoß

Frankfurt a. M., Lina Floto, Elbestraße 18
„Freya", Schäfergasse 31
Frau M. Priester, Bleichstraße 68
B. Schellwald, Gr. Hirschgraben 28

Freiburg i. Br., Bruns, Friedrichstraße 3 I
Fr. Josephine Dirler, Schabentorplatz 5
Frl. Glaser, Belfortstraße 13
„Zum goldenen Apfel", Kaiserstraße 35

Bad Freienwalde (Märk. Schwz.) W. Seidemann, MPZ

Friedensau, Sanatorium Post Grabow, H

Garmisch (Bayern), Pension Villa am Rain, PZ

Gotha, Neudeutsches Erholungsheim, Schwabhäuserstraße 24

Göttingen, Ref.-Speisehaus u. C, Baur, L. Geismarstraße 2 part.

Hagen i. W., Möcking, M, Elberfelderstraße 34 II

Halle a. d. S., Reform-Restaurant, Gr. Ulrichstraße 18 I

Hamburg, Martha Bagehorn, Kl. Reichenstraße 20/21
R. Riöbge, Börsenbrücke 2 I
W. Kirsten, Großer Burstah 25 I u. Ecke Rosenstraße u. Brandsende
J. Ortmann, Werftstraße 28 I
Gebr. Schubarth, Alster-Arkadenpassage 8 I

Hannover, Otto Eppens, S, Goethestraße 42 I
P. Schellwald, S, Braunschweigerstraße 11

Harzburg, „Gesundhorn", HP

Heidelberg, R. Poetzl, Hauptstraße 100, Reformrestaurant

Honnef a. Rh., „Villa Louise", Reichenbachstraße 25, MNZP

Jena, „Sanitas", Saalbahnhofstraße 8

Karlsruhe, R. Kirsten, Kaiserstraße 123

Kiel, O. Teichert, Gaßstraße 4 I

Köln a. Rh., „Quisisana", Schildergasse 117
„Thalysia", Cäcilienkloster 5
Vegetarisch. Reform-Restaurant, Brückenstraße 12 I

Leipzig, „Freya", Roßplatz 15 I
„Manna", K. Kohle, Neumarkt 29
„Pomona", Kurprinzenstraße 31
Frau M. Seiferth, Zeitzerstr. 13 I, „Ceres"

Lippstadt i. W., „Fruchtplantage Sonnenau"

Magdeburg, Herm. Frühbrodt, Alter Markt 14 I
Ernst Lutze, Heilige Geiststraße 7

Mainz, Heinrich Floto, Schusterstraße 56

Mannheim, „Ceres" (J. Haberstroh) F. 2, 4 a, am Markt

Marburg, Max Duphorn, Marktplatz 12

Mittweida, Frl. Otto, Deckerstraße 6

München, Ed. Bauer, Schommerstraße 14a, „Thalysia"
Karl Belz, „Ceres", Veget. Restaurant, Löwengrube 8
Brauer, Frau; „Veget.-Heim", CS, Türkenstraße 24/0
„Ethos", CPS, Ottostr. 11 u. II, Franziska Toni
Frl. Warren, veg. „Engl. Home", Trautenwolffstraße 3 und 8
„Zum Fruchtkorb", Schraudolphstraße 2a
„Hygieia" CS, Franz X. Rubhart, Glückstraße 7
Pension „Wild", Fr. Michel, Herzogspitalstraße 14 II
A. Renftle, „Ibuna", CS, Luitpoldstraße 8 I
Paul Wießner, „Reform", CS, Augustenstraße 54 I
Naumburg, A. Kämmerers Erholungsheim, Kroppental
C. E. Wagners Naturheilanstalt
Neukirch (Lausitz), Neumanns Erholungsbad
Nürnberg, A. Schütze, Theatergasse 14, „Thalysia"
Offenbach (Main), Wilhelmspl. 16p.
Oranienburg, Erhol.-Heim „Eden"
Partenkirchen, M. Kokolsky, Farchanterstraße 54½ PZ
Pforzheim, F. Oelschlägel, Zahnstr. 7
Plauen, „Quisisana", Neundorferstraße 2
Bad Reinerz, Frau O. Seiffert PZ
Roesrath b. Köln a. Rh., Frau A. Raab, GP
Roßwein, G. Atzenroth, Gut Wolfstal

Salzhausen „Bad", bei Nidda, Oberhessen, „Pension Stillfried", MNPSZ
Schwartau, Solbad bei Lübeck, Waldsanatorium, Dr. med. Tegtmeyer
Schneeberg, Erzgebirge, Schlesinger, NPZ
Soden-Salmünster bei Frankfurt a. M., „San. Stolzenberg" HP
Stendal, Matthias Gebhardt, MNPZ, Weberstr. 16
Straßburg (E.), Kirsten; Reform-Restaurant, Judengasse 27 I
Stuttgart, A. Nessensohn, Sophienstraße 34, „Pomona"
J. Haberstroh, Kanzleistraße 24, „Ceres"
Ulm, Otto Körner, Veg. Restaurant, Neutorstraße 2
Warmbrunn, Russische Kolonie 6, Vegetarisches Heim
Warnsdorf, Zimmer, Reform-Speisehaus
Wiesbaden, Vegetarisches Kur-Restaurant, Herrenmühlgasse 9
Erholungsheim „Siegfried"
Café Waldacker
Vegetar. Kur-Restaurant, Karl Häuser, Taunusstr. 13
Wolfstal-Roßwein i. S., Atzenroths „Jungborn"
Woltersdorfer Schleuse bei Erkner-Berlin, Knochs Kurhaus, MP
Würzburg, „Ceres", CS, Domerpfarrgasse 6 II
Zwickau (S.), Emil Schürer, „Reform", S, Kaiser-Wilhelm-Platz

II. Ausland

Alpnach-Dorf, Trautheim, Erholungsheim (Vierwaldstätter-See)
Arosa (Schweiz), Daheim-Pension
Ascona am Lago maggiore, „Heidelbeere", Besitz. V. Straskraba
Villa Helios, Veget. Pension „Semiramis"
Monte Verita, Sanatorium
Basel, „Thalysia", Vegetar. Restaurant, Steinenvorstadt 20 I

Bern, „Zur Gesundheit", Genfer Gasse 11
Veg. Pens. „Jungborn", Haldenweg 1, Lorraine
P. Schulze, „Lebensborn" b. Bern
Blankenberghe, Pension Rogier, Avenue Rogier 4
Brünn, J. Richter, Ferdinandsgasse 22
Speisehaus, Krautmarkt 24

Brüssel, Hotel-Restaurant „Ceres",
  Rue de l'Esplanade 8
Rogier, Rue les Broussart 112
Budapest, „Thalysia", VII. Kiràty-
  utcza 35—37 I
  „Pomona", Gerloczygasse 3 I
Cagnes près Nizza, Pension Végét.,
  le Cotage Mme. P. Schaechtelin
Cannes, Villa Benesiat
Gardone (Riviera), „Hotel goldener
  Fisch", Bes. E. Hochreiter
Glarus, „Kypfe", am Bahnhof
Graz (Steiermark), Reformspeise-
  haus „Wohlfahrt", Hauptplatz 13
Haag, „Pomona", Nieuwstraat 24
Interlaken, Hôtel du Parc, Vor-
  ort Golzwil
Lausanne, Mme. Wagner, 16 Ave-
  nue de Morges
Locarno-Monti, Franziska Beg,
  Kurpension Wartburg
  Engelmann, Villa Ceres
  Villa Lotos, Rathgen-Engelmann,
  Sonnenheim am Waldesrand
Locarno-Muralto, Pestalozziheim
  für Erwachsene und Kinder, P
  Villa Frieda, Frau Raubegger
Locarno-Orselina, Pension Stella
Lugano-Castagnola, Villa Salem,
  Heugärtner

Lugano-Ruvigliana, Sanatorium
  Monte Brè
Luzern, Sommerau, Kapuziner-
  weg 15c, Frau Emma Gelzer
Meran, Dr. von Hartungen, Renn-
  weg 36
  „Lithuania", veget. Pension
  Peuker, Kurpension, Andreas
  Hoferstraße 21 a
  Villa Martha, Gratsch
Prag, Hedwig Buresch, Konvikt-
  gasse 15 I
Reichenberg (Böhmen), „Eden",
  J. Beranek (Ruppersdorf)
  „Thalysia", Friedländerstraße 12
Seewen-Schwyz, Sonnenberg, Al-
  koholfr., veget Pension
Wien, „Freya", Nelkengasse 2
  Carl Ramharter, Wallnergasse 7
  Speisehalle, Nelkengasse 2
  „Thalysia", Oppolzergasse 4, Emma
  Schall
  Vegetarier-Heim, Mariahilfer-
  straße 109
  „Wohlfahrt", Spiegelgasse 8
Zürich, Hiltl, Veget.-Heim, Sihl-
  straße 26—28
  König, „Thalysia", Holbeinstr. 25
  „Thalysia", Neuenhofstr. 14
  „Wohlfahrt", Bleicherweg 9 I

Sanatorium und Pension Monte Brè Ruvigliana-Lugano (Ital. Schweiz)

90 Betten. Das ganze Jahr besetzt. Ärztlicher Leiter Dr. med. O s w a l d. Illustr. Prospekte und Heilberichte frei durch Dir. Max P f e n n i n g.

Diätetische Pension und Erholungsheim Villa Sommerau - Luzern

Ruhig und staubfrei über der Stadt mitten im Grünen in Waldnähe gelegen. Sorgfältige Küche, vegetarisch und gemischt. Vorzüglich eingerichtete Kur-Baderäume. Aller Komfort. Wald-, Luft- und Sonnenbad 15 Minuten entfernt. Großer Garten. Pensionspreis von fr. 7.50 bis fr. 9.—

Es werden junge Damen zur hauswirtschaftlichen Ausbildung auf-genommen. Illustr. Prospekte und jegliche Auskunft bereitwilligst durch die Leiterin **Frau Emma Gelzer.**

Verzeichnis wichtiger Bezugsquellen

Alkoholfreie Getränke: Wormser Nektar-Weine (Nektar, Worms a. Rh., Nr. 266 und in den Reformhäusern). Bechtels Nektar (Alkoholfr. Naturw.) Friedrich Bechtel in Bad Kreuznach I.

Alkoholfreie Getränke u. Fruchtsäfte: H. Ries, München, Rosental 2.
— **Cimo:** Citronen-Most-Syrup von Dr. Ad. Pfannenstiel u. Pohl, München, Schwanthalerstraße 53, sowie den einschlägigen Geschäften (s. Inserat).
— **Pomril** (Apfelsaft) ebendort.

Bananen, getrocknete, Bananenmehl u. Bananen-Kakao: Rothfritz & Cie., Hamburg 118.

Dörrgemüse: C. H. Knorr, A.-G., Heilbronn, in den einschl. Geschäft.

Eier-Ersatz: Panovo, aus Hühnerei hergest. von Panovo-Eiersatz-Ges. m. b. H., München, Augustenstr. 46.

Einmachapparate (Weck usw.): Eduard Rau, Kücheneinrichtungsmagazin, München, Kaufingerstr. 9.

Emailgeschirr: Amberger Emaillier- und Stanzwerke, Gebr. Baumann, Amberg (O.-Pf.).
— Ed. Rau, München, Kaufingerstr. 9.

Essig: Richard Hengstenbergs Weinessigfabrik, Eßlingen a. N.

Fleisch-Ersatz: F. Kiels Fleischersatz „Gesunde Kraft", F. Kiel, Oranienburg i. d. Mark, u. in den Reformhäus. (siehe Inserat) und Textf. 91 u. 128.
— **Hensel-Schrot**, Hensel-Werke (Julius Hensel), Cannstatt-Stuttgart (siehe Inserat).

Gemüsekonserven: C. Seidel & Cie., Münsterberg i. Schl. (siehe Inserat).

Gofio: Aug. Meyerstek, Hannover.

Gluten } Deutsch. Ver. f. Gesundh.-
Granola } Pflege, Friedensau (s. Inf.)
Granose } und in den Reformhäusern.

Haushaltungsmaschinen: Alexand.-Werk, A. von der Nahmer, Remscheid (siehe Inserat).
— Eduard Rau, München, Kaufingerstraße 9 (siehe Inserat).

Hygiama: Dr. Theinhardts Nährmittelgesellschaft, Cannstatt (s. Inserat).

Jungborn-Wäsche: Mahr & Haake, Hamburg 23 (siehe Inserat).

Kaffee: A. Ostermaier, München, Promenadeplatz 12.

Kaffee-Ersatz: Kathreiners Malzkaffee, München II (siehe Inserat).
— **Kornkaffee**, tand., von Seelig, Heilbronn a. N. (siehe Inserat).
— **Kornfrank** H. Frank Söhne, Ludwigsburg (Württemberg).

Käse: Lehrmolkerei Martha Sturm, Waldau-Osterfeld (Halle a. S.)

Kefyr: Ferdinand Schehl, Krefeld, (siehe Inserat).

Kochkisten: „Lilienthalkocher", Selbstkochherd als Ersatz für Kochkisten. Fabrik für Selbstkochherde in Marienwerder (Wpr.) (siehe Inserat).
— Frau Biebers Kochtonnen, Reformhaus f. Gesundh., Wilh. Albers, Mannheim (siehe Inserat).
— Ed. Rau, München, Kaufingerstr. 9.

Konservengläser, Weckapparate. J. Weck, G. m. b. H., Öflingen i. Bad. und in den einschlägigen Geschäften.
— Vorratskocher „Rex", Rex-Konserv.-Glas-Gesellsch., Homburg v. d. H. 143 (siehe Inserat).
— Krumeichs Konservenkrug, Wilhelm Krumeich, Ransbach 93 (Westerw.)

Mineralwasser: Biliner. Fürst von Lobkowitsche Brunnendirektion in Bilin (Böhmen) und den einschlägigen Geschäften (siehe Inserat und die dazu gehörige Tabelle.
— Krondorfer Sauerbrunn.

Nährsalze: Julius Hensel, Hensel-Werk Cannstatt-Stuttgart (s. Inserat).

Nuttolin: Deutscher Ver. f Gesundh.-pflege (siehe Inserat).

Patentmöbel: R. Jaekels Patentmöb.-Fabr., Berlin u. München, Dienerstr. 6 (siehe Inserat).

Pflanzenfette: Palmin u. Palmona, H. Schlink & Cie., Hamburg.
— **Palmeka**, Frz. Kathreiners Nach-

folger, München VIII, und in allen einschlägigen Geschäften.
— Nuxo, Nuxo-Werke, Rothfritz und Cie., Hamburg 113, u. i. d. Reformh.
Reformhäuser: Wilhelm Albers, Mannheim, P. 7, 18.
— Braun, Berlin 118, S. Kottbuserdamm 5.
— Ernst Pfletschinger, München, Dienerstraße 6.
Gesundheitszentrale: Gemeinnütz. Ges. m. b. H., Berlin W 9, Linkstr. 1

am Potsdamer Platz. 10 eigene Geschäfte in Groß-Berlin und Halle a. S. (siehe Inserat.)
Speisenmehl (Hoffmanns), Hoffmanns Stärkefabrik., A.-G. (s. Inser.)
Suppeneinlagen, Suppenwürfel, Suppenwürzen, L. H Knorr, A.-G., Heilbronn, in allen einschl. Geschäften Maggi A.-G., Berlin W 57, in allen einschlägigen Geschäften.
Tee: A. Ostermaier, München, Promenadeplatz 12.

Tee Kaffee Kakao

Firma A. Ostermaier, K. B. Hoflieferant
München, Promenadeplatz 12

Carl Seidel & Co. Gemüse - Konserven und Präservenfabrik
Münsterberg in Schlesien, empfehlen insbesondere ihre anerkannt guten und billigen **Dörrgemüse** für den Verbrauch in Verpflegungsanstalten, sowie im Haushalte. Man verlange Preislisten.

Martha Sturm, Waldau-Osterfeld,
Lehrmolkerei   Halle a. S.
empfiehlt Käse nach deutscher und französischer Art
Postkolli 5 M. gegen Nachnahme.